1	総論	17	頭頸部
2	臨床試験	18	内分泌
3	放射線	19	婦人科
4	生物学	20	乳癌
5	分子診断	21	神経
6	免疫生物学	22	原発不明
7	遺伝学	23	リンパ腫
8	薬理学	24	形質細胞
9	合併症	25	骨髄増殖
10	緩和医療	26	白血病・MDS
11	サバイバーシップ	27	幹細胞移植
12	感染症	28	良性血液
13	尿路生殖器	図	カラー図
14	胸部	付	付録
15	消化管	略	略語
16	皮膚・肉腫	索	索引

がん診療
ポケットレファランス

監訳 畠 清彦
公益財団法人 がん研究会 有明病院血液腫瘍科 部長
がん化学療法センター臨床部 部長

Pocket
Oncology

Editors　Alexander E. Drilon, MD
Assistant Attending Physician
Thoracic Oncology Service
Department of Medicine
Memorial Sloan-Kettering Cancer Center
New York, New York

Michael A. Postow, MD
Assistant Attending Physician
Melanoma and Sarcoma Oncology Service
Department of Medicine
Memorial Sloan-Kettering Cancer Center
New York, New York

Advisor　Lee M. Krug, MD
Associate Attending Physician
Thoracic Oncology Service
Department of Medicine
Memorial Sloan-Kettering Cancer Center
New York, New York

メディカル・サイエンス・インターナショナル

Authorized translation of the original English edition,
"Pocket Oncology", First Edition
edited by Alexander E. Drilon and Michael A. Postow
advised by Lee M. Krug

Copyright © 2014 by Wolters Kluwer
All rights reserved.

This translation is CoPublished by arrangement with
Wolters Kluwer Health Inc., USA

© First Japanese Edition 2016 by Medical Sciences International, Ltd., Tokyo

Printed and Bound in Japan

We dedicate this handbook to our patients, whose unwavering courage in the face of adversity inspires us to be better physicians and human beings.

We would also like to dedicate this handbook in the memory of Mr. Jonathan W. Pine, Jr., Senior Executive Editor at Lippincott Williams & Wilkins, who recognized the value of this project and helped see our vision of this work to completion.

監訳者序文

　今回，スローン-ケタリング記念がんセンター（Memorial Sloan-Kettering Cancer Center：MSKCC）の医師たちによって著されたマニュアル，"Pocket Oncology"を翻訳できる機会を得たことは大変な喜びでした。スローン-ケタリング記念がんセンターは，その名前の通り，寄付をされた方々によって資金が提供され設立された，米国ニューヨークにあるがん専門病院です。しかし臨床のみならず，基礎研究やトランスレーショナルリサーチでも非常に有名で，日本だけでなくヨーロッパの方々にとっても，留学や研修する憧れの病院でもあります。また，エスタブリッシュされた専門家がこの2〜3年間に次々にテキサスやボストンから異動しており，大きなアクティビティを有している施設です。そこから生まれた本書には，「こんなに小さなマニュアルによくまとめられたな」と思うくらいの内容が詰まっています。もちろん完成した時点で内容が過去のものとなるのは本が持つ宿命ですが，若手が押さえておかなければならないものをよくまとめてあると思います。

　なお，翻訳はがん研究会有明病院の先生方をはじめ，がん研で研修していった多くの先生方，その他の先生方のご尽力により完遂しました。この場を借りて，お礼を申し上げます。

● おすすめの使い方

　患者への説明に何か忘れていないか？検査で思い込んでいることはないか？などという時にちょっと確認したりするといいでしょう。幸い非常に小さく作成されています。原則，原書に忠実に翻訳してあります。日米における薬剤承認の違いや，日本の特性・適応などは，書き込んでいって使用されるといいでしょう。

公益財団法人 がん研究会 有明病院血液腫瘍科 部長
がん化学療法センター臨床部 部長
畠 清彦

原書初版刊行によせて

『がん診療ポケットレファランス（Pocket Oncology）』初版をここに紹介できることをうれしく思う。本書はがん患者マネジメントのためのハンドブックであり，腫瘍科・血液科の研修医や臨床医にとって要点を押さえたレファランスとなるように作られている。がんマネジメントや合併症に関する情報が絶えず増え続ける中で，それを短い章に濃縮し，重要な生物学的概念や管理の考え方を浮き彫りにしている。

本書はがんの生物学，遺伝学，診断，病期分類，治療，臨床試験の方法と規制，疫学，予防とスクリーニング，支持療法といった多くのトピックに触れている。多少言い過ぎかもしれないが，がん診療の現場で遭遇する臨床上の疑問や日常的に使われる治療法，そして現在治療を行っている患者や終末期の患者，がんサバイバーの支持療法などについてすぐにたどり着くことのできるポケットレファランスに仕上がっていることと思う。

本書の執筆者はスローン-ケタリング記念がんセンターのレジデント，フェロー，指導医である。診療所や病院での日常の臨床判断を助けるエビデンスや，その基盤にある生物学的原理にすぐにアクセスできることを願っている。

読者からのご意見を楽しみにしている。それをもとに，本書をよりよいものへと磨きをかけていきたい。

George J. Bosl, MD
Chair, Department of Medicine
Patrick M. Byrne Chair in Clinical Oncology
Memorial Sloan-Kettering Cancer Center

序文

 ここに『がん診療ポケットレファランス（Pocket Oncology）』初版を紹介できることに高揚感を感じている。本書の構想は私たちが腫瘍科の1年目研修医だった頃，広大な腫瘍学を学ぶために手強い挑戦をしていたときに生まれてきた。それぞれが独特な腫瘍の一般的な原理を整理するにはどうすればよいのだろうか？ 各疾患の要約を一括して得るには，何を参照すればよいのだろうか？ 私たちの指導医はそれぞれの専門領域について詳細に記述していたが，彼らが最も重要だと考えていることは何だろうか？

 このハンドブックではこれらの疑問に対する答えを提供することを試みている。教科書は優れた総合的な情報源だが，携帯電話のメールやツイートの時代には要約された信頼できる情報がみつけられる簡潔な情報源が必要とされていることに私たちは気がついた。腫瘍医や研修医，腫瘍ケアチームのメンバーはいつも忙しくしていることはよく理解している。白衣のポケットの中にさっと手を伸ばせば全般的な理解が得られるということは決定的な意味をもつ。

 私たちは本書を，血液学・腫瘍学をカバーする28の章に分けた。そしてさらにそれらを，特定の疾患や考え方を扱う135の見開きページに分割した。図表もすぐに参照できるよう見開きページに含まれている。さらに，臨床上欠くことのできないカラー写真の章と付録の章を加えた。

 がんはあまりにも複雑な疾患で，そのすべてをハンドブックの大きさに要約することはできない。臨床上の判断や各分野の細部の理解には，他の文献を参照したり専門家の助言を求めることが必要である。『がん診療ポケットレファランス』はすぐに参照できるレファランス，教育上の指針となることを意図しており，そのために役立つ情報を，原著論文などのもっと確実な情報源を参照するまでの間，提供する。臨床上の判断をよくすることや，決定に影響を与えることを意図しているわけではない。

 本書は一般的ながん領域の医療従事者やその研修中にある人にとって重要な情報に重きを置いて作られている。各章はレジデント，フェロー，薬剤師によって執筆され，指導医によって記述が正確か，あるいは見落としがないかがチェックされている。

 本書の完成にご尽力をいただいたスローン-ケタリング記念がんセンターの全ての執筆者に感謝を申し上げたい。また，本書に助言をいただき，Dr. Dean Bajorinによるフェローシッププログラムの対象となることを支援していただいたDr. Lee Krugに特にお礼を申し上げたい。本書に対してご意見・ご提案があれば，出版社を通して遠慮なく知らせていただきたい。あなたにとって本書が役立つものとなれば幸いである。

Alexander E. Drilon, Michael A. Postow

監訳・訳者

監訳：畠　清彦　公益財団法人 がん研究会 有明病院血液腫瘍科 部長 / がん化学療法センター臨床部 部長

【翻訳】（翻訳章順）
照井康仁　公益財団法人 がん研究会 有明病院血液腫瘍科 担当部長（1章）
横山雅大　公益財団法人 がん研究会 有明病院血液腫瘍科（2章）
上田響子　公益財団法人 がん研究会 有明病院血液腫瘍科（3，28章）
草野善晴　公益財団法人 がん研究会 有明病院血液腫瘍科（4，5章）
小林　心　公益財団法人 がん研究会 有明病院乳腺内科（6章）
細永真理　東京医科大学病院 乳腺科（7章）
中山美恵　京都大学大学院医学研究科 乳腺外科学講座（8章）
河合佑子　東京医科大学病院 乳腺科（8章）
朝井洋晶　愛媛大学大学院医学系研究科 血液・免疫・感染症内科学（9章）
三嶋裕子　公益財団法人 がん研究会 有明病院血液腫瘍科（10，11章）
西村倫子　公益財団法人 がん研究会 有明病院血液腫瘍科（12章）
湯浅　健　公益財団法人 がん研究会 有明病院泌尿器科（13章）
西森久和　岡山大学病院 血液・腫瘍・呼吸器・アレルギー内科（14，18，22章）
尾阪将人　公益財団法人 がん研究会 有明病院消化器センター（15章）
仲野兼司　公益財団法人 がん研究会 有明病院総合腫瘍科（16，17章）
尾松公平　公益財団法人 がん研究会 有明病院婦人科（19章）
深田一平　公益財団法人 がん研究会 有明病院乳腺内科（20章）
畠　清彦　公益財団法人 がん研究会 有明病院血液腫瘍科 部長 / がん化学療法センター臨床部 部長（21章）
郡司匡弘　東京慈恵会医科大学附属病院 腫瘍・血液内科（23章）
鈴木一史　東京慈恵会医科大学附属柏病院 腫瘍・血液内科（24章，カラーサンプル図，付録，略語）
仲野　彩　東京慈恵会医科大学附属病院 腫瘍・血液内科（25，27章）
新田英昭　順天堂大学医学部附属順天堂医院 血液内科（26章）

執筆者

Omar Abdel-Wahab, MD
Assistant Member, Human Oncology and Pathogenesis Program and Leukemia Service, Department of Medicine, Memorial Sloan-Kettering Cancer Center, New York, New York

Ghassan Abou-Alfa, MD
Associate Attending Physician, Memorial Sloan-Kettering Cancer Center, New York, New York
Associate Professor, Weill Cornell Medical College, New York, New York

Salma Afifi, PharmD
Clinical Pharmacy Specialist, Department of Pharmacy, Memorial Sloan-Kettering Cancer Center, New York, New York

Rebecca T. Armendariz, MD
Pain and Palliative Medicine Fellow, Department of Medicine, Memorial Sloan-Kettering Cancer Center, New York, New York

Dean Bajorin, MD, FACP
Professor, Department of Medicine, Weill Cornell Medical College, New York, New York
Attending Physician, Department of Medicine, Memorial Sloan-Kettering Cancer Center, New York, New York

Connie Lee Batlevi, MD, PhD
Medical Hematology/Oncology Fellow, Department of Medicine, Memorial Sloan-Kettering Cancer, Center, New York, New York

Shrujal S. Baxi, MD, MPH
Assistant Attending Physician, Department of Medicine, Memorial Sloan-Kettering Cancer Center, New York, New York

Viswanath Reddy Belum, MD
Research Associate, Dermatology Service, Department of Medicine, Memorial Sloan-Kettering Cancer Center, New York, New York

Ellin Berman, MD
Professor, Leukemia Service, Department of Medicine, Memorial Sloan-Kettering Cancer Center, New York, New York

Kristen Beyer, PharmD
Clinical Pharmacy Specialist, Department of Pharmacy, Memorial Sloan-Kettering Cancer Center, New York, New York

Victoria Blinder, MD, MSc
Assistant Attending Physician, Health Outcomes Research Group, Department of Epidemiology and Biostatistics, Breast Cancer Medicine Service, Department of Medicine, Memorial Sloan-Kettering Cancer Center, New York, New York

George J. Bosl, MD
Chair, Department of Medicine, The Patrick M. Byrne Chair in Clinical Oncology, Memorial Sloan-Kettering Cancer Center, New York, New York

Patrick W. Burke, MD
Hematology/Medical Oncology Fellow, Department of Medicine, Memorial Sloan-Kettering Cancer Center, New York, New York

Paul B. Chapman, MD
Attending Physician, Melanoma and Sarcoma Service, Department of Medicine, Memorial Sloan-Kettering Cancer Center, New York, New York

Stephen S. Chung, MD
Instructor, Leukemia Service, Department of Medicine, Memorial Sloan-Kettering Cancer Center, New York, New York

Chau T. Dang, MD
Associate Attending Physician, Associate Professor of Medicine, Memorial-Sloan Kettering Cancer Center, New York, New York

Thu Oanh Dang, PharmD, BCOP
Clinical Pharmacy Specialist, Department of Pharmacy, Memorial Sloan-Kettering Cancer Center, New York, New York

Kevin C. De Braganca, MD
Instructor, Department of Pediatrics and Neurology, Memorial Sloan-Kettering Cancer Center, New York, New York

Neil B. Desai, MD
Radiation Oncology Resident, Department of Radiation Oncology, Memorial Sloan-Kettering Cancer Center, New York, New York

Kavita V. Dharmarajan, MD, MSc
Resident, Department of Radiation Oncology, Memorial Sloan-Kettering Cancer Center, New York, New York

Dan Douer, MD
Attending Physician, Leukemia Service, Department of Medicine, Memorial Sloan-Kettering Cancer Center, New York, New York

Alexander Drilon, MD
Assistant Attending Physician, Thoracic Oncology Service, Department of Medicine, Memorial Sloan-Kettering Cancer Center, New York, New York

Lara A. Dunn, MD
Chief Resident, Department of Medicine, Memorial Sloan-Kettering Cancer Center, New York, New York

Juliana Eng, MD
Medical Hematology/Oncology Fellow, Department of Medicine, Memorial Sloan-Kettering Cancer Center, New York, New York

Jarett L. Feldman, MD
Medical Hematology/Oncology Fellow, Department of Medicine, Memorial Sloan-Kettering Cancer Center, New York, New York

Cesar J. Figueroa, MD
Infectious Diseases Fellow, Department of Medicine, Memorial Sloan-Kettering Cancer Center, New York, New York

Michael R. Folkert, MD, PhD
Radiation Oncology Resident, Department of Radiation Oncology, Memorial Sloan-Kettering Cancer Center, New York, New York

Peter A. Forsberg, MD
Chief Medicine Resident, Department of Medicine, Memorial Sloan-Kettering Cancer Center, New York, New York

Monica Girotra, MD
Department of Medicine, Endocrinologist, Pituitary Center, Memorial Sloan-Kettering Cancer Center, New York, New York

Jacob L. Glass, MD, PhD
Medical Oncology Fellow, Department of Medicine, Memorial Sloan-Kettering Cancer Center,

New York, New York

Rachel N. Grisham, MD
Assistant Attending Physician, Gynecologic Medical Oncology Service, Department of Medicine, Memorial Sloan-Kettering Cancer Center, New York, New York

Jeffrey S. Groeger, MD
Chief, Urgent Care Service, Department of Medicine, Memorial Sloan-Kettering Cancer Center, New York, New York

Ayca Gucalp, MD
Assistant Attending Physician, Breast Cancer Medicine Service, Department of Medicine, Memorial Sloan-Kettering Cancer Center, New York, New York

Gaorav P. Gupta, MD, PhD
Resident, Department of Radiation Oncology, Memorial Sloan-Kettering Cancer Center, New York, New York

Allan C. Halpern, MD
Member, Memorial Hospital, Chief, Dermatology Service, Memorial Sloan-Kettering Cancer Center, New York, New York

James J. Harding, MD
Medical Oncology/Hematology Fellow, Department of Medicine, Memorial Sloan-Kettering Cancer Center, New York, New York

Hani Hassoun, MD
Associate Professor of Medicine, Myeloma Service, Department of Medicine, Memorial Sloan-Kettering Cancer Center, New York, New York

Martee L. Hensley, MD
Attending Physician, Gynecologic Medical Oncology Service, Department of Medicine, Memorial Sloan-Kettering Cancer Center, Cornell University Medical College, New York, New York

Alan L. Ho, MD, PhD
Assistant Attending Physician, Head and Neck Service, Department of Medicine, Memorial Sloan-Kettering Cancer Center, New York, New York

Gabriela Soriano Hobbs, MD
Medical Hematology/Oncology Fellow, Department of Medicine, Memorial Sloan-Kettering Cancer Center, New York, New York

Steven M. Horwitz, MD
Associate Attending Physician, Memorial Sloan-Kettering Cancer Center, New York, New York

David M. Hyman, MD
Assistant Professor, Gynecologic Medical Oncology Service, Department of Medicine, Memorial Sloan-Kettering Cancer Center, New York, New York

David H. Ilson, MD, PhD
Professor, Gastrointestinal Oncology Service, Department of Medicine, Memorial Sloan-Kettering Cancer Center, New York, New York

Andrew M. Intlekofer, MD, PhD
Medical Oncology Fellow, Department of Medicine, Memorial Sloan-Kettering Cancer Center, New York, New York

Neil M. Iyengar, MD
Medical Hematology/Oncology Fellow, Breast Cancer Medicine Service, Department of Medicine, Memorial Sloan-Kettering Cancer Center, New York, New York

Yelena Y. Janjigian, MD
Assistant Attending Physician, Gastrointestinal Oncology Service, Department of Medicine, Memorial Sloan-Kettering Cancer Center, New York, New York

Thomas J. Kaley, MD
Assistant Attending Physician, Department of Neurology, Memorial Sloan-Kettering Cancer Center, New York, New York
Assistant Professor of Neurology, Department of Neurology, Cornell University Medical Center, New York, New York

Lewis J. Kampel, MD
Attending Physician, Genitourinary Oncology Service, Department of Medicine, Memorial Sloan-Kettering Cancer Center, New York, New York

Virginia M. Klimek, MD
Assistant Attending Physician, Leukemia Service, Department of Medicine, Memorial Sloan-Kettering Cancer Center, New York, New York

Mark G. Kris, MD
Chief, Thoracic Oncology Service, Department of Medicine, Memorial Sloan-Kettering Cancer Center, New York, New York

Lee M. Krug, MD
Associate Attending Physician, Thoracic Oncology Service, Department of Medicine, Memorial Sloan-Kettering Cancer Center, New York, New York

Anita Kumar, MD
Medical Hematology/Oncology Fellow, Department of Medicine, Memorial Sloan-Kettering Cancer Center, New York, New York

Mario E. Lacouture, MD
Associate Attending Physician, Dermatology Service, Department of Medicine, Memorial Sloan-Kettering Cancer Center, New York, New York

Heather J. Landau, MD
Assistant Attending Physician, Adult Bone Marrow Transplant, Service, Department of Medicine, Memorial Sloan-Kettering Cancer Center, New York, New York

Ryan M. Lanning, MD, PhD
Radiation Oncology Resident, Department of Radiation Oncology, Memorial Sloan-Kettering Cancer Center, New York, New York

Chung-Han Lee, MD, PhD
Medical Oncology Fellow, Department of Medicine, Memorial Sloan-Kettering Cancer Center, New York, New York

Jean K. Lee, MD, PhD
Medical Hematology/Oncology Fellow, Department of Medicine, Memorial Sloan-Kettering Cancer Center, New York, New York

Alexander M. Lesokhin, MD
Assistant Attending Physician, Myeloma Service and Immunotherapeutics Clinical Core, Department of Medicine, Memorial Sloan-Kettering Cancer Center, New York, New York

Ross L. Levine, MD
Associate Member, Human Oncology and Pathogenesis Program and Leukemia Service, Department of Medicine, Memorial Sloan-Kettering Cancer Center, New York, New York

Anya Litvak, MD
Medical Hematology/Oncology Fellow, Department of Medicine, Memorial Sloan-Kettering Cancer Center, New York, New York

Matthew A. Lunning, DO
Medical Hematology/Oncology Fellow, Department of Medicine, Memorial Sloan-Kettering Cancer Center, New York, New York

Peter Maslak, MD
Chief, Hematology Laboratory Service, Department of Laboratory Medicine, Memorial Sloan-Kettering Cancer Center, New York, New York

Matthew J. Matasar, MD
Assistant Member, Lymphoma and Adult Bone Marrow Transplant Services, Attending Physician, Adult Long-Term Follow-Up Program, Department of Medicine, Memorial Sloan-Kettering Cancer Center, New York, New York

Neha Mehta, MD
Medicine Chief Resident, Department of Medicine, Memorial Sloan-Kettering Cancer Center, New York, New York

Jane L. Meisel, MD
Medical Hematology/Oncology Fellow, Department of Medicine, Memorial Sloan-Kettering Cancer Center, New York, New York

Angela G. Michael, PharmD, BCOP
Hematology/Oncology Clinical Pharmacy Specialist, Department of Pharmacy, Memorial Sloan-Kettering Cancer Center, New York, New York

Parisa Momtaz, MD
Medical Hematology/Oncology Fellow, Department of Medicine, Memorial Sloan-Kettering Cancer Center, New York, New York

Aki Morikawa, MD, PhD
Medical Oncology Fellow, Department of Medicine, Memorial Sloan-Kettering Cancer Center, New York, New York

Natalie Moryl, MD
Associate Attending Physician, Pain and Palliative Care Service, Department of Medicine, Memorial Sloan-Kettering Cancer Center, New York, New York

Craig Moskowitz, MD
Clinical Director, Division of Hematologic Oncology, Attending Physician, Lymphoma and Adult Bone Marrow Transplant Services, Member, Memorial Sloan-Kettering Cancer Center, New York, New York
Professor of Medicine, Weill Cornell Medical College, New York, New York

Robert J. Motzer, MD
Attending Physician, Genitourinary Oncology Service, Department of Medicine, Memorial Sloan-Kettering Cancer Center, New York, New York

Tanya Nikolova, MD
Pain and Palliative Care Service, Department of Medicine, Memorial Sloan-Kettering Cancer Center, New York, New York

Ariela Noy, MD
Associate Member, Lymphoma Service, Department of Medicine, Memorial Sloan-Kettering Cancer Center, New York, New York
Associate Professor, Weill Cornell Medical College, New York, New York

Roisin O'Cearbhaill, MB, BCh, BAO
Assistant Attending Physician, Gynecologic Medical Oncology Service, Department of Medicine, Memorial Sloan-Kettering Cancer Center, New York, New York
Instructor, Weill Cornell Medical College, New York, New York

Kenneth Offit, MD, MPH
Chief, Clinical Genetics Service, Vice Chairman, Academic Affairs, Department of Medicine, Vice Chairman, Program in Cancer Control, Prevention, and Population Research, Member, Cancer Biology and Genetics Program (joint), Sloan-Kettering Institute, Memorial Sloan-Kettering Cancer Center, New York, New York
Professor of Medicine and Public Health, Weill Cornell Medical College, New York, New York

Amanda L. Olson, MD
Medical Hematology/Oncology Fellow, Department of Medicine, Memorial Sloan-Kettering Cancer Center, New York, New York

Eileen M. O'Reilly, MD
Associate Attending Physician, Department of Medicine, Memorial Sloan-Kettering Cancer Center, New York, New York
Associate Professor, Weill Cornell Medical College, New York, New York

David B. Page, MD
Medical Hematology/Oncology Fellow, Department of Medicine, Memorial Sloan-Kettering Cancer Center, New York, New York

M. Lia Palomba, MD
Assistant Member, Lymphoma Service, Department of Medicine, Memorial Sloan-Kettering Cancer Center, New York, New York

Lalitha Parameswaran, MBBS, MPH
Infectious Disease Fellow, Department of Medicine, Memorial Sloan-Kettering Cancer Center, New York, New York

Miguel-Angel Perales, MD
Deputy Chief, Adult Bone Marrow, Transplantation Service, Director, Adult Stem Cell Transplantation Fellowship, Associate Member, Department of Medicine, Memorial Sloan-Kettering Cancer Center, New York, New York

David G. Pfister, MD
Member and Attending Physician, Chief, Head and Neck Oncology Service, Department of Medicine, Co-Leader, Head and Neck Cancer Disease Management Team, Memorial Sloan-Kettering Cancer Center, New York, New York
Professor of Medicine, Weill Cornell Medical College, New York, New York

M. Catherine Pietanza, MD
Assistant Attending Physician, Thoracic Oncology Service, Department of Medicine, Memorial Sloan-Kettering Cancer Center, New York, New York

Simon N. Powell, MD, PhD
Chair, Department of Radiation Oncology, Member, Molecular Biology Program, Memorial Sloan-Kettering Cancer Center, New York, New York

Raajit Rampal, MD, PhD
Assistant Attending Physician, Leukemia Service, Department of Medicine, Memorial Sloan-Kettering Cancer Center, New York, New York

Diane Reidy-Lagunes, MD
Assistant Attending Physician, Gastrointestinal Oncology, Memorial Sloan-Kettering Cancer Center, New York, New York
Instructor, Weill Cornell Medical Center, New York, New York

Marsha Reyngold, MD, PhD
Radiation Oncology Resident, Department of Radiation Oncology, Memorial Sloan-Kettering Cancer Center, New York, New York

Gregory J. Riely, MD, PhD
Assistant Attending Physician, Division of Solid Tumor Oncology, Thoracic Oncology Service,

Department of Medicine, Memorial Sloan-Kettering Cancer Center, New York, New York
Assistant Professor, Weill Cornell Medical College, New York, New York

Mark Robson, MD
Clinic Director, Clinical Genetics Service, Department of Medicine, Memorial Sloan-Kettering Cancer Center, New York, New York

Mabel Rodriguez, PharmD
Clinical Pharmacy Specialist, Department of Pharmacy, Memorial Sloan-Kettering Cancer Center, New York, New York

Paul B. Romesser, MD
Radiation Oncology Resident, Department of Radiation Oncology, Memorial Sloan-Kettering Cancer Center, New York, New York

Barry S. Rosenstein, PhD
Professor, Department of Radiation Oncology, Icahn School of Medicine at Mount Sinai, New York, New York

Mabel Ryder, MD
Endocrinology, Mayo Clinic Rochester, Minnesota

Reggie T. Saldivar, MD
Pain and Palliative Care Fellow, Department of Medicine, Memorial Sloan-Kettering Cancer Center, New York, New York

Leonard Saltz, MD
Chief, Gastrointestinal Oncology Service, Head, Colorectal Oncology Section, Memorial Sloan-Kettering Cancer Center, New York, New York

Craig Sauter, MD
Assistant Attending Physician, Adult Bone Marrow Transplant Service, Department of Medicine, Memorial Sloan-Kettering Cancer Center, New York, New York

Neil H. Segal, MD, PhD
Assistant Attending Physician, Gastrointestinal Oncology Service, Department of Medicine, Memorial Sloan-Kettering Cancer Center, New York, New York

Andrew D. Seidman, MD
Attending Physician, Breast Cancer Medicine Service, Department of Medicine, Memorial Sloan-Kettering Cancer Center, New York, New York

Brian M. Seyboth, PharmD
Clinical Pharmacy Specialist, Department of Pharmacy, Memorial Sloan-Kettering Cancer Center, New York, New York

Monika K. Shah, MD
Associate Attending Physician, Infectious Disease Service, Associate Chair, Graduate Medical Education, Department of Medicine, Memorial Sloan-Kettering Cancer Center, New York, New York

Payal D. Shah, MD
Medical Oncology Fellow, Department of Medicine, Memorial Sloan-Kettering Cancer Center, New York, New York

Eric J. Sherman, MD
Assistant Professor, Department of Medicine, Memorial Sloan-Kettering Cancer Center, New York, New York
Weill Cornell Medical College, New York, New York

Alexander N. Shoushtari, MD
Medical Oncology Fellow, Department of Medicine, Memorial Sloan-Kettering Cancer Center,

New York, New York

Eric L. Smith, MD, PhD
Medical Oncology Fellow, Department of Medicine, Memorial Sloan-Kettering Cancer Center, New York, New York

Melody Smith, MD
Medical Hematology/Oncology Fellow, Department of Medicine, Memorial Sloan-Kettering Cancer Center, New York, New York

Gerald A. Soff, MD
Chief, Hematology Service, Department of Medicine, Memorial Sloan-Kettering Cancer Center, New York, New York

Daniel E. Spratt, MD
Radiation Oncology Resident, Department of Radiation Oncology, Memorial Sloan-Kettering Cancer Center, New York, New York

David R. Spriggs, MD
Head, Division of Solid Tumor Oncology, Department of Medicine, Memorial Sloan-Kettering Cancer Center, New York, New York

Stacy M. Stabler, MD, PhD
Assistant Attending Physician, Pain and Palliative Care Service, Department of Medicine, Memorial Sloan-Kettering Cancer Center, New York, New York

Zsofia K. Stadler, MD
Assistant Attending Physician, Clinical Genetics and Gastrointestinal Oncology Services, Department of Medicine, Memorial Sloan-Kettering Cancer Center, New York, New York

Martin S. Tallman, MD
Chief, Leukemia Service, Memorial Sloan-Kettering Cancer Center, New York, New York
Professor of Medicine, Weill Cornell Medical College, New York, New York

William D. Tap, MD
Section Chief, Sarcoma Oncology, Melanoma and Sarcoma Service, Department of Medicine, Memorial Sloan-Kettering Cancer Center, New York, New York

Sewit Teckie, MD
Radiation Oncology Chief Resident, Department of Radiation Oncology, Memorial Sloan-Kettering Cancer Center, New York, New York

William P. Tew, MD
Assistant Attending Physician, Gynecologic Medical Oncology Service, Department of Medicine
Memorial Sloan-Kettering Cancer Center, New York, New York

Roma Tickoo, MD, MPH
Assistant Attending Physician, Pain and Palliative Care Service, Department of Medicine, Memorial Sloan-Kettering Cancer Center, New York, New York

Andrew J. Vickers, PhD
Attending Research Methodologist, Department of Epidemiology and Biostatistics, Memorial Sloan-Kettering Cancer Center, New York, New York

Justin M. Watts, MD
Medical Hematology/Oncology Fellow, Department of Medicine, Memorial Sloan-Kettering Cancer Center, New York, New York

Jedd D. Wolchok, MD, PhD
Associate Chair, Immunotherapeutics Service, Department of Medicine, Associate Attending Physician, Melanoma and Sarcoma Service, Memorial Sloan-Kettering Cancer Center, New

York, New York

Elizabeth Won, MD
Medical Oncology Fellow, Department of Medicine, Memorial Sloan-Kettering Cancer Center, New York, New York

Zachary H. Word, MD
Medical Oncology Hematology Fellow, Department of Medicine, Memorial Sloan-Kettering Cancer Center, New York, New York

David Wuest, MD
Director of Blood Bank, Department of Laboratory Medicine, Memorial Sloan-Kettering Cancer Center, New York, New York

Joachim Yahalom, MD
Member and Professor of Radiation Oncology, Department of Radiation Oncology, Memorial Sloan-Kettering Cancer Center, New York, New York

Yoshiya (Josh) Yamada, MD, FRCPC
Associate Attending Radiation Oncologist, Department of Radiation Oncology, Memorial Sloan-Kettering Cancer Center, New York, New York

T. Jonathan Yang, MD
Radiation Oncology Resident, Department of Radiation Oncology, Memorial Sloan-Kettering Cancer Center, New York, New York

Helena A. Yu, MD
Medical Hematology/Oncology Fellow, Department of Medicine, Memorial Sloan-Kettering Cancer Center, New York, New York

Dmitriy Zamarin, MD, PhD
Medical Hematology/Oncology Fellow, Department of Medicine, Memorial Sloan-Kettering Cancer Center, New York, New York

Michael J. Zelefsky, MD
Professor of Radiation Oncology Chief, Brachytherapy Service, Department of Radiation Oncology, Memorial Sloan-Kettering Cancer Center, New York, New York

Andrew D. Zelenetz, MD, PhD
Vice Chair, Department of Medicine, Attending Physician, Lymphoma Service, Memorial Sloan-Kettering Cancer Center, New York, New York
Professor of Medicine, Weill-Cornell Medical College, New York, New York

以下の方々には本書の一部の章について洞察に富んだ校閲をいただいた。心よりお礼を申し上げたい。
Carlos D. Flombaum, MD（代謝異常による救急状態）
Carol Portlock, MD（濾胞性リンパ腫）
Marc Ladanyi, MD（がんの生物学）

目次

1 腫瘍学総論
がん疫学 2
Anita Kumar, Victoria Blinder

がん予防とスクリーニング 4
Payal D. Shah, Victoria Blinder

2 臨床試験の方法
第Ⅰ相臨床試験 6
Connie Lee Batlevi, David R. Spriggs

第Ⅱ相, 第Ⅲ相臨床試験 8
Connie Lee Batlevi, Robert J. Motzer

バイオマーカー開発 10
Aki Morikawa, Ayca Gucalp

生物統計学 12
Aki Morikawa, Andrew J. Vickers

臨床試験の規制 14
Aki Morikawa, Gregory J. Riely

3 放射線腫瘍学
放射線の生物学的・物理学的性質 16
Gaorav P. Gupta, Barry S. Rosenstein

外照射による放射線治療 18
Sewit Teckie, Ryan M. Lanning, Simon N. Powell

定位放射線治療 20
Daniel E. Spratt, Marsha Reyngold, Yoshiya (Josh) Yamada

密封小線源治療 22
Michael R. Folkert, Michael J. Zelefsky

全身照射と全身皮膚電子線照射 24
Paul B. Romesser, Neil B. Desai, Joachim Yahalom

緊急放射線治療 26
Kavita V. Dharmarajan, T. Jonathon Yang, Yoshiya (Josh) Yamada

4 がんの生物学
がんの特徴とがん幹細胞 28
Alexander Drilon

発がんのメカニズム 29
Alexander Drilon

増殖因子シグナル伝達 30
Alexander Drilon

細胞周期制御 31
Alexander Drilon

アポトーシスとTP53 32
Alexander Drilon

DNA修復と血管新生 33
Alexander Drilon

エピジェネティクス ……………………………………………………… 34
　　Jacob L. Glass, Ross L. Levine

5　分子診断
　　シークエンシング ………………………………………………………… 36
　　Chung-Han Lee

　　遺伝子発現プロファイリング …………………………………………… 38
　　Chung-Han Lee

　　細胞遺伝学 ………………………………………………………………… 40
　　Chung-Han Lee

　　フローサイトメトリー …………………………………………………… 42
　　Chung-Han Lee

　　エピジェネティック検査 ………………………………………………… 44
　　Jacob L. Glass, Omar Abdel-Wahab

6　がん免疫生物学
　　がん免疫生物学 …………………………………………………………… 46
　　Gabriela Soriano Hobbs, Alexander M. Lesokhin

　　免疫調節性抗体療法 ……………………………………………………… 48
　　Dmitriy Zamarin, Jedd D. Wolchok

　　さまざまな免疫療法 ……………………………………………………… 50
　　Dmitriy Zamarin, Jedd D. Wolchok

7　がんの遺伝学
　　BRCA1/2 …………………………………………………………………… 52
　　Payal D. Shah, Kenneth Offit, Mark Robson

　　Lynch症候群と家族性大腸ポリポーシス ……………………………… 54
　　Payal D. Shah, Zsofia K. Stadler

　　その他の遺伝性症候群 …………………………………………………… 56
　　Elizabeth Won, Zsofia K. Stadler

8　がん薬理学
　　薬理遺伝学と薬理ゲノミクス …………………………………………… 58
　　Mabel Rodriguez

　　代謝拮抗薬 ………………………………………………………………… 60
　　Angela G. Michael

　　アルキル化剤 ……………………………………………………………… 64
　　Brian M. Seyboth

　　微小管阻害薬 ……………………………………………………………… 68
　　Mabel Rodriguez

　　抗腫瘍性抗生物質 ………………………………………………………… 70
　　Salma Afifi

　　トポイソメラーゼ阻害薬 ………………………………………………… 72
　　Salma Afifi

　　モノクローナル抗体薬 …………………………………………………… 74
　　Kristen Beyer

　　免疫調節薬/エピジェネティック修飾薬 ………………………………… 76
　　Kristen Beyer

低分子チロシンキナーゼ阻害薬 ……………………………………… 78
Thu Oanh Dang

ホルモン薬 ……………………………………………………………… 82
Angela G. Michael

骨修飾薬 ………………………………………………………………… 86
Thu Oanh Dang

種々の薬物 ……………………………………………………………… 88
Salma Afifi

9 がんの合併症
腫瘍崩壊症候群 ………………………………………………………… 90
Jarett L. Feldman, Matthew J. Matasar

代謝異常による救急状態 ……………………………………………… 92
Alexander N. Shoushtari

上大静脈症候群 ………………………………………………………… 94
Eric L. Smith, Jeffrey S. Groeger

脊髄圧迫 ………………………………………………………………… 96
Parisa Momtaz, Jeffrey S. Groeger

10 疼痛と緩和医療
緩和医療の原則 ………………………………………………………… 98
Rebecca T. Armendariz, Stacy M. Stabler

疼痛治療 ………………………………………………………………… 100
Lara A. Dunn, Natalie Moryl

非疼痛性症状管理 ……………………………………………………… 103
Peter A. Forsberg, Tanya Nikolova

腫瘍性腸管閉塞，完全静脈栄養 ……………………………………… 106
Reggie T. Saldivar, Roma Tickoo

11 癌サバイバーシップ
癌サバイバーシップ …………………………………………………… 108
Elizabeth Won, Matthew J. Matasar

妊孕性温存 ……………………………………………………………… 110
Jarett L. Feldman, Matthew J. Matasar

12 感染症
高リスク癌患者 ………………………………………………………… 112
Lalitha Parameswaran, Monika K. Shah

移植宿主における感染症 ……………………………………………… 114
Lalitha Parameswaran, Monika K. Shah

抗微生物薬治療 ………………………………………………………… 116
Cesar J. Figueroa, Monika K. Shah

感染制御 ………………………………………………………………… 118
Cesar J. Figueroa, Monika K. Shah

13 泌尿生殖器悪性腫瘍
局在性前立腺癌 ………………………………………………………… 120
Eric L. Smith

再発性・転移性前立腺癌 ·············· **122**
Eric L. Smith

膀胱癌 ····················· **124**
Helena A. Yu, Dean Bajorin

腎細胞癌 ···················· **126**
Jarett L. Feldman, Robert J. Motzer

胚細胞癌 ···················· **128**
Jarett L. Feldman, George J. Bosl

陰茎癌 ····················· **130**
Melody Smith, Dean Bajorin

14 胸部悪性腫瘍

非小細胞肺癌 ·················· **132**
Helena A. Yu, Mark G. Kris

小細胞肺癌 ··················· **134**
Helena A. Yu, M. Catherine Pietanza

胸腺腫と胸腺癌 ················· **136**
Helena A. Yu, Gregory J. Riely

悪性胸膜中皮腫 ················· **138**
Parisa Momtaz, Lee M. Krug

15 消化管癌

肝細胞癌（HCC） ················ **140**
Jean K. Lee, Ghassan Abou-Alfa

胆管系の癌 ··················· **142**
James J. Harding, Eileen M. O'Reilly

膵癌 ······················ **144**
James J. Harding, Eileen M. O'Reilly

膵臓および消化管の神経内分泌腫瘍（NET） ····· **146**
Jean K. Lee, Diane Reidy-Lagunes

食道癌 ····················· **148**
Juliana Eng, David H. Ilson

胃癌 ······················ **150**
Juliana Eng, Yelena Y. Janjigian

虫垂癌と小腸癌 ················· **152**
Jean K. Lee, Leonard Saltz

結腸癌 ····················· **156**
Dmitriy Zamarin, Leonard Saltz

直腸癌 ····················· **158**
Dmitriy Zamarin, Leonard Saltz

肛門癌 ····················· **160**
David B. Page, Neil H. Segal

16 皮膚癌と肉腫

基底細胞癌（BCC）・扁平上皮癌（SCC） ······ **162**
Parisa Momtaz, Allan C. Halpern

悪性黒色腫 ··················· **164**
James J. Harding, Paul B. Chapman

消化管間質腫瘍（GIST） ･････････････････････････････････ **166**
James J. Harding, William D. Tap

Ewing肉腫ファミリー（ESFT） ･･･････････････････････ **168**
David B. Page, William D. Tap

骨肉腫（骨原発肉腫） ････････････････････････････････････ **170**
David B. Page, William D. Tap

軟部組織肉腫（STS） ･･････････････････････････････････ **172**
David B. Page, William D. Tap

17 頭頸部の悪性腫瘍

頭頸部扁平上皮癌（SCCHN） ････････････････････････ **174**
Alexander N. Shoushtari, Shrujal S. Baxi, David G. Pfister

上咽頭癌（鼻咽頭癌） ････････････････････････････････････ **176**
Parisa Momtaz, David G. Pfister

唾液腺腫瘍 ･･･ **178**
Eric L. Smith, Alan L. Ho

18 内分泌悪性腫瘍

甲状腺癌 ･･･ **180**
Payal D. Shah, Eric J. Sherman

トルコ鞍腫瘍 ･･ **182**
Jane L. Meisel, Monica Girotra, Kevin C. De Braganca, Thomas J. Kaley

褐色細胞腫とMEN ･･････････････････････････････････････ **186**
Jane L. Meisel, Monica Girotra

副腎皮質腫瘍 ･･ **188**
Elizabeth Won, Diane Reidy-Lagunes, Mabel Ryder

19 婦人科悪性腫瘍

卵巣癌 ･･･ **190**
Juliana Eng, Roisin O'Cearbhaill

卵巣胚細胞腫瘍（OGCT） ････････････････････････････ **192**
Anya Litvak, Rachel N. Grisham

子宮内膜癌 ･･ **194**
Anya Litvak, Martee L. Hensley

妊娠性絨毛性疾患（GTD） ･･･････････････････････････ **196**
Melody Smith, David M. Hyman

子宮頸癌 ･･･ **198**
Anya Litvak, William P. Tew

外陰癌と膣癌 ･･ **200**
Jane L. Meisel, William P. Tew

20 乳癌

原発乳癌 ･･･ **202**
Neil M. Iyengar, Chau T. Dang

転移再発乳癌 ･･ **204**
Aki Morikawa, Andrew D. Seidman

HER2陽性乳癌 ･･ **206**
Neil M. Iyengar, Chau T. Dang

21 神経腫瘍
星細胞腫 ……………………………………………………………… 208
Parisa Momtaz, Thomas J. Kaley

乏突起膠腫 ……………………………………………………………… 210
Elizabeth Won, Thomas J. Kaley

CNS転移例 ……………………………………………………………… 212
Connie Lee Batlevi, Thomas J. Kaley

腫瘍随伴症候群 ……………………………………………………………… 214
Connie Lee Batlevi, Mabel Ryder, Mario E. Lacouture, Thomas J. Kaley

22 原発不明癌
原発不明癌（CUP） ……………………………………………………………… 216
Jean K. Lee, Lewis J. Kampel

23 リンパ腫
Hodgkinリンパ腫 ……………………………………………………………… 220
Zachary H. Word, Craig Moskowitz

濾胞性リンパ腫（FL） ……………………………………………………………… 222
Zachary H. Word

辺縁帯リンパ腫（MZL） ……………………………………………………………… 224
Andrew M. Intlekofer, Andrew D. Zelenetz

マントル細胞リンパ腫（MCL） ……………………………………………………………… 226
Zachary H. Word, Andrew D. Zelenetz

びまん性大細胞型B細胞リンパ腫（DLBCL） ……………………………………………………………… 228
Zachary H. Word, Craig Moskowitz

Burkittリンパ腫（BL） ……………………………………………………………… 230
Andrew M. Intlekofer, Ariela Noy

末梢性T細胞リンパ腫（PTCL） ……………………………………………………………… 232
Andrew M. Intlekofer, Steven M. Horwitz

皮膚T細胞リンパ腫（CTCL） ……………………………………………………………… 234
Andrew M. Intlekofer, Steven M. Horwitz

中枢神経系原発リンパ腫（PCNSL） ……………………………………………………………… 236
Anita Kumar, Thomas J. Kaley

24 形質細胞疾患
MGUSと多発性骨髄腫（MM） ……………………………………………………………… 238
Patrick W. Burke, Hani Hassoun

Waldenströmマクログロブリン血症（WM） ……………………………………………………………… 242
Patrick W. Burke, M. Lia Palomba

アミロイドーシス ……………………………………………………………… 244
Anita Kumar, Heather J. Landau

25 骨髄増殖性疾患
本態性血小板血症（ET） ……………………………………………………………… 246
Raajit Rampal

真性多血症（PV） ……………………………………………………………… 248
Raajit Rampal

骨髄線維症 ·· **250**
Raajit Rampal

肥満細胞症 / 好酸球増加症候群 ·· **252**
Raajit Rampal

26 白血病および骨髄異形成症候群

骨髄異形成症候群（MDS） ··· **254**
Justin M. Watts, Virginia M. Klimek

急性骨髄性白血病（AML） ·· **256**
Justin M. Watts, Martin S. Tallman

急性リンパ芽球性白血病 / リンパ腫（ALL） ··················· **258**
Justin M. Watts, Dan Douer

慢性骨髄性白血病（CML） ·· **260**
Amanda L. Olson, Ellin Berman

慢性リンパ性白血病（CLL） ·· **262**
Andrew M. Intlekofer, Andrew D. Zelenetz

ヘアリー細胞白血病（HCL）と前リンパ球性白血病（PLL） ··· **264**
Justin M. Watts, Martin S. Tallman

27 幹細胞移植

自家幹細胞移植（ASCT） ··· **266**
Amanda L. Olson, Craig Sauter

同種移植 ··· **268**
Anita Kumar, Miguel-Angel Perales

28 良性血液学

造血細胞の生物学 ·· **270**
Anita Kumar

産生低下による貧血 ·· **272**
Patrick W. Burke

溶血性貧血 ··· **275**
Patrick W. Burke, Gerald A. Soff

異常ヘモグロビン症 ··· **278**
Alexander N. Shoushtari, Rekha Parameswaran

凝固亢進状態 ··· **280**
Alexander N. Shoushtari, Gerald A. Soff

ポルフィリン症 ··· **282**
Melody Smith, Raajit Rampal

出血傾向 ··· **284**
Melody Smith, Gerald A. Soff

血小板機能異常 ·· **286**
Neil M. Iyengar, Rekha Parameswaran

輸血 ·· **290**
Neha Mehta, David Wuest

止血に関連するスクリーニングテスト ····························· **292**
Gabriela Soriano Hobbs, Gerald A. Soff

カラーサンプル図
末梢血スメアと骨髄穿刺／生検 ……………………………………… **295**
Peter Maslak

抗癌薬による皮膚有害事象 …………………………………………… **299**
Viswanath Reddy Belum, Mario E. Lacouture

付録
パフォーマンスステータスの測定 …………………………………… **303**
Amanda L. Olson

画像診断による治療効果判定 ………………………………………… **304**
Jacob L. Glass, Jedd D. Wolchok

QOLの評価 ……………………………………………………………… **306**
Jane L. Meisel, Stacy M. Stabler

腫瘍マーカー …………………………………………………………… **308**
Jacob L. Glass, Stephen S. Chung

骨髄生検・穿刺の方法 ………………………………………………… **310**
Matthew A. Lunning

増殖因子製剤による治療 ……………………………………………… **311**
Matthew A. Lunning

薬物の索引 ……………………………………………………………… **312**
Angela G. Michael

略語 …………………………………………………………………… **314**

索引 …………………………………………………………………… **320**

◎注意

本書に記載した情報に関しては,正確を期し,一般臨床で広く受け入れられている方法を記載するよう注意を払った。しかしながら,著者(監訳者,訳者)ならびに出版社は,本書の情報を用いた結果生じたいかなる不都合に対しても責任を負うものではない。本書の内容の特定な状況への適用に関しての責任は,医師各自のうちにある。

著者(監訳者,訳者)ならびに出版社は,本書に記載した薬物の選択,用量については,出版時の最新の推奨,および臨床状況に基づいていることを確認するよう努力を払っている。しかし,医学は日進月歩で進んでおり,政府の規制は変わり,薬物療法や薬物反応に関する情報は常に変化している。読者は,薬物の使用にあたっては個々の薬物の添付文書を参照し,適応,用量,付加された注意・警告に関する変化を常に確認することを怠ってはならない。これは,推奨された薬物が新しいものであったり,汎用されるものではない場合に,特に重要である。

薬物の表記は,わが国で発売されているものは一般名・商品名ともにカタカナに,発売されていないものは英語で記すよう努力した。

がん診療
ポケットレファランス

Pocket
Oncology

がん疫学

■ がん疫学研究方法
- **疫学**：母集団におけるがんの分布，決定要因，予後の研究；個々の患者に対してというよりも，むしろ公衆衛生あるいは医療政策に適用される
- **「有効性」**：治療は多くの場合，臨床試験によって有効性が示される。一方，**「効果」** は母集団における実際の効果
- **観察研究**：横断的研究，コホート研究，症例対照研究
- **実証研究**：個別にもとづく vs. 地域社会にもとづく
- 疫学研究にはケアのパターンや相対的予後，費用対効果，健康ケアの相違などの解析が含まれる
- 古典的な研究によって，無保険あるいは低所得者向け医療費補助制度を受けている乳癌の女性は，民間保険に加入している女性と比較して死亡リスクが高いことが示されている (*NEJM* 1993; 329: 326)
- **分子・遺伝疫学**：発病感受性につながるバイオマーカーと遺伝的特徴の同定

■ がん症例とその死亡
米国の1998～2008年におけるがん発生の動向 (*ACS Cancer Facts & Figures* 2012):
- がんは高齢者の疾患であり，年齢とともに罹患率↑
- 喫煙率の低下による肺癌↓
- 早期発見やスクリーニング検査によって結腸直腸癌と子宮頸癌↓
- *Helicobacter pylori* 感染↓による胃癌↓
- PSAスクリーニング検査↓による前立腺癌の発生率↓
- 乳癌発生は横ばい（ホルモン補充療法の使用↓により2002～2003年は減少した）
- HPV関連口腔咽頭癌，食道腺癌，肝癌，肝内胆管癌，膵臓，甲状腺癌，皮膚黒色腫，腎癌の発生率↑

図1-1

主要ながんの新規患者数と死亡数（2012年の推定）

推定新規患者数*		推定死亡数	
男性	**女性**	**男性**	**女性**
前立腺 241,740 (29%)	乳腺 226,870 (29%)	肺・気管 87,750 (29%)	肺・気管 72,590 (26%)
肺・気管 116,470 (14%)	肺・気管 109,690 (14%)	前立腺 28,170 (9%)	乳腺 39,510 (14%)
結腸・直腸 73,420 (9%)	結腸・直腸 70,040 (9%)	結腸・直腸 26,470 (9%)	結腸・直腸 25,220 (9%)
膀胱 55,600 (7%)	子宮体部 47,130 (6%)	膵臓 18,850 (6%)	膵臓 18,540 (7%)
皮膚黒色腫 44,250 (5%)	甲状腺 43,210 (5%)	肝臓・肝内胆管 13,980 (5%)	卵巣 15,500 (6%)
腎臓・腎盂 40,250 (5%)	皮膚黒色腫 32,000 (4%)	白血病 13,500 (4%)	白血病 10,040 (4%)
非Hodgkinリンパ腫 38,160 (4%)	非Hodgkinリンパ腫 31,970 (4%)	食道 12,040 (4%)	非Hodgkinリンパ腫 8,620 (3%)
口腔・咽頭 28,540 (3%)	腎臓・腎盂 24,520 (3%)	膀胱 10,510 (3%)	子宮体部 8,010 (3%)
白血病 26,830 (3%)	卵巣 22,280 (3%)	非Hodgkinリンパ腫 10,320 (3%)	肝臓・肝内胆管 6,570 (3%)
膵臓 22,090 (3%)	膵臓 21,830 (3%)	腎臓・腎盂 8,650 (3%)	脳・その他の神経系 5,980 (2%)
全部位 848,170 (100%)	全部位 790,740 (100%)	全部位 301,820 (100%)	全部位 275,370 (100%)

＊: 基底細胞癌，扁平上皮癌，上皮内癌を除く

■ 全世界でのがん疫学
- **変化の傾向**：(1) 長寿の増加，西洋食の普及，運動不足，タバコ使用↑による途上国でのがん発生↑；(2) 感染病による癌発生↓（胃癌，肝癌，子宮頸癌）
- **環境因子**：がんの地理的分布に寄与する。例えば，慢性的 *H. pylori* 感染，高塩分食摂取，加工食品摂取，新鮮なフルーツや野菜の低摂取により，東アジアと中央・東ヨーロッパにおいて胃癌の罹患率は最も高い
- **移住に関する研究**：カリフォルニアへの日本人移住者は他の国からの移民と比較し胃癌発生率が低いが，カリフォルニア居住者よりは高い (*Cancer* 1965; 18: 656)

■ がんの病原因子

病原因子	がん
タバコ:	
• 米国における癌死の33%は喫煙によって引き起こされる (IARC: World Cancer Report: 2010) • 1950年, 最初の大規模試験で喫煙と肺癌の関連性が報告された (*BMJ* 1950; 2: 739, *JAMA* 1950; 143: 329) • タバコ関連発癌: 　タバコ→複数の発癌物質→DNAと共有結合を形成→DNA付加→ミスコード→変異	肺癌, 咽頭癌, 鼻腔癌, 口腔癌, 食道癌, 肝癌, 膵癌, 子宮頸癌, 膀胱癌, 白血病, 結腸直腸癌
感染:	
C型肝炎ウイルス (HCV)	肝癌
B型肝炎ウイルス (HBV)	肝癌
EBウイルス (EBV)	Burkittリンパ腫, 鼻咽頭癌, Hodgkinリンパ腫
単純ヘルペスウイルス8 (HSV8)	Kaposi肉腫, 滲出性リンパ腫, Castleman病
HPV	肛門性器癌, 口腔癌
ポリオーマウイルス	メルケル細胞癌
JCウイルス	進行性多巣性白質脳症
HTLV-1	成人T細胞性白血病・リンパ腫
HIV関連	Kaposi肉腫, 子宮頸癌, さまざまな非Hodgkinリンパ腫
Helicobacter pylori	胃癌
住血吸虫	膀胱癌 (扁平上皮細胞)
炎症:	
急性・慢性炎症は複数のがんの原因となる	逆流性食道炎→バレット食道炎→食道癌 肝硬変:肝癌 慢性膵炎:膵癌
化学因子:	
アスベスト, シリカ	肺癌, 中皮腫
ラドン, ニッケル粉末, ヒ素, クロム	肺癌
エタノール	口腔癌, 食道癌, 肝癌
芳香族アミン	膀胱癌
カドミウム	前立腺癌
ベンゼン	白血病
食品 (燻製, 塩漬け, 酢漬け)	胃癌
アフラトキシン	肝癌
エストロゲン (ホルモン補充療法)	乳癌, 子宮内膜癌
アンドロゲン	前立腺癌
免疫抑制薬	非Hodgkinリンパ腫
物理因子:	
電離放射線 (チェルノブイリ, 原子爆弾)	甲状腺癌, 白血病, 他の固形腫瘍
紫外線	皮膚癌
生活様式因子:	
肥満	乳癌, 子宮内膜癌, 前立腺癌, 食道癌
食生活―複合曝露	
β-カロテン (*JAMA* 2003; 290: 476, *JNCI* 1996; 88: 1550)	肺癌死亡↑

がん予防とスクリーニング

■ 一般原則
- **がんの一次予防**：**がん発生**と死亡率を**減少させる**こと；例えば，禁煙，日光回避，がんウイルスワクチン，化学予防
- **スクリーニング**：がんの**二次予防**の方法；早期介入と死亡率減少を目的として，**無症候性がん**を同定すること
- さまざまなガイドライン（USPSTF，NCCN，ACS，ASCOなど）に相違があることに留意する

■ 乳癌
- **一次予防**：
  - **手術**：「がんの遺伝学：BRCA1/2」をみよ
  - **化学予防**：>35歳の女性のみ；NSABP-BCPT：タモキシフェン。閉経後女性と高リスクの閉経前女性において乳癌の発生率↓だが，子宮内膜癌，深部静脈血栓症，肺塞栓症を含む有害事象を引き起こす大きな潜在的可能性がある（*J Natl Cancer Inst* 2005; 97: 1652）；タモキシフェンは反対側の二次性原発乳癌の発生率を減少させる；エキセメスタンもまた閉経後の女性において予防に役立つ（*N Engl J Med* 2011; 364: 2381）
  - **ライフスタイルの変更**：アルコールと肥満は乳癌リスク↑
- **平均リスク女性の推奨スクリーニング**（高リスク女性については「がんの遺伝学：BRCA1/2」をみよ）：
  - 20〜39歳，乳腺臨床検査1〜3年ごと＋ブレスト・アウェアネス（乳癌啓発）
  - ≧40歳，1年ごとの乳腺臨床検査（ACS&NCCNによる。しかし，他のグループは40〜49歳では2年ごとあるいは個別で行うことを示唆している）とスクリーニング的マンモグラフィー＋ブレスト・アウェアネス；自己触診検査では死亡率は減少しない；乳腺臨床検査で死亡率減少の可能性有り；マンモグラフィーで死亡率の減少が示された（*Lancet* 2002; 359: 909）
  - 実質性乳房：マンモは感度が低く，現状では追加の画像検査として推奨する十分なエビデンスは得られていない
  - USPSTFは75歳以降のスクリーニングについて十分なエビデンスがない，としている
- **年1回のMRI**：リスク評価モデルによれば，*BRCA*変異キャリア（年1回のマンモグラフィーに追加），*BRCA*変異キャリアの検査未実施の第一度近親者では生涯リスクは20%以上；10〜30歳の間に胸部照射歴あり
- **エコー**：スクリーニングにはルーチンでは推奨されない

■ 子宮頸癌
- **ワクチン接種**：米国でのワクチン接種率は青年期で約32%；HPVワクチンは特定の亜型向けにつくられているが，ある程度の交差防御を示す（子宮頸癌の70%の原因はHPV16と18）
  - **4価HPVワクチン**（ガーダシル）：16，18，6，11型という高リスクHPV亜型に対して防御する；未感染者でのHPV16・18型による子宮頸上皮内病変2/3の予防における3年効果は98%であったが，ワクチン接種前に感染していた場合では44%であった（*FUTURE II NEJM* 2007; 356: 1519）；免疫有効期間は不明。推定で少なくとも5年，9.5年まで；9〜26歳の女性に承認；初性交前に接種するのが最善
  - **2価HPVワクチン**：16型と18型の亜型に対する防御；米国では10〜25歳の女性に承認；少なくとも8年間有効；90カ国以上で承認
- **スクリーニング方法**：細胞学的方法（現在では，液状化細胞診がPapanicolaou標本より一般的）；一次スクリーニングの1つとして高リスク亜型のHPV DNA検査も行われることがある（共検査）
- **スクリーニング開始年齢**：性的に活発でないにしても，もしくはHPVワクチン（他の発癌性HPV亜型）を接種しているにしても，21歳でスクリーニングを開始；子宮頸癌はまれであり，治療は合併症を招くことがあるので21歳未満ならスクリーニングを回避
- **スクリーニング頻度**：21〜29歳では細胞診のみを3年ごと。免疫不全（例えばHIV感染），頸部異形成・頸癌の既往，子宮のDES曝露があるならより高頻度；30〜65歳では細胞診＋HPV DNAの共検査を5年ごとあるいは細胞診を3年ごと
- **スクリーニング中止**：良性疾患による子宮全摘後で頸部残存なしの場合；完全なままの頸部である>65歳で，これまでの結果が十分に陰性（過去10年以内に，細胞診が連続して3回陰性あるいは共検査が連続して2回陰性）；頸部細胞診で異常歴がない；併発疾患あるいは生命を脅かす疾患がある

■ 大腸癌
- **家族性症候群の予防**:「がんの遺伝学:Lynch症候群と家族性大腸ポリポーシス」をみよ
- **予防**:ポリペクトミー,すなわち腺腫性ポリープの除去
- **スクリーニング様式**:大腸内視鏡検査;軟性S状結腸鏡検査;大腸CT検査:癌だけでなく前癌病変も検出可能;大便にもとづく検査:癌は検出できるが腺腫ポリープを検出しない;**異常な結果の場合は,全大腸内視鏡検査によってフォローする**

平均リスク群のスクリーニング推奨*	
大腸内視鏡検査(希望により)	10年ごと
軟性S状結腸鏡検査	5年ごと(NEJM 2012; 366: 2345)
大便にもとづく検査 (guaiac法あるいは免疫組織化学)	年1回,5年ごとの軟性S状結腸鏡検査も考慮
大腸CT検査	コンセンサスはないものの5年ごとで十分かもしれない;意義不明な結腸外所見をみる可能性があることに注意
バリウム注腸二重造影	患者が内視鏡検査を受けられるならスクリーニングに使用することは推奨されない

*:≧50歳;腺腫,結腸直腸癌,炎症性腸疾患の個人歴なし;結腸直腸癌の家族歴なし

- **スクリーニングを開始すべき時期**
  - **平均リスク**:50歳から開始
  - **<50歳で結腸直腸癌を発症した第一度近親者,あるいは年齢に関わらず結腸直腸癌を有する第一度近親者が2名いる**:40歳または第一度近親者の最も早い診断年齢の10歳前のどちらか早いほう
  - **≧50歳で結腸直腸癌を発症した第一度近親者がいる**:50歳または第一度近親者の最も早い診断年齢の10歳前のどちらか早いほう
  - **進行性腺腫を有する第一度近親者がいる**:50歳または第一度近親者の発症した年齢のどちらか早いほう
- **スクリーニング間隔**:以下の条件なら10年ごとより短く
  - 家族歴あり
  - 準最適な大腸鏡検査(腸管前処置不良)
  - 症候
  - 前回の大腸鏡検査で腺腫ポリープまたは絨毛ポリープを切除

■ 前立腺癌
- **SELECT試験**:セレン&ビタミンEは前立腺癌を予防しない。
- **PSA検査**:賛否両論;ほとんどの前立腺癌は低悪性度であるので,早期の検出は生存の改善と相関しない;結果の解釈には対照群の混入(スクリーニング群がスクリーニングされていない),リスクレベルによる層別化の欠損という2つの大きな欠点がある
  - **ERSPC試験**:スクリーニング(平均4年ごとのPSA検査により),前立腺癌特異的死亡は減少するが全死亡は変わらず;男性1,410名中,48名が前立腺癌と診断
  - **PLCO試験**:競合する死亡原因がないため,スクリーニングは健常者では利益がある;全死亡に利益はない
  - **PSVA**の有用性は意見が分かれる
- **検査に関するコンセンサスはない**:前立腺癌の早期検出と治療に関係する年齢,寿命予測値,家族歴,リスクと利益を考慮

■ 肺癌
- **禁煙**:最も効果的な予防策,喫煙量と肺癌リスクには用量反応関係あり
- **スクリーニング**:胸部X線検査,喀痰細胞診は,死亡に対する利益はない
- **年1回の低線量ヘリカルCT検査**:肺癌特異的死亡に対して20%のベネフィット(NEJM 2011; 365: 395);別のコホートでの再現結果はまだない
- **現在の推奨**:高リスク喫煙者(30パックイヤーの喫煙歴を有する喫煙経験者,55~74歳)の年1回の低線量CT検査;スクリーニングを中止すべき時期は不明

第Ⅰ相臨床試験

■第0相試験
- first in human試験（ヒトにはじめて投与する試験）のためにデザインされた実証試験で，新薬に対する毒性をみるものである（Nat Rev Cancer 2007; 7: 131）
- 毒性を生じないと考えられる**低用量**で新薬を単回投与し，in vivoでの薬物活性バイオマーカーアッセイや，薬物活性イメージング技術などにより情報を収集する

■第Ⅰ相試験
- 臨床での導入試験の1つである
  first in human試験：前臨床試験で得られたデータや，既存の治療と新薬の組み合わせの効果の確認（例：カルボプラチン/パクリタキセル＋PI3K阻害薬）
- **主要目的**：薬物毒性の確認，PK・PDの記述，第Ⅱ相試験における推奨用量の決定
- **対象患者**：不均一（特定の組織型に限定しない）。新規分子標的薬試験の場合，遺伝子型をもとに選択することもある。これまでに複数の治療が奏効しなかった患者を含むことが多い
- **開始用量**：動物実験のデータをもとにして決められる。一般には，マウスのLD10（マウスの10%が死に至る用量）の1/10～1/3から開始される

用語の定義	
用量制限毒性（DLT）	用量をさらに増量することが許容できない毒性。プロトコールごとに異なる。**CTCAEにもとづく**（注意：すべてのGrade 3毒性が用量制限毒性ではない）。**一定期間中**に発生するもの（例：第1サイクル中）
最大耐用量（MTD）	ある一定割合（例：33%）の患者でDLTが発生した最高用量
標的毒性レベル	許容しうるDLTの最大確率。通常は20～33%
第Ⅱ相試験における推奨用量（RP2D）	続く第Ⅱ相試験での推奨用量。**MTDまたはMTDの1つ下のレベル**のいずれか
至適用量（OBD）	バイオマーカーによって事前に特定された最も適切な用量
用量-有効性曲線	ある薬物についての，用量と有効性の関係
用量-毒性曲線	ある薬物についての，用量と毒性の関係
PK	薬物の吸収，分布，代謝，排泄
PD	薬物が生体にもたらす作用（例：分子関係，バイオマーカー，イメージングエンドポイント，**血液毒性，非血液毒性**を含む）
治療係数	致死的な毒性を引き起こす用量を，抗腫瘍効果が得られる用量で除したもの

(J Natl Cancer Inst 2009; 101: 708)

■第Ⅰ相試験デザインの種類
- **規定にもとづいたデザイン**
  例：標準3＋3，急速増量法，薬物動態にもとづいた用量増量法
  用量-毒性曲線データのない伝統的第Ⅰ相デザインでは，用量増量や用量減量が許可される。特別な数学的ソフトウェアを必要としないで容易に実施できる→MTDを決めるうえではあまり有用ではない。RP2Dは，現在の用量レベルにもとづいて決められる。すべての毒性データにはもとづかない

- **モデルにもとづいたデザイン**
  例：連続再評価法（CRM），過量用量制限を伴う用量増量，イベント発現までの時間を考慮したCRM（TITE-CRM），有効性と毒性を考慮したモデル（EffTox），3つの潜在的転帰を有するCRM（TriCRM）
  統計学的モデル：事前の用量-毒性曲線から開始→試験参加患者の毒性によりモデルを更新；すべての毒性データを結合できる。信頼区間よりRP2Dを決定する

■ 伝統的3+3

- 古典的第Ⅰ相試験は、1つの用量レベルで3名の患者を治療し、用量を増量または減量していく。用量の増減はフィボナッチの変法:100%→67%→50%→40%→33%にしたがう。1人の患者での用量増量は許可されない。
- 比較的簡便に行うことができる。ある用量に対する、患者ごとのPKのばらつきの情報が得られる。用量の増減量は決まっている

3+3デザインにおけるそれぞれのコホートでのDLT評価を要する患者数			
コホート	**用量増量**(用量増量してつぎの高用量レベルへ進む)	**コホートを拡大**(3名の患者をコホートに追加)	**用量減量**(用量減量してつぎの低用量レベルへ進む)
3患者	0 DLT	1 DLT	≧2 DLT
6患者(拡大)	1 DLT	—	≧2/6 DLT

- **MTDの決定**=DLTを認める患者が33%までの最高用量。またはつぎのより高い用量
- **弱点**:MTDをかなり過小推定する。用量増量が遅い。多くの患者は過小用量で治療される

■ 急速増量法 (*J Natl Cancer Inst* 1997; 89: 1138)

- 急速に用量増量していくデザイン。さまざまな種類があり、1患者内での用量増量を許可する場合もある
- **デザインの例**:急速に用量増量(前レベルの96~100%)し、中止基準(例:1 DLT、あるいは2患者で中等度の毒性を認める)に至る。その後3+3デザインに戻り、40%の用量増量となる。
- MTDは全毒性データを集積して評価される。一部のデザインでは、3+3ルールにもとづきMTDを決定する
- **利点**:過小用量で治療される患者が減る。より高用量で潜在的に効果のある用量で治療ができる
- **欠点**:1患者内で増量した場合、蓄積毒性・遅発毒性がマスクされる可能性。より高用量の治療となり、急性期毒性発現の可能性

■ 薬物動態にもとづいた用量増量法 (*J Natl Cancer Inst* 1990; 82: 1321)

- 薬物血中濃度によりDLTを想定する。前臨床データにより推定されたAUCによって血中濃度を定義する
- **デザイン**:1人の患者での用量増量(PKデータにもとづく)→中止基準に至る(標的AUCに到達する、またはDLTが発現する)→3+3に変更する
- 急速な用量増量であるが、リアルタイムのPKを得るのは困難で、広く使用することは難しい

■ 連続再評価法 (*Biometrics* 1990; 46: 33)

- **ベイズ流アプローチ**:許容可能なDLT(20~33%)から開始する。1つのコホートでは、1~3人の患者を選択し、DLTに近い用量から開始する。
- 用量–毒性曲線の数学的モデルは、患者がDLT発現するたびに更新される→新しい曲線にしたがい、用量を増減する(つぎの患者はMTDに近い新たな用量で治療される)→想定された状況になった場合、またはMTDに到達した場合、試験は中止される
- 正確な統計解析が要求される。**より正確なMTDが推定できる**。毒性の強い用量で治療される患者が少なくなり、安全になる

■ モデルをもとにした他のデザイン

- 改良CRMデザイン:過量用量制限を伴う用量増量(*Stat Med* 1998; 17: 1103)
- **TITE-CRM** (*Biometrics* 2000; 56: 1177):各患者における毒性発現までの時間は合算される。毒性の危険性は一定であると仮定する
- 有効性と毒性モデル:有効性と毒性モデル(**EffTox**)は、有効性と毒性の可能性におけるトレードオフにもとづき、許容される用量の組み合わせで定義される。TriCRMでは、3つの潜在的転帰を有する(有効でなく毒性もない、有効性のみ、毒性のみ)

第Ⅱ相，第Ⅲ相臨床試験

用語の定義	
過去の対照	現在の試験で比較対象として用いられる，過去に治療された患者群
第1種の過誤（α）	偽陽性，サンプルサイズの増加で減る
第2種の過誤（β）	偽陰性，サンプルサイズの増加で減る
効果量	帰無仮説と対立仮説の間の差
二項検定	均等な分布を仮定したときに，期待される分布から統計的に有意なずれがあるかどうかを測定する方法
ハザード比	標準治療と試験治療の治療無効の比率
ログランク検定	ノンパラメトリック検定の1種。イベントが発生するまでの時間を測定したデータにおいて標準治療と試験治療の効果の違いを示す

第Ⅱ相試験

- **主要目的**：特定の腫瘍に対し，さらに開発を続けるに値するだけの抗腫瘍効果を薬物が示すかどうかを試験する
- **副次的目的**：薬物の安全性を引き続き調べる
- **対象**：特定のがんと診断された狭い患者群（例：トリプルネガティブ乳癌の第二選択治療，ALK変異を有する非小細胞肺癌）
- **第Ⅰ・Ⅱ相試験**は，至適用量を決定し有効性を評価する。第Ⅱ・Ⅲ相試験は，有効性を評価し，毒性の評価，最小の試験期間で最大のデータ集積をする

第Ⅱ相試験の型
- **単群デザイン**
  非ランダム化デザインでは，過去の対照群と予後を比較する
  2つのエンドポイントとして，臨床的効果と効果なしがある。過去の対照群との比較により生じる制限は，患者の選択基準，予後評価，支持療法の違いなどがある
  例：Gehanデザイン，Simonの2段階デザイン，Flemingデザイン
- **ランダム化第Ⅱ相試験**
  より多くのサンプルサイズが要求されるが，過去の対照群との比較というバイアスを減らすことができる。薬物の治療効果を比較する検出力は不十分である。
  例：比較のないランダム化，"pick the winner"，ランダム化継続中止

単群1段階（*Biometrics* 1982; 38: 143）
- すべての患者は，1段階でエンドポイント（例：PFS）を評価される。許容できない毒性を認める場合を除き，一般には試験の早期中止はない
- 最も一般的なフレームデザインは，第1種の過誤と相対的リスクによりサンプルサイズを固定するものであるが，試験の柔軟性を制限する

単群2段階
- 最初のコホートで効果をモニタリングし，十分な効果が認められた場合のみ次の段階に進むことで，効果のない治療を受ける患者数を最小限とすることができる。RECIST評価を一般には用いる。
- Gehanの2段階デザイン（*J Chronic Dis* 1961; 16: 346）：第1段階では最小の第2種の過誤で，第2段階のサンプルサイズは第1段階の反応による
- Simonの2段階デザイン（*Control Clin Trials* 1989; 10: 1）：第1段階では第2種の過誤を減らし，固定された第2段階を行う

比較のないランダム化（*Stat Med* 1986; 5: 441）
- 2群〜多群について過去の対照と比較する。過去の対照との比較であり，その評価は制限されるが，薬物の効果評価には有用である

- ■ **"Pick the Winner" の選択** (*Cancer Treat Rep* 1985; 69: 1375)
- 多群で試験を行い，それぞれの群について対照と効果を比較する➡最も効果のある群が第Ⅲ相試験となる
- 第1種の過誤，第2種の過誤，および標的の違いによりサンプルサイズは制限される．PFSにより標準治療と試験治療を評価するのに有用である
- ■ **ランダム化継続中止** (*JCO* 2002; 15: 4478)
- すべての患者は試験薬にて治療され，その後，SDであった患者が，二重盲検法によりランダム化され，試験薬群とプラセボ群に分けられる
- 試験薬によって腫瘍の進行が緩徐になったのか，腫瘍の生物学的な進行なのかを決める．試験薬を継続することに利益があるのかを決めるのに有用である

第Ⅲ相試験

- 既存の治療と新規治療の効果を比較する**ゴールドスタンダード**
- 多施設，または国際的に大規模で行われ，**多数の患者**を必要とする
- **対象**：選択基準を十分に満たす単一がんの患者

■ **ランダム化の方法**
並行群：患者は，別々の治療群にランダム化される
クロスオーバー：患者はまず，2つ以上の治療を行う順序にランダムに割り当てられ，治療の反応と疾患進行によりクロスオーバーされる
患者の割り当て：1：1に割り当てるのが最も一般的；**層別ランダム化割り当て**：予後予測因子（EGFR変異など）を考慮して割り当てる；**置換ブロックによる割り当て**：1つのブロックごとにそれぞれ割り当てる．例えば1ブロック6スロットで，ブロックごとに目的とする因子を考慮し割り当てる；**均等ではない割り当て**：例えば2：1にデザインして，患者にとって試験がより魅力的なものにする；すべての試験には層別化し，ランダム化の不均衡がないような配慮が必要である
盲検化：一方のみの盲検（医師は非盲検，患者は盲検），または二重盲検（医師，患者ともに盲検）

■ **解析**
Intent to treat－エンドポイント解析には，治療期間やクロスオーバーなどにかかわらず，すべての登録された患者を含める
優越性試験－あらかじめ定義されたエンドポイントにもとづき，利益や有効性を評価する
非劣性試験－新しい治療が標準治療より劣るという帰無仮説にもとづきデザインされる．試験では仮説が棄却される．より少数のサンプルサイズも許容される
同等性試験－臨床的に有意な最小の違いが定義され，違いがあるという帰無仮説を棄却する試験として計画される．大きなサンプルサイズが必要となる
中間解析－早期の試験中止が必要な場合，早期のデータ解析が許容される

■ **第Ⅳ相試験**
- FDA承認後の利益／リスク，効果，毒性などの評価

第Ⅱ相，第Ⅲ相試験の評価項目	
全生存期間（OS）	ランダム化から死亡までの時間
無病生存期間（DFS）	ランダム化から腫瘍再発まで，または何らかの理由による死亡までの時間
全奏効率（ORR）	規定の期間内に，あらかじめ決めた量の腫瘍減少を認めた患者の割合．部分寛解と完全寛解の合計割合
無増悪生存期間（PFS）	ランダム化から疾患進行，および疾患進行に関連した死亡までの時間
疾患進行までの期間（TTP）	ランダム化から疾患進行まで（死亡は除く）の期間
治療中止までの期間（TTTF）	ランダム化から何らかの理由による治療中止までの期間
患者申告の症状コントロール	患者による申告を用いた，がんの症状によるTTP
QOL	第Ⅲ相試験や補助的試験で用いられる患者の機能や症状の主観的測定
腫瘍の反応	何らかの短期間の反応（SD，PR/CR，腫瘍のバイオマーカーなど）

バイオマーカー開発

■ バイオマーカーの定義
治療介入において,生物学的,病理学的,薬理学的反応の指標として,測定および評価しうるもの(NIH Biomarkers Definitions Working Group: *Clin Pharm Thera* 2001; 69: 89)

■ バイオマーカーのタイプ
予後:疾患進行のリスクが増加する。通常,治療介入・薬物とは独立している。予後不良マーカーである。特定の転帰を評価するうえで有効である

予測:治療の反応を予測する。毒性のリスクの予測,患者の治療方針の選択に有効である

機械的/生物学的:生物学的過程が反映される。治療後のモニタリングや,腫瘍量の評価に有効である

代替エンドポイント:奏効率や無病生存期間,他の臨床的利益を予測するものの代わりに用いられる。全生存期間と相関するものとして有効である。早期の薬物開発,承認を可能にする

PK:「どのように生体は薬物に反応するのか」;生体に投与された薬物の輸送,代謝,吸収,分布,転化,排出など

PD:「どのように薬物は生体に影響するのか」;特定の分子標的や経路に対する薬物・治療介入の効果の指標。疾患のモニタリングや治療後の評価に用いられる

バイオマーカーのタイプとその例

バイオマーカーのタイプ	例
予後	BRCA変異と乳癌リスク↑
予測	乳癌におけるER陽性→内分泌療法が有効 ジヒドロピリミジンデヒドロゲナーゼ(DPD)欠損→5-FU治療の毒性リスク増加
機械的/生物学的	FDG-PETスキャン(イメージングバイオマーカー)→腫瘍量 PSA倍加時間→治療後のモニタリング
代替エンドポイント	早期乳癌の術前補助化学療法のおけるpCR
PK	薬物の吸収,分布,排出,タンパク質結合,遺伝的違いの影響を反映したマーカー
PD	EGFR阻害治療と,EGFR発現レベル↓,正常組織での下流の経路の活性↓

バイオマーカーは予後と予測の両方を兼ねることが可能である(HER2は予後不良のマーカーであるが,HER2標的薬物の予測因子でもある)

■ バイオマーカー探索における段階

臨床的に有用なマーカーの同定：動物モデルや前臨床試験において，代謝的，生物化学的，遺伝的，分子的な標的や分子経路を評価する

前臨床段階での検証：正確で再現性のある適切な標本，操作，技術の検証；個々の患者の判断に利用する場合，**CLIA認定検査室**で行う（CLIA regulations：www.cdc.gov/clia/regs/）

臨床的な確認と有用性評価：第Ⅰ・Ⅱ・Ⅲ相臨床試験；内的および外的検証；結果の再現性評価；臨床的評価のための統計的デザイン

　発見：少ないサンプルサイズで潜在的マーカーを発見するために行う

　トレーニング：独立した小さいコホートで，すでに認識されたマーカーをテストする

　検証セット：臨床に用いるための根拠を得るために，トレーニングセットから独立したより大きな集団において新たなマーカーをテストする

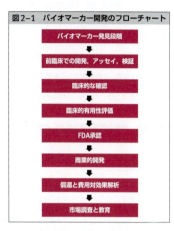

図2-1 バイオマーカー開発のフローチャート

バイオマーカー発見段階
↓
前臨床での開発，アッセイ，検証
↓
臨床的な確認
↓
臨床的有用性評価
↓
FDA承認
↓
商業的開発
↓
償還と費用対効果解析
↓
市場調査と教育

■ 薬剤開発におけるバイオマーカー

前臨床試験での**活性評価**

潜在的候補の薬物について**優先順位づけ**と，臨床試験へ進むかどうかの評価

前臨床試験および臨床試験での**安全性評価**

用量-反応関係の評価，最適な用量とレジメンの評価：早期臨床試験でのMTD，最小有効容量，OBDの評価；毒性への曝露を軽減する可能性

異なる対象群での**代謝の評価**

新薬および医療機器の開発，承認を促進するための**代替エンドポイント**として使用

標的薬物の適切な対象群を選ぶための**層別化**

生物統計学

■ 記述統計
データを要約する／データの特性を記述する

連続データ：平均と標準偏差（対称な分布、または決定を行う際に）、中央値と四分位（対称でない分布、または分布を描く準備の際に）

カテゴリーデータ（回数と頻度）：頻度と割合、有病率（ある時点での疾病者の数。ある時点でのリスクがある人口）、罹患率（一定期間内でのリスクがある人口での新規患者数）。異なる対象群で割合を比較するには調整済みの率を用いる

イベント発生までの時間データ：イベント数、イベントのないフォローアップ中央値、生存期間中央値、フォローアップ期間でのイベント発生率（例：5年での死亡確率は65%）

■ 比較と関連の測定
相関 (r)：2つの測定値の関係。$-1 \sim +1$の値をとる。$r=1$の場合、線形関係にある

RR：リスク比。非曝露群に対する曝露群の疾患発生率。RR＝グループ1の発生率／グループ2の発生率

OR：オッズ比。症例対照研究で用いられる。OR＝曝露群のオッズ／非曝露群のオッズ。オッズはイベント発生数／イベント非発生数で計算される

信頼度：異なる評価者間の信頼性。κ係数；2値変数での2者間の一致度を示す

他の比較：平均のt検定、ノンパラメトリックWilcoxon検定（2群の連続変数）；ANOVA（多群の連続変数）；比率のχ^2検定；対応のある2群での比率のMcNemar検定；多重比較では第1種の過誤の確率↑

■ 信頼区間
推定のばらつきを示す。平均、割合、効果の推定（RRなど）で用いられる。妥当な値の範囲として解釈される。一般には95%が用いられる（P値のカットオフが0.05）が、状況に応じて他の値も用いられる

■ 仮説検定
統計学的検定は、研究特有の仮説と対立仮説が検定される

一般的研究仮説：帰無仮説（H₀）

片側検定または両側検定；特殊な状況を除いて、一般には両側検定が用いられる。観察において統計学的有意差があれば、帰無仮説は棄却される。有意水準αの値は一般的に0.05であるが、状況に応じて他の値も用いられる。αは第1種の過誤あるいは偽陽性率を意味する

P値の計算；P値＜αのとき、帰無仮説は棄却される。P値≧αのとき、帰無仮説は棄却されない

***P*値**＝帰無仮説が真であった場合、観察結果と同等あるいはそれ以上に極端な結果が得られる確率

第1種の過誤＝α（偽陽性）と第2種の過誤＝β（偽陰性）。検出力＝帰無仮説が偽のときに（正しく）棄却される確率で、$1-\beta$で計算される

信頼区間と*P*値
- *P*値→推定値と変動値のサイズの効果（サンプルサイズにより影響される）
- *P*値→仮説と関係において計算される。信頼区間→推定値から変動値で記述される

■ サンプルサイズの計算
まずは情報が必要である：研究のタイプと目的・評価項目（生存率，奏効率など），仮説，期待サイズ，異なる効果，α，$1-\beta$，片側検定，両側検定；生存率データでは➡フォローアップ期間，生存期間中央値，帰無仮説の確率；特定の統計学的仮定（例えば，大きな競合リスクがないなど）が満たされる必要がある；高度な計算と統計学的判断が必要である

■ 診断過程の評価
検査はゴールドスタンダードに対して評価され，真の陽性，真の陰性，偽陽性，偽陰性に分類される

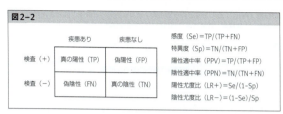

図2-2

	疾患あり	疾患なし
検査（＋）	真の陽性（TP）	偽陽性（FP）
検査（−）	偽陰性（FN）	真の陰性（TN）

感度（Se）＝TP/(TP＋FN)
特異度（Sp）＝TN/(TN＋FP)
陽性適中率（PPV）＝TP/(TP＋FP)
陰性適中率（PPN）＝TN/(TN＋FN)
陽性尤度比（LR＋）＝Se/(1−Sp)
陰性尤度比（LR−）＝(1−Se)/Sp

ROC曲線：さまざまなカットオフポイントについて真の陽性率 vs. 偽陽性率を描いた曲線。感度と特異度のトレードオフを評価する。正確さ↑➡曲線は左上方へ移動する

■ イベント発生までの時間データの解析
特有の問題：すべての患者が同時に研究に参加するわけではなく，何人かは来院しなくなり，フォローアップできなくなる。またすべての患者で研究期間中にイベントが発生するわけではない。途中で観察打ち切りになる

一般的アプローチ：イベントの確率を解析する

方法：生存期間を計算，解析する；Kaplan-Meier推定量（積極限推定量）Kaplan-Meier曲線➡生存曲線は段階的に描かれる；ログランク検定➡Kaplan-Meier曲線の比較（ハザードまたはハザード比を全体で比較する）

競合リスク：対象となるイベント（がんの再発など）や競合イベント（他の原因による死亡）を分けてリスクを計算する

■ 多変量モデルと解析
モデリングの方法➡転帰に影響する多数の独立した変数を解析する

方法：線形回帰，Cox回帰（生存曲線などの観察打ち切りに対して），ロジスティック回帰（転帰が2値のもの），マルチレベル回帰（個人レベルの変数 vs. 社会レベルの変数など，さまざまなレベルについて）。観察研究では，交絡因子を調整した予測モデルを用いる

■ メタ解析
特定の目的に対する複数の研究を1つにまとめて，統計学的解析を行う；信頼区間を解析し，その効果を統計学的に解析する；フォレストプロット➡複数の研究を要約するのに用いられる：それぞれの研究が異質であるかどうかの検定：CochranのQ統計量あるいはI^2情報量；ファンネルプロット➡出版バイアスの可能性を評価する。Sn解析➡選択された研究と除外された研究の効果を評価する

臨床試験の規制

■ 一般原則

Good clinical practice（GCP） ガイドラインがICH（www.ich.org）により定められている

医療保険の相互運用性と説明責任に関する法律（HIPAA）：米国では，個人の生活および個人情報を保護し，システマティックな医療研究を行うための法律．一般化可能な知見を得るためにつくられている．生きている人と亡くなった人の両方を対象とする

保健情報の保護（PHI）：個人を特定しうる名前，医療記録番号，住所，社会保障番号，健康保険プラン，雇用者，家族構成，年齢を除く日付などの情報は保護される

■ 主要な役割と構成

治験責任医師：GCPに詳細に定義されている；臨床試験の実施を監督する

治験責任医師のおもな役割
資格の維持（適切な教育と訓練）
代表責任およびスタッフの管理
治験審査委員会（IRB）との連絡（承認，報告を含む）
適切なリソースの確保（参加患者，時間，環境）
研究関連書類の管理（記録，報告）
データ収集とデータ精度の管理
新薬の管理（扱い，保管，投薬）
適格基準の確認
インフォームド・コンセントの確認
プロトコル遵守（モニターと逸脱報告）
必要な場合，中間報告および最終報告の作成
参加患者の適切なケアと安全性の確保（有害事象モニター）
必要な場合，試験早期中止の評価，および他者への情報提供

治験依頼者：個人，製薬企業，製薬企業ではない組織➡法的責任を負う，責任医師の妥当性評価，倫理レビュー，データ精度管理，有害事象報告

治験依頼者兼責任医師：個人が臨床研究を主導し，試験薬が承認されるか否か，迅速な判断を要する．管理上の理由から，1個人/1組織による．製薬会社が薬物を供給しようとしても，会社は治験依頼者ではないため，新薬として登録はできない

試験薬の申請：新薬の臨床試験を行うにあたって，FDAに登録する必要がある；試験薬および生物製剤（ワクチンなど）は州際通商規制により，臨床研究を行う必要がある；新薬の形態，毒性，前臨床試験での効果などの情報を必要とする；FDAでは30日以内に申請を審査し登録する．プロトコルはwww.fda.gov/drugs/developmentapprovalprocessを参照

試験の登録：FDAセクション801（FDAAA801）では臨床試験登録サイトでの登録と結果概要の提出を必要とする

試験のタイプと財源：医師主導型臨床試験，企業主導型臨床試験，臨床研究グループ試験，米国癌研究所/がん治療評価プログラム（NCI/CTEP）が主導する臨床試験

■ 重要な資料

プロトコル（臨床試験実施計画書）：プロトコルには研究の目的，評価，背景，シェーマ，統計手法，毒性，有害事象，DLTに対する用量調節方法，適格基準・除外基準，エンドポイント，転帰評価，ランダム化，データ管理，人権保護，インフォームド・コンセント，参考文献が含まれる

インフォームド・コンセント：研究の目的，研究の過程，薬物の特性，考えられるリスク・有害事象，利益，代替薬物，費用，いつでも中止できること，個人情報保護が説明される

研究の許可：患者の承認が得られれば，研究のために保護された個人情報（PHI）が公開され，どのように情報が共有されるか説明される

治験薬概要書：試験薬の生理的, 化学的, 薬学的特性, PKデータ, 前臨床試験データ, 前回までの臨床試験データの情報が要約されている

契約：責任, 知的財産権, 支払スケジュール, 出版の権利などについて詳述

予算：研究に必要な支出 (患者や保険には請求できない物品のなどの費用を含む)

■ **プロトコルレビューの過程**

治験審査委員会 (IRB)：連邦法により, 連邦資金による研究やFDA監督下の研究は委員会により審査される必要がある；施設ごとIRB, 中央IRB, 商業IRBがあり, 最低5名のメンバーで構成される (1名の専門家, 1名の非専門家, 1名の組織外第三者を含む) → 利益の見込みに対してリスクが妥当であること, リスクは最少であること, 参加者の選択は公平であること, インフォームド・コンセントが適切に得られていること, 参加者の権利と福祉が適切に保たれていることなどを保証する；承認, 非承認, 修正要求, 中止・中断を審議する

施設独自の委員会：IRBに加えて審議を行う。通常, 別の視点から検討する (プロトコルが施設の関心に合致するものかどうかなど)

後向き研究などではインフォームド・コンセントが**免除**される場合もあるが, IRBやプライバシーボードでの審議は必要である。以下の項目のすべてを満たせば**HIPAAおよびインフォームド・コンセントは免除**される (1) 権利を放棄しない研究は行われない, (2) PHIを遵守しない研究は行われない, (3) 参加者の個人情報に関わるリスクは最小限にしたうえで情報を用い, 公開する

■ **臨床試験の運営**

試験中の審議：修正, 有害事象, 研究報告, 年次報告, 監査が行われる；IRB, 治験依頼者, FDAにより行われる

データ安全性モニタリング委員会 (DSMB)：独立に試験データを検討し, 治験依頼者に安全性や科学的妥当性, 試験継続・中断の利益・不利益の情報を治験依頼者に提供する専門家集団；すべての試験で義務づけられているわけではないが, 死亡や重要な有害事象のリスクが高い研究, 大規模研究, 多施設共同研究などでは設置が推奨される

中間評価の境界を事前に見積もる → 試験中止あるいは継続の閾値を決める手助けとなる

DSMBのFDAガイダンスはホームページ参照 (www.fda.gov/Regulatoryinformation/guidances)
安全性モニタリングはすべての試験で求められるが, すべてが正式な委員会で議論される必要はない

FDAとの会議：第Ⅰ相または第Ⅱ相臨床試験終了後, 新薬の申請と承認について, 臨床試験が妥当であるかどうかが議論される

新薬の申請：治験依頼者により申請される。前臨床試験データ, 臨床試験データ, 安全性と有効性情報, ラベルの予定案, 詳細な製造過程などが含まれる。FDAは臨床試験データをもとに, 有効な新薬であることを評価し, 申請承認する。生存期間や代替転帰により有効性を評価する。迅速承認が適用される場合もある

市販後調査：迅速承認された場合や小児に対する承認の場合, 市販後調査が要求される

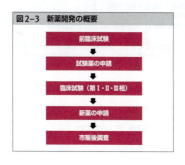

図2-3 新薬開発の概要

放射線の生物学的・物理学的性質

■ 定義
- **電離放射線（IR）**：標的物質の電子を軌道から放出されるのに十分なエネルギーを持つ光子
- **X線**：高エネルギーをもった光子。線形加速器（LINAC）により電流から発生させる
- **γ線**：高エネルギーをもった光子。放射性同位元素の崩壊に伴い放出される

■ 光子の生体における相互作用
- **直接作用（X線では二次的）**：DNA分子自体が電離化の標的となり、化学的・生物学的変化の誘因となる
- **間接作用（X線では主作用）**：放射線により細胞内の分子（おもに水分子）がイオン化され**フリーラジカル**が産生、これが**DNA損傷**の原因となる
- DNAにおける**二本鎖切断（DSB）**が細胞に対して重大な影響を与える要因と考えられているが、他にもさまざまな分子レベルの損傷が誘発される

■ IRによって細胞に生じる反応
- **分裂死**：分裂期の染色体分離不全による細胞死
- **アポトーシス**：プログラム細胞死。この場合、IRにより誘導されたもの
- IRによって致死性が引き起こされる他のメカニズムとしては、老化や自食作用がある
- IRによりアポトーシスをきたす細胞（リンパ球系細胞、唾液腺の腺房細胞など）は、特に放射線感受性が高い

■ DNAのDSB修復
- 致死率と「致死的」と推定される染色体異常（例：**二動原体染色体、環状染色体**など）の誘導には相関関係がある
- 亜致死的DSBの修復は**非相同末端結合（NHEJ）**または**相同的組換え（HR）**により生じる。これらの修復機構が欠損すると、放射線感受性が高くなる

■ 放射線感受性と細胞周期
- 細胞の放射線感受性は細胞周期によって変化する：一般的に**M期およびG$_2$期は最も感受性が高く、S期後半において最も感受性が低い**

■ 酸素と放射線治療（RT）の相乗効果
- **酸素**はフリーラジカルの発生よりDNA損傷を増進し、これによって**IRの間接作用**を増強させる
- **生物学的等価線量**は酸素の有無により2～3倍に変化する（これは**酸素増感比**と呼ばれる）
- 術後で酸素化不良の場合には、術前と比較してしばしば高線量のRTが必要となる（例：軟部肉腫など）

■ 放射線反応を理解する：放射線生物学の4つのR
- **Repair（修復）**：亜致死性の損傷からの修復
- **Reassortment（同調）**：細胞周期の同調
- **Repopulation（再増殖）**：放射線治療中の細胞の再増殖
- **Reoxygenation（再酸素化）**：低酸素細胞における再酸素化

■ 分割照射の基本原理
- 正常組織では**亜致死的損傷にとどまり、細胞再生が可能な**余剰のある分割を行う
- 腫瘍細胞中の低酸素領域に**再酸素化**を生じさせてより抗腫瘍効果を高める、かつ、より放射線感受性の高い相へ細胞周期を**同調**させる

■ 寡分割照射の潜在的な利点
- **放射線抵抗性の組織**（例：黒色腫、腎細胞癌など）は通常の分割照射（1.8～2.0 Gy）では効果を得られないと考えられる
- 画像誘導**強度変調放射線治療**（IMRT）は解剖学的に照射目標の精度を高め、一方で正常組織を回避することで照射線量をあげることを可能にした
- 高線量（>8 Gy）では**腫瘍関連基質**（例：内皮細胞）に対する影響などの、別のがん細胞死のメカニズムが関わる
- このような高線量の場合には、**正常組織に対する晩期毒性**が懸念される

■ 薬物による放射線感受性の修飾

- **放射線防護剤**と**放射線増感剤**はIRに対する細胞の反応性を修飾する化学物質
- 放射線防護剤の多くは**IRによるフリーラジカルの除去剤**である。最も研究が進んでいるのが**amifostine**であり、これは頭頸部がん患者における口内乾燥を軽減させる。しかし、抗腫瘍効果を減弱させる懸念から使用されるケースは限られている
- **放射線増感剤**は精力的に研究されており、腫瘍組織中の低酸素細胞や放射線抵抗性のクローンを標的にすることが考えられている

■ 化学療法と放射線治療

- 化学療法は、治療効果を最大限に引き出すため、しばしば放射線治療と連続もしくは同時に施行されるが、治療に関連した全体の毒性も増加する
- **RTとの明らかな相乗効果が認められる薬物**：ダカルバジン、シスプラチン、ブレオマイシン、dactinomycin、ドキソルビシン、マイトマイシンC、5-FU、カペシタビン、ゲムシタビン、ベバシズマブ、セツキシマブ、PARP阻害剤
- 相乗効果のメカニズムはさまざまである：細胞周期への影響（同調）、低酸素細胞の感作、DNA損傷に対する反応の修飾など

■ 正常組織の急性毒性

- **正常組織の殺作用**によるもの（例：皮膚炎、食道炎、下痢）、もしくは**放射線誘発炎症性サイトカイン**によるもの（例：悪心、嘔吐、疲労）
- **精巣**：0.1〜0.5 Gyで一時的な不妊を引き起こす。6〜8 Gyで永久的な不妊となる。この線量ではテストステロン産生への影響はわずかである
- **卵巣**：IRに対する感受性がきわめて高い。6〜12 Gyで50%の患者が不妊となる。年齢に依存し、高齢の患者では低線量でも不妊に至る。不妊は卵巣のホルモン産生障害によるものであり、早発閉経を引き起こす

■ 正常組織の晩期毒性

- **月〜年単位の時間経過後に生じる**。血管障害や対象臓器の実質細胞の喪失が複合的に関連して生じる
- 臓器における晩期毒性のリスクには線量-体積比が関係している。以下にQUANTEC projectによるデータをまとめた（*Int J Radiat Oncol Biol Phys* 2010; 76: S1-S160）

臓器	症状	1回線量（Gy）	線量（Gy）	可能性/リスク
脳[a]	放射線壊死	<2.5	120	5%
脊髄[b]	脊髄障害	1.8〜2	54 61	<1% <10%
腎臓[c]	腎障害	1〜2	10（全腎）	5%
心臓[d-f]	虚血性心疾患	1.8〜2	30	RRは1.5〜3.3

a：*Int J Radiat Oncol Biol Phys* 2010; 76(3 Suppl): S20-S27
b：*Int J Radiat Oncol Biol Phys* 2010; 76(3 Suppl): S42-S49
c：*Int J Radiat Oncol Biol Phys* 2010; 76(3 Suppl): S108-S115
d：*Int J Radiat Oncol Biol Phys* 2010; 76(3 Suppl): S77-S85
e：*J Am Med Assoc* 1993; 270: 1949-1955
f：*Lancet* 2005; 366: 2087-2106

■ 二次発癌

- 線量、体積、遺伝的背景、照射時の患者の年齢が二次発癌のリスクを決める重要な因子である
- 二次癌発症率と線量は相関関係がある。一定の線量以下であれば二次発癌のリスクがない、という**限界線量は存在しない**
- 照射誘発の固形癌発症の**潜在リスクがある**期間は一般に**10〜60年**であるが、例外もある。白血病のリスク（現在の放射線治療ではまれ）がある期間は短く、ピークは5〜7年である
- 二次発癌について検討するときには、**相対リスクと絶対リスクを区別して考える**ことが重要である

外照射による放射線治療

■ 外照射放射線治療（EBRT）とは何か？
- EBRT＝悪性腫瘍もしくは良性の対象を治療する目的で行われる，外部機器からの放射線照射
- EBRTは**局所**治療である。例外として，全身照射（TBI），全身皮膚電子線照射（TSEB）
- 対照的であるのが密封小線源治療：腫瘍内もしくは近傍に照射線源を留置して行う

外照射に用いられる放射線		
IR	電子線	皮膚癌などの**表在性の癌**や扁平上皮組織
	光子	**EBRTで最も一般的に用いられる** LINACで発生させる高エネルギーX線
	陽子線	Braggピークでもちうるほとんどのエネルギーを放出する➡標的組織以外への照射の影響が最小限 高額かつ国内で限られた数しか施設がない 適応：**小児**，再照射，特定の組織
	重イオン（例：炭素）	光子・陽子線よりも生物学的効果比が高い 世界的にきわめて限られた施設でしか施行できない。高いコスト
	中性子線	他のどの放射線よりも生物学的効果比が高い 世界的にきわめて限られた施設でしか施行できない；臨床試験

Hoppe, R et al. *Leibel and Phillips Textbook of Radiation Oncology*. 3rd ed. Saunders: 2010

■ コンサルテーションからEBRT開始までの過程
- コンサルテーション：放射線腫瘍医は治療の必要性について評価し，シミュレーションの日程を組む
- シミュレーション：治療体位で治療計画CT撮像（PETやMRIを併用することもある）
  1. 種々の器具により患者を固定する
  2. 治療の「**アイソセンター**（治療中心）」（RTの照射が集中するポイント）をCTスキャン上で特定する
  3. アイソセンターと体軸を示す印を患者体表につける
  4. 治療計画用のコンピュータに画像を転送
- 照射範囲を決める：医師は計画CTスキャン上で照射野と正常組織の境界を示す；2Dのシンプルな治療であれば必要線量を決定する
- 処方の決定：医師は治療線量と照射回数を決定する
- 治療計画：
  1. 2Dの治療であれば技師が線量，放射線の確認を行い，EBRTは速やかに開始可能
  2. 3Dの治療，あるいは複雑な治療では，技師は患者ごとの個別の治療計画を作成する必要がある；計画と確認作業に1週間程度要する
- 治療計画の確認と医師の承認
- 患者が治療台にあがった状態で，すべての治療計画と機器の設定値を再確認するためのリハーサルを行う
- リハーサルの翌日以降，EBRTを開始する

■ EBRTに関する用語：照射方法
- **基本的な照射法**：二次元照射。2方向からの照射；シンプルで低線量のEBRT。例：全脳照射，骨転移に対する緩和照射など
- 三次元原体照射（3DCRT）：3方向以上から，治療部位の形状により合致した照射を行う。例：直腸癌における骨盤内照射
- **強度変調放射線治療（IMRT）**：inverse planning algorithm（逆方向治療計画法）を用いて，コンピュータにより**多方向からの照射**を用いた三次元照射を計画する；目標臓器に対する治療を最適化し，重要な正常組織を保護できる。例：頭頸部癌，前立腺癌。治療部位と正常臓器との境界を区切ることが必要
- 画像誘導放射線治療（IGRT）：毎日もしくは毎週，2Dもしくは3Dの画像による治療確認作業が厳密に施行される；IMRT，定位手術的照射（SRS），体幹部定位放射線治療（SBRT）において，**治療域のマージンを少なくするために**用いられる
- 4D CT：呼吸による**患者体内の動きを考慮した**手法。治療中に標的病変が照射野外に出ることがなくなる。例：肺癌，上腹部の癌
- 呼吸同期：患者の呼吸周期の中で特定の時期にのみ照射を行う手法。上腹部の腫瘍に用いられる
- SRS/SBRT：別項で述べる

■ 線量と照射回数

- RT線量の単位=**Gy**（グレイ）=1J/kg
- 分割回数=総照射線量が予定線量に達するまでの治療回数
- 線量，分割回数はさまざまな要素を考慮して決定される：腫瘍ごとの放射線感受性，腫瘍と重要正常臓器の近さ，ランダム化試験によるデータ，連続併用もしくは同時併用化学療法，患者の利便性など
- 通常，RTは数週間にわたって連日施行される
- 分割照射についての用語：
  - **少分割照射**=1回の照射線量が高く，照射回数が少ない。例：**SBRT**，悪性黒色腫などの**放射線抵抗性**の腫瘍
  - **多分割照射**=1回の照射線量が低く，照射回数が多い。例：限局期SCLC

一般的なEBRTの線量と分割回数		
部位	総線量（Gy）	分割回数
乳癌	50～60	25～30
前立腺癌	78～86	43～48
原発性脳腫瘍	60	30
頭頸部癌根治的治療	70	33
早期肺癌	48～60	3～4
HL	20～36	13～20
直腸癌術前治療	50	28
術後腫瘍床	50～66	25～33
全脳照射（緩和的）	30	10

Hoppe, R et al. *Leibel and Phillips Textbook of Radiation Oncology*. 3rd ed. Saunders: 2010

■ EBRTの副作用

- RT施行中，患者は有害事象管理のために，週に1回は医師の診察が必要
- **急性期毒性（<90日）**：部位特異的。下記の表を参照
- 疲労と軽度の皮膚紅斑は最も多い急性期毒性
- **晩期毒性（>90日）**：部位特異的で，年齢によって異なる
- **二次発癌**：成人の放射線誘発の二次性悪性腫瘍の絶対リスクは<1%。リスクは年齢とともに低下する

小児は二次発癌のリスクが高い。RT後潜伏期間：固形癌は>7年，血液腫瘍は>2年（*Lancet Oncol* 2011; 12: 353-360）

EBRTにより発症しうる有害事象		
部位	急性期毒性（<90日）	晩期毒性（>90日）
乳腺	皮膚紅斑，軽度の乳腺浮腫，落屑	乳腺線維化，インプラントカプセル拘縮，心疾患
前立腺	頻尿，尿意切迫，排便回数↑	勃起障害，無痛性の直腸出血
脳	悪心，疲労，脱毛	認知機能のわずかな変化，放射線壊死
頭頸部	粘膜炎，口内乾燥，味覚異常，皮膚紅斑	口内乾燥，皮膚の線維化，味覚異常
消化管	下痢，肛門痛	排便習慣の変化
肺	咳，食道炎	肺線維症，肺炎
骨転移	広範囲の照射を施行した場合には血球減少，特に腸骨	
すべての患者	疲労，軽度の皮膚紅斑	特定の化学療法後のリコール現象

■ EBRT後のフォローアップ

- EBRT後最初の身体所見は4～8週間後に現れる。治療部位，治療法により異なる
- CT，PET，MRIなどの画像診断による定期フォローも行う
- 血液検査も適宜行う（例：頭頸部RT後のTSH，リンパ腫治療後のESR/LDH）
- 他の診療科の診察と交互に，2～6カ月ごとの診察が必要

定位放射線治療

■ 定義
- **SRS**：定位手術的照射；脳病変に対する高精度の1回照射の放射線治療
- **SBRT**：体幹部定位放射線治療；頭部以外の高精度の放射線治療で，1〜5回の照射を行う。**SABR** とも呼ばれる

■ メカニズム
- **1回に高線量**を照射。通常のRT＝1回あたり約2Gy，定位RT＝1回あたり5〜24Gy
- 標的となる腫瘍の容積が小さい場合にのみ治療可能
- 標的に対しより損傷を与える。メカニズムの解明はあまり進んでいないが，スフィンゴミエリン/セラミドによる腫瘍血管のアポトーシス活性化についてわずかに知見がある。これは通常の放射線治療では認められない (*Cancer Cell* 2005: 89-91)

■ 照射機器
- **LINAC**：最も一般的な機器で，X線管と同じメカニズムで光子を発生させる；一般的な治療では，5〜12の異なる角度から照射し，標的に集中させる
- **サイバーナイフ**：ロボット化された特殊なLINACで，腫瘍を継続的な追跡し動きに合わせることが可能
- **ガンマナイフ**：ヘルメット型の装置で201個のコバルト60が半円形に並び，放射性崩壊により集中的な照射を行う
- **トモセラピー**：ヘリカルCTによる画像誘導を用いて精度の高いIMRTを施行するシステム
- 多くの施設ではより正確な治療と正常組織の保護のため，SRSの際には定位固定フレームを，SBRTではさらに追加の固定器具を用いる
- 治療の精度を高めるため，画像誘導がしばしば用いられる

■ SRS/SBRT：利点と欠点

利点	欠点/注意点
正常組織の保護がより確実で，有害事象が軽減 線量を増やすことが可能で，治療効果↑が期待できる 以前照射歴のある組織への再治療に有用 治療回数が少ないため患者の利便性が高い	高度な医療資源：特殊な機器と専門の治療チームによる治療計画が必要 治療計画作成と確認作業に時間がかかる 作業が複雑で，ミスの可能性↑ 固定の技術が要求され，固定が困難（呼吸運動の管理），不快（圧縮ベルト），侵襲的（頭部フレーム）である場合がある 腫瘍によっては，手術的照射と一般的な照射との比較試験のデータが限定的 1回の治療ごとの時間が長いため，治療施設にとってはスケジュールの調整が必要

■ 主な使用法

部位	前向き研究の結果	一般的な使用法
良性疾患		
良性脳腫瘍	5-y LC＞90%（後向き研究）	選ばれた病変の小さな髄膜腫，聴神経鞘腫（前庭神経鞘腫），下垂体腫瘍。悪性腫瘍に対するものよりも低線量。部位によっては通常のRTよりも毒性が強い
原発性疾患		
早期手術非適応 NSCLC	良好なLC（3-y LCおよそ90%） 末梢型病変には高線量でも安全（*RTOG 02-36, JAMA* 2010）	手術非適応T1～2 NSCLC，中枢型でない方が望ましい 手術適応の限局期例に対する臨床試験が進行中
原発性肝癌	1-y LC 65% 消化管の瘻孔形成と小腸閉塞のリスク（*JCO* 2008: 657-664）	切除不能HCC，肝内胆管癌。放射線誘発肝疾患に注意
前立腺癌	PSA-RFSは通常の6～8週間のRTと同様（4-y PSA-RFSおよそ95%）。おもに低リスクの前立腺癌についての研究	**低・中間リスク**の患者に行われることが増えている。理由は，利便性と前立腺癌がRTに適した独特の放射線生物学的特徴をもつことによるが，標準治療確立には至っていない
手術非適応の膵癌	LC，OSはさまざま（1-y OSは5～50%）。毒性もさまざま（十二指腸潰瘍，狭窄，穿孔）	**標準治療ではない** 適応症例は限られる。SBRTを用いた短期間の治療は集学的治療の中で早く施行可能である
転移性疾患		
脳転移	全脳照射（WBRT）にSRSを追加することによるOS延長は病変が1箇所の場合のみ（*RTOG 95-108, Lancet* 2004）	**1～3箇所**の転移病変。1年以内の放射線脳壊死リスクは10～20%（頭痛や痙攣の原因となる；治療はステロイド，ベバシズマブ，手術）
肝転移	1～3箇所，＜6cmの肝転移，2-y LCは92%。低毒性（*JCO* 2009: 1572-1578）	手術，ラジオ波焼灼術の代替治療として
脊椎転移	1-y LCは約85%（組織による）。低毒性（*J Nsg Spine* 2007: 151-160）	放射線抵抗性腫瘍（悪性黒色腫，肉腫，RCC）の長期生存例に試験的に施行される。また，通常の照射後の症例に対して，再照射としても行われる
肺転移	2-y LCは96%。低毒性（*JCO* 2009: 1579-1584）	**1～3箇所**の転移

密封小線源治療

■ 定義
- 密封小線源治療（brachytherapy）の"brachy"は「短いこと」を意味するが，この治療法では病変に線源を近接させて用いることに由来する；これにより，外照射ではビームが横断していた正常組織に影響を与えることなく，病変に対して治療を行うことができる
- **組織内照射**：病変に挿入する
- **腔内照射**：体腔もしくは外科的に形成した腔，内腔，経血管的に挿入し，病変に近接させる
- 局所への線量は逆2乗の法則にしたがう。これは，線量は線源からの距離の2乗に反比例するというものである（$1/距離^2$）

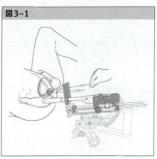

TRUSガイド下における永久留置式の低線量率シード線源留置：エコー装置固定台とテンプレートを用いて会陰部から前立腺へ挿入

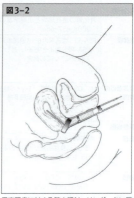

子宮頸癌に対する腔内照射。リング・タンデムアプリケーターを用いた高線量率小線源治療；子宮内に留置するタンデム線源と，腟円蓋に留置する線源を併用する

■ 線源
- 低線量率（LDR）治療（<12 cGy/hr）においては一般にパラジウム103（Pd-103, $T_{1/2}$=17日）もしくはヨウ素125（I-125, $T_{1/2}$=59.4日）を使用
- これらは通常，永久留置型のインプラントに用いる
- 高線量率（HDR）治療（>12 cGy/hr）においてはイリジウム192（Ir-192, $T_{1/2}$=74日）などの線源をを用いる
- 高レベル線源を標的病変に留置するには，直接的な操作ではなく，遠隔操作式のアフターローダーとあらかじめ留置したカテーテルを用いる
- 一時的に留置するインプラントに用いられる
- 他にもセシウム137，ルテニウム106，ラジウム226，コバルト60，金198などの線源がある

■ 術中放射線治療
- 術中に，おもに摘出腔のリスクマージンに対して施行する放射線治療
  - マルチチャネルHDRアプリケーターと遠隔操作式アフターローダー，固定アプリケーターにより，リン32（P-32, $T_{1/2}$=14.3日）やイットリウム90（Y-90, $T_{1/2}$=64時間）などの高レベルアイソトープを用いて行う
  - エネルギーの小さい光子・電子線源も開発され，特に乳癌では用いられている

■ 合併症
- 線源に近い正常組織は高い線量の被曝をする
- 組織内照射と多くの腔内照射は麻酔を必要とし，出血や感染のリスクがある
- **部位別の合併症**
  - **乳腺**：乳腺組織の整容面での変化，脂肪組織の壊死
  - **前立腺**：急性尿閉（15%），尿道痛，慢性的な狭窄（4%），直腸炎（2%），勃起障害（30%）
  - **食道**：食道炎/嚥下障害，気管食道瘻（12%以下）
  - **肛門・直腸**：直腸炎，粘膜潰瘍
  - **気管支**：瘻孔（5〜10%），血痰（7〜22%），狭窄，気管軟化
  - **婦人科領域**：腟短縮・狭窄，性交痛

■ 密封小線源治療：おもな使用法

部位	臨床成績	通常の治療法
前立腺癌	生物学的コントロール良好（8-y PSA-RFS 93%）（*IJROBP* 2007)	低リスク症例では**単独治療**，中間リスク，高リスク症例では**外照射ブースト**±ホルモン療法；孤発性の局所再発には**救援療法**として施行
子宮頸癌	術前：5-y LC　Ⅰ：87～100%，Ⅱ：70～93% 根治治療：5-y LC：ⅠB：85～97%，ⅡA：79～97%，ⅡB：77～82%，ⅢA：54～68%，ⅢB：44～65%	一時的LDR/HDR「リング・タンデム」/「タンデム・オボイド」アプリケーターを正常子宮頸部に留置
子宮内膜癌	術後：Ⅰ～ⅡA中間～高リスク5-y LR RFS 95%，腟RFS 98%（*PORTEC-2 Lancet* 2010) 根治治療：全体の5-y LC 60～86%，Ⅰ～Ⅱ：75～86%	子宮摘出後，辺縁部の治療のため腟シリンダーアプリケーターを用いる。救援療法としての密封小線源照射，手術禁忌例での根治的な併用療法（子宮を含む）
腟癌	全体の5-y LC 70%，Ⅰ：80%，Ⅱ：70%，Ⅲ：55%（*Gynecol Oncol* 1991)	巨大病変では腔内アプリケーター，腟シリンダーアプリケーター，組織内インプラントのいずれも用いる
食道癌	ブースト：74%は著効，71%は継続的な局所コントロール（*RTOG* 92-107，*Cancer* 2000) 症状緩和：通過障害の症状は67%で改善	表在癌に対する単独治療，再発症例に対する救援療法（症状緩和目的ではない照射は臨床試験レベル）として，ブーストと外照射の両方が用いられる
肛門直腸癌	肛門癌（組織内ブースト）：5-y LC 80～90% 直腸癌（腔内ブースト）：5-y LCは限局期で72～80%	表在癌に対する単独治療，再発症例に対する救援療法として，ブーストと外照射の両方が用いられる
頭頸部癌	口唇：5-y LC 90～95% 舌：5-y LC T1：88%，T2：83%，T3：62% 口腔底：5-y LC 75～90% 頬粘膜：5-y LC 81% 中咽頭（救援療法）：5-y LC 57～69% 上咽頭：5-y LC（ブースト）T1～2：82%，T3：74%，（救援療法）52%	根治的RT後の**救援療法やブーストとして行うのが一般的**。腔内インプラントを用いる上咽頭以外は，組織内インプラントを用いる
乳癌	ブースト：女性＜40歳，LR低下19.5～10.2%（*NEJM* 2001) 5-y LC 88～98% 腔内治療：5-y LC 95～97%（*IJROBP* 2010；2012)	**乳房部分照射**，手術による切除後に腫瘍床にブースト；組織内インプラントもしくは腔内治療
肉腫	手術と併用，5-y LC 82% 救援療法：LC 60%	HDRアプリケーターもしくは組織内インプラントを用いた術中RTをリスクマージンに施行；救援療法
眼内黒色腫	5-y LC：85% COMS分類の中等度：12-y OS 摘出術59% vs. 小線源治療57%（COMS r. 28. *Arch Ophthalmology* 2006)	I-125を線源とするプラークというアプリケーターを用いる。これを眼に縫合し病変に数日照射する
肺癌	気管支病変：LC 59～95% 手術非適応のNSCLCに対する組織内小線源治療：1-y LC 86% 縮小手術と永久留置インプラント：5-y LC StageⅠ：94%（*IJROBP* 2011)	実質：永久留置シードの腫瘍床への縫合，アフターローダーを用いた一時的なHDR術中RTのいずれも用いられる 気管支：腔内アプリケーターを用いる
小児癌	術中RT：2-y LC 56%，晩期有害性12% 網膜芽細胞腫：4-y 60%眼球温存（*Ped Blood Cancer* 2004)	術中RTは術後マージンに対して施行（神経芽細胞腫，肉腫）。網膜芽細胞腫では被曝線量を減少させるため，プラークを用いる

その他，密封小線源治療が研究されている部位として，膀胱，陰茎・尿道，胆管，冠動脈，脳，脊髄がある

全身照射と全身皮膚電子線照射

全身照射（TBI）

■ 定義
- **TBI**は多くの場合，さまざまな悪性・非悪性疾患の治療としてHSCTを施行する患者に対して，骨髄破壊的または骨髄非破壊的レジメンに組み込まれる（*Leibel & Phillips, Text book of Radiation Oncology* 3rd ed.; Chapter 15）
- **治療の目的**には，照射でリンパ球と異常細胞を根絶することによる免疫抑制を含む。また，TBIは残存する白血病細胞とリンパ腫細胞を死滅させる
- **線量**は施設により異なる。MSKCCにおいては，標準TBIでは成人は1,375 cGy，小児は1,500 cGyを数回に分割して照射する。低線量TBI（200～400 cGy）は治療強度を落としたレジメンを施行されている患者に行う（臍帯血移植や高齢の症例）
- **化学療法**は上記目的に応じ併用する
- 放射線に関連した毒性の問題から，化学療法のみで行う骨髄破壊的前処置に対する関心が高まっている

  TBIを施行しない化学療法のみによるレジメンでは，細胞毒性の強い化学療法の用量増加による毒性，効果減少，機序不明のGVHDのリスク増大などのバランスをとることが必要
  低毒性の低線量TBIレジメンは，適応となる症例での使用が増加している
  前処置レジメンの選択は患者・疾患ごとに検討される

■ TBIの施行法
- anterior-posterior（AP）とposterior-anterior（PA）照射野に向かって，LINACから十分な距離をとって設置された特殊な装置を用いて患者を立位とする（*Int J Radiat Oncol Biol Phys* 1983; 9: 1607）。体力の消耗が激しい症例や小児などでは状況により臥位でも施行する
- 体表の線量を増加させるためにアクリル製のスポイラーがしばしば用いられる
- 標準線量のTBIでは，急性肺炎と晩期の肺線維症のリスクを減らす目的で，全線量の被曝が生じないよう，部分的に肺を遮蔽する。胸壁の領域では表層部の線量が適正なものとなるよう補償することが一般的。低線量TBIでは遮蔽は行わない
- 男性患者では精巣への電子線によるブーストが再発のリスクを減少させる

■ 標準TBIによる急性期毒性
- **照射後24時間以内に認められる典型的な副作用**は悪心（90％），嘔吐（80％，制吐剤有効），頭痛（40％），一時的な口内乾燥（60％），軽度の耳下腺炎（75％），発熱（40％）（*Radiother Oncol* 2000; 54: 157）
- **皮膚**：紅斑と脱毛は通常1週間以内に出現する
- **耳下腺炎**：漿液細胞のアポトーシス→血清アミラーゼが照射後1～2日後にピークとなる。影響は線量に依存し，疼痛が自然に軽快するまでに5～6日を要する
- **支持療法**：予防的にオンダンセトロンの点滴・IVが標準的。多くの患者は殺細胞性治療かつTBIの併用レジメンに耐えうる

■ 標準TBIによる亜急性期毒性
- **間質性肺炎**：典型的には標準TBIから1～2カ月後に診断される。症状は乾性咳，新出のあるいは進行性の労作性呼吸困難，軽度発熱。治療はプレドニゾロン（1 mg/kg）を2～3週間投与し，1～3カ月かけて減量する。減量が早すぎると症状の再増悪を招き，再治療が必要となる
- **VOD**：通常，HSCT後1～4週後に認められ，疼痛を伴う肝腫大，黄疸，腹水を認める

■ 標準TBIの晩期毒性
- **肺障害**：病因はさまざま
  - 肺線維症：新出もしくは進行性の労作性呼吸困難，肺機能検査において拡散能の低下を認める
  - びまん性肺胞出血：致死的合併症
  - 特発性肺炎症候群

- **心血管毒性**：心臓，肺への線量を低減することで近年はあまりみられなくなった。しかし，TBI後数年～数十年後は潜在的な心血管毒性のリスクがあるため，定期的な評価が必要である
- **白内障**：一般的な治療関連有害事象（15%）で，疼痛を伴わず，水晶体の白濁によって緩やかに視力低下する
- **不妊**：実質的にすべての男性患者，および10歳以降に治療を受けた女性に認められる。精子/卵子保存について検討する
- **甲状腺機能低下**：TBI後およそ25%の症例で認められる，最も頻度の高い内分泌異常。患者には定期的な甲状腺機能の評価が必要であり，機能低下が認められた場合には早期に甲状腺ホルモンの補充療法を開始する必要がある
- **内分泌異常**：糖尿病および脂質/コレステロール異常のリスク↑
- **成長障害**：思春期前の小児に対してTBIを施行した場合。病態はおそらく複数の要因による
- **認知能力の発達障害**：神経心理学的検査において，おおむね3ポイントIQが低下することが報告されている
- **二次発癌**：白血病，MDS，PTLDの発生率↑。固形癌のリスクは約2倍。TBI後の患者は二次性の悪性疾患についてフォローアップすべきである（特に約2倍のリスクを伴う固形癌について）

全身皮膚電子線照射（TSEB）

■定義
- **TSEB**療法は皮膚T細胞性リンパ腫（CTCL），特に菌状息肉症（MF）に対する治療法である（*Perez & Brady's Principles & Practice of Radiation Oncology* 5th ed., Chapter 77）
  - **治療のメカニズム**の1つは，放射線感受性の高いCTCL細胞に均一に放射線を照射することである
  - **治療の目標**は，初発・非限局期CTCLに対する根治的治療と緩和的治療
    - TSEBは経口殺細胞性治療薬かつ/または放射線治療前の初回治療としても，二次治療としても施行可能
    - 早期のTSEBを行っても，緩和的治療にTSEBを再度用いることは可能
    - 局所病変の症例（Stanford I，AJCC I A）では限局的な照射や薬物による全身療法，局所療法がより適切である

■TSEBの施行法
- 治療対象となる部位は，皮膚<0.5mm（まぶた）から>5mm（背中），皮下浸潤（>1.5cm），照射時に皮膚に存在する血液，表在リンパ節（2～3cmまで）
- 最近の技術では，電子線を発生させるために，光子線をLucite Screenを通過させて行われる。この電子線照射は線量を均一にするため患者を立位でさまざま姿勢にして行われる（MSKCC：6つの姿勢，週2回）。治療反応性は一般に良好
- 追加照射が足の甲と足底，会陰，(時に)乳房の下に施行される
- 眼球，手足の指のシールドは，照射への感受性が高いために起こる反応および照射の重複を減じるために行う

■急性期毒性
- >10Gyでは，軽度の紅斑，乾燥した落屑を伴い，この局所所見は変化がはやい
- >25Gyでは，一過性の四肢の浮腫，局所的なシールドや治療の中断が必要な水疱形成を伴う
- 一時的な爪の喪失，脱毛（治療終了までに100%に認める）。再生には4～6カ月要する
- 長期にわたる後遺症は<10Gyではまれであり，一般的な線量である25Gyまででははめったにない。最も多い慢性的な皮膚の変化としては皺，毛細血管拡張，不規則な色素沈着，高温環境では注意を要する汗腺の機能低下。まれに，永続的な脱毛と皮下線維化が生じる。放射線関連皮膚異常増殖の増加は，薬物による治療に加えて放射線治療を施行された場合に認められる

緊急放射線治療

■ 定義
- 悪性腫瘍による脊髄圧迫，脳転移，上大静脈症候群による上気道狭窄，コントロール不能の腫瘍出血（例：婦人科領域，気管支からの出血など）

■ 悪性腫瘍による脊髄圧迫
- **定義**：硬膜嚢と内容物（脊髄や馬尾神経）が硬膜外の腫瘍により圧迫された状態。最低限必要な画像所見は，臨床像として認められるレベルの髄膜の陥没である（Loblaw et al., *JCO* 2005）
- **ESCC（Epidural spinal cord compression）スケール**

Grade 0	骨病変のみ（髄腔内に確認できる腫瘍浸潤なし）
Grade 1a	硬膜外の侵襲，髄膜嚢の変形なし
Grade 1b	硬膜外の侵襲，髄膜嚢の変形あり
Grade 1c	硬膜外の侵襲，髄膜嚢および脊髄支の変形があるが，脊髄圧迫なし
Grade 2	脊髄圧迫があるが，CSFは脊髄周辺に確認できる
Grade 3	脊髄圧迫があり，CSFを確認できない

Bilsky M et al., *J Neurosurg Spine* 2010, 325

診断：H&P，全脊髄MRI（感度〔Se〕93％，特異度〔Sp〕97％，正診率95％）；神経外科学的評価

治療：ステロイド開始（デキサメタゾン10mg IV，その後デキサメタゾン4〜6mgを6〜8時間ごと）。PPI開始，PCP予防検討（Perez 5th ed.）
放射線や椎骨形成術，切除術の検討。外科的な除圧は脊椎不安定性や骨の後方突出が脊髄圧迫の原因であり，麻痺症状出現から＜2日であるときに適応となる（Lablow et al. *JCO* 2005）

照射線量とスケジュール：3Gy×10回（最も一般的），4Gy×5回，8Gy×1回，2.5Gy×15回。定位放射線治療（600cGy×5または800〜900cGy×3または1,800〜2,400cGy×1）は少数転移にはよい適応

予後：最も重要な予後因子は歩行の状態；予後予測因子は運動麻痺進行の時間と（照射前の麻痺の進行が緩徐であるほうが，機能改善はよい）と組織型（Hannover et al., *IJROBP* 2002）

■ 脳転移
- **定義**：「孤立性（solitary）」＝1箇所の脳転移で，それのみが病変である；「単発性（single）」＝1箇所の脳転移と他の病変を合併
- **診断**：身体所見，造影脳MRI
- **予後因子**：RTOG再帰分割分析（RPA）

分類	所見	生存期間（月）
Class I	KPS70〜100％，原発はコントロール	7.1
Class II	脳転移のみ	4.2
Class III	KPS＜70	2.3

Gaspar et al., *IJROBP* 1997

- **治療**：
  - ステロイド（4mg 6時間おき，神経学的症状を認める場合のみ）
  - 放射線および外科的治療の選択はRPAの分類にもとづく

所見	治療の選択
1病変，RPA Class I - II	外科的切除＋全脳照射（WBRT）；あるいはWBRT＋定位手術的照射（SRS）；あるいはSRS単独；あるいはWBRT単独
2〜4病変，RPA Class I - II	WBRT単独；あるいはWBRT＋SRS
＞4病変，RPA Class I - II	WBRT単独
RPA Class III	WBRT単独

Tsuji et al., in: Hansen & Roach (eds.) *Handbook of Evidence-Based Radiation Oncology*, 2nd ed., p. 677

- **照線線量スケジュール**：
  - 全脳照射に適応可能な分割照射のスケジュール：3 Gy×10（最も一般的）；2.5 Gy×15；2 Gy×20；4 Gy×5
  - 定位手術的照射に適応可能な分割照射のスケジュール：17〜24 Gy×1

■ 上大静脈症候群
- **病因**：NSCLC（50％），SCLC（22％），リンパ腫（12％），転移（9％），その他（7％）
- **症状**：呼吸困難，静脈圧↑，静脈還流↓，症状は週〜月単位で進行する
- **提唱されているGrade分類方式**

Grade	カテゴリー	頻度（％）	定義
0	無症候性	10	無症候で，画像診断的に上大静脈の閉塞を指摘
1	軽度	25	頭頸部浮腫，チアノーゼ，多血症
2	中等度	50	機能障害を伴う頭頸部浮腫（例：軽度の呼吸困難，咳，頭部・顎・まぶたの運動障害，視野異常）
3	重度	10	軽度〜中等度の脳浮腫（頭痛，めまい）；軽度〜中等度の喉頭浮腫；心予備能低下（屈曲後の失神）
4	生命の危険	5	著しい脳浮腫（混乱，鈍麻）；著しい喉頭浮腫（喘鳴）；著しい血行動態の障害（誘因のない失神，低血圧，腎機能障害）
5	致死的	<1	死亡

Yu et al., *J Thorac Oncol* 2008

- **診断**：CXR，CTスキャン
- **治療**（Wilson et al., *NEJM* 2007）
  - 医療管理：(1) ベッドのヘッドアップ；(2) 留置されているカテーテルの抜去（上大静脈症候群による血栓症のリスク）；(3) ステロイドand/or利尿薬
  - 放射線治療：根治的治療では3〜4 Gy×2〜3日を行い，続いて1回1.8〜2 Gyで60〜70 Gyまでの照射を行う。緩和的治療では3 Gy×10，4 Gy×5，もしくは2.5 Gy×15
  - 緊急の症状改善のためには血管内ステントを考慮
  - SCLC，NHLもしくは胚細胞腫瘍による上大静脈症候群では化学療法を検討する

■ 気道閉塞
- **診断**：CT，気管支鏡
- **治療**
  - 気管支内ステント留置
  - 腔内小線源照射
  - 外照射：推奨照射スケジュール：3 Gy×10，9 Gy×5，4 Gy×5，2.5 Gy×15

■ コントロール不良の腫瘍出血
- **病因**：婦人科領域，消化管，肺，その他の腫瘍による脈管侵襲
- **診断**：CT，内視鏡/大腸内視鏡/ERCP（消化管出血の場合），気管支鏡（肺出血の場合），血液検査（CBC，生化）
- **治療**
  - 医療管理：(1) RBC輸血；(2) Vaginal packing（婦人科領域の出血の場合）；(3) 腔外焼灼術
  - 放射線治療：婦人科領域の治療では3.7 Gy BID×2日，必要なら2週間ごと×2で繰り返す。婦人科領域以外の出血では3 Gy×10，4 Gy×5，もしくは2.5 Gy×15が推奨される照射スケジュールである

がんの特徴とがん幹細胞

■ がんの特徴
- がんは，がん自身の増殖とその転移を可能にするための一連の共通する際立った相補的な能力を共有している（Cell 2011; 5: 646）

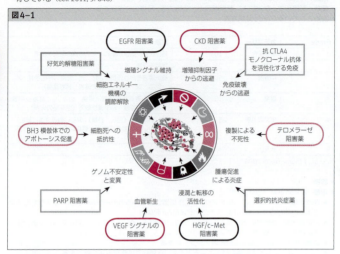

図4-1

■ がん幹細胞
- **自己複製＆分化能**によって特徴づけられる；AML，CML，グリオーマ，乳癌を含むさまざまながんで認められている（NEJM 2006; 355: 1253）
- 個体発生中のパターン形成の制御に関与する2つの経路

    Wnt経路：(1) WNTリガンドはFrizzled (FZD) 受容体に結合，(2) CTNBB1（βカテニン）の分解を標識する複合体（AXIN，**APC**，CK1，GSK3）の集合が妨害される，(3) CTNBB1は核内に移動→TCF/LEFに結合してTLE (Groucho) から解放，(4) CTNBB1とTCF/LEFは標的遺伝子（例，CCND1，MYC）を活性化；**FAP**（家族性大腸ポリポーシス）はAPCの生殖細胞系列不活性化変異に続発して発症する（Nat Rev Cancer 2013; 13: 11）

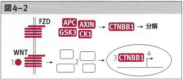

図4-2

   ヘッジホッグ（HH）経路：(1) HHリガンドであるSHH（ソニックヘッジホッグ），DHH（デザートヘッジホッグ），IHH（インディアンヘッジホッグ）はPTCH1 (Patched) に結合し，SMO (Smoothened) に対する阻害作用を解除する，(2) SUFU，PKA，GLIを含む蛋白複合体を解離させ，(3) GLIは核内に移行し，(4) 標的遺伝子を活性化させる；活性化SMO変異もしくは不活性化PTCH1変異によるBCC，生殖細胞系列PTCH1変異によるGorlin症候群（BCC，髄芽腫，横紋筋肉腫）（Nat Rev Cancer 2008; 8: 743）

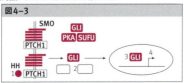

図4-3

発がんのメカニズム

発がん現象はしばしば多段階的に進行し，変異，増幅，再構成や感染を介していくつかのゲノム異常を獲得する

■ 変異

複製エラーや発がん因子によるDNA配列もしくは構造の変化：活性化変異もしくは不活性化変異となることがある

変異のタイプ	例
点変異：塩基置換 **トランジション** G：C ↔ A：T **トランスバージョン** A：T ↔ T：A, G：C ↔ C：G サイレンス（アミノ酸 [AA] 変化のない）変異のこともある ナンセンス（早期終止コドン） **ミスセンス**（AAが変化）	真性多血症（PCV），ETでの *JAK2* V617F 悪性黒色腫，ヘアリー細胞白血病（HCL）での *BRAF* V600E CRC，NSCLCでの *KRAS* G12A NSCLCでの *EGFR* L858R 表記：1文字目-置換前AA，番号-AA位置，2文字目-置換後AA（つまり *EFGR* L858Rは858番目のロイシンがアルギニンに置換）*
欠失：1つ以上の塩基もしくはより長い染色体領域の欠失	NSCLCでの *EGFR* エキソン19 del MDSでの5q−症候群
挿入：1つ以上の塩基挿入	NSCLCでの *ERBB2*（*HER2*）エキソン20 ins

＊**アミノ酸表記**：Arg (R), His (H), Lys (K), Asp (D), Glu (E), Ser (S), Thr (T), Asn (N), Gln (Q), Cys (C), Sec (U), Gly (G), Pro (P), Ala (A), Val (V), Ile (I), Leu (L), Met (M), Phe (F), Tyr (Y), Trp (W)

■ DNA増幅

- 遺伝子コピー数の選択的増加（コピー数変化）。生理的レベルを超えて遺伝子発現が高まるメカニズム
- 臨床的関与例：

  ERBB2（*HER2*）増幅：BC（遺伝子コピー／核比が平均>6，もしくはFISHにて *HER2*/*CEP17* 比>2.2），胃癌，HER2標的治療の効果予測（*Nat Rev Clin Oncol* 2011; 9: 16）

  FGFR1 増幅：NSCLCでの扁平細胞において（*Sci Transl Med* 2010; 2: 62ra93）

■ 染色体再構成

- 潜在的に発がん活性をもつ融合遺伝子の形成につながる；新規塩基配列がチロシンキナーゼ（TK）ドメインもしくは転写因子をコードした塩基配列に近接→TKもしくは転写因子の下流標的遺伝子が恒常的に活性化

タイプ	例
転座：非相同染色体間での再構成 相互一対等の遺伝物質交換 Robertson−2つの末端動原体染色体がセントロメア付近で短腕を失った形で結合	CML/Ph+ALLでの *BCR-ABL1* t(9;22) APLでの *PML-RARA* t(15;17) ALCLでの *NPM1-ALK* t(2;5) AML M2での *RUNX1-RUNX1T1* t(8;21) Ewing肉腫での *EWSR1-FLI1* t(11;22)
逆位：染色体分節が端から端までひっくり返される（狭動原体—セントロメアを含む vs. 偏動原体-セントロメアを含まない）	NSCLCでの *EML4-ALK* t(2;2) AML M4好酸球増加での *CBFB-MYH11* inv(16)
欠失：遺伝物質が染色体内で失われる（中間部）	前立腺癌での *TMPRSS2-ERG* del(21) 好酸球増加症候群での *FIP1L1-PDGFRA*

■ 感染症

- いくつかの疾患において発がん因子として重要な役割を果たす（詳細はがん疫学の章を参照）。発がん現象はさまざまなメカニズムを通して起こる（例，ウイルス／細胞蛋白の活動，挿入変異を介するもの）

  ウイルス：HPV（子宮頸癌，頭頸部領域の咽頭扁平上皮癌，ウイルス蛋白E6とE7はTP53とRb1をそれぞれ阻害する），EBV，KSHV

  細菌：*Helicobacter pylori*（胃癌），細菌性CagA蛋白→細胞移動，接着，アポトーシスに関与するさまざまなシグナル伝達経路に影響を及ぼすチロシンホスファターゼSHP2を活性化

増殖因子シグナル伝達

■ がん遺伝子 vs. がん抑制遺伝子（tumor suppressor gene：TSG）

- **がん遺伝子**：腫瘍表現型の発症もしくは維持に寄与．細胞分化，増殖，アポトーシスに関与する正常な機能をもつ**がん原遺伝子**から変換➡これらは**機能獲得変異**すなわち**活性化変異**を有することがあり，結果として恒常的な活性化が起こる（*NEJM* 2008; 358: 502）

    がん遺伝子中毒：腫瘍細胞が増殖維持や生存のためにがん遺伝子蛋白や経路に強く依存する過程．複数のがん遺伝子において主要なドライバー変異はしばしば相互排他的である（*Cancer Res* 2008; 68: 3077）

    多くのがん遺伝子は増殖因子受容体やシグナル伝達に関与する蛋白をコードしている

- **TSG**：腫瘍形成や維持の阻害に働く重要な蛋白をコードする．DNA修復やアポトーシスなどの過程に関与

■ 増殖因子シグナル伝達

- 下流の経路を活性化する**増殖因子受容体**へのリガンドの結合によって開始；細胞外シグナルが細胞を通じて変換されることによるメカニズムで，結果的に遺伝子発現変化，特定の細胞過程の修正が起こる

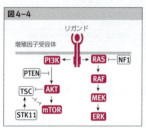

図 4-4

増殖因子シグナル伝達：リガンド結合（例．EGF，TGFα，エピレグリン）➡受容体の二量体化と細胞内TKドメインのリン酸化➡下流シグナル経路の活性化：MAPKやPI3Kシグナル経路でのシグナル伝達蛋白（がん原遺伝子）を介して経路活性上昇，がん抑制調節蛋白（TSG）は図に白い四角で示す➡最終的に細胞生存と増殖，分化，血管新生などの過程に影響を及ぼす

- **モノクローナル抗体**（例．VEGFに対するベバシズマブ，EGFRに対するセツキシマブ．モノクローナル抗体の章を参照）もしくは**小分子**（例．TKI）の標的になりうる

増殖因子受容体	発がん現象においての役割/例
ERBBファミリー：構造上関連した受容体．ホモまたはヘテロ二量体を形成可能．TKドメインを含む（ERBB3/HER3以外）（*Nat Rev Cancer* 2005; 5: 341）	
EGFR（ERBB1） **ERBB2**（HER2） **ERBB3**（HER3）& **ERBB4**（HER4）	肺癌での*EGFR*変異，肺腺癌，膠芽腫，HNSCCでの*EGFR*過剰発現 *ERBB2*（*HER2*）増幅とERBB2（HER2）過剰発現：乳癌，胃癌 他のファミリーとの二量体化，多数の悪性腫瘍で過剰発現
FGFR：FGFR1, FGFR2, FGFR3, FGFR4 （*Nat Rev Drug Discov* 2009; 8: 235）	膠芽腫での*FGFR1*変異，NSCLCの扁平細胞癌での増幅 膀胱癌での*FGFR2*変異 & FGFR3過剰発現
MET（HGFR）	散発性/遺伝性乳頭状RCCでの*MET*変異
KIT	GIST，悪性黒色腫，肥満細胞性白血病での*KIT*変異
PDGFRA	GISTでの*PDGFRA*変異，血管新生での役割
VEGFR	血管新生，多種のがんで過剰発現
IGF1R	インスリンシグナル伝達，いくつかのがんの潜在的な素因

MAPK経路	
RAS	*KRAS*はがんにおいて最も変異を認めるがん遺伝子：膵癌90%，結腸直腸癌35%，非小細胞肺癌25%，漿液性卵巣癌20%，甲状腺癌15%，他さまざまながんで認められる 悪性黒色腫，肝細胞癌，甲状腺癌での***NRAS*変異**（*Nat Rev Cancer* 2011; 11: 761）
RAF	悪性黒色腫，CRC，ヘアリー細胞白血病，ランゲルハンス細胞組織球症での***BRAF*変異**
MEK	いくつかのがんでまれに*MAP2K1*（*MEK*）変異
ERK	*MAPK1*（*ERK*）の変化は今までヒトのがんでは証明されていない
NF1	*NF1*はTSGであり，変異は**神経線維腫症1型**（von Recklinghausen病），若年骨髄単球性白血病に関連する

細胞周期制御

PI3K-AKT-mTOR経路	
PI3K	肝細胞癌，乳癌，結腸直腸癌，卵巣癌や他のいくつかの癌でみられる**PIK3CA変異**は，他のドライバー変異と共存可能（*Nat Rev Cancer* 2002; 2: 489）
PTEN	*PTEN*はTSGであり，変異が**Cowden症候群**，神経膠腫，子宮内膜癌，乳癌，卵巣癌に関係する
AKT	まれに***AKT1*変異**がいくつかの悪性腫瘍で認められる
mTOR	セリン/トレオニンキナーゼ，いくつかの上流シグナル伝達経路を統合する，血管新生に関与，CRTC1（TORC1）はmTOR阻害薬によって阻害される
TSC	結節性硬化症，リンパ脈管筋腫症での*TSC1*もしくは*TSC2*の変異
STK11	Peutz-Jeghers症候群（潜在的に悪性度の低い過誤腫性GIポリープ，口唇と口腔粘膜の色素過剰斑）での*STK11*（*LKB1*）変異

■ 細胞周期制御

- **細胞周期のフェーズ**：**G1**（成長期，DNA複製蛋白形成，G1チェックポイント：周期はDNAの損傷で停止）→**S**（DNA合成，細胞はDNAを倍増）→**G2**（2度目の成長期，G2チェックポイント：DNAの損傷/不適切な複製で停止）→**M**（細胞分裂，オーロラキナーゼが制御，Mチェックポイント：紡錘体の不整列で染色体分離が停止）（*Nat Rev Cancer* 2009; 9: 153）
- **CDK**は細胞周期に関するリン酸化蛋白
- **サイクリン**：CDKに結合して正に制御する蛋白；CCND1は**マントル細胞リンパ腫**ではt(11;14)によって過剰発現
- CIP/KIPファミリー（cdk2を阻害）もしくはINKファミリー（cdk4とcdk6を阻害するCDKN2A）などの**CDK阻害因子**；家族性異型多発母斑黒色腫もしくは**家族性異型多発母斑黒色腫症候群（FAMMM）**での生殖細胞系列*CDKN2A*（*P16INK4A*）**不活性化変異**，患者は多発母斑・黒色腫・膵癌を発症しやすい

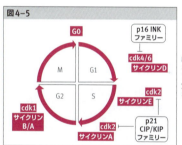

図4-5

細胞周期進行：サイクリン-CDK複合体は細胞周期をさまざまなフェーズで制御する；INKやCIP/KIPファミリーのメンバーのようなCDK阻害因子は，特定のサイクリン-CDK複合体に作用しキナーゼ活性を阻害する

- **RB1**：主に**G1～S期進行を阻害**する働き，脱リン酸化されたRB1はE2F/DPを隔離し転写を抑制→増殖因子存在下でサイクリンD-cdk4/6とサイクリンE-cdk2は順次RB1をリン酸化→結果E2Fの標的遺伝子が転写される→細胞周期が進行

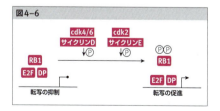

図4-6

- *RB1*の散発性変異また生殖細胞系列変異は網膜芽細胞腫の発症素因となる。家族性網膜芽細胞腫は**Knudsonの2ヒットモデル**の基礎となった（*Proc Natl Acad Sci USA* 1971; 68: 820）→子どもに生殖細胞系列変異が片方のアレルで受け継がれる，2度目の体細胞性変異を獲得し発症する可能性↑；変異はいくつかの他の腫瘍でも散発性に獲得される

アポトーシスとTP53

■ 転写制御
- 遺伝子発現は遺伝子プロモーター領域に結合する転写因子によって調節される

転写因子	例
MYCファミリー	神経芽腫でのMYCN（N-MYC）とMYCL1（L-MYC）増幅 t(8;14)を伴うBurkittリンパ腫でのMYC（C-MYC）制御異常
ETSファミリー	前立腺癌とEwing肉腫で遺伝子融合
WT1	Wilms腫瘍とDenys-Drash症候群でのWT1変異

図4-7

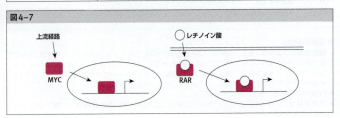

- ステロイドホルモンは核内に移行する特定のステロイドホルモン受容体（例，乳癌でのERとPR，APLでのRAR）に結合 → 応答配列に結合し標的遺伝子発現 ↑

■ アポトーシス
- 細胞死の生理学的プロセスは，いくつかの生化学的プロセスによって組織化される
- アポトーシスは2つのメカニズムで引き起こされる：
  外因性経路：増殖シグナル伝達経路に似た，外部からのシグナルやリガンド（腫瘍壊死因子やFasリガンド）が膜貫通受容体（それぞれTNFRやFas）に結合→デスドメイン（TRADDとFADD）がむきだしになる→プロカスパーゼがカスパーゼへと活性化→結果として細胞の標的蛋白の加水分解
  内因性経路：放射線照射や化学療法などによる細胞ストレスやDNA損傷→ミトコンドリア膜がシトクロムcを放出するように変化→アポトソームがAPAF-1やプロカスパーゼによって形成→カスパーゼの活性化（NF-κBを介して発現するIAPによって阻害されうる）(*Nat Rev Cancer* 2009; 9: 501)
  BCL-2ファミリー：ミトコンドリア透過性とシトクロムc放出に影響

アポトーシス促進性	抗アポトーシス性
BAX，BAKやBH3のみのサブセット：NOXA，PUMA，BAD，BID，**BIM**（がん遺伝子中毒癌でTKIの効果を予測できる）(*Cancer Discov* 2011; 1: 352)	MCL-1，BCL-XL，**BCL-2**（濾胞性リンパ腫でt(14;18)により過剰発現，*BCL-2*が免疫グロブリン重鎖遺伝子座位に近接）

- 反対に**老化**は，限定された数の複製サイクルの後の細胞分裂停止によるプロセスである：**テロメア**（染色体末端の反復DNA配列）は複製のたびに短縮し，このサイクル数を限定する→いくつかのがんはテロメラーゼ発現を増加させ，テロメアの長さをhTERT（ヒトテロメラーゼ逆転写酵素）を介して維持する (*Cell* 2012; 22: 211)

■ TP53：ゲノムの守護者
- 多数の重要なシグナルを統合する→シグナルの重大性にもとづいて野生型TP53は細胞周期を停止させて老化，DNA修復促進，アポトーシス開始を導き，また血管新生を阻害する (*Nat Cell Biol* 2013; 15: 2)
- **TP53レベル低下**：MDM2がTP53をユビキチン化し，分解のため標識化
- **TP53レベル上昇**：(1) ARFはMDM2を隔離，(2) DNA損傷への直面でCHK2，ATM，ATRがTP53をリン酸化し活性化，(3) 細胞ストレス下でATRとカゼインキナーゼは同様にTP53をリン酸化する

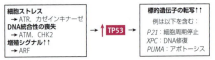

- **Li-Fraumeni症候群**：生殖細胞系列*TP53*変異は肉腫，乳癌，白血病，脳腫瘍，副腎皮質癌の発症素因を高める

DNA修復と血管新生

■ DNA修復メカニズム

- 細胞周期の複製の前に修復されない変異は発がんに寄与しうる．多くのDNA修復遺伝子はTSGとして存在し，遺伝性がん素因症候群にしばしば関係する（*Nat Rev Cancer* 2012; 12: 801）

メカニズム	例
直接修復：DNA損傷を直接元に戻す．MGMTは（アルキル化剤の曝露後に）O⁶-グアニンからアルキル基を除去	GBM：アルキル化剤のテモゾロミドで，***MGMT*プロモーターメチル化**もしくは**MGMT欠失**をもつ担がん患者には転帰の改善
NER：エンドヌクレアーゼは（UVBで誘導される）ピリミジン二量体と大きな空間を占めるDNA付加物を切除→DNAポリメラーゼが逆側の鎖を鋳型として使用しギャップを埋める	**色素性乾皮症**：遺伝的にNERを欠如．太陽光への感受性，皮膚癌のリスク高 ***POLE*変異**：超高変異形質（CRC，子宮内膜癌）
BER：グリコシラーゼ，エンドヌクレアーゼ，DNAポリメラーゼは化学的に変化した塩基（例．酸化的損傷）を修復する	***MUTYH***（ケアテイカー遺伝子，BERグリコシラーゼをコードする）→生殖細胞系列変異は**HNPCC**となる
MMR：ポリメラーゼの校正から逃れた複製エラー（例．insやdel）を訂正．MLH1，MSH2，MLH3，MSH6が関与，高変異形質に関係	MLH1，MSH2，MLH3，MSH6の生殖細胞系列変異→マイクロサテライト不安定性（MSI-H），**HNPCC（Lynch症候群）**の顕著な特徴
組換え修復：DNA二本鎖の破綻はHRやNHEJによって修復される．ATM，BRCA1，BRCA2などのさまざまな蛋白が関与	**毛細血管拡張性運動失調症**：*ATM*変異，X線感受性，リンパ腫発症リスク↑ ***BRCA*変異**：遺伝性乳癌卵巣癌症候群

■ 血管新生

- 多数の増殖因子と受容体によって仲介：（1）**VEGF-VEGFR**：血管新生を開始，（2）**ANG-TIE**：血管新生/血管成熟の維持→これらはいくつかの血管新生阻害因子によってバランスを保たれる（*NEJM* 2008; 358: 2039）

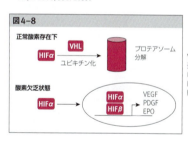

図4-8

VHL/HIF経路：正常酸素圧下において，酸素はVHL蛋白による分解の標識となるHIFα（HIF1A）のプロリン残基の水酸化を誘導；酸素欠乏状態では，HIFαはプロリン残基が水酸化されず自由に核内のHIFβとヘテロ二量体化し，標的遺伝子の転写↑

- **VHL病**：生殖細胞系列*VHL*変異は血管芽腫，RCC褐色細胞腫，PNET；RCCでは散発性変異も生じる

■ 転移

- **転移開始**（浸潤，EMT，骨髄細胞動員，血管新生）を含む数々の過程が関与→**転移進展**（血管外遊出，血管リモデリング，免疫回避）→**転移毒性**（臓器特異性，"seed" vs. "soil"説）（*NEJM* 2008; 358: 2039）
- さまざまな遺伝子がこれらの1つ1つの段階に関与し，遠隔へ転移するまでの過程の多数のポイントでそれら1つ1つががん細胞に利点を与える

推奨する参考文献/ウェブサイト：*The Biology of Cancer*, Weinberg 2013, Garland Science; *Molecular Biology of Cancer*, Pecorino 2012, Oxford; The Cancer Genome Atlas—http://cancergenome.nih.gov; My Cancer Genome—www.mycancergenome.org

謝辞：がんの生物学の章はMarc Ladanyi MD,（Memorial Sloan-Kettering Cancer Center, Human Oncology & Pathogenesis Program）にご校閲いただいた

エピジェネティクス

■ 定義
しばしば組織特異的で，DNA配列そのものには関与しないが継承可能なDNA関連制御情報

■ エピジェネティクス情報の種類
- **DNAメチル化**：CGペアの一部のシトシンへのメチル基の付加
  DNMT1：DNMTは主に細胞分裂中にメチル化を維持する
  DNMT3a + DNMT3b：*de novo* DNMT
  メチル化領域結合蛋白：メチル化されたDNAへの結合／認識
- **ヒストン修飾**：ヒストン尾部内のアミノ酸の化学修飾は，周囲のDNAへの接近しやすさを変化させる

  修飾は以下のようなものを含む：
  ヌクレオソーム：一般的にH2A，H2B，H3，H4それぞれ2つずつからなる8つのヒストンにより構成。147塩基対のDNAが個々のヒストンに巻きついて細胞核内のDNAの構造を形成する
  ヒストン構造：球体構造＋テール。テールの修飾には残基のアセチル化，モノ－，ジ－，トリ－メチル化，リン酸化，そしてユビキチン化があげられる。これらは表記上，ヒストンの種類，修飾された残基位置，修飾の種類を含んだ情報に省略される。例．H3K4me3＝ヒストンH3の4番目のリシンがトリメチル化；H3K9ac＝ヒストンH3の9番目のリシンがアセチル化
  ヒストンコード：ヒストン修飾の組み合わせが特有の情報を伝えるという考え。しかしながら，修飾は一般的には単に「活性化」もしくは「抑制」に分類される
   活性化マーカー：H3K4me1, H3K4me2, H3K9me1, H3K9ac, H3K14ac, H3K27me1, H3K36me3, H3K79me1, H3K79me2, H3K79me3（抑制にも分類），H4K20me1, H2BK5me1
   抑制マーカー：H3K9me2, H3K9me3, H3K27me1, H3K27me3, H3K79me3（活性化にも分類），H4K20me2, H4K20me3, H2BK5me3（*Cell* 2007; 823-837）
   二価ドメイン：活性化＋抑制双方；H3K4me3＋H3K27me3（*Cell* 2006; 315-326）
- **ヌクレオソーム位相**：配置の変化はDNAメチル化とヒストン修飾の変化に伴い生じる。SWI-SNF複合体，NuRD複合体やその他の蛋白複合体により仲介される
- **非コードRNA**：他のRNA転写産物の修飾（snoRNA），特定のRNA転写分解への介入（siRNA, マイクロRNA），クロマチンリモデリングへの介入（lncRNA）を通して遺伝子発現に影響を与えるRNA転写産物

■ がんにおけるエピジェネティック変化
- **プロモーターメチル化変化**：異常なプロモーターメチル化はがん遺伝子変化に関連がある
  プロモーター過剰メチル化：一般に遺伝子サイレンシングに関係。網膜芽腫のRb（*Hum Genet* 1989; 155-158），結腸直腸癌のMLH1（*Nature* 2012; 330-337），乳癌＋卵巣癌のBRCA1（*Carcinogenesis* 2000; 147-151），多数の悪性腫瘍のp16（*J Clin Oncol* 1998; 197-206）のようなTSGのメチル化
  プロモーターの低メチル化：一般に遺伝子活性化に関係。増殖促進遺伝子の低メチル化は，胃癌でのR-Ras（*Cancer Res* 2005; 2115-2124），結腸直腸癌でのMASPIN（*J Pathol* 2005; 606-614），卵巣癌でのBRCA2（*Cancer Res* 2002; 4151-4156）において認められる
  インプリンティング（刷り込み）の欠失：インプリンティング座位の低メチル化は，Wilms腫瘍（*Nature* 1993; 749-751）や結腸直腸癌（*Science* 2003; 1753-1755）でのIGF2のような，増殖因子の単アリル発現でなく両アリル発現に関係している
- **メチル化パターン変化**：包括的な低メチル化はがん細胞の典型的な特徴であり，いくつかの症例ではDNMTの変異（*Carcinogenesis* 2010; 27-36）や脱メチル化の異常調節（*Cancer Cell* 2010; 553-567）と関連する。より特異的なパターンも存在し，例えばCIMPでは通常は低メチル化のCpG島が異常にメチル化されるようになる

- **反復するDNA低メチル化**：レトロトランスポゾン再活性化のように，これらの部位ではゲノム不安定性を伴う（*Int J Cancer* 2008; 81–87）
- **ヒストン修飾の包括的変化**：ヒストン修飾の変化は，ゲノム全体という広範囲で起きる。1つは遺伝子発現の抑制の原因となるH4K16ac＋H4K20me3の広範囲での欠失＋H3K9およびH3K27の正常メチル化パターンの混乱。これらはヒストンアセチル基転移酵素，HDAC，ヒストンメチル基転移酵素などの変異/異所発現によってもたらされうる（*Nat Genet* 2005; 391–400）
- **エピジェネティックスイッチング**：可変的ヒストン修飾からDNAメチル化における遺伝可能な変化までの，エピジェネティックマークの変化。これは，EZH2により維持されている抑制マーカーであるH3K27me3をもつ発生上重要な遺伝子で観察される（*Nat Genet* 2007; 232–236）
- **異常なヌクレオソーム位相**：他のエピジェネティックマークにより起こるが，クロマチンリモデリング複合体抑制もしくは遺伝子変異の結果としても生じる。例，SWI-SNFの2つのサブユニットは，原発性NSCLCの15～20％で抑制されている（*Cancer Res* 2003; 560–566）
- **ヒストンバリアントの発現変化**：ヒストンバリアントは生物学的に限定された状況で機能する。例，H2A.Zは，おそらくは転写開始部位周囲のヌクレオソームフリーの領域の両側でクロマチン境界要素として機能し，転写を促進する。H2A.Zの過剰発現で，細胞周期進行傾向となる。H2A.Z欠失は，がん抑制遺伝子の過剰メチル化となりえる抑制クロマチンマーカーの拡大に関係する（*Mol Cell* 2009; 271–284）
- **マイクロRNA発現変化**：多くのマイクロRNAは異常調節となりうる。例，抑制マイクロRNAの標的となるCLLのBCL2（mir-15＋mir-16），肺癌のRAS（let-7），前立腺癌や膀胱癌のBCL6（mir-127），そして膀胱癌のEZH2（mir-101）などの増殖促進遺伝子。増殖阻害経路を標的としたマイクロRNAの上方制御は，膠芽腫のPTEN（mir-21），乳癌，肺癌やさまざまな血液悪性腫瘍のAID（mir-155）などにも起こる。これらの発現レベル変化も同様にエピジェネティックな機序によりもたらされうる（*Carcinogenesis* 2010; 27–36）

■ エピジェネティック薬

- **5-アザシチジン，decitabine**：シトシンのメチル化の拡大を防ぐ。FDAがMDSへの治療を認可。殺細胞性としても作用
- **ボリノスタット，romidepsin**：汎HDAC阻害薬。FDAがCTCLへの治療を認可

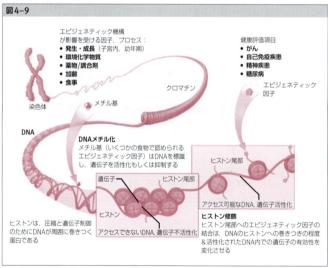

図4-9

http://commonfund.nih.gov/epigenomics/figure.aspx

シークエンシング

古典的 Sanger シークエンシング	
1977年	Fredrick Sanger らにより開発
必要な試薬	(決定したい) 鋳型 DNA (配列が既知の) DNA プライマー dNTP ddNTP DNA ポリメラーゼ
原理	dNTP と ddNTP の混合することでランダムに DNA 合成反応を停止させ,異なるサイズの DNA 断片をつくる→サイズの違いによって DNA 断片を区別→断片は放射性/蛍光で標識された ddNTP や DNA プライマーによって検出 DNA ポリメラーゼは dNTP で配列の複製と伸長が可能;DNA ポリメラーゼは ddNTP では配列を伸長させることができない
限界	最初の50塩基の配列の質は低い 700塩基以降では配列の変性あり 既知の DNA 配列がプライマーの設計に必要 サンプルあたりのコストは低い ゲノムベースではコストが高い 大きな配列決定の計画には非実用的

図5-1 Sanger法によるDNAシークエンシングの例

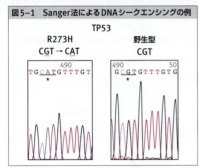

ピークは特定のヌクレオチドにおいて読みとられた蛍光色素の量を表す
それぞれの dNTP が異なる色で標識される(図には示していない)
ヌクレオチドの判別は,ベースラインよりも有意に高いピークであることを必要とする
純度の高いサンプルでは特定の位置に1つのピークが形成される
不均一な混合サンプルでは複数の色のピークが特定の場所に形成される(例,50%の腫瘍サンプルは点変異をもつ→腫瘍:野生型が1:1の比率→2つの異なる色のピークの高さが1:1でみられる)
低頻度の点変異の検出は技術的に難しい(例,10%の腫瘍サンプルが点変異をもつ→腫瘍:野生型が1:9の比率→2つの異なる色のピークは1:9の高さで認められ,小さなピークはベースラインのノイズとの区別が難しい)

次世代シークエンシング	
原理	多数の短い DNA(200塩基以下)断片の同時配列決定が,高処理能力をもって可能 オーバーラップした配列断片は後に再構成できる
depth of coverage (深度)	配列決定した特定個所を何度も測定すると深度↑→配列決定データの質↑ 60回の coverage とは全ゲノム配列決定を60回実施することではなく,ゲノムが平均して60回読まれているということ ある部分は100回以上配列決定されており,別の部分は配列決定されていない
限界	装置を操作開始する際の高額な初期コスト データの質は depth of coverage に依存 まれな変異やヘテロな腫瘍での感度は depth of coverage に依存

■ 次世代シークエンシング：その他の概念

• Seq by synthesis
DNAが抽出される➡断片化➡表面に結合➡増幅
標識ヌクレオチドを加える & 表面スキャナーによって検出
標識ヌクレオチドが標識されていないヌクレオチドに置き換えられる，または標識が取り除かれる
この過程は新たな標識ヌクレオチドにおいて繰り返される
配列は連続するサイクルに同調しなくなる➡正確性と信号↓

• Seq by ligation
DNAが抽出される➡断片化➡アダプターが加えられる&ビーズと表面に結合➡DNA増幅
8塩基からなる縮退プライマーを鋳型に結合させる
 塩基1〜2：鋳型と相補的な特定のヌクレオチド
 塩基3〜5：多数のものに相補的な縮退ヌクレオチド
 塩基6〜8：縮退ヌクレオチド＋蛍光色素
蛍光色素の検出
8塩基から塩基6〜8を分解&除去
新しい8塩基プライマーで5〜7サイクル繰り返す
アニーリングしたすべての8塩基プライマーを除去&開始部位は1ポジションずらしてこの過程を繰り返す
最終結果―35塩基を2度配列決定（8塩基プライマーで7度の伸長×5つの異なる開始部位×各ヌクレオチドは別々に2度アッセイされる）
8塩基プライマーのポジション1とポジション2両方にて鋳型において各ヌクレオチドはアッセイされる，これが配列決定された回数（Nat Biotechnol 2009; 27: 1013）

■ 次世代シークエンスのアプローチの仕方と臨床適応

アプローチ	例
がんの新たな変異発見のための大規模エキソームシークエンス	VHL変異はccRCCにおいて最も多い変異だが，発がんには不十分 101のccRCCでの3,544の遺伝子の大規模エキソームシークエンス VHL変異55% SETD2, KDM5c, KDM6a変異はトータルで約15% (Nature 2010; 463: 360)
Discovery cohort➡標的シークエンス	7つのccRCC腫瘍での標的エキソームシークエンス 4/7の腫瘍にPBRM1変異 257のccRCC腫瘍の標的シークエンス➡88/257 (34%) で変異 (Nature 2011; 469: 539) 7つのccRCC腫瘍（対応する正常組織と同時に）の全エキソームシークエンス➡BAP1変異の同定 176腫瘍の標的シークエンスでBAP1変異は14% (Nat Genet 2012; 44: 751)

示された課題
3つのNGSシークエンス計画➡3セットの変異が発見
全ゲノムシークエンス≠全エキソームシークエンス
全エキソームシークエンス≠標的エキソームシークエンス
費用➡発見のための次世代シークエンシング（NGS）の使用➡検証のための（1つの遺伝子の）標的シークエンス

■ 次世代シークエンシング：課題

• 臨床：
何の情報が臨床的関連があるかをどのように決定するのか。得たデータをどのように解釈するのか。自然経過，治療の奏効，もしくは抵抗を予測できるか。腫瘍の不均一性をどのように扱うのか。転移部位は原発部位と遺伝学的に異なるのか。その前の治療による選択圧によって腫瘍の遺伝学的側面は変化するのか。抵抗性遺伝子の早期の検出は臨床的に関連があるのか

• 運用体制：
どのシークエンス技術を使用するのか。どれほどのdepth of coverageが必要なのか。どれほどの分析のための応答時間が臨床的に有益なのか。得られた大量のデータをどのように保存するのか。情報の安全保護の責任は誰が負うのか。どのようにアッセイのコストを減らすのか。選択圧下で生まれた変異をどのように検出するのか

• 倫理：
どのようにインフォームド・コンセントを扱うか。どのように偶然的発見を扱うか。情報に対する権利は誰がもつのか。患者のプライバシーをどのように守るか

遺伝子発現プロファイリング

■ 遺伝子発現プロファイリング
- **目的**：何千もの遺伝子を同時測定することで、細胞全体の機能の理解を得ること
- **理論的解釈**：
  DNAは多数の細胞タイプによって共有される；しかし細胞の運命と生理学的性質はさまざまである
  蛋白発現と翻訳後修飾が最終的な生理学的性質を決定する；しかし蛋白のレベルや状態を細胞全体で評価することは非実用的なままである
  RNAレベルの測定が蛋白測定のかわりとなる
- **推定**：
  RNAレベルは蛋白発現と相関する（すなわち、mRNAは蛋白の翻訳に比例して転写される）
  蛋白レベルは活性に影響する＞翻訳後修飾
  RNAの同定→固有の蛋白（すなわち、このアッセイは選択的スプライシングフォームを区別する）
- **基礎実験的デザイン**：
  2つ以上の実験条件がデザインされる
  それら実験条件のサンプルがアッセイされる
  統計学的比較が何千もの遺伝子の発現レベルの間でなされる
  個々の遺伝子vs.関連する遺伝子の集団が、実験条件の役割を定義するために使われる
- **限界**：
  アッセイの費用がサンプル数を限定する→統計学的検出力を制限する
  異なる遺伝子は有意な変化にそれぞれ別の閾値をもつ可能性がある（例、PTEN mRNAレベルの変化はアクチンmRNAレベルの変化よりも著しい）
  一定に厳しく制御される蛋白において、mRNAが蛋白レベルと同等でない可能性がある
  シグナル伝達経路の蛋白は、翻訳後修飾、局在性、パートナーとの結合に関連してオンかオフの状態で存在するが、mRNAレベルはそれらの状態に関する情報を与えない

■ DNAマイクロアレイ
- **別名**：遺伝子チップ（Gene Chip）
- **原理**：
  プローブ＝特異的なcDNAやmRNAに結合するようにデザインされた短い特有のDNA配列
  標的＝関心のある遺伝子からつくられたcDNAやmRNA
  決められた位置にDNAプローブが置かれるよう、マイクロ流体チップはデザインされる
  サンプルがチップにおかれ、プローブが標的を捕捉することを可能にする
  プローブと標的の結合がアッセイされる

	1チャンネルアレイ	2チャンネルアレイ
定義	サンプルは単色で標識＆個別にチップに載る	2サンプルが2色で標識＆チップに一緒に載る
利点	1サンプルでのエラーが他のエラーに影響しない サンプル同士を比較しやすい	1サンプルあたりのコストがより安い
例	Agilent—デュアルモードプラットフォーム	Illumina—ビーズチップ

■ RNAシークエンス
- **別名**：全トランスクリプトームシークエンス
- **原理**：
  cDNAライブラリーの作製—3′ polyAテールにより同定されるコードRNA、リボソームRNAはpolyAテールを含むRNAを回収することで除去、逆転写でcDNAを作製する
  cDNAは次世代シークエンス技術により配列決定される

■ データ分析
議論の余地あり＆さらなる研究を必要とする
カットオフとして何倍変化したかを用いる：最も簡単であるが恣意的であり生物学的な理論的根拠を欠く
ANOVAのような統計学的検査：たくさんの数の遺伝子が関連することによる複雑性（例、p値＜0.01で10,000遺伝子を検査→単なる偶然によって100遺伝子が該当）
Q値：Yoav BenjaminiとYosi Hochbergにより提唱された、FDR統計試験でのp値の類似値。検出力とエラーの間のトレードオフのバランスを取る

- **主成分分析（PCA）**
    データを取り除くもしくは統合することにより分析の次元を減らす
    「独立」変数のサブセットを選ぶ
    分散が小さくほとんど情報がない変数を推定し，除外する
    主成分は元の変数を正規化して線形結合したものである
    サンプルの迅速な比較のための情報損失のある簡略化したデータ
- **自己組織化マップ**
    主成分分析（PCA）を非線形まで一般化したもの
    元々は教師なしニューラルネットワーク学習アルゴリズムから採用されたもの
    サンプルはそれぞれの変数について，最も象徴的なサンプルになるため競合する
    サンプルは象徴的サンプルとの類似性によって系統づけられる
- ***k*-平均法**
    調査者はクラスターの数をクラスタリング前に確認する（パラメータk）
    k個の平均点を選ぶ
    遺伝子とサンプルは平均点からの差にもとづいてクラスタリング
    新たなクラスタリングにもとづいて平均点が再計算される
    この過程は結果が収束しクラスターが安定するまで繰り返される
    kの選定は正確なクラスタリングのために重要である。しかし予測は難しい
- **階層クラスタリング**
    まず全グループが個々に「クラスター」としてみなされる
    最も似たクラスターを単一のクラスターとなるまで合併する
    クラスターの階層を示すクラスタリングツリー（系統樹）をつくる

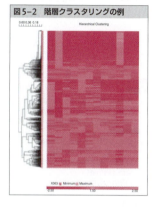

図5-2 階層クラスタリングの例

- **遺伝子発現プロファイリングと腫瘍学**：
    発現プロファイリングは腫瘍タイプの再分類を促進できる，生理学的特性と関連する
    8,000人の遺伝子が60の細胞系統において調べられた
    遺伝子発現パターンと細胞起源との関連性
    異なるパターンは，倍化時間，薬物代謝，インターフェロン応答と関連（Nat Genet 2000; 24: 227）
- **腎細胞癌での低酸素 vs. 非低酸素表現型**
    91のccRCC腫瘍の遺伝子発現プロファイリング
    75/91の腫瘍は低酸素に関連した遺伝子を上方制御
    49/75の低酸素腫瘍はVHLの不活性化変異を有する
    VHLはHIFの分解を助ける
    VHLの欠失→HIF↑→低酸素依存性転写→低酸素表現型（Nature 2010; 463: 360）
- **乳癌でのOncotype DX検査**
    遺伝子発現プロファイリングの商業的臨床適応
    21遺伝子中，16ががん関連遺伝子，5がレファレンス遺伝子→RS
        タモキシフェンで治療を受けたリンパ節陰性のER陽性**乳癌**において→リスク分類の階層化
        RS<18＝6.8%
        18<RS<31＝14.3%
        RS>31＝30.5%
        (NEJM 2004; 351: 2817)
    RSはリンパ節陰性のER陽性**乳癌**の予後と化学療法の利益を予測する
        高RS（>31）→RR 0.26
        低RS（<18）→RR 1.31
        (JCO 2006; 24: 3726)
    RSはリンパ節陽性のER陽性**乳癌**の予後とCAF療法の利益を予測する
        HR 2.64，$p<0.05$（RSにおける50ポイントの違いにより）
        高RS（>31）+CAF→HR 0.59，$p<0.05$
        低RS（<18）+CAF→HR 1.02，$p=0.97$
        (Lancet Oncol 2010; 11: 55)

細胞遺伝学

■ 細胞遺伝学
- **定義**：細胞構造や機能に関連する染色体構造についての研究
- **正常**：46染色体，22対＋XX vs. XY
  染色体は最大のものから最小の染色体へ番号がつけられている
  染色体は中心動原体（セントロメア）により結合する
  短腕＝p
  長腕＝q
- **異数体**：全染色体の付加もしくは欠失

染色体数	名前
1	モノソミー
2	ダイソミー（正常）
3	トリソミー
4	テトラソミー

■ 核型分析
- **原理**：
  細胞は中期で停止し，染色体は濃縮される
  細胞／染色体は染料で染色される
  個々の染色体の画像が得られ，比較される
- **観察情報**：
  染色体の絶対的な大きさの違い
  セントロメアの位置の違い
  染色体の相対的な大きさの違い
  染色体数の違い
  付随体の位置・数の違い
  ヘテロクロマチン領域の程度と分布の違い
- **相互転座**：
  別名：平衡転座
  非相同染色体間で一部が再編成
  全体では遺伝情報の損失とはならないが転座位置で遺伝子が破壊されることがある
  転座位置にて融合遺伝子がつくられる vs. 遺伝子が途中で終わる
- **不平衡転座**
  別名：Robertson転座
  セントロメア付近の2つの染色体の融合は典型的には短腕の欠失につながる
  しばしば13，14，15，21，22番染色体に起こる
  13，14番の融合は遺伝的産物の欠失にはつながらない
- **腫瘍学においてよく使われる表記**：

記号	意味
フォーマット	染色体数, 性染色体, 異常の略語（1番目の染色体；2番目の染色体）（腕とバンド番号；腕とバンド番号） 例．46, XY, t(9;12)(p24;q13)
,	染色体数, 性染色体, 染色体異常を分ける
−	染色体欠失
( )	変化のあった染色体と切断点を囲む
+	染色体の付加
;	1つ以上の染色体が関与する再構成された染色体や切断点を分ける
del	欠失
der	派生染色体（転座からの1つの染色体が存在する場合においてのみ使用）
dup	染色体部位の重複
ins	染色体部位の挿入
inv	逆位
p	染色体短腕
q	染色体長腕
t	転座

www.slh.wisc.edu/cytogenetics/abnormalities/nomenclature.dotより

■ 腫瘍学での重要な転座

疾患	転座	第1遺伝子	第2遺伝子
AML	t(8;21)(q22;q22)	ETO	AML1
APL	t(15;17)(q22;q21)	PML	RAR-α
Burkittリンパ腫	t(8;14)(q24;q32)	c-myc	IgH
CML/ALL	t(9;22)(q34;q11)	Abl1	BCR
CML/ALL	t(9;12)(p24;p13)	JAK2	ETV6
MALTリンパ腫	t(11;18)(q21;q21)	c-IAP2	MALT1

www.atlasgeneticsoncology.org/より

■ 蛍光 in situ ハイブリダイゼーション（FISH）
- **目的**：特定のDNA配列の存在もしくは欠如を検出すること
- **原理**：
  - 関心のある遺伝子やDNA配列に相補的につくられたプローブ
  - プローブに蛍光体が結合しており，検出を可能にする
  - 組織や細胞は固定され，透過処理される
  - 透過処理されたサンプルにプローブがハイブリッド形成可能となる
  - 蛍光が調べたい遺伝子のマーカーとして検出される
- **適応**：
  - 遺伝子増幅
  - 遺伝子欠失
  - 遺伝子転座
- **利点**：
  - 異なる特異性をもつプローブ群を用いてを多数の標的を同時に検出するようにデザインできる
  - 多数の細胞を同時に分析できる
  - 遺伝子の空間的構成を分析できる
- **限界**：
  - 標的の検出はプローブのデザインと質に依存する
  - 標的の配列はプローブのデザインの前に知る必要がある
- **腫瘍学におけるFISHの標的**

がん	標的	有益性
APL	PML/RARa	診断➡治療選択
CML	BCR/Abl	診断➡治療選択
膀胱癌	UroVysionパネル	診断
乳癌	HER2/neu	治療選択
NSCLC	ALK	治療選択

■ 細胞遺伝学の治療適応
AMLのリスク階層化（JCO 2011; 29: 487）

リスク良好	t(15;17) t(8;21) inv(16)/t(16;16)
中間リスク	正常 他の非複雑核型
リスク不良	Abn(3q) -5, del(5q) -7, del(7q) t(6;9) t(9;22) 複雑核型

多数の固形癌におけるdel（3p）

乳癌の87％，肺癌の97％（Cancer Res 2000; 60: 1949）
腎癌の87％（Nature 2010; 463: 360）
先天的3p喪失：低出生体重，小脳症，三角頭蓋，筋緊張低下，知的障害，発達遅延，眼瞼下垂，小顎症，多指症，腎臓／心臓／消化管／耳の奇形
　3p欠失の大きさ依存的な症状
　重要な3p25の欠失
3pには多数の**TSG**が存在するようである
固形癌での3p喪失に依存する発病機序の解決はまだなされていない

フローサイトメトリー

フローサイトメトリー	
目的	さまざまなマーカーにもとづいた，細胞群分類のための個々の細胞の特徴付け
原理	細胞を液体懸濁液に入れる 細胞は蛍光標識を付加した異なる抗体でラベルされる 細胞表面マーカーは生存細胞と固定細胞を分析可能 細胞内マーカーでは細胞固定と透過性処理が必要となる 標識された懸濁細胞は狭いチャネルを通過 チャネルを通過する際にそれぞれの細胞は分析される 特定の特徴をもった細胞群についてのデータが集約される
前方散乱（Forward scatter）	検出機はレーザー光の通り道と同方向にある 光の散乱の程度はレーザー光の前を通過する細胞の体積に関連する
側方散乱（Side scatter）	検出機はレーザー光の通り道の垂直方向にある 光の散乱の程度は細胞の複雑性に関連する（核の形態や顆粒など）
蛍光	細胞標識のために特定のマーカーを認識する抗体や化学物質が使用される 蛍光の程度は標的の存在に相関する 色が重ならない限り，多数の標識を同時に分析に使用することが可能である 多数のレーザー光と蛍光検出機により，同時に分析できる標識の数が増える
限界と考慮	蛍光体は重複する放射スペクトルをもつため，データを他のチャネルに使うためには補正が必要 接着細胞や固形腫瘍は懸濁液に入れる必要がある。使用される酵素が細胞表面マーカーの変化/破壊を引き起こすかもしれない シグナルは標識の程度と機器設定に依存する；そのため実験ごとに変動がでる

図5-3　フローサイトメトリーのデータの例

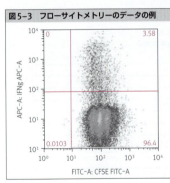

2種類の異なる蛍光体が細胞標識のために使用される
X軸　FITC（イソチオシアン酸フルオレセイン）
Y軸　APC
96.4%の細胞はFITC標識マーカー高値
3.58%の細胞はAPCとFITC標識マーカーともに高値
(*Transfus Sci* 1995; 16: 303)

■ 血液学/腫瘍学における臨床適応

- 白血病とリンパ腫の病型分類
- DNAの内容と増殖マーカー（Ki-67，増殖性細胞核抗原〔PNCA〕）の測定
- 組織適合性クロスマッチ
- HLA-B27検出
- 免疫不全の検査（CD4，CD8）
- 前駆細胞の分離（CD34）(*Clin Chem* 2000; 46: 1221)

■ **フローサイトメトリーでの偽陰性の原因**
- サンプリングエラー
    液体サンプルではまれだがtouch prep（リンパ節切片の断面をスライドグラスに軽く接触させて作成した標本のこと）のような組織サンプルではありうる
- **処理中の細胞損失**
    大きな細胞（大きなリンパ球，形質細胞）ほど失われやすい
    スメア / touch prepからのサンプルはサイトスピン（液体中に浮遊している細胞液などを重さと遠心力を原理にしてガラス面に密着させる標本作成のこと）による試料と比較するべきである
- **まれな腫瘍細胞**
    辺縁帯リンパ腫―反応性B細胞の中に隠れる腫瘍
    微小残存病変検出は500,000〜1,000,000細胞のスクリーニングが必要。一般的な臨床検査スクリーニングは30,000〜100,000細胞である
- **特定困難な腫瘍細胞**
    抗CD20抗体療法後のCD20陰性の異常B細胞の見逃し
    表面免疫グロブリンを欠損しているB細胞（*Blood* 2008; 111: 3941）

■ **非Hodgkinリンパ腫の免疫表現型**
- B細胞 vs. T細胞腫瘍
    汎B抗原（CD19，CD20，CD79a，PAX5）
    汎T抗原（CD2，CD3，CD5，CD7，B細胞抗原陰性）
- 形態学的 / 臨床的なB・T細胞腫瘍の分類
    B細胞腫瘍：小型細胞，中型細胞，大型細胞，皮膚
    T細胞腫瘍：未分化，皮膚，リンパ節外，リンパ節
- B細胞腫瘍

小型細胞	CLL	CD5+，CD23+ CD5+，CD23−，CCND1− CD5−，CD10−，CD103−，細胞質内Ig−
	マントル細胞リンパ腫	CD5+，CD23−，CCND1+
	濾胞性リンパ腫	CD5−，CD10+，BCL6+，BCL2+，t(14;18)+
	ヘアリー細胞白血病	CD5−，CD10−，CD103+，CD25+，CD11c+
	辺縁帯リンパ腫	CD5−，CD10−，CD103−
	リンパ形質細胞性リンパ腫	CD5−，CD10−，CD103−，細胞質内Ig+
中型細胞	マントル細胞リンパ腫	CD5+，CCND1+
	Burkittリンパ腫	CD5−，CD10+，BCL6+，BCL2− CD5−，CD10−，BCL6−，BCL2−，MUM1−
	U-DLBCL/BL	CD5−，CD10+，BCL6+，BCL2+ CD5−，CD10−，BCL2+
大型細胞	マントル細胞リンパ腫	CD5+，CCND1+
	DLBCL	CD5+，CCND1− CD5−，CD10+ CD5−，CD10−，BCL6+，MUM1−
	非胚中心B細胞	CD5−，CD10−，BCL6+，MUM1+
	胚中心後B細胞	CD5−，CD10−，BCL6−，MUM1+
皮膚	原発性皮膚濾胞中心リンパ腫	CD10+ CD10−，BCL2−，BCL6+，MUM1− CD10−，BCL2+（弱），BCL6+
	原発性皮膚辺縁帯リンパ腫	CD10−，BCL2−，BCL6− CD10−，BCL2+，BCL6−
	原発性皮膚DLBCL	CD10−，BCL2+，MUM1+

Clin Lab Med 2007; 27: 487

エピジェネティック検査

■ 背景
現在のエピジェネティック検査は,一般に研究において実施される。全ゲノムにわたる検査から座位特異的な高解像度の検査まで,非常に多様な技術が使用される。これらの技術はいつくかの分子生物学的基盤にもとづく。

バイサルファイト転換:DNA内の非メチル化シトシン(C)をウラシル(U)へ転換する反応。ウラシルはPCRによって増幅する際にはA-T/A-U対を形成し,チミン(T)に置き換えられる。結果としてC→Tとなる。DNA切断も反応の結果として起こる

制限酵素消化:制限酵素は,メチル化シトシンを認識して特定の配列でDNAを切断する。例,HpaⅡ酵素は2つ目のCがメチル化されているCCGG配列にてDNAを切断する一方,MspⅠ酵素はメチル化の有無にかかわらずCCGG配列を切断する

免疫沈降:抗体認識によって特定の分子を選択する方法。メチル化されたDNAや,DNAに結合した蛋白(特定の修飾を受けたヒストン残基や転写因子など)は典型的な標的である。ChIPのようにも略される

質量分析:質量/電荷の比の計算解析によってサンプルの分子構成を同定する方法

マイクロアレイ分析:ガラススライドやチップに固定したDNA断片の相同性によって,サンプル内の特定のDNA配列を同定する方法。使用するDNA断片のセットはカスタマイズできるが,同定可能な配列の範囲はチップ上におかれた配列に制限される。バイオインフォマティクス的な品質管理と分析が必要

ハイスループットシークエンス:サンプル内の個々のDNA分子を直接シークエンスする技術。この技術では,配列決定は短い長さに限定され,バイオインフォマティクス的に再構成される。

■ DNAメチル化分析

バイサルファイトシークエンス:バイサルファイト転換DNA配列が転換されていない配列と比較され,T:Cミスマッチのある場所がメチル化部位として同定される。この操作はそれぞれの位置でのメチル化率を求めるために何回か繰り返される。マイクロアレイやハイスループットシークエンスの使用へと発展させることもできる

バイサルファイト・ピロシークエンス:バイサルファイトシークエンスを蛍光体を使い発展させたもので,任意の部位のメチル化率を相対的なT:C蛍光比から1度の検査で引き出すことができる。高い信頼性があるが,短い配列に限られる

MassARRAY:Sequenom社が特許をもつバイサルファイトシークエンスの発展形。バイサルファイト転換DNA配列について質量分析を行い,塩基ごとのメチル化率を算出する(*Bioinformatics* 2009; 2164-2170)

MeDIP-チップ,MeDIP-シークエンス:メチル化DNAが小さな断片へと分解され,メチル化DNAに特異的な**抗体**を使用して免疫沈降が行われる。結果得られたDNA断片はマイクロアレイあるいはチップの使用(*Nat Genet* 2005; 853: 862),またはハイスループットシークエンス(*BMC Genomics* 2010; 137)により分析される。バイオインフォマティクス的解析が必要

制限消化分析:いくつかのアプローチがある。1つの例はHELP分析で,メチル化可能箇所のサブセットがHpaⅡやMspⅠ制限酵素による消化との比較によって分析される。消化はマイクロアレイ(*Genome Res* 2006; 1046: 1055)でもハイスループットシークエンスでも解析される(*Methods* 2010; 218: 222)。洗練されたバイオインフォマティクス的分析が必要である

Illuminaメチル化分析:独占的プラットフォームであり,バイサルファイト転換DNAが市販マイクロアレイとハイブリダイズされる。マイクロアレイはヒトゲノム内でメチル化可能である箇所のサブセットを含み,バイサルファイト転換メチル化配列あるいは非メチル化配列に対応する対となる塩基アナログを有する。単独のヌクレオチドシークエンスステップが実施され,その後に一連の染色と独占的なソフトウェアによる分析が行われ,メチル化と非メチル化DNAの比率の同定が行われる(*Epigenomics* 2009; 177: 200)

DNAメチル化分析技術の比較＊

方法	利点	欠点
バイサルファイトシークエンス	高解像度 高度に定量的 安価	短い配列に限定 任意の部位のメチル化率を評価するにはサンプルを多数複製し，並行して解析する必要がある
バイサルファイト・ピロシークエンス，massARRAY	高解像度 サンプルのメチル化位置とメチル化率の同時評価 高度に定量的	短い配列に限定 評価するDNA塩基あたりで高額
MeDIP-チップ，-シークエンス	全ゲノムメチル化の調査 すべてのメチル化部位でのメチル化の検出	ゲノムのほとんどが一般的にはメチル化：信号-ノイズ比 低解像度 非定量的
制限消化分析（HELP，その他）	ゲノム全範囲 メチル化箇所を高特異度で同定 コピー数多型を同時に分析できる	制限切断箇所のメチル化のみ評価可能 量に関しては厳密ではない カスタマイズ性に優れた分析
Illuminaメチル化分析	ゲノム全範囲 メチル化箇所を高特異度で同定 使用が簡単	独占チップデザイン＆ソフトウェア解析ツールパッケージによる制限 分析箇所があらかじめ決められている

＊：これらの技術の多くが5-メチルシトシンを化学修飾型と判別することができない。これは重要なものとなりうる（Song, X, et al. *Nat Biotechnol* 2011; 29: 68-72）。このような修飾には5-ヒドロキシメチルシトシン，5-ホルミルシトシン，5-カルボキシシトシンが含まれる

■ ヒストン分析

ChIP-chip：特定の修飾を受けたヒストンのような蛋白のゲノム位置の評価方法。蛋白をDNAと架橋させ，調べたいヒストン-DNA複合体が特異的な**抗体**によって選択される。架橋を取り除き，得られたDNAが分析のためにマイクロアレイ（チップ）とハイブリッド形成される。マイクロアレイ結果のバイオインフォマティクス的処理が必須である

ChIP-シークエンス：ChIP-chipのマイクロアレイ分析（chip）部分をハイスループットシークエンスで置き換えたもの。バイオインフォマティクス的処理が必須

ウエスタンブロット：特定の修飾を受けたヒストンなど，特定蛋白の存在を検出する古典的方法。蛋白は電気泳動で分離され，膜に移されて**抗体**との相同性によって同定される。1回に1種類の抗体のみ使用可能であり，連続的な抗体洗浄／再ハイブリダイゼーションはサンプル変性のため制限される

ELISA：特定の蛋白を同定するために**抗体**を介するもう1つの方法。蛋白サンプルを試験管に入れ，特定の蛋白存在下で色が変化する抗体とハイブリッド形成させる

質量分析：質量分析により，サンプル内の多数の修飾ヒストンの存在が並行して同定可能。DNAメチル化分析のmassArrayと同様，この技術は計算解析に大きく依存する

がん免疫生物学

■ がん免疫学：基礎編
- 免疫機構はがんのサーベイランスに重要な役割を果たしている。免疫機構を調節・増幅する治療は**免疫療法**と呼ばれる
- **自然免疫**：最初の防御機構である。マクロファージや樹状細胞、NK細胞を含み、微生物の分子構造を認識するtoll様受容体などのパターン認識受容体を発現させる。これらの受容体を通じて認識されると、サイトカインが産生され、さらなる免疫細胞の動員と活性化を導き、病原体を死滅させる。微生物や細胞の破片はその後マクロファージやB細胞、樹状細胞などの抗原提示細胞（APC）により捕獲され、最終的に獲得免疫系が活性化される
- **獲得免疫**：生涯にわたる免疫「記憶」を生み出す。細胞性および液性免疫を誘導するT細胞、B細胞で構成される。これらの活性化は、高度に多様化し、かつ特異的なT細胞受容体およびB細胞受容体を通じて行われる

■ T細胞
- 胸腺で成熟したリンパ球。MHC（主要組織適合遺伝子複合体）と複合体を形成した抗原を認識する

細胞	活性化させる分子	効果	サイトカイン
CD4+（ヘルパーT細胞など）	MHCクラスⅡ（HLA DR）：抗原提示細胞（樹状細胞やマクロファージ）に発現する	ヘルパーT細胞（Th1、Th2、Th17）、制御性T細胞（Treg）をコントロールする	Th1：IFN-γ、IL-2 Th2：IL-4、IL-5、IL-10 Th17：IL-17、IL-23
CD8+（CTL：細胞傷害性T細胞）	MHCクラスⅠ（HLA-A、B、C）：すべての細胞に発現する	ひとたび活性化すると直接細胞を傷害できる	IFN-γ、IL-2、グランザイム、パーフォリン

- **CD4+細胞**：免疫反応を制御する。Th1、Th2、Th17、制御性T細胞（Treg）を活性化する。MHCクラスⅡ上の抗原を認識した際のサイトカイン環境に依存する反応で、マクロファージやNK細胞もまた活性化する。T細胞のエフェクター機能を調節する➡IL-2は腫瘍免疫においてT細胞の増殖と活性化能を制御する。前臨床モデルおよびHIV患者などCD4の機能が低下した患者では、どちらも悪性腫瘍の発生率が増加する
- **Th1の反応（細胞性免疫）**：CTLやマクロファージを活性化する
  サイトカイン：IFN-γにより活性化され、IL-10とIL-4により阻害される
  CTLはウイルスに感染した細胞の検出と腫瘍細胞の認識に重要な役割を果たしている（腫瘍にはMHCクラスⅠの発現がよくみられるが、腫瘍はMHCクラスⅠの発現をダウンレギュレートし、CTLから逃れることもある）
- **Th2の反応（液性免疫）**：B細胞を活性化させ、抗体のクラススイッチと抗体産生、および好酸球の活性化を行う
  サイトカイン：IL-4とIL-10により活性化され、IFN-γにより阻害される
- **Th17細胞**：IL-1、TGF-β、IL-6により活性化され、IL-17を産生する。各種悪性腫瘍にみられ、がんの促進と抗腫瘍効果の両方に関与している（*Am J Pathol* 2013: 182(1): 10-20）
- **制御性T細胞（Treg）**：自己抗原に対して加えられる過剰な免疫を抑制し、免疫寛容を維持する。また、Tregは腫瘍反応性細胞を阻害する役割をもつともされている（*JCO* 2006: 24: 5373-5380）。Tregはエフェクター細胞と同じ環境において活性化され、環境からの刺激にもとづいて特定のサブセットが特定の免疫を抑制する（*Science* 2009: 326(5955): 986-991）。
  type 1 TregはIL-10により活性化され、さらにIL-10とTGF-βを産生する（*Clin Cancer Res* 2008: 14(12): 3706-3715）。

■ ナチュラルキラー細胞（NK細胞）
- 自然免疫の一部である。NK細胞は、NK機能を仲介し、急性骨髄性白血病における同種幹細胞移植後の再発抑制に重要な役割を果たしているキラー免疫グロブリン様受容体（KIR）の抑制と活性化を担う（*NEJM* 2012: 367: 805-816）。NK細胞はFc受容体を発現し、ADCC（抗体依存性細胞傷害）の調整に重要な役割を果たす
- サイトカイン：INF-γを産生し、IL-2により活性化される

■ B細胞
- 獲得免疫の一部である。抗体を産生し，APC（抗原提示細胞）として働く
- 抗体の役割：(1) 抗体のFc部分を通じて，補体を介した細胞傷害性機能を活性化させる。(2) ADCC。(3) 細胞増殖を制御する細胞表面受容体と相互作用を持つ（がん治療における例には抗CD20モノクローナル抗体であるリツキシマブなどが含まれる）

■ 樹状細胞（DC）
- パターン認識受容体，サイトカイン，T細胞シグナルなどを通じて，病原体からの刺激を受ける→分化して他の組織に遊走し，活性化APCとなる
- 非常に効果的なAPC：そのようなものとして，現在開発中の多くの腫瘍ワクチンは，腫瘍抗原の運搬にDCを使用している
- 主な2つのタイプ（他にも存在する）

    CD11c陽性骨髄系樹状細胞：GM-CSFに反応し，最も効率的なAPCである。特にナイーブT細胞の活性化＆IL-2を通じた腫瘍特異的CTLの活性化に関与する

    CD11c陰性形質細胞様樹状細胞：IL-3受容体をもち，末梢血中を循環し，自然免疫反応を調節するのを助け，特にウイルスに対抗する

■ マクロファージ
- 単球から派生し，貪食細胞として分化し，APCとして機能する。細胞表面受容体が補体を認識し，Fc受容体が免疫グロブリンを認識する。このようにして抗体依存性の細胞取り込みを行う
- 2つの主な活性化状態：M1＆M2

    M1：NO合成酵素，IL-12，TNFを産生する。NOとTNFを通じて腫瘍を傷害する。がん患者においては生存率の改善に関与するといわれている（*Eur Respir J* 2009; 33: 118-126）

    M2：アルギナーゼ，IL-10，TGF-β，プロスタグランジンE2を産生する。血管新生を促進し，Th1の反応を抑制し，腫瘍の増殖を助ける

■ 免疫監視機構と免疫編集
- **免疫不全**は，臓器移植レシピエントやHIV患者，リウマチ患者，免疫抑制薬を使用している患者でみられるのと同様に，悪性腫瘍とも関連があるといわれている。このことは，がんの予防に免疫機構が一定の役割を果たすことを示唆している
- **がんにおける免疫編集の3つのE**：免疫機構ががんの排除とがんの増殖に果たす役割を説明する（総説：*Nat Immunol* 2002: 3(11): 991-998）

    排除（Elimination）：自然免疫（NK細胞，マクロファージ）は腫瘍が産生する炎症性サイトカインによって活性化される。自然免疫の活性化はIL-2やIFN-γといった炎症性サイトカインの分泌を増加させ，樹状細胞とマクロファージの活性化は抗原提示を導き，T細胞（CD4＋およびCD8−）の活性化とCTLの産生は細胞死とがんの根絶を導く

    平衡（Equilibrium）：がん細胞が排除されると，免疫細胞はさほど分泌されなくなる。この選択と排除の期間は腫瘍増殖を一時的に制御しうる

    逃避（Escape）：腫瘍細胞上にある免疫活動に重要な分子を失うことにより，免疫機構から逃れようとする。腫瘍はIL-10やTGF-βといった免疫抑制サイトカインを分泌し，INF-γをダウンレギュレートすることができる。加えて，腫瘍は免疫機構が反応できないような非変異型の自己抗原をしばしば発現している。また腫瘍は，T細胞の阻害受容体（PD1）に結合してT細胞の機能を阻害するような分子（例えばPD-L1/B7-H1）を発現することもできる（*Immunology* 2007: 450(7171): 903-907）。

- **腫瘍微小環境**：免疫細胞が腫瘍の中にみられることがある。これらの細胞の構成が患者の予後と相関するといわれている。例えばCD8＋の腫瘍浸潤リンパ球（TIL）の濃度が高いと予後がよく，化学療法の効果も高いといわれている。一方Tregと骨髄由来のサプレッサー細胞は予後不良因子であり，腫瘍におけるTh17の役割はまだ解明の途中である。サイトカインとケモカインの環境もまた予後と関連するといわれている。VEGF，IL-1，IL-8などのいくつかのサイトカインは，内皮細胞を増殖・移動・活性化させる。腫瘍会合性マクロファージ（TAM）は，腫瘍細胞の浸潤と転移を手助けする（*Nat Rev Cancer* 2012: 12(4): 298-306, *Immunology* 2011: 121(1): 1-14）

免疫調節性抗体療法

■ 背景

- **T細胞の活性化には2つのシグナル**が必要である
  - **シグナル1**：TCR-MHC
  - **シグナル2**：CD28-B7-1/B7-2

  その他の受容体とリガンドの相互作用は、T細胞の活性化を制御する阻害性（チェックポイント）または刺激性シグナルのどちらかとなる（図6-1）

- **がんにおける役割**

  免疫チェックポイント蛋白が腫瘍において無調節となることで、抵抗性となることがある。T細胞の受容体を刺激性抗体/リガンドで活性化したり、ブロック抗体で阻害したりすることで、抗腫瘍免疫を導くことができる

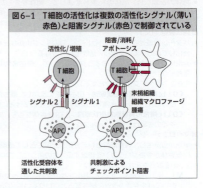

図6-1　T細胞の活性化は複数の活性化シグナル（薄い赤色）と阻害シグナル（赤色）で制御されている

■ 免疫制御蛋白と薬物

活性化受容体/リガンドと薬物

受容体	リガンド	薬物	開発
CD28	B7-1, 2	TGN1412	第I相が終了* (NEJM 2006: 355: 1018)
ICOS	B7-H2		前臨床段階
CD137 (4-1BB)	4-1BBL	いくつかのモノクローナル抗体	第I相 (J Clin Oncol 2008: 26: 3007)
OX40	OX40L	MEDI6469	第I相
CD40	CD40L	いくつかのモノクローナル抗体	第I相 (J Clin Oncol 2009: 27: 4371, J Clin Oncol 2007: 25: 876)
CD70	CD27		前臨床段階
GITR	GITRL	TRX518	第I相

*：第I相試験は、最初の6人の患者がエントリーした時点でSIRS/MOFを伴ったサイトカイン放出症候群が起こり、中止となった

阻害受容体/リガンドと薬物

受容体	リガンド	薬物	開発
PD-1	PD-L1/2	抗PD-1：多数のモノクローナル抗体 抗PD-L1：多数のモノクローナル抗体	固形がん全般を対象としたPD-1とPD-L1に対する第I相 (NEJM 2012: 366: 2443, NEJM 2012: 366: 2455)
CTLA-4	B7-1/2	イピリムマブ tremelimumab	さまざまながんを対象とした第II、III相；イピリムマブは進行悪性黒色腫に対し承認された (NEJM 2010: 363: 711)
不明	B7-H3	MGA271	固形がん全般に対する第I相
不明	B7-H4		前臨床段階
BTLA	HVEM		前臨床段階
TIM3	GAL9		前臨床段階
LAG3	MHC	IMP321	LAG3-Ig融合物：第III相（乳癌）、抗LAG3抗体：前臨床段階

■ 併用療法
- **近年併用により効果があがるといわれている**
- **化学療法／分子標的治療＋イピリムマブ**（*NEJM* 2011: 364: 2517）
- **放射線療法＋イピリムマブ**（*NEJM* 2012: 366: 925）
- **ワクチン療法＋イピリムマブ**
- **抗PD-1抗体＋イピリムマブ**

■ 免疫関連有害事象（irAE）
- **抗CTLA-4抗体**：皮疹，**下痢**，**腸炎**，肝炎，白斑，**下垂体炎**（15%でGrade 3〜4）
- **抗PD-1抗体**：**肺臓炎**（まれ），白斑，腸炎，肝炎，下垂体炎，甲状腺炎（14%でGrade 3〜4）
- **抗PD-L1抗体**：皮疹，甲状腺機能低下症，肝炎（9%でGrade 3〜4）
- **抗4-1BB抗体**：疲労，肝機能障害，好中球減少症，皮疹，下痢，肝炎（Grade 4）
- **抗CD40抗体**：サイトカイン放出症候群（Grade 1〜2），一過性の汎血球減少，疲労，頭痛，発熱，悪寒，悪心，低血圧

■ irAEの管理
- **一般的なガイドライン**：イピリムマブを開始する前や各回投与前に，血清電解質，肝機能，甲状腺機能を測っておく
- **皮疹**：Grade 1〜2：外用グルココルチコイド，抗ヒスタミン薬。Grade 3：薬物の投与を継続しながら，prednisoneを1mg/kgで開始して4週間かけて漸減していく。Grade 4：薬物の投与を中止し，prednisoneを2mg/kgで開始して漸減していく
- **下痢／腸炎**：Grade 1：対症療法。Grade 2：感染症下痢を否定し，腸炎を否定するためにS状結腸鏡検査／大腸内視鏡検査を行う。腸炎が確定したら経口ステロイド薬を内服する。Grade 3〜4：薬物の投与は終了し，メチルプレドニゾロン125mg（2mg/kg）の点滴を開始，引き続き経口prednisoneまたはデキサメタゾンを投与して最低4週かけて漸減する。72時間以内に改善がみられない場合は，インフリキシマブ5mg/kgの投与を開始する。これは2週間繰り返し投与できる＆ステロイドは漸減
- **肝毒性**：肝転移とウイルス性肝炎を否定する。Grade 3〜4：薬物の投与は中止する。高用量のグルココルチコイドの点滴を24〜48時間行い，その後，経口ステロイドを投与して少なくとも3週間かけて漸減する。肝逸脱酵素の低下が48時間以内にみられないときは，経口MMF 500mgの12時間ごとの投与を考慮する（最大1g 1日2回まで増量できる）。肝毒性を有するためインフリキシマブは避ける
- **下垂体炎**：脳MRIを施行し，新たな脳転移を除外する。採血にて血清電解質，朝のコルチゾール，ACTH，free T3/T4，TSH，テストステロン（男性），FSH・LH・プロラクチン（女性）をチェックする。Grade 3〜4および症候性の汎下垂体機能低下症の場合は，薬物を継続しながら1〜2mg/kgのメチルプレドニゾロンを点滴し，その後1〜2mg/kg/日のprednisoneを3週かけて漸減し，必要に応じて他のホルモン剤で置き換える。副腎クリーゼの場合は，敗血症を除外して，メチルプレドニゾロンの点滴を開始する。適切なホルモン置換がなされたら薬物の再開は可能である
- **膵炎**：多くは無症候性である。Grade 3〜4の場合は薬物を中止し，経口ステロイドを投与して3週間かけて漸減する
- **上強膜炎／ブドウ膜炎**：Grade 1〜2：外用ステロイド。Grade 3〜4：薬物を中止し，経口ステロイドを投与して3週間かけて漸減する
- **肺臓炎**：感染症を除外し，empiricな抗菌薬投与を考慮する。Grade 1：薬物は継続したまま，ステロイド投与を考慮する。Grade 2：薬物は継続したまま，ステロイド投与を開始し，漸減する。Grade 3〜4：薬物を中止し，入院のうえ，大量ステロイドを点滴投与する。ステロイドに反応がみられない場合は，追加で免疫抑制療法を行う

■ 効果判定
- **異なった反応動態を示すため，免疫療法の効果判定法としてRECISTは適切ではない**
- **irRC**（免疫関連治療効果判定分類）（*Clin Cancer Res* 2009: 15: 7412）
  ベースラインから25%までの総腫瘍径の増大を許容する
  新病変の出現をPDとしない
  標的病変と新病変の合計が25%より増大していた場合PDとする

■ 開発中の予後因子となるバイオマーカー
- **CTLA-4治療**
  リンパ球数：2回投与後に上昇していた場合，予後がよい（*Cancer* 2010: 116: 1767）
  ICOS（誘導性共刺激分子）：持続的にICOSがCD4＋T細胞に多くみられる場合，予後がよい（*Clin Cancer Res* 2010: 16: 2861）
- **PD-1治療**
  腫瘍組織にPD-L1が発現している場合，奏効率と相関する（*Sci Transl Med* 2012: 4: 127ra37，*NEJM* 2012: 366: 2443）

さまざまな免疫療法

■ 養子細胞治療（adoptive cell therapy：ACT）
- **メカニズム**：腫瘍細胞や感染細胞を特殊なリンパ球で直接傷害する
- **ドナーリンパ球輸注（DLI）**：HLA一致のリンパ球 ➔ 同種造血幹細胞移植後のCMLとAMLの再発例，急性リンパ性白血病の一部（低悪性度）。EBウイルス特異的リンパ球 ➔ リツキシマブ抵抗性のEBウイルス関連移植後リンパ増殖性疾患（PTLD）
- **腫瘍浸潤リンパ球（TIL）**：腫瘍より分離されるリンパ球。*in vitro*で培養し，患者に投与する。通常は全身照射または化学療法でリンパ球を消滅させる前処置を行う（*NEJM* 1988: 319: 1676, *J Clin Oncol* 2008: 26: 5233）
- **遺伝子組換えリンパ球**
  キメラ型抗原受容体（CAR）：改変された自家リンパ球で，MHC非拘束性の抗原認識を行う。このキメラ型受容体は，抗原特異的モノクローナル抗体の可変領域とTCR&共刺激受容体ドメイン（CD28など）を融合させた分子（*PNAS* 1993: 90: 720）
  改変T細胞受容体（engineered TCR）：MHCに拘束される腫瘍特異的T細胞受容体を発現した改変自家リンパ球（*Science* 2006: 314: 126）

■ ワクチン療法
- **メカニズム**：腫瘍特異的免疫反応を誘導する
- **全細胞ワクチン**：自家 vs. 同種腫瘍溶解物
- **組換え全細胞ワクチン**：顆粒球マクロファージコロニー刺激因子（GM-CSF）のような免疫刺激分子を発現するように改変した腫瘍細胞（**GVAX**）
- **蛋白ワクチン**：特定のHLAに拘束されないfull-lengthの蛋白。がん・精巣抗原は，正常成人の組織でみられない（がん特異性が高い）ため，よく用いられる（例，MAGE-A3/AS15蛋白，NY-ESO1蛋白）
- **ペプチドワクチン**：蛋白よりも調製が容易だが，多くはHLAに拘束される（最もよくあるのはHLA-A2）。ペプチドはがん・精巣抗原や腫瘍特異抗原から作られる（例，ウイルス，変異蛋白）
- **DNAワクチン**：蛋白のかわりに抗原をコードしたDNAベクターが使われる
- **樹状細胞（DC）ワクチン**：*ex vivo*でDCを生成する。最も一般的なのは，単球からサイトカインカクテルを使ってDCへと成熟させる方法である。DCは自家あるいは同種の腫瘍細胞溶解物または特異抗原を付加され，患者の体内に再び投与される
  Sipuleucel T：組換え融合蛋白とともに活性化された末梢血単核球。PA2024（前立腺酸性ホスファターゼ：PAP）にGM-CSFを結合したもの。末梢血単核球混合物には樹状細胞の前駆細胞，T細胞，B細胞，マクロファージが含まれる。去勢抵抗性前立腺癌においてOSの延長が示された（*NEJM* 2010: 363: 411）
- **ベクターワクチン**：目的の抗原が組換えウイルスベクターによって導入される（例，ワクシニアウイルス，アデノウイルス）
  Prostvac-VF：2つの組換えワクシニアウイルスベクターのワクチンで，それぞれがPSAと3つの免疫共刺激分子（B7.1，ICAM-1，LFA-3）の導入遺伝子をコードしている。去勢抵抗性前立腺癌の第Ⅱ相試験でOSを延長した（*J Clin Oncol* 2010: 28: 1099）

■ 腫瘍崩壊ウイルス（oncolytic virus：OV）
- **メカニズム**：全身的な抗腫瘍免疫反応を引き起こすことにより，結果的に抗腫瘍効果をもたらす
- **Oncovex-GM-CSF**：単純ヘルペスウイルス1型（HSV-1）にGM-CSF遺伝子が組み込まれたもの（*J Clin Oncol* 2009: 27: 5763）
- **Reolysin**：天然3型レオウイルスで，Ras経路が活性化した腫瘍細胞において選択的に複製する（*Clin Cancer Res* 2010: 16: 3067）。
- **JX-594**：弱毒ワクシニアウイルスにGM-CSF遺伝子が組み込まれたもので，EGFR-Ras経路が活性化した腫瘍細胞において選択的に複製する（*Nature* 2011: 477: 99）
- **その他の開発中のウイルス製剤**：麻疹ウイルス，ニューカッスル病ウイルス，アデノウイルス，コクサッキーウイルスA21，パルボウイルス，ポリオウイルス，セネカバレーウイルス，レトロウイルス，ワクシニアウイルス，HSV-1，水疱性口内炎ウイルス

■ サイトカイン

がんに関連適応のある臨床用または開発中のサイトカイン

サイトカイン	作用点と生物学的作用	がんでの適応	毒性
インターフェロン			
IFNα-2a ロフェロンA	マクロファージ, NK細胞 自然抗腫瘍作用を刺激 腫瘍細胞のMHCの発現を アップレギュレート	HCL, Kaposi肉腫, CML	全身性, うつ, 肝機能障害[a], 血液毒性[b]
IFNα-2b		悪性黒色腫, HCL, NHL, Kaposi肉腫	
増殖因子			
GM-CSF sargramostim	骨髄細胞系列 好中球, 単球, 樹状細胞, マクロファージを増加させる	化学療法に伴う好中球減少↓, 造血幹細胞移植後の骨髄再構成↑, 幹細胞の動員	骨痛, 筋肉痛, 関節痛, 注射部位の局所反応
G-CSF filgrastim	骨髄系列細胞 好中球↑		
インターロイキン			
IL-2 aldesleukin	CD4エフェクター↑, CD8↑, **Treg**↑, B細胞↑, NK細胞↑	RCC, 悪性黒色腫, 養子細胞治療の補助療法	毛細血管漏出症候群, ショック, MOF
IL-7	CD4エフェクター↑, CD8↑	第Ⅰ相 (各種がん)	発熱, 肝酵素↑, 筋肉痛
IL-11 oprelvekin	巨核球, 血小板産生↑	化学療法に伴う血小板減少の短縮	浮腫, 悪心/嘔吐, 口腔内の糜爛, 下痢, 息切れ
IL-15	CD8, NK細胞↑	第Ⅰ相 (各種がん)	
IL-21	B細胞の減少, Th17, CD8, NK細胞の増加	第Ⅰ相 (各種がん)	発熱, 肝酵素上昇, 筋肉痛, 好中球減少
その他			
denileukin diftitox	免疫毒素にIL-2を結合したもの: T細胞リンパ腫とTregに直接作用し傷害する	皮膚T細胞リンパ腫	発熱, 肝酵素上昇, 筋肉痛, インフュージョンリアクション, 毛細血管漏出症候群, 視力障害
plerixafor	CXCR4受容体アンタゴニスト	造血幹細胞移植前の幹細胞の採取	悪心, 下痢, 筋肉痛

a: 肝酵素が基準値の5倍であれば治療延期, 10倍であれば治療中止
b: 絶対好中球<500のとき治療延期

■ その他の免疫療法の標的と戦略

- **制御性T細胞 (Treg)**: CD4エフェクターとCD8細胞による免疫反応を抑制する。末梢血と腫瘍浸潤Tregの増加は, 多くのがんで予後不良因子となる
  標的戦略: 抗CD25抗体 (daclizumab), danileukin diftitox: Tregの表面のアップレギュレートされたCD25 (IL-2R) を標的とする
- **IDO (インドールアミン 2,3-ジオキシゲナーゼ)**: トリプトファン代謝酵素で, さまざまな腫瘍細胞, 樹状細胞, 骨髄細胞系列で上方制御されている。IDOの増加は免疫反応の抑制&免疫寛容につながる
  標的戦略: IDOを標的とした小分子阻害薬がある
- **骨髄由来サプレッサー細胞 (MDSC)**: 腫瘍の局所微小環境や全身に存在し, CD4エフェクターとCD8細胞による免疫反応を抑制する
  標的戦略: ATRA, 何種類かの抗癌薬, PDE-5阻害 (シルデナフィル), スニチニブ, ビタミンD3

BRCA1/2

■ 生物学
- **遺伝子**：*BRCA1*：17番染色体長腕，*BRCA2*：13番染色体長腕
- **機能**：がん抑制遺伝子；蛋白の機能は**二本鎖DNA切断が起きた際に相同組換え機構を利用し，DNA損傷を修復すること**
- **生殖細胞系列変異タイプ**：点変異，小規模な挿入・欠失（インデル），広範囲の遺伝子再構成（LGR）
- **遺伝形式**：**常染色体優性遺伝**
- **アシュケナージユダヤ人（AJ）変異**：創始者変異としては*BRCA1*の187のAG欠失および5385のC挿入，*BRCA2*の6174のT欠失。AJではLGRはまれ

■ 疫学
- **頻度**：乳癌全体の約5%，遺伝性乳癌の90%は*BRCA*の変異で起こる
- **浸透度**：70歳までに50〜85%のリスクで乳癌に罹患；*BRCA1*変異を認める場合は30〜50%のリスク，*BRCA2*に変異を認める場合は10〜30%のリスクで卵巣癌に罹患
- **人種差**：AJに高頻度で*BRCA*変異

■ 臨床所見
- *BRCA1*変異によるリスク上昇：乳癌，卵巣癌，二次原発性乳癌，おそらく膵癌，その他
- *BRCA2*変異によるリスク上昇：乳癌，卵巣癌，二次原発性乳癌，膵癌，前立腺癌，おそらく悪性黒色腫，男性乳癌（*BRCA2*＞*BRCA1*）
- 予後：*BRCA1*変異乳癌と散発性乳癌の予後に差なし（*J Clin Oncol* 2012; 30: 19）

■ 病理
- ***BRCA1*関連乳癌**：ホルモン受容体陰性，HER2陰性（トリプルネガティブ乳癌）の頻度が高い（basal-likeサブタイプ，80%）。より強い細胞異型。約15%は髄様癌
- ***BRCA2*関連乳癌**：**より多彩な病理所見**を認め散発性乳癌に似る。ホルモン受容体陽性乳癌が多い（luminalサブタイプ）。小葉癌（*Cancer Epidem Biomar* 2012; 21: 134）
- **卵巣漿液性腫瘍と関連**

■ リスク評価
- **遺伝学的リスクを評価**：個人に2つ以上または同一家系内に2人以上の乳癌発症を認める；卵巣癌が同一家系内に>1人；自分自身，または第二度近親以内の親族に≦45歳で乳癌の既往；トリプルネガティブ乳癌<60歳；家系内に*BRCA*変異を認める；男性乳癌，乳癌＋*BRCA*関連悪性腫瘍を同一家系内に認める；高リスクな集団（例：AJ）には基準を改変（*NEJM* 2007; 357: 154）
- **リスク評価モデル**：
  - 経験的モデル：*BRCA1/2*変異検査によるリスクの推計（NCI. Myriad. University of Pennsylvaniaモデル）
  - 遺伝的リスクモデル：変異キャリアの可能性＆がん罹患リスクを推計（BRCAPro. Tyrer-Cuzick. BOADICEA）
- **遺伝カウンセリング**：患者が，検査により得る利益と損失，そして予期しえない結果がでてくる可能性を理解し，そのうえで本当に検査を受ける希望があるのかを，検査前に確認することが重要である；検査後に重要なことは，結果の解釈や生殖に関する選択肢を示すことである

■ 遺伝学的検査
- 最も流通している検査はMyriad Genetics社製
- 内容：包括的な検査で*BRCA1/2*の**フルシークエンシング**（全塩基解読），および特定のLGRの検出が可能
- **NCCNは，もしシークエンスで陰性であったとしてもLGRを検出することを推奨している**
- AJで既知の家族性変異がある場合は，まず既知の家族性変異を調べる＋AJ内で検出されている変異を調べる
- AJで既知の家族性変異がない場合は，まずAJ内で検出されている変異を調べ，陰性の場合にはさらなる検査を検討する

遺伝学的検査結果＆臨床的重要度／推奨スクリーニング	
有害な変異	悪性腫瘍のリスク高い。スクリーニング法は以下を参照
重要度不明のバリアント	一般集団より悪性腫瘍のリスクが高い可能性。調査や個々の推奨スクリーニングを要する
変異の検出なし，既知の家族性変異あり	真の陰性。一般集団と同等の悪性腫瘍のリスク。一般集団のガイドラインに準じたスクリーニングを行う
変異の検出なし，既知の家族性変異なし	非決定的。悪性腫瘍のリスクは不明。家族・個人の既往歴にもとづいた調査や個々の推奨スクリーニングを要する

■スクリーニング

- **乳房自己触診検査**：NCCNは18歳以上の女性に乳房自己触診方法の教育と訓練を推奨しており，自己発見の促進をめざしている
- **乳癌スクリーニング**：触診は25歳以上で6～12カ月ごとに行う。若年乳癌発症の家族歴をもつ場合には，25歳以上またはさらに若年から**年に1回のマンモグラフィーおよびMRI**を行う；高濃度乳房（デンスブレスト）の女性ではマンモグラフィーの効果は限定的であるため，超音波検査の追加を考慮する。MRIを行うことの意義は不明
- **卵巣癌スクリーニング**：スクリーニングを支持する**エビデンスなし**。しかし，若年乳癌発症の家族歴をもつ女性では，30歳以上あるいはそれより若年で6カ月ごとの経腟超音波＋CA-125の計測を考慮してもよい
- **その他の悪性腫瘍**（子宮内膜癌，前立腺癌，膵癌）：**年齢に応じたスクリーニング**でよいが，家族歴がある場合には早期に開始を考慮
- **男性キャリア**：35歳以上で乳房自己触診の教育，訓練を開始する。35歳以上で6～12カ月ごとの触診検査を，40歳以上でマンモグラフィーを考慮する。40歳以上で前立腺癌スクリーニングを考慮する
- **親族への勧告**：遺伝カウンセリングや可能な遺伝学的検査をすすめる

■リスク軽減

- **リスク軽減乳房切除**：90％以上の乳癌リスク↓；すべての*BRCA*変異キャリアで検討されるべき
- **リスク軽減卵管卵巣摘出**：閉経前に施行すれば85～90％の卵巣癌リスク↓，約50％の乳癌リスク↓；乳癌・卵巣癌死亡リスクの低下と関連（*JAMA* 2010; 304: 967）；ガイドラインでは出産後，理想的には35～40歳での両側卵管卵巣切除を推奨している
- **化学予防**：リスク軽減を目的とした医療介入を希望する場合には，エビデンスは限定的だがタモキシフェンの内服を考慮する
- **ライフスタイルの是正**：ホルモン治療を避ける，アルコール量を1杯／日以下に制限，体重の減量

■治療

- **手術**：**非*BRCA*変異キャリア**に準ずるが，（リスク軽減）**両側乳房切除**についてより強く考慮する
- **化学療法**：薬物，適応，投与量は非*BRCA*変異キャリアに準ずる；*BRCA*変異キャリアにおいてもアントラサイクリン／タキサンの併用（順次投与）により散発性のトリプルネガティブ乳癌と同様の治療効果を示すエビデンスあり；***BRCA*関連乳癌は特にプラチナ系抗癌薬に高い感受性を示す可能性あり**（試験段階）
- **PARP阻害薬**：*BRCA*関連乳癌における**合成致死**を促進（相同組換え修復機能を欠損）（*Lancet* 2010; 376: 235）；臨床試験中
- **内分泌療法**：薬物，適応，投与量は非*BRCA*変異キャリアに準ずる
- **抗HER2療法**：薬物，適応，投与量は非*BRCA*変異キャリアに準ずる

Lynch症候群と家族性大腸ポリポーシス

Lynch症候群（LS，かつての遺伝性非ポリポーシス大腸癌〔HNPCC〕）

■ 生物学
- 生殖細胞系列の**DNAミスマッチ修復（MMR）**遺伝子の変異が原因（*MLH1*，*MSH2*，*MSH6* ≫ *PMS2*）または*EPCAM/TACSTD1*遺伝子の3'末端の欠損（*MSH2*機能低下を誘導）
- 腫瘍内に**マイクロサテライト不安定性（MSI）**（特にマイクロサテライトと呼ばれる塩基配列の繰り返しの多い領域において，DNA複製の際にエラーが起こりやすい）を認める場合の表現型の特徴
- **常染色体優性遺伝**。生涯で70％の大腸癌リスク，かつ60％の子宮内膜癌リスクの浸透度

■ 疫学，臨床所見
- 大腸癌全体の約3％を占める
- **診断**：大腸癌として診断される平均年齢は43歳；散発性の大腸癌でみられる腺腫からの癌化と比較して進行が早い；**近位結腸**（盲腸，上行・横行結腸）に好発
- **LS関連大腸癌の病理：高MSI。未分化で髄様癌，粘液癌の形質を伴い，腫瘍辺縁にリンパ球浸潤を伴う**
- **その他のLS関連癌**：子宮内膜（25〜60％）；胃，卵巣，膵，尿路，腎盂，脳（膠芽腫），小腸（すべて<10％）
- **Muir-Torre症候群**：脂腺腫瘍に関連したLSの亜型で，*MSH2*変異キャリアに多くみられる

■ リスク評価モデル
- **アムステルダムⅡ基準（1999）：特異的**（基準を満たす人の50％はMMR遺伝子変異をもつ）だが，**感度は低い**（厳格な基準を用いても68％のLS患者を見逃す）
- **改訂ベセスダガイドライン（2002）**：アムステルダムモデルに比べ**より幅広い基準**，費用対効果が高い，しかし**臨床応用は困難**
- **より新しいオンラインモデル**：PREMM1,2,6（Dana Farber），HNPCC予測モデル，MMRpro—遺伝子変異やLS関連悪性腫瘍の可能性を予測

■ 遺伝学的検査
- 腫瘍組織の検査を先に行う

検査タイプ	
MMR関連蛋白発現に対する免疫組織化学染色法（IHC）	感度83％，特異度89％；MMR関連蛋白4つすべての発現を確認することが望ましい；1つ以上の蛋白欠失が確認される腫瘍はLynch症候群を疑う；特定の遺伝子の変異解析としてはMSI解析よりも優れる；例えばMLH-1蛋白が欠失している場合，腫瘍の*BRAF* V600E変異かつ/または*MLH-1*プロモーターのメチル化が散発性の病因となっている可能性が考えられる
MSI解析	感度77〜89％，特異度90％；≧2/5マーカーが陽性で高MSI；特に生殖細胞系列変異を強く疑う家族歴をもたない場合に有用；MSIはまた，IHC法での蛋白発現が確定的でない場合や，蛋白発現は正常だが臨床所見から疾患が疑われる場合などに有用である

- **腫瘍組織検査が陽性（高MSIまたはIHC異常）の場合**には，遺伝カウンセリング，生殖細胞系列変異検査を考慮する
- **検査の反映**：家族歴にかかわらず大腸癌＆子宮内膜癌の腫瘍を検査し，誰が遺伝学的検査を受けるべきかを決定する（一部のNCCNの施設で行われており，大腸癌では費用対効果が高い）
- **濃厚な家族歴をもつ患者の腫瘍組織がない場合**：大きなポリープの検査を考慮（感度↓）または生殖細胞系列のシークエンスを考慮する

■ Lynch症候群患者の管理
- **大腸癌リスク**：20〜25歳，または家系内で最も若く大腸癌を発症した年齢よりさらに2〜5年以前に（どちらか若いほうの年齢で開始），1〜2年ごとに大腸内視鏡検査を行う；経過観察の対象でない場合には，横行結腸の亜全摘術を考慮
- **子宮内膜癌，卵巣癌**：不正子宮出血などの症状に注意を払うよう教育し，出産が終了した時点で子宮全摘＋両側卵管卵巣切除を考慮する（個々の症例で，追加検査として年に1回の子宮内膜掻把，経腟超音波，血清CA-125検査を考慮してもよい）

- **その他の癌**：30～35歳で2～3年ごとに上部消化管内視鏡あるいは非侵襲的カプセル内視鏡の開始を考慮；25～30歳で1年ごとの尿酸値測定を考慮；臓器ごとに評価を行い，症状の顕在化に注意を払う
- **化学予防**：アスピリンは家族性大腸癌のキャリアにおける大腸癌発症リスクを低下させた（CAPP2 Trial *Lancet* 2011; 378: 2081）；至適投与量は不明

■ 治療
- 予後の改善はあるものの，**高MSI腫瘍は5-FUベースの化学療法に耐性である可能性がある**（*J Clin Oncol* 2010; 28: 3219）が，一般的な治療方針の変更は明示されていない

家族性大腸ポリポーシス（FAP）

■ 生物学
- 5q21染色体上の***APC***遺伝子の変異：約25%の変異は *de novo*（散発性に起こる）
- 2つのバリアント：古典的FAPと軽症型FAP（attenuated FAP：AFAP）；*APC*変異の部位により表現型には多様性あり
- 遺伝形式：**常染色体優性遺伝**：古典的FAPにおける浸透度は基本的に100%

■ 疫学
- **罹患率／有病率**：FAP＋AFAPは大腸癌（CRC）全体の1%以下

■ 臨床所見
- **FAP**：10～30歳代でポリープ＞100（典型的には数百～数千個）；50歳までのCRCリスクは100%；**AFAP**では典型的にはポリープ＜100；発症が遅い（罹患率は40歳以上で急速に上昇，80歳までに70%に達する）
- **病変の部位**：FAP：左側CRCが多い。AFAP：右側CRCが多い
- **関連した非悪性の所見（FAPでより多い）**：デスモイド腫瘍（遠位*APC*変異），網膜色素上皮細胞の先天的肥大（CHRPE，中央部*APC*変異を伴う），顎骨腫，多歯症，上皮性嚢胞，副腎皮質腺腫
- **関連した悪性所見**：甲状腺腫瘍，胃小腸ポリープは5～10%の十二指腸癌または乳頭部癌のリスクを伴う，Turcot症候群（大腸ポリポーシス＋脳腫瘍），膵癌のリスク

■ 遺伝学的検査
- *APC*遺伝子変異の検出感度は70～90%
- 既知の家族性変異が判明していない場合には，先にシークエンスを行う；変異がみつからなければ大規模再構成と*APC*遺伝子の欠失がないか検査を行う
- 臨床的なAFAPに対しては，*APC*遺伝子変異が判明していなければ*MUTYH*テストを行う。この検査は，常染色体劣性遺伝性の大腸癌/腸管ポリポーシスを呈するMAP（MYH関連ポリポーシス）を検出するための検査である

■ FAPおよびAFAPにおけるスクリーニングおよびリスク軽減
- **孤発性FAP**：S状結腸鏡検査または大腸内視鏡を10～15歳で開始し，12カ月ごとに繰り返す；腺腫がみつかった場合には外科的切除（大腸全摘または亜全摘）を考慮；古典的FAPでは，予防的大腸亜全摘術は10歳代で行うことが望ましい
- **孤発性または家族歴をもつAFAP**：10歳代後半で大腸内視鏡検査を開始し，ポリープがあればポリペクトミー（内視鏡下切除）を行う；2～3年ごとに行う；ポリペクトミーが定期的に実施できない場合には予防的切除も考慮
- **定期検査を行わないリスク（患者意向もしくは医療機関へのアクセスにより）**：10～15歳より24歳まで，S状結腸鏡検査または大腸内視鏡を毎年行うよう提案する；結果が陰性であれば間隔をもう少し長くしてもよい；AFAP患者でS状結腸鏡検査のみ施行している場合には，20歳以降は5年に1度は大腸内視鏡の実施を考慮
- NSAIDsを用いた**化学予防**を考慮（PreSAP *NEJM* 2006; 355: 885, APC *NEJM* 2006; 355: 873）

■ 追加観察
- 術後の腸管観察：直腸を残した場合には，残存腸管と回腸嚢（ストマ）の内視鏡検査を6～12カ月ごとに施行
- 毎年の甲状腺検査±超音波検査
- デスモイド（線維腫症）の家族歴がある場合には，腹部CTまたはMRIを考慮

その他の遺伝性症候群

■ 概観
- 200以上の遺伝性悪性腫瘍症候群が知られているが，いずれも非常にまれである。遺伝性悪性腫瘍は高浸透度を示す生殖細胞系列変異によって起こる；「家族性」悪性腫瘍は，浸透度の低い遺伝子の相互作用により起こる可能性や，遺伝子−環境相互作用の影響，またはそれらの両方の関与が考えられる

■ 遺伝的高リスク評価
- 詳細で漏れのない家族歴の聴取が必須
- リスク評価や遺伝カウンセリングは遺伝学の専門家に依頼
- 個々の変異キャリアである可能性に応じて遺伝学的検査を考慮し，実施前には慎重に議論を重ね，患者に対して検査の潜在的リスク，利益，限界などに関し十分な説明を行い同意を得る

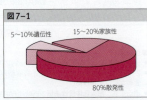

図7-1

Oncogene 2004; 23: 6445の許諾を得て掲載

■ Li-Fraumeni症候群（LFS）
- **変異**：TP53（がん抑制遺伝子）
- **遺伝形式**：常染色体優性遺伝；女性では生涯の悪性新生物リスクはほぼ100％；男性ではややリスクが低く73％（Br J Cancer 2000; 82; 1932）
- **臨床的特徴**：肉腫，乳癌，脳腫瘍，副腎皮質癌，急性白血病
- **診断基準**：
  古典的Li-Fraumeni症候群基準：発端者が45歳未満で肉腫を発症，かつ第一度近親者に45歳未満で癌（臓器は問わない）の既往あり，かつ第二度近親者以内に45歳未満での癌の発症または肉腫の発症（診断時の年齢を問わない）がある
  Chompret基準：発端者が46歳未満でLFS腫瘍既往がある＆第二度近親者以内にLFS腫瘍の発症がある，または発端者が家族歴にかかわらず副腎皮質癌または脈絡叢腫瘍と診断された（J Med Genet 2001; 38; 43）
- **変異キャリアの管理**：高リスクに準じた乳癌スクリーニング，予防的乳房切除を考慮；放射線治療の使用には注意が必要（放射線誘発癌のリスク↑）

■ VHL病
- **変異**：染色体3p25に存在するVHL遺伝子
- **遺伝形式**：常染色体優性遺伝；65歳までに90％の浸透度。Type 1＝褐色細胞腫発症は低リスク，Type 2＝褐色細胞腫発症は高リスク，Type 2A＝腎細胞癌は低リスク，Type 2B＝腎細胞癌は高リスク
- **臨床的特徴**：中枢神経系血管芽腫，網膜血管腫，腎明細胞癌，褐色細胞腫，膵臓の漿液性嚢胞腺腫・神経内分泌腫瘍，精巣上体嚢胞腺腫
- **診断基準**：血管芽腫，褐色細胞腫，腎細胞癌を伴うVHL病の家族歴がある患者。家族歴はなくとも≧2の血管芽腫と内臓腫瘍を認める。遺伝学的検査はほとんどのVHL患者で陽性を示す
- **変異キャリアの管理**：1歳から毎年網膜検査を行い，神経障害の徴候がないか頻繁に観察；5〜15歳で毎年メタネフリン検査を開始；8歳までは毎年腹部超音波検査；16歳以上で2年ごとに頭部MRI（脳，頸椎）と聴覚検査（VHL Family Allianceの推奨）

■ 遺伝性びまん性胃癌

- **変異**：*CDH-1*（Eカドヘリン）遺伝子
- **遺伝形式**：常染色体優性遺伝；生涯で胃癌リスク＞80％，年齢中央値38歳
- **臨床的特徴**：びまん性胃癌，年齢＜50歳，小葉癌（乳癌）リスク↑
- **診断基準**：International Gastric CA Linkage Consortiumガイドライン（*J Med Genet* 2010; 47: 436）—以下のうち1つ：
  同一家族内に2人以上の胃癌発症があり，1人は50歳以前にびまん性胃癌に罹患
  第二近親者以内に3人以上びまん性胃癌の発症者あり
  ＜40歳でびまん性胃癌の発症
  本人または家族にびまん性胃癌＆乳腺小葉癌の既往があり，どちらかの診断は＜50歳
- **変異キャリアの管理**：予防的胃切除を考慮（＜20歳では胃癌はまれ），定期的な上部消化管検査による監視（効果は不明），高リスクに準じた乳癌スクリーニング

■ Cowden症候群

- **変異**：*PTEN*（phosphatase and tensin homolog）
- **遺伝形式**：常染色体優性遺伝；高浸透度
- **臨床的特徴**：多臓器に過誤腫性腫瘍（皮膚，粘膜，消化管）；乳癌，子宮内膜癌，甲状腺癌，大頭症 毛根鞘腫（色素沈着を伴ういぼ状丘疹）と乳頭状丘疹は疾患特異的
- **診断基準**：International Cowden Syndrome Consortium基準（*J Med Genet* 2000; 37: 828）；NCCN基準
- **変異キャリアの管理**：毎年の皮膚および骨盤の検査，甲状腺超音波検査，高リスクに準じた乳癌スクリーニング，予防的に乳房切除と子宮全摘術を考慮，早期に大腸内視鏡検査を開始

■ その他の遺伝性癌発症高リスク症候群

症候群	遺伝子	関連腫瘍
MEN1	*MEN1*（11番染色体）	下垂体前葉，副甲状腺，副腎皮質，膵Langerhans島腫瘍
MEN2a/b	*RET*	甲状腺髄様癌（MTC），褐色細胞腫，副甲状腺機能亢進症。MEN2b：より早期の発症＆高悪性度；粘膜神経腫，マルファン様表現型，神経節細胞腫，巨大結腸
家族性甲状腺髄様癌	*RET*	甲状腺髄様癌，褐色細胞腫や副甲状腺との関連なし
FAMMM（家族性異型多発母斑黒色腫）	*CDKN2A*（p16をコード）	早期発症の悪性黒色腫，一部の家系では膵臓腫瘍のリスク↑
HPRCC（遺伝性乳頭状腎細胞癌）	*c-MET*	多発両側乳頭状腎腫瘍
Birt-Hogg-Dubé症候群	17p11.2上の遺伝子	色素嫌性腎細胞癌，線維毛包腫，自然気胸と関連
HLRCC（遺伝性平滑筋腫症＆腎細胞癌）	*FH*（フマル酸ヒドラターゼ）	皮膚結節（平滑筋腫），子宮筋腫（平滑筋腫，平滑筋肉腫），TypeⅡ乳頭状腎細胞癌
Peutz-Jeghers症候群	*STK11*	皮膚粘膜色素斑，消化管過誤腫（良性），大腸癌・乳癌・小腸癌・膵癌のリスク↑
若年性ポリポーシス症候群	*SMAD4/DPC4*	小児大腸過誤腫（大腸癌リスク↑）
NF1（神経線維腫症Ⅰ）	*NF1*（17q11.2）	神経線維肉腫，褐色細胞腫，視神経膠腫，髄膜腫
NF2	*NF2*（22番染色体）	両側前庭神経鞘腫
遺伝性傍神経節腫	*SDHD*, *SDHB*, *SDHC*	傍神経節腫，褐色細胞腫

薬理遺伝学と薬理ゲノミクス

■ 導入
薬理遺伝学：遺伝子による薬効の差。遺伝子＆その影響による薬物代謝酵素の個人差を扱う分野
薬理ゲノミクス：先天的もしくは後天的な遺伝学的多様性が及ぼす薬効。ゲノムのすべての遺伝子の機能と関係、薬物の反応の変化を研究し、患者に対する個別の最適な治療を予測したり、新薬開発に利用したりする
多型：DNA配列に同一部位に何通りかの塩基配列が共存し、コードされた遺伝子の活性・不活性化をもたらす（SNP、マクロサテライト、ミクロサテライト）
一塩基多型（SNP）：ある集団において1塩基だけが異なる多様性のこと。蛋白中のアミノ酸の置換を起こすことがあり、ヒトゲノム中の遺伝学的変化の90％以上を占める

■ Phase I 薬物代謝酵素
遺伝的多型はCYP450のアイソフォーム2C8、2C9、2C19、2D6、3A4などが報告されている

CYP3A4/5
CYP3Aアイソザイム群は、全CYP450活性のおよそ半分を占める。基質となる薬物にはエトポシド、パクリタキセル、ビンクリスチンが含まれる

CYP3A4でのSNP頻度は相対的に低い（白人では14％、日本人では10％）。そのためCYP3A4の基質のPK・PDを遺伝子型と結び付けるのは難しい

National Children's Cancer Group ALLトライアルの研究で、1,204人の患者における再発および有害事象とCYP3A41B、CYP3A5*3、CYP3A5*6 SNPとの関連が調べられた。この結果は否定的であったが、CYP3A41B、CYP3A5*3の2つは末梢神経障害に関与していることがわかった

CYP2C8
パクリタキセルは6α位の水酸化により代謝；6つのアレルのうち、白人のCYP2C8*3はパクリタキセルの代謝効率不良

CYP2C19
サリドマイドの水酸化による活性化に関与
CYP2C19*2ホモ接合体は代謝活性の低い表現型であり、サリドマイド治療に不応

CYP2D6
タモキシフェンから4OH-タモキシフェン（より強力な抗エストロゲン作用をもつ）への変換に関与。4カ月の治療後、CYP2D6変異型のホモ接合体やヘテロ接合体は、野生型ホモ接合体より血漿エンドキシフェン（タモキシフェンの代謝産物）の濃度低下

■ P450以外のPhase I 薬物代謝酵素
ジヒドロピリミジンデヒドロゲナーゼ（DPD）
生体内ピリミジン塩基、ウラシル、チミジンの異化における第一段階＆律速段階を触媒
DPDは肝臓で5-FUの大部分を5,6-ジヒドロ-5-FUへと分解
DPD欠損では5-FUの半減期が延長し、重篤・致死的な消化器・神経学的毒性が生じる
39のDPD遺伝子多型と変異が知られている。DPD*2A：最も多く認められる多型であり、白人患者の0.9％に蛋白の不活性化を引き起こす

■ PhaseⅡ薬物代謝酵素
チオプリンメチル基転移酵素（TPMT）
6-MPとそのプロドラッグであるアザチオプリンのメチル化に関与

同定されている8つのアレルのうち、3つの特殊なアレル（TPMT*2、TPMT*3A、TPMT*3C）がTPMT欠損患者の95％に認められる

TPMTの多型をもつ患者は重篤な血液毒性を生じるリスクがある

TPMT欠損患者に適切な6-MPの減量を行えば、効果と毒性をTPMT正常患者と同程度にすることができる

TPMT遺伝子型＆表現型の検査が施行可能

ウリジンニリン酸グルクロノシルトランスフェラーゼ1A1（UGT1A1）
マイクロサテライトの変異がUGT1A1*28多型をもたらし、UGT1A1の発現と活性を低下させる

UGT1A1*28多型：Gilbert症候群の患者に典型的。頻度はアフリカ人で40～43％、白人で32～39％、アジア人で16～33％

エトポシド、エピルビシンの代謝に重要。最も重要なのはイリノテカンの代謝

イリノテカン：カルボキシルエステラーゼによりプロドラッグから活性化され、エチル-10-ヒドロキシカンプトテシン（SN-38）に変換。SN-38はUGT1A1触媒のグルクロン酸抱合によりSN-38Gへと解毒。そのため、UGT1A1遺伝子変異を認める場合はSN-38曝露上昇により毒性が増強するため（下痢・骨髄抑制など）、使用する際は減量

■ 薬物輸送体
P-gp（MDR-1）
P-gpとそれをコードする*MDR-1*（*ABCB1*）遺伝子は脳血管、副腎、腎臓、肝臓、消化管に高発現

P-gpは、ドキソルビシン・パクリタキセル・イリノテカン・ホルモン・発癌物質を含む疎水性薬物の輸送に関与

排出ポンプとして働く多剤耐性蛋白であり、細胞分裂阻害薬への耐性を与える

最も多い3つのSNPはP-gp*6（白人の22～56％）、P-gp*7、P-gp*8

■ 薬物標的
5,10-メチレンテトラヒドロ葉酸レダクターゼ（MTHFR）
5,10-メチレンテトラヒドロ葉酸（基質）を還元して5-メチルテトラヒドロ葉酸（生成物）に変換し、DNA、ホモシステインのメチル化、DNA合成にメチル基を提供

MTHFR活性低下は細胞内の葉酸貯留量に影響し、葉酸代謝拮抗薬治療の患者で毒性が増強

チミジル酸シンターゼ（TS）
チミジル酸合成における*de novo*経路での必須の酵素、チミジン3リン酸の前駆体、DNA合成・修復に必要

TS遺伝子プロモーターは多型性があり、2つ（TSER*2）もしくは3つ（TSER*3）の28塩基対の縦列リピート配列をもつ

実験では、TSER*3配列をもつTSプロモーターは、TSER*2配列をもつTSプロモーターより3倍のmRNAを産生

5-フルオロデオキシウリジン-リン酸（FdUMP）によるTSの阻害が、5-FU活性の主要なメカニズムである

TSの発現が少ないがん細胞は5-FU感受性である。それゆえ、TSER*2のホモ接合体はTSER*3のホモ接合体・ヘテロ接合体より強く5-FUに反応する

代謝拮抗薬

分類	薬物	作用機序
シチジンアナログ	シタラビン ゲムシタビン	DNAポリメラーゼの阻害。DNAの中に取り込まれ、DNA鎖の伸長を停止。ゲムシタビンはRNAレダクターゼも阻害
DNAメチル化阻害薬	アザシチジン decitabine	DNA・RNAに取り込まれることで、DNAのメチル化を阻害
葉酸拮抗薬	メソトレキサート、ペメトレキセド[2]、pralatrexate[1]	DHFR・TSを阻害して、葉酸の還元とプリンの合成を阻害する。S期に特異的 1：RFC-1に選択的 2：グリシンアミドリボヌクレオチドホルミルトランスフェラーゼ（GARFT）と5-アミノイミダゾール-4-カルボキサミドリボヌクレオチドホルミルトランスフェラーゼ（AICARFT）も阻害
プリンアナログ	クラドリビン クロファラビン フルダラビン ネララビン ペントスタチン	代謝産物がDNA中に取り込まれる➡DNA二本鎖が切断され、DNAポリメラーゼ・RNAレダクターゼを阻害して、DNA合成・修復低下
ピリミジンアナログ	カペシタビン フルオロウラシル	TSを阻害➡チミンヌクレオチド低下；FdUMPをRNAに取り込む➡プロセッシング/機能低下；5-FUベースのヌクレオチドのDNAへの取り込み➡DNA修復低下/切断
チオプリン	メルカプトプリン thioguanine	「偽の」代謝産物がDNA・RNA内に取り込まれ、合成を低下
その他	ヒドロキシカルバミド	リボヌクレオチドレダクターゼ酵素システムを阻害➡DNA合成を阻害。G1期特異的

Devita (2009). 9th ed. 394. Chabner (2011). 5th ed. 110, 140, 172, 193, 211

■ シタラビン（ara-C, Cytosar-U）
用量/用量調節：**標準量**：100～200 mg/m²/日 24時間持続静注×5～7日
高用量：1,500～3,000 mg/m² IVを12時間ごと×3日間。腎機能・肝機能での用量調節不要（慎重投与）
PK/PD：急速・広範に分布。血液脳関門を通過（髄液濃度は血漿の40～50%）。肝代謝、肝臓・血漿・末梢組織で脱アミノ化されて除去。半減期は1～3時間
有害事象：**骨髄抑制（DLT、ブラックボックス警告（BBW）、二相性の低下でナディア7～9日/15～24日）**、悪心/嘔吐（低～中程度の嘔吐活性）、下痢、消化性潰瘍、肝機能悪化、神経毒性（小脳失調、可逆性、高用量）、皮疹、結膜炎（高用量）
薬物相互作用：シクロホスファミド（致死的なCMP、症例報告）、MTX（ara-CTPの増加）、フルダラビン（ara-CTPの増加）、ゲンタマイシン（ゲンタマイシンの効果低下の可能性）、ジゴキシン（ジゴキシン吸収低下）
クリニカルパール：髄注で使用できる。高用量時、予防的コルチコステロイドを使用（0.1%デキサメタゾン1～2滴を治療中&2～7日後は6時間ごと投与）

■ ゲムシタビン（ジェムザール）
用量/用量調節：**膵癌**：1,000 mg/m² IV 週ごと、7投1休。**NSCLC**：1,000 mg/m² IVを1・8・15日投与で28日周期。**乳癌**：1,250 mg/m² IVを1・8日投与で21日周期（パクリタキセルと）、または800 mg/m² IVを1・8・15日投与で28日周期。**卵巣癌**：1,000 mg/m² IVを1・8日投与で21日周期。腎機能・肝機能での用量調節不要
PK/PD：ヌクレオシドキナーゼによる細胞内代謝。腎排泄（92～98%）。代謝半減期1.7～19.4時間
有害事象：**骨髄抑制（DLT、点滴時間が長いと増加）**、浮腫、インフルエンザ様症候群、肝機能障害（T-Bili上昇）、肺臓炎、インフュージョンリアクション、蛋白尿、悪心/嘔吐（低嘔吐活性）、TTP/HUS（まれ）
薬物相互作用：シスプラチン（ゲムシタビンのクリアランス低下）
クリニカルパール：刺激剤、放射線増感剤（胸部の放射線治療と併用する際は注意）

■ アザシチジン（5-アザシチジン、ビダーザ）
用量/用量調節：75 mg/m²/日 SC/IV×7日間を4週間周期。2サイクル後に効果がなければ100 mg/m²/日まで増量可。腎機能・肝機能障害患者へは慎重投与。血液毒性、BUN/Cr上昇により減量
PK/PD：血液脳関門は通過できない。加水分解を経て肝代謝。生物学的利用能はSC約89%。腎排泄（50～85%）。半減期は約4時間
有害事象：骨髄抑制、悪心/嘔吐（中等度の嘔吐活性）、発熱、頭痛、めまい、肝機能障害、硬直、関節痛
薬物相互作用：重要な相互作用をきたす薬物なし
クリニカルパール：精神状態不安定な患者では注意が必要

■ **decitabine（Dacogen）**
用量/用量調節：15 mg/m² 8時間ごと×3日間を6週間周期，または20 mg/m²/日×5日間を28日周期。腎機能・肝機能での用量調節不要。毒性（血液学的，血清Cr≧2 mg/dL，ALT，T-Biliが正常上限値〔ULN〕の2倍以上。活動的もしくはコントロールできない感染症）により用量調節

PK/PD：脱アミノ化され代謝。半減期は約30〜35分

有害事象：骨髄抑制（90%，28〜50日で回復），悪心（40〜42%），下痢（28〜34%），発熱（53%），頭痛（23〜38%），不眠症，疲労，点状出血（12〜39%），血糖値↑，T-Bili↑，Mg↓，K↓

薬物相互作用：重要な相互作用をきたす薬物なし

■ **メトトレキサート（MTX，Trexall）**
用量/用量調節：悪性度により用量決定。30〜40 mg/m²/週から100〜1,200 mg/m² IV単回投与。CrCl 10〜50 mL/minでは50%用量，CrCl<10 mL/minでは投与は避ける。透析中では50%用量。T-Bili 3.1〜5 mg/dLもしくはLFT>ULN×3では75%用量，T-Bili>5 mg/dLでは投与は避ける

PK/PD：サードスペースに分布（胸水・腹水があると半減期延長）。腎排泄（80〜90%は未変化で排泄）

有害事象：骨髄抑制，粘膜炎，悪心/嘔吐，腎毒性（尿細管に蓄積，尿細管毒性），肝機能障害，T-Bili上昇，神経毒性

薬物相互作用：MTX排泄低下：プロベネシド，ペニシリン，セファロスポリン，アスピリン，NSAIDS，スルホンアミド。MTX活性低下：アスパラギナーゼ，ロイコボリン

クリニカルパール：治療中の積極的な水分補給，腎機能低下予防のため尿のアルカリ化が必要。MTX用量>500 mg/m²でロイコボリンの速やかな投与が必要

■ **ペメトレキセド（アリムタ）**
用量/用量調節：500 mg/m²を1日投与，21日周期。腎機能：CrCl<45 mL/minでは投与不可。**NSAIDS併用**：CrCl 45〜79 mL/minで半減期が短いNSAIDS（イブプロフェン，インドメタシン，ケトプロフェン，ketorolac）を併用する際は，治療の前後2日はNSAIDS投与を避ける。CrClの値にかかわらず，半減期の長いNSAIDS（ナプメトン，ナプロキセン，オキサプロジン，ピロキシカム）を併用するときは治療の前5日と後2日はNSAIDS投与は避ける。肝機能：Grade 3〜4のLFT上昇時では75%用量。毒性（血液学的，粘膜炎，下痢，神経）により用量調節

PK/PD：腎排泄。半減期は3.5時間（CrCl 40〜59 mL/minでは5.3〜5.8時間に延長）

有害事象：骨髄抑制（DLT），粘膜炎，手足症候群，食欲低下，疲労，消化器毒性，肝機能障害

薬物相互作用：腎排泄低下：プロベネシド，ペニシリン，セファロスポリン，アスピリン，NSAIDS

クリニカルパール：消化器毒性予防のため葉酸400〜1,000 μg/日（投与7日前より開始，最終投与から21日後まで内服），シアノコバラミン1,000 μg IM（投与7日前に，3サイクルごと）。皮膚症状予防にデキサメタゾン4 mg PO 1日2回（投与直前に開始，3日間内服）

■ **pralatrexate（Folotyn）**
用量/用量調節：30 mg/m² IV 週ごと，6回1休。腎機能低下症例は慎重投与。T-Bili>1.5 mg/dLもしくはAST/ALT>ULN×2.5は治験では除外，そのため使用時は慎重投与。治療中にGrade 3の肝機能障害が生じた場合では，休薬し20 mg/m²へ減量。Grade 4の肝機能障害で中止。毒性（血液学的，粘膜炎）により用量調節

PK/PD：蛋白結合67%，腎排泄35%。半減期12〜18時間

有害事象：粘膜炎（DLT），骨髄抑制（DLT），肝機能障害，食欲低下，疲労，浮腫，皮疹，K低下，悪心，咳，鼻血，寝汗

薬物相互作用：腎排泄低下：プロベネシド，ペニシリン，セファロスポリン，アスピリン，NSAIDS

クリニカルパール：消化器毒性予防のために葉酸1〜1.25 mg/日（投与10日前より内服開始，最終投与から30日後まで継続），シアノコバラミン1,000 μg IM（投与開始10週間以内に，8〜10週間ごと）

■ クラドリビン（ロイスタチン）

用量/用量調節：0.09 mg/kg/日，持続静注×7日。腎機能：CrCl 10～50 mL/minでは75%用量，CrCl<10 mL/minでは50%用量，連続携行式腹膜透析患者では50%用量。肝機能障害患者は慎重投与

PK/PD：生物学的利用能約50%。CSFに浸透（髄液濃度は血漿濃度の約25%），腎排泄，半減期5.4時間

有害事象：**骨髄抑制（BBW，用量依存性，遷延性），神経毒性（BBW，用量依存性，FDAの規定量以上で，不全対麻痺など），腎毒性（BBW，用量依存性，FDAの規定量以上で）**，頭痛，めまい，発熱（33～69%），疲労（11～45%），リンパ球減少遷延

薬物相互作用：生ワクチン（ワクチン感染が生じる）

■ クロファラビン（Clolar）

用量/用量調節：**ALL（≦21歳）**：52 mg/m²/日×5日を2～6週間周期。**AML（導入）**：30 mg/m²/日×5日。**AML（地固め）**：20 mg/m²/日×5日。腎機能・肝機能に注意しながら使用

PK/PD：細胞内で代謝され活性化。腎排泄。半減期は子ども5時間，成人7時間，高齢者・腎機能障害患者で延長

有害事象：**骨髄抑制（DLT）**，悪心/嘔吐（中等度の嘔吐活性），下痢，**SIRS**，日和見感染症↑，腎毒性，肝機能障害・T-Bili上昇（投与開始から10日以内，期間は≦15日），心毒性

薬物相互作用：ワルファリン（効果増強/低下），腎毒素（腎毒性蓄積）

クリニカルパール：予防的コルチコステロイドを考慮（毛細血管漏出，SIRSの予防にヒドロコルチゾン100 mg/m²/日，1～3日）

■ フルダラビン（フルダラ）

用量/用量調節：20～30 mg/m² IV×3～5日，28日周期（用量は悪性度により決定），または40 mg/m² PO×1～5日，28日周期。CrCl 50～79 mL/minでは20 mg/m²へ減量，CrCl 30～49 mL/minでは15 mg/m²へ減量，CrCl<30 mL/minでは投与を避ける。肝機能障害では用量調節不要

PK/PD：体内に広く分布。血漿中で脱リン酸化され活性化→細胞内でリン酸化。腎排泄（60%）。半減期20時間

有害事象：**骨髄抑制（DLT，BBW，ナディア10～14日，5～7週で回復）**，免疫抑制，悪心/嘔吐（低嘔吐活性），発熱（60～69%），疲労，下痢，虚弱，咳（10～44%），肺炎，感染症（33～44%），AIHA

薬物相互作用：**ペントスタチン（重篤な肺毒性，BBW）**，イマチニブ（フルダラビン効果減弱），生ワクチン（ワクチン感染が生じる）

クリニカルパール：治療開始前にウイルス・ニューモシスチス肺炎の予防

■ ネララビン（Arranon）

用量/用量調節：1,500 mg/m²/回を1・3・5日に投与，21日周期：移植，病勢進行，許容できない毒性出現まで投与継続。CrCl<50 mL/minではARA-Gのクリアランスが低下するため慎重投与。中等度～重篤な肝機能障害患者では慎重にモニタリング（T-Bili≧正常上限値×3）。神経毒性や血液毒性では投与延期や中止を考慮

PK/PD：肝代謝（ARA-G），半減期は約2～3時間（代謝産物）

有害事象：骨髄抑制，**神経毒性（DLT，BBW，傾眠，頭痛，痙攣，疲労，知覚減退，Grade 2以上で中止）**，肝機能障害，T-Bili上昇，K上昇，筋肉痛，関節痛，呼吸困難，かすみ目

薬物相互作用：ペントスタチン（ネララビン濃度低下），生ワクチン（ワクチン感染が生じる）

■ ペントスタチン（Nipent）

用量/用量調節：4 mg/m²を2週間周期。CrCl<60 mL/minで慎重投与。肝機能障害での用量調節不要

PK/PD：24時間で腎排泄。半減期は3～7時間（CrCl<50 mL/minで4～18時間に延長）

有害事象：骨髄抑制（ナディア7日），**中枢神経毒性（BBW，適用量以上で），肝毒性（BBW，適正量以上で），肺毒性（BBW，適正量以上で），腎毒性（BBW，適正量以上で）**，発熱，疲労，悪心，皮疹，肝機能障害，筋肉痛，咳，感染症

薬物相互作用：フルダラビン（重篤な肺毒性），カルムスチン，エトポシド，高用量シクロホスファミド（重篤な肺水腫，低血圧）

■ カペシタビン(ゼローダ)

用量/用量調節:1,000~1,250 mg/m² PO1日2回×2週,21日周期。腎機能:CrCl 30~50 mL/minでは75%用量,CrCl<30 mL/minでは投与禁忌。肝機能障害では慎重投与。用量調節はドセタキセル・ixabepiloneと併用時の血液毒性化に行う

PK/PD:生物学的利用能約80%,蛋白結合<60%。肝・組織代謝(活性化代謝産物:5-FUへ)。腎排泄(96%)。半減期0.5~1時間

有害事象:下痢,手足症候群,骨髄抑制,粘膜炎,神経学的毒性,冠動脈血管攣縮

薬物相互作用:経口抗凝固薬(抗凝固薬の作用増強),フェニトイン(フェニトイン濃度上昇),ロイコボリン(カペシタビン毒性増強)

クリニカルパール:5-FUの経口プロドラッグであり,3段階の過程を経て活性化。150 mg錠と500 mg錠が利用可能。食後30分内摂取,DPD欠損(クリアランスが延長,毒性が増強),放射線増感剤

■ フルオロウラシル(5-FU, Adrucil)

用量/用量調節:IV push:325~425 mg/m²/日×5日を28日周期,もしくは500 mg/m²/週×6週。持続静注:750~1,000 mg/m²/日×5日を21~28日周期,もしくは1,200 mg/m²/日×2日。腎機能障害患者では慎重投与,T-Bili>5mg/dLで投与を避ける

PK/PD:広範に生体分布。飽和性の異化。肺・尿より代謝物が排泄。半減期はボーラス後8~14分

有害事象:**下痢(DLT),粘膜炎(DLT)**,悪心/嘔吐(低嘔吐活性),骨髄抑制(ボーラス>持続静注),神経毒性,冠動脈血管攣縮,結膜炎,手足症候群(持続静注>ボーラス),脱毛,爪変化

薬物相互作用:CYP2C9基質(基質レベル低下),オキサリプラチン(TS低下),シメチジン(5-FUのクリアランス低下),経口抗凝固薬(抗凝固薬の血中濃度上昇),ロイコボリン(5-FUの毒性増強)

クリニカルパール:DPD欠損ではクリアランス延長,毒性増強。高齢,女性,PS不良などが毒性予測因子。放射線増感剤

■ メルカプトプリン(6-MP, Purinethol)

用量/用量調節:1.5~2.5 mg/kg/日 PO(持続期間は悪性度による)。CrCl<50 mL/minでは48時間周期。肝機能障害での用量調節不要

PK/PD:経口吸収は一定しない。**キサンチンオキシダーゼ**により酸化

有害事象:骨髄抑制,消化器毒性(悪心/嘔吐,食欲低下,下痢,胃炎),胆汁うっ滞性黄疸,感染症のリスク増加

薬物相互作用:**アロプリノール(メルカプトプリン毒性増強,メルカプトプリン用量50~75%まで減量)**

クリニカルパール:TPMT欠損症(標準量の5~25%に減量)

■ thioguanine(6-TG, Tabloid)

用量/用量調節:60 mg/m²/日×14日。腎機能障害での用量調節不要。肝機能障害では中止(治療中のVODを含む)

PK/PD:PO吸収は一定しない,TPMTを介した肝代謝。半減期は5~9時間

有害事象:骨髄抑制,消化器毒性(悪心/嘔吐,食欲低下,下痢,胃炎),胆汁うっ滞性黄疸,感染症のリスク増加,二次発癌

薬物相互作用:重要な相互作用を示す薬物なし

クリニカルパール:TPMT欠損症(標準量の5~25%に減量)

■ ヒドロキシカルバミド(Droxia, Hydrea)

用量/用量調節:20~30 mg/kg POを連日(CML, 固形癌),もしくはWBC<100 Kまで50~100 mg/kg。WBC・血小板数で調節。CrCl 10~50 mL/minでは50%用量,CrCl<10 mL/minでは20%用量,HDではHD後もしくはHD当日投与。肝機能障害での用量調節不要。毒性により用量調節(皮疹,GI,粘膜炎,血液毒性)

PK/PD:急速に吸収,CSFを含み広範分布。75~80%が蛋白結合性。肝・消化管代謝。腎排泄。半減期2~4時間

有害事象:骨髄抑制(DLT,主として2~5日目に顆粒球減少),消化性潰瘍,皮膚色素沈着,皮疹,皮膚癌(扁平上皮癌)

薬物相互作用:ジダノシン,スタブジン(ヒドロキシカルバミド濃度上昇/低下,致死的膵炎),放射線(放射線照射部位の感受性増強)

クリニカルパール:200 mg, 300 mg, 400 mg, 500 mgのカプセルが使用可能

情報はAllos, Bedford, Berlex, Bristol Meyers-Squibb, Celgene, Centocor Ortho-Biotech, Eisai, Genzyme, GlaxoSmithKline, Hoffman-LaRoche, Hospira, Lilly, Teva発行の添付文書にもとづく

アルキル化剤

分類	薬物	作用機序
アルキル化スルホン酸塩	ブスルファン	2つの機能をもつ。DNAをアルキル化＆架橋し、細胞傷害をきたす
アジリジン	thiotepa	ナイトロジェンマスタード代謝産物のアジリジニウムアナログ。2つの機能をもつ。DNAをアルキル化＆架橋し、細胞傷害をきたす
ナイトロジェンマスタード	ベンダムスチン, chlorambucil, シクロホスファミド, イホスファミド, mechlorethamine, メルファラン	2つの機能をもつ。活性化されて2つのアジリジン環状基をもつ。DNAをアルキル化＆架橋し、細胞傷害をきたす
ニトロソウレア	カルムスチン (BCNU), lomustine (CCNU)	反応中間体を伴い2つの機能をもつ。DNAをアルキル化＆架橋し、細胞傷害をきたす。核酸合成酵素を阻害
プラチナ製剤	カルボプラチン, シスプラチン, オキサリプラチン	反応中間体を伴い2つの機能をもつ。DNAと結合＆鎖内で架橋し、細胞傷害をきたす
トリアゼン類/メチル化剤	ダカルバジン, プロカルバジン, テモゾロミド	単機能薬物で、活性化されるとDNAメチル化を引き起こす。架橋はしない。プロカルバジンは代謝されてフリーラジカルになる

Devita (2011). 9th ed. 375, Pizzo (2011). 6th ed. 288. Chabner (2011). 5th ed. 267, Treanda Prescribing Info., 2012より

■ ブスルファン（ブスルフェクス〔IV〕, Myleran〔PO〕）
用量/用量調節: 1.8 mg/m^2/日PO（白血球＞15,000/mm^{3}になるように調節）, または120 mg/m^2/日IV, 6～24時間ごと, 3～4日；IBWもしくはABW（低体重の場合）, 補正体重（adjusted BW, 肥満の場合）により用量決定。PKと標的AUC（約1,200 μM×min〔900～1,500 μM×min〕）で用量調節

PK/PD: POの生物学的利用能80%（変化/年齢依存）, 血液脳関門通過。肝代謝。半減期2.5時間

有害事象: **骨髄抑制（DLT）**, 肝VOD（AUC＞1,500 μM×minでリスク増加）, 粘膜炎, 痙攣, 肺線維症（まれ）

薬物相互作用: グルタチオン枯渇基質（アセトアミノフェン, MNZ：ブスルファン濃度上昇）, アゾール系抗真菌薬（ブスルファン濃度低下）

クリニカルパール: 予防的に抗痙攣薬投与（レベチラセタム, フェニトイン）。肝静脈閉塞症の徴候をモニタリング（体重増加, 腹水, T-Bili上昇, 肝腫大）

■ thiotepa
用量/用量調節: 0.3～0.4 mg/kg IVを1～4週間周期, または150～250 mg/m^2/回 IVを1～2回/日に分けて3日連続でHSCT前に, または60 mg膀胱内注入/週×4週, または10 mg髄腔内1～2週もしくは1カ月周期。腎機能・肝機能障害, 血液毒性などで減量を考慮

PK/PD: CYP2B6＆2C11を介して肝代謝, 一次代謝産物TEPAへ。thiotepaと治療的活性をもつTEPAは腎排泄。半減期は1.2～2時間；TEPAは3～21時間

有害事象: **骨髄抑制（ナディア：2～3週間）**, CNS機能障害, 無月経, 無精子症, 脱毛, 二次発癌

薬物相互作用: 強力なCYP2B6阻害薬

クリニカルパール: thiotepaは汗として排泄されるため, 被覆材と軟膏塗布は避ける。患者は皮膚刺激を減らすために頻回のシャワーを浴びる必要がある

■ ベンダムスチン（Treanda）
用量/用量調節: 70～120 mg/m^2/日IV×2日, 21～35日周期。腎機能：CrCl＜40 mL/minでは投与を勧めない。肝機能：軽度の障害では慎重投与。ASTもしくはALT≧ULN×2.5倍, あるいはT-Bili≧ULN×1.5倍では投与を勧めない。Grade 3以上の毒性で減量

PK/PD: 蛋白結合94～96％。CYP1A2を介して肝代謝, 便排泄。半減期は約40分, 代謝産物30分～3時間

有害事象: **骨髄抑制（DLT, ナディア：約3週間）**, 悪心/嘔吐（中等度の嘔吐活性）, 発熱, T-Bili上昇, 末梢性浮腫, 皮疹, 下痢, HSR

薬物相互作用: CYP1A2阻害薬（アミオダロン, シプロフロキサシン, フルボキサミン：ベンダムスチン効果増強）, CYP1A2誘導剤（カルバマゼピン, フェノバルビタール, リファンピシン：ベンダムスチン効果低下）

クリニカルパール: アロプリノールは皮膚毒性を増強する危険性がある。HSR≦Grade 2になる前に予防投与（抗ヒスタミン薬, 解熱薬, コルチコステロイド）

■ chlorambucil (Leukeran)
用量/用量調節：0.1〜0.2 mg/kg/日 PO×3〜6週間、または0.4 mg/kg PO間欠的投与、2週間周期、1カ月周期。腎機能障害、血液毒性により減量。肝機能での用量調節不要

PK/PD：急速かつ完全に吸収。高い蛋白結合率（99%）。肝臓で代謝、活性化。腎排泄。半減期1.5時間

有害事象：**骨髄抑制（ナディア：3週間）**、肝毒性、皮膚反応、肺毒性、CNS障害、二次発癌

薬物相互作用：重要な相互作用をきたす薬物なし

■ シクロホスファミド (Cytoxan)
用量/用量調節：1〜5 mg/kg/日 POまたは75〜100 mg/m²/日 PO×14日を4週間周期、または250〜1,800 mg/m²/回 IV×1〜4日を3〜4週間周期、または40〜50 mg/kg/日 IV。肝および腎機能障害で用量調節を検討

PK/PD：POの生物学的利用能>75%。プロドラッグはCYP2B6、3A4、2C9を介して肝臓で活性化（代謝産物はグルタチオンを低下させる）。腎排泄。半減期3〜12時間

有害事象：**骨髄抑制（DLT、7〜10日で回復）**、出血性膀胱炎、腎毒性、悪心/嘔吐（>1,500 mg/m²で高度催吐性、≦1,500 mg/m²またはPOでは中等度）、心毒性、脱毛、不妊、二次発癌

薬物相互作用：CYP3A4誘導剤（フェノバルビタール、フェニトイン、カルバマゼピン；シクロホスファミドの活性化代謝物増加）、CYP3A4阻害薬（アプレピタント、アゾール系抗真菌薬；シクロホスファミドの活性化代謝物低下）

クリニカルパール：治療前後に適切な水分補給。膀胱にアクロレインが蓄積することで出血性膀胱炎が生じるため、MESNAで予防（シクロホスファミド用量の60〜100%）

■ イホスファミド（Ifex）
用量/用量調節：1,200〜3,000 mg/m²/日 IV×3〜5日間を2〜3週間周期、または5,000 mg/m² IVを2週間周期。肝および腎機能障害で減量を考慮

PK/PD：プロドラッグはCYP3A4、2A6を介して肝臓で活性化。腎排泄。半減期7〜15時間

有害事象：**骨髄抑制（DLT、ナディア8〜14日）**、出血性膀胱炎、腎毒性（近位尿細管傷害）、可逆性の神経毒性（傾眠、見当識障害、嗜眠）、悪心/嘔吐（≧2 g/m²で高度、<2 g/m²で中等度）、脱毛

薬物相互作用：CYP3A4誘導剤/阻害薬（活性化代謝物への代謝の増加/低下）

クリニカルパール：治療前後に適切な水分補給。膀胱にアクロレインが蓄積することで出血性膀胱炎が生じため、MESNAで予防（イホスファミドの60〜100%用量）。クロロアセトアルデヒドの蓄積により神経毒性が生じるため、メチレンブルーかチアミンで治療

■ mechlorethamine (Mustargen)
用量/用量調節：0.1〜0.4 mg/kg/日 IV×1〜4日、または6 mg/m² IVを1・8日に投与、28日周期。肝および腎機能での用量調節不要

PK/PD：血漿内で急速に自発的に加水分解。限定的な肝代謝。腎排泄。半減期は1分以内

有害事象：骨髄抑制、悪心/嘔吐（高い嘔吐活性リスク）、抗コリン作用（発汗、流涙、下痢）、脳障害（高用量治療）、性腺萎縮、脱毛、二次発癌

薬物相互作用：重要な相互作用をきたす薬物なし

クリニカルパール：皮膚・粘膜刺激。溶液中で安定している時間が限られており、調剤後1時間以内に投与。**起壊死性**（チオ硫酸ナトリウムで治療）

■ メルファラン（アルケラン）
用量/用量調節：2〜10 mg PO毎日、または<0.05〜0.15 mg/kg PO毎日、または0.2〜0.25 mg/kg/日 PO×4〜5日間を4〜6週間周期、または4〜9 mg/m²/日 PO×4〜7日を4〜6週間周期、または16 mg/m² IV×4回を2〜4週間周期、または30 mg/m² IV×1回（mini-BEAM）、または140〜200 mg/m² 1回をHSCTの2〜5日前。中等〜重度の腎機能障害ではPO減量。BUN≧30 mg/dLではIV量減量、50%まで。血球数により減量を考慮

PK/PD：多様な生物学的利用能（25〜90%）& 蛋白結合率（53〜92%）。血漿中・組織で自発的加水分解、アルキル化。腎排泄。半減期1〜2時間

有害事象：**骨髄抑制遷延（ナディア：4週間）**、粘膜炎、食道炎、下痢、肺線維症（慢性的な使用）、二次発癌

薬物相互作用：カルムスチン（肺毒性のリスク上昇）

クリニカルパール：溶液中で安定している時間が限られており、調剤後1時間以内に投与。空腹時に内服すると生物学的利用能改善。治療中に冷やすことで口内炎減少

■ カルムスチン，BCNU（BiCNU，ギリアデル〔カルムスチン脳内留置用薬〕）

用量/用量調節：150～200 mg/m² IVを6～8週間周期，または75～100 mg/m²/日IV×2～3日を6～8週間周期，または300 mg/m² IVを6日（BEAMレジメン）。腎機能障害や血液毒性により減量を考慮

PK/PD：蛋白結合率80%。血液脳関門通過。肝代謝。腎排泄。半減期＜30分，活性代謝産物67時間

有害事象：**骨髄抑制遷延（DLT，ナディア：4～6週間）**，悪心/嘔吐（＞250 mg/m²で高度，≦250 mg/m²で中等度），低血圧，肝機能障害，総投与量＞1,500 mg/m²で腎機能障害，肺線維症

薬物相互作用：メルファラン（肺障害を生じやすい）

クリニカルパール：総投与量＞1,000 mg/m²で腎機能を評価。繰り返し投与で慢性骨髄低形成。二次発癌

■ lomustine, CCNU（CeeNU）

用量/用量調節：100～130 mg/m² POを6週間周期。腎機能障害やナディア時の血球数で減量を考慮

PK/PD：完全吸収，血液脳関門通過，肝代謝で活性代謝産物に。腎排泄。半減期16～24時間，活性代謝産物16～48時間

有害事象：**骨髄抑制遷延（DLT，ナディア：4～6週間）**，悪心/嘔吐，肝機能障害，二次発癌，総投与量＞1,500 mg/m²で腎機能障害，肺線維症はカルムスチンと比較すると少ない

薬物相互作用：重要な相互作用をきたす薬物なし

クリニカルパール：総投与量＞1,000 mg/m²で腎機能評価。繰り返し投与で慢性骨髄低形成が生じる。空腹時投与で悪心/嘔吐軽減

■ カルボプラチン（パラプラチン）

用量/用量調節：300～400 mg/m² IVを4週間周期。しばしば**Calvert公式**で用量決定：総用量＝目標AUC×（GFR＋25）。3～4週間ごとではAUC 3～7.5，3～5日間の毎月投与ではAUC 2を目標とする。腎機能（非Calvert公式）：CrCl 41～59では250 mg/m²，CrCl 16～40では200 mg/m²。血漿板減少/好中球減少では75%用量

PK/PD：腎排泄。半減期2～6時間（プラチナ≧5日）

有害事象：**骨髄抑制遷延（DLT，ナディア：3～6週間）**，過敏反応，腎毒性，聴力障害，末梢神経障害

薬物相互作用：ソラフェニブ（カルボプラチン毒性増強），トポテカン（トポテカン毒性増強）

クリニカルパール：最大数GFRはCalvert公式で125 mL/min

■ シスプラチン（Platinol）

用量/用量調節：20～100 mg/m²/日 IV×1～5日を3～4週間周期。SCr＞1.5 mg/dLまたはBUN＞25 mg/dLでは使用不可。腎機能障害により減量を考慮

PK/PD：高い蛋白結合率（＞90%）。非酵素代謝。腎排泄（＞90%）。半減期＜1時間；蛋白結合プラチナでは1～5日

有害事象：腎毒性，**悪心/嘔吐：急性/遅発性，投与2～5日後（DLT，≧50 mg/m²では高度，＜50 mg/m²では中等度）**，末梢神経障害（総投与量300～600 mg/m²；可逆性），聴覚毒性＆聴力消失（総投与量＞400 mg/m²；不可逆性），電解質異常，Raynaud現象，過敏反応，肝機能障害

薬物相互作用：AG（腎毒性増強），ループ利尿薬（腎毒性，聴覚毒性増強），フェニトイン（フェニトイン濃度低下），トポテカン（トポテカン毒性上昇），ビノレルビン（顆粒球減少）

クリニカルパール：投与前後に適切な水分補給。マンニトールで尿量増加。遅発性悪心/嘔吐に対して抗制吐療法が必要。腎機能，電解質，聴覚消失の徴候，神経障害を頻回モニタリング。**起壊死性**（濃度＞0.5 mg/mL）

■ オキサリプラチン（Eloxatin）
用量 / 用量調節：85〜130 mg/m^2 IVを2〜3週間周期。腎機能：CrCl<30 mL/minでは65 mg/m^{2}まで減量。神経毒性遷延，Grade 3〜4の消化器毒性，血球数で減量

PK/PD：高い蛋白結合率（>90％），活性代謝物へ加水分解。腎排泄。半減期391時間（プラチナ代謝産物）

有害事象：神経毒性（DLT），骨髄抑制，咽頭感覚障害，末梢神経障害，肝機能障害，SCr上昇，発熱

薬物相互作用：重要な相互作用をきたす薬物なし

クリニカルパール：寒冷刺激で末梢神経障害悪化

■ ダカルバジン（DTIC-Dome）
用量 / 用量調節：250 mg/m^2/日IV×4〜5日を3週間周期，または375 mg/m^2/回 IV 1・15日投与を4週間周期（ABVDレジメン）。腎機能障害で用量調節を考慮

PK/PD：プロドラッグはCYP1A2を介して肝臓で代謝。低い蛋白結合率（約5％）。腎排泄。半減期は40分，活性代謝産物は5時間

有害事象：悪心 / 嘔吐（DLTだが耐性ができる。高度の嘔吐活性），軽度骨髄抑制，インフルエンザ様症状，注射部痛

薬物相互作用：CYP1A2誘導剤（活性代謝産物への転換増加 / 低下）

■ プロカルバジン（Matulane）
用量 / 用量調節：1〜6 mg/mg/日PO。肝機能障害で減量を考慮

PK/PD：急速完全吸収，プロドラッグは肝臓代謝。血液脳関門通過。代謝産物は腎排泄。半減期10分

有害事象：骨髄抑制，悪心 / 嘔吐（中等度〜高度の嘔吐活性リスク），感覚異常，傾眠，うつ，興奮，無精子症，卵巣機能障害，二次発癌

薬物相互作用：α/β作動薬（BP上昇），抗高血圧薬（BP低下），抗うつ薬，抗精神病薬，カルマゼピン，cyclobenzaprine，リネゾリド，メタゾン，トラマドール（セロトニン作用），血糖降下薬（低血糖作用）。MAO阻害薬とはさまざまな薬物が相互作用をきたす。プロカルバジン開始前に内服薬確認

クリニカルパール：MAO阻害薬として，チラミンを含む食物を避ける。ジスルフィラム反応のためアルコールを避ける

■ テモゾロミド（テモダール）
用量 / 用量調節：100〜200 mg/m^2/日IVまたはPO×5〜7日を14〜28日周期，または75 mg/m^2/日IV or PO×6週間。腎機能障害あるいは非血液毒性Grade 3以上で減量を考慮

PK/PD：急速完全吸収，血漿中でプロドラッグが自発的に加水分解され活性代謝産物に。血液脳関門通過。腎排泄（約38％）。半減期1.8時間（活性代謝産物は2.5分）

有害事象：骨髄抑制（DLT，ナディア：21日），悪心 / 嘔吐（中等度〜高度の嘔吐活性リスク），頭痛，疲労，便秘，肝機能障害，末梢性浮腫，痙攣，脱毛，筋肉痛，視野障害

薬物相互作用：重要な相互作用をきたす薬物なし

クリニカルパール：食物は生物学的利用能に影響を与えるため，経口投与は空腹時投与が望ましい

情報はESP Pharma, Inc., GlaxoSmithKline LLC, Bedford Laboratories, Cephalon, Inc., Baxter Healthcare Corporation, Lundbeck LLC, Apo-Pharma USA, Inc., E.R. Squibb & Sons, L.L.C., Teva Parenteral Medicines, Inc., Sanofi-aventis U.S. LLC, Sigma-Tau Pharmaceuticals, Inc., Merck Sharp & Dohme Corp発行の添付文書にもとづく

微小管阻害薬

薬物の分類	薬物	作用機序
エポチロン マイコバクテリアから分離されたマクロライド	ixabepilone	βチューブリンサブユニットに結合してG2/M期有糸分裂を停止
ハリコンドリンBアナログ 海綿の1種であるクロイソカイメンから抽出	エリブリン	微小管増殖阻害。G2/M期の細胞周期を停止
タキサン イチイ属の植物から分離。樹皮中の内生菌 Taxomyces andreanae が産生	カバジタキセル ドセタキセル パクリタキセル アルブミン結合パクリタキセル	微小管を安定させ、チューブリンのβサブユニットに結合し、微小管の正常な分裂を妨げる。細胞周期停止。後期G2有糸分裂特異的
ビンカアルカロイド ニチニチソウ（Vinca rosea）から抽出した成分	ビンブラスチン ビンクリスチン ビノレルビン	微小管形成を阻害＆有糸分裂紡錘体を分離。M/S期を停止

Devita (2011). 9th ed. 414.

■ ixabepilone（Ixempra）
用量/用量調節：40 mg/m^2 IV 3時間以上かけて、BSA 2.2m^{2}まで。腎機能での用量調節は推奨されない。AST/ALT>ULN×10倍、またはT-Bili>ULN×3倍では使用を控える。好中球減少、神経毒性により用量を調節

PK/PD：蛋白結合。CYP3A4を介して肝代謝

有害事象：白血球減少、疲労、脱毛、粘膜炎、筋肉痛、末梢神経障害、悪心/嘔吐（低嘔吐活性）

薬物相互作用：CYP3A4誘導剤/阻害薬（ixabepilone濃度上昇/低下）

クリニカルパール：タキサン、ビンカアルカロイド耐性克服。H1RAとH2RAを予防投与

■ エリブリン（Halaven）
用量/用量調節：1.4 mg/m^2 IV 1・8日に投与、21日周期。腎機能：CrCl 30〜50 mL/minでは1.1 mg/m^2/回。肝機能障害：軽度1.1 mg/m^2、中等度0.7 mg/m^2。骨髄抑制の程度により用量調節

PK/PD：蛋白結合約50%。わずかな肝代謝。半減期40時間

有害事象：疲労、好中球減少（ナディア：13日）、脱毛、末梢神経障害、QTc変化、悪心/嘔吐（低嘔吐活性）

薬物相互作用：重要な相互作用をきたす薬物なし

■ カバジタキセル（Jevtana）
用量/用量調節：25 mg/m^2 IV 1時間以上かけて、3週間周期。CrCl<30 mL/minでは慎重投与。T-Bili≧ULNまたはAST/ALT≧ULN×1.5倍では使用を避ける。血液・消化器毒性により用量調節

PK/PD：高い蛋白結合率（>90%）、他のタキサンより中枢神経系に分布。CYP3A4/5、一部はCYP2C8を介して肝代謝。半減期95時間

有害事象：**骨髄抑制（DLT、ナディア：12日）**、GI、疼痛、疲労、悪心/嘔吐（低嘔吐活性）

薬物相互作用：CYP3A4誘導剤/阻害薬（カバジタキセル濃度上昇/低下）

クリニカルパール：投与前コルチコステロイド、H1RA/H2RA予防投与

■ ドセタキセル（タキソテール）
用量/用量調節：60〜100 mg/m^2 IV 1時間以上かけて、3週間周期。腎機能での用量調節不要。T-Bili>ULNまたはAST/ALT>ULN×1.5倍では使用を避ける。好中球減少、消化管毒性により用量調節

PK/PD：高い蛋白結合率（>90%）、血管外分布＆組織結合。CYP3A4を介して肝代謝。半減期11時間

有害事象：**骨髄抑制（DLT、ナディア：7日）**、浮腫（用量依存性）、爪変化、脱毛、神経障害、皮疹、悪心/嘔吐（低嘔吐活性）

薬物相互作用：CYP3A4誘導剤/阻害薬（ドセタキセル濃度上昇/低下）

クリニカルパール：浮腫改善にコルチコステロイド3日間投与。**刺激性と起壊死性**（末梢を挙上＆保冷剤）

■パクリタキセル（タキソール）
用量/用量調節：60〜250 mg/m² IV 1〜24時間かけて，毎週ごともしくは3週間周期。腎機能での用量調節は不要。肝機能では投与時間に従って用量調節。毒性により用量調節（重症末梢神経障害または好中球減少：20%減量）

PK/PD：蛋白結合＞90%，体液＆組織に分布。CYP2C8とCYP3A4を介して代謝。半減期（3時間投与）：13〜20時間

有害事象：**骨髄抑制（DLT，ナディア11日）**，脱毛，神経障害，筋肉痛，HSR，軽度消化器毒性，悪心／嘔吐（低嘔吐活性）

薬物相互作用：CYP3A4阻害薬／誘導剤（パクリタキセルの濃度上昇／低下）

クリニカルパール：投与前コルチコステロイド，H1RA/H2RA予防投与。クレモフォールELによるHSR。短期注入で末梢神経障害増加，長期注入で骨髄抑制増加。**刺激性と起壊死性**（末梢を挙上＆保冷剤）

■アルブミン結合パクリタキセル（アブラキサン）
用量/用量調節：260 mg/m² IV 30分以上かけて，3週間周期。腎機能での用量調節不要。肝機能（AST/T-Bili）で用量調節。毒性（好中球減少，神経障害）により用量調節

PK/PD：高い蛋白結合率（＞90%），血管外分布＆組織結合。CYP2C8により肝臓で6α-ヒドロキシパクリタキセルに代謝，それ以外ではCYP3A4により3'-p-ヒドロキシパクリタキセルに代謝。半減期27時間

有害事象：**骨髄抑制（DLT）**，心電図異常，脱毛，筋肉痛，悪心／嘔吐（低嘔吐活性）

薬物相互作用：CYP2C8阻害薬（エチニルエストラジオール，トレチノイン）／誘導剤（アルブミン結合パクリタキセルの濃度上昇／低下）

クリニカルパール：パクリタキセル製剤の溶媒（ポリオキシエチレンヒマシ油およびエタノール）を使用しないため過敏反応は少ない

■ビンブラスチン（Velban）
用量/用量調節：3.7〜6 mg/m² IV。7日周期。腎機能では調節不要。T-Bili＞3 mg/dLでは50%用量

PK/PD：蛋白結合99%，組織に広く結合（肝臓），CNSは通過しない。CYP3A4を介して肝代謝。半減期25時間

有害事象：**骨髄抑制（DLT，ナディア：5〜10日）**，便秘，脱毛，高血圧，骨・顎痛，悪心／嘔吐（ごく低い嘔吐活性）

薬物相互作用：CYP3A4阻害薬／誘導剤（ビンブラスチン濃度上昇／低下）

クリニカルパール：投与の前後に腸管運動改善薬を使用。髄腔内投与で致死的。**起壊死性抗癌薬**（末梢を挙上，温める）

■ビンクリスチン（オンコビン）
用量/用量調節：0.5〜1.4 mg/m² IV（2 mgまで増量），7日周期。腎機能での用量調節は不要。T-Bili＞3 mg/dLでは50%用量

PK/PD：しっかりと組織に結合（＞90%），CNS通過は少ない。CYP3A4を介して肝代謝。半減期は85時間

有害事象：末梢神経障害，便秘，脱毛，悪心／嘔吐（ごく低い嘔吐活性）

薬物相互作用：CYP3A4阻害薬／誘導剤（ビンクリスチン濃度上昇／低下）

クリニカルパール：投与の前後に腸管運動改善薬を使用。髄腔内投与で致死的。**起壊死性抗癌薬**（末梢を挙上，温める）

■ビノレルビン（ナベルビン）
用量/用量調節：25〜30 mg/m² IV。7日周期。腎機能での用量調節は不要。T-Bili 2.1〜3 mg/dLでは50%用量，T-Bili＞3 mg/dLでは25%用量。毒性（好中球減少，神経毒性）により用量を調節

PK/PD：血小板・リンパ球に結合。肝臓でCYP3A4を介して代謝され活性をもつ。半減期28〜44時間

有害事象：**骨髄抑制（DLT，ナディア：7〜10日）**，下痢，神経筋障害，脱毛，悪心／嘔吐（ごく低い嘔吐活性）

薬物相互作用：CYP3A4阻害薬／誘導剤（ビノレルビン濃度上昇／低下）

クリニカルパール：**起壊死性抗癌薬**（末梢を挙上，温める）

情報はSanofi-Aventis, Bristol-Myers Squibb, Celgene, Bedford Laboratories, Teva Pharmaceuticals, GlaxoSmithKline, Eisai Inc. 発行の添付文書にもとづく

抗腫瘍性抗生物質

薬物分類	薬物	作用機序
アントラサイクリン	ダウノルビシン,ドキソルビシン,リポソマールドキソルビシン,エピルビシン,イダルビシン	DNAへの挿入によりTopoⅡを阻害➡DNA破壊&DNAおよび細胞膜に損傷を与えるフリーラジカル発生
アクチノマイシン	アクチノマイシンD	DNAグアニン-シトシン塩基対に挿入➡TopoⅡを阻害➡DNA破壊
その他	ブレオマイシン,マイトマイシン,ミトキサントロン	酸素フリーラジカルの産生がDNAを破壊(G2・M期),DNAに挿入➡非特異的にDNAを破壊

Devita (2011). 9th ed. 440.

■ ダウノルビシン (Cerubidine)

用量/用量調節:30〜60 mg/m^2/日×3日.最大総蓄積投与量=550 mg/m^2.T-Bili 1.2〜3 mg/dLでは25%用量減少,SCrまたはT-Bili>3 mg/dLでは50%用量減少

PK/PD:血管外に広範に分布,血液脳関門は通過せず.肝代謝で活性代謝産物に.多くは腎排泄.半減期は親薬物は14〜20時間,代謝産物は24〜48時間

有害事象:骨髄抑制(DLT,ナディア:10〜14日),粘膜炎,心毒性,悪心/嘔吐(中等度の嘔吐活性),脱毛,一過性LFT↑,赤/黄尿,「放射線リコール現象」

薬物相互作用:タキサン,トラスツズマブ,ベバシズマブ(心毒性増強)

クリニカルパール:デクスラゾキサン(心保護)を,総投与量>435 mg/m^{2}で—10:1の割合で投与.治療前に超音波検査もしくはMUGAを.**起壊死性抗癌薬**(DMSO溶解液/デクスラゾキサン,末梢を挙上,冷やす)

■ ドキソルビシン (アドリアマイシン)/リポソーマルドキソルビシン (ドキシル)

用量/用量調節:20 mg/m^{2}毎週,または40〜60 mg/m^{2}を3週間周期.最大総蓄積投与量は500 mg/m^2,または65歳以上・高血圧・心疾患・縦隔放射線照射・シクロホスファミド併用ではそれ以下.T-Bili 1.2〜3 mg/dLでは50%減量,T-Bili 3.1〜5.0 mg/dLでは75%減量,T-Bili>5.0 mg/dLでは投与中止

PK/PD:血管外に広く分布,血液脳関門は通過せず.肝代謝で活性代謝産物に.少ない腎排泄.半減期は親薬物1〜3時間,代謝産物は3〜3.5時間

有害事象:骨髄抑制(DLT,ナディア:10〜14日),粘膜炎,悪心/嘔吐(>60 mg/m^{2}で高度,≦60 mg/m^{2}で中等度),心毒性,一過性LFT↑,赤/黄尿,脱毛,「放射線リコール現象」,二次発癌

薬物相互作用:タキサン,トラスツズマブ,ベバシズマブ(心毒性増強).併用禁忌:クロザピン,conivaptan,ダビガトラン

クリニカルパール:リポソーマルドキソルビシンのほうが,ドキソルビシンと比較して,悪心/嘔吐の程度と心毒性,骨髄抑制は軽い.しかし,手足症候群や急性インフュージョンリアクションを生じることがある.デクスラゾキサン(心保護)を,総投与量>300 mg/m^{2}で—10:1の割合で投与.治療前に超音波検査もしくはMUGAを.**起壊死性抗癌薬**(DMSO溶解液/デクスラゾキサン,末梢を挙上,冷やす)

■ エピルビシン (Ellence)

用量/用量調節:100〜120 mg/m^{2}を3〜4週周期,または50 mg/m^{2}を21日周期,または60 mg/m^{2}を1・8日投与,28日周期.最大総蓄積投与量は1,000 mg/m^2.SCr>5 mg/dLでは減量(調節量不明).T-Bili 1.2〜3 mg/dL・ASTがULN×2〜4倍では50%減量,T-Bili>3.0 mg/dL・AST>ULN×4倍では75%減量

PK/PD:広く肝代謝.腎・便排泄.半減期33時間

有害事象:骨髄抑制(DLT,ナディア:10〜14日),脱毛,発汗,下痢,悪心/嘔吐(>90 mg/m^{2}で高度,≦90 mg/m^{2}で中等度),心毒性

薬物相互作用:タキサン,トラスツズマブ,ベバシズマブ(心毒性増強)

クリニカルパール:デクスラゾキサン(心保護),総投与量>540 mg/m^{2}で—10:1の割合で投与.治療前に超音波検査もしくはMUGAを.**起壊死性抗癌薬**(DMSO溶解液/デクスラゾキサン,末梢を挙上,冷やす)

■ イダルビシン（イダマイシンPFS）
用量 / 用量調節：12 mg/m²/日×3日。最大総蓄積投与量は180 mg/m²。T-Bili 2.6〜5.0 mg/dLでは50%減量．T-Bili＞5.0 mg/dLでは投与不可。腎機能障害で減量（特定の調節量は提示されていない）

PK/PD：CSFを含み広範に分布。肝代謝を経て活性代謝産物に。肝・腎臓排泄。半減期12〜27時間

有害事象：骨髄抑制（DLT, ナディア：10〜14日），粘膜炎，悪心／嘔吐（中等度の嘔吐活性），心毒性，一過性LFT↑，赤／黄尿，脱毛，放射線リコール現象

薬物相互作用：タキサン，トラスツズマブ，ベバシズマブ（心毒性増強）

クリニカルパール：デクスラゾキサン（心保護），総投与量＞110 mg/m²で−10：1の割合で投与。治療前に超音波検査もしくはMUGAを。**起壊死性抗癌薬**（DMSO溶解液／デクスラゾキサン，末梢を挙上，冷やす）

■ アクチノマイシンD（コスメゲン）
用量 / 用量調節：12〜15 µg/kg/日，または400〜600 µg/m²/日×5日。腎機能・肝機能での用量調節不要

PK/PD：血管外に広範分布，血液脳関門は通過せず。一部が代謝され，腎排泄（30%）。半減期36時間

有害事象：骨髄抑制（ナディア：14〜21日），VOD，悪心／嘔吐（中等度の嘔吐活性），脱毛，紅斑，放射線リコール現象

薬物相互作用：免疫抑制薬（免疫抑制薬の効果増強）

クリニカルパール：4歳以下の子どもにおいて重篤な肝臓の類洞閉塞症候群のリスク増加。**起壊死性抗癌薬**（末梢を挙上，冷やす）

■ ブレオマイシン（Blenoxane）
用量 / 用量調節：5〜15単位/m²週ごと×3週間。CrCl＜50 mL/minでは減量が必要

PK/PD：内服での生物学的利用能は乏しく，SCとIVは吸収率が同じ。腔内投与可能。血液脳関門は通過せず。腎排泄（60〜70%）。半減期3時間

有害事象：肺毒性／肺臓炎（DLT, 10%），過敏反応（1〜2回投与後），粘膜炎，皮膚反応（色素過剰，紅斑，皮膚ピーリング），低血圧

薬物相互作用：酸素（肺毒性増強），腎毒性薬物（クリアランス低下）

クリニカルパール：総投与量＞400単位，70歳以上，肺疾患の既往，胸部放射線照射，高濃度酸素曝露，G-CSFの使用増加で，ブレオマイシン誘導性肺臓炎のリスクが増強

■ マイトマイシン（Mutamycin）
用量 / 用量調節：10〜15 mg/m² IVを6〜8週間周期，または20〜40 mg週ごとを膀胱内注入。SCr＞1.7 mg/dLでは投与を避ける

PK/PD：肝代謝，腎排泄（10%は無変化）。半減期17〜78分

有害事象：骨髄抑制（DLT, ナディア：4〜6週間），HUS，発熱，間質性肺炎，悪心／嘔吐（低嘔吐活性），粘膜炎

薬物相互作用：タモキシフェン（HUS），ビンブラスチン（肺浮腫）

クリニカルパール：**起壊死性抗癌薬**（DMSO溶解液，末梢を挙上，冷やす）

■ ミトキサントロン（ノバントロン）
用量 / 用量調節：12 mg/m²/日×3日。12〜14 mg/m²を3週間周期

PK/PD：内服で生物学的利用能は乏しい。組織と赤血球に広く分布。腎・便排泄。半減期23〜215時間（肝機能障害で延長）

有害事象：骨髄抑制（DLT, ナディア：10〜14日），悪心／嘔吐（低嘔吐活性），脱毛，粘膜炎（ドキソルビシンよりは軽度），青／緑の涙／尿，頭痛，めまい，二次発癌

薬物相互作用：弱CYP3A4阻害薬，免疫抑制作用増強

クリニカルパール：総投与量＞140 mg/m²で心毒性リスク増加。治療開始前に超音波検査またはMUGA。刺激性，**起壊死性抗癌薬**（DMSO溶解液，末梢を挙上，冷やす）

情報は Bedford Laboratories, Pharmacia & Upjohn Company, Janssen, Pfizer, Lundbeck, Bristol-Myers Squibb, EMD Serono Inc. 発行の添付文書にもとづく

トポイソメラーゼ阻害薬

薬物分類	薬物	作用機序
トポイソメラーゼⅠ阻害薬	イリノテカン（CPT-11），トポテカン	阻害によりDNA複合体の安定化を起こす&一本鎖DNAの破壊と同様に一本鎖DNAの再連結を阻害（S期特異的）
トポイソメラーゼⅡ阻害薬	エトポシド（VP-16），リン酸エトポシド，teniposide，アントラサイクリン（抗腫瘍性抗生物質の項を参照）	DNAのねじれや超らせん構造を扱うためにDNAの両鎖を同時に切断する酵素を阻害。切断されたDNA鎖の蓄積を引き起こす

Devita (2011). 9th ed. 438.

■イリノテカン，CPT-11（カンプト）

用量 / 用量調節：125 mg/m²回×4投2休，または240～350 mg/m²を3週間周期。UGT1A1*28アレルのホモ接合体（確認試験はFDA承認）と肝機能障害（T-Bili>ULN）で減量（具体的な調節量は提示されていない）

PK/PD：血管外に広範に分布。UGT1A1を介して肝臓でグルクロン酸抱合を受けて活性化SN-38。腎排泄25%，残りは肝代謝。胆汁排泄。半減期6～12時間（イリノテカン），10～20時間（SN-38）

有害事象：**下痢（DLT，急性・遅発性）**，骨髄抑制，腹痛，悪心/嘔吐（中等度の嘔吐活性），脱毛，脱力，LFT&T-Bili上昇

薬物相互作用：CYP3A4誘導剤（イリノテカンの濃度低下），アゾール系抗真菌薬（イリノテカンの濃度上昇）

クリニカルパール：下痢<24時間：プロドラッグによるアセチルコリンエステラーゼ阻害作用により生じる急性コリン症状。アトロピンで治療。下痢>24時間：粘膜障害。ロペラミドやオクトレオチドで治療

■トポテカン（ハイカムチン）

用量 / 用量調節：1.5 mg/m²を30分以上かけて毎日×5日間，2週休，または2.3 mg/m²/日PO×5日間，2週休。腎（Ⅳ）：CrCl 30～60 mL/minでは75%用量，CrCl 10～30 mL/minでは50%用量，CrCl<10 mL/minでは25%用量；(PO)：CrCl 30～49 mL/minでは1.8 mg/m²/日に減量

PK/PD：急速経口吸収，40%の生物学的利用能。CSFを通過し広範に分布（CSF濃度は血漿の約30%）。急速に血漿中で加水分解され，不活性化代謝産物に。腎排泄。半減期(Ⅳ) 2～3時間, (PO) 3～6時間

有害事象：骨髄抑制**（DLT/BBW，ナディア：9～14日）**，悪心/嘔吐（低嘔吐活性），下痢，発熱（低Grade），疲労，脱毛，皮疹，頭痛，一過性LFT↑

薬物相互作用：P-gp阻害薬（ケトコナゾール，サキナビル，リトナビル）はトポテカンの濃度上昇

クリニカルパール：好中球<1,500/mm³&PLT<100,000/mm³は投与禁忌。放射線照射と骨髄抑制の強い化学療法の使用歴は骨髄抑制増加。カルボプラチンの投与歴があると血小板減少のリスク増加

■エトポシド，VP-16（Toposar, VePesid）

用量 / 用量調節：50～120 mg/m²/日IV×3日を3～4週間周期，またはPOではIV用量×2（50 mgカプセル）。IBW用量で。T-Bili 1.5～3 mg/dLまたはAST 60～180では50%用量，TBili>3 mg/dLまたはAST>180では安全性が確認できない。CrCl<15 mL/minでは50%用量

PK/PD：POの生物学的利用能50%，血液脳関門通過は不良（CSF濃度は血漿の5%未満）。高い蛋白結合率（94～98%）。CYP3A4/5を介した肝代謝。腎排泄（56%）。半減期（Ⅳ）4～11時間

有害事象：骨髄抑制**（DLT/BBW，ナディア：7～14日）**，悪心/嘔吐（低～中等度の嘔吐活性），肝機能障害，頭痛，投与中の低血圧，脱毛，皮疹，蕁麻疹，掻痒，発熱，二次発癌

薬物相互作用：強いCYP3A4阻害薬（ケトコナゾール，クラリスロマイシン；エトポシド濃度上昇），CYP3A4誘導剤（リファンピシン，フェニトイン；エトポシド濃度低下），P-gp阻害薬（エトポシド濃度上昇）

クリニカルパール：リン酸エトポシドを投与すると皮膚変化&発疹頻度減少。二次発癌（AMLは11q23の転座により生じる）は通常エトポシド投与後2～3年で生じる。緩徐投与で低血圧のリスク減少

■ teniposide, VM-26（Vumon）
用量/用量調節：165 mg/m²/回。1・4・8・11日投与を交互の地固め療法サイクルで投与。腎機能・肝機能での用量調節不要。Down症では50%用量
PK/PD：組織分布良好。血液脳関門通過には制限あり。高い蛋白結合率（99.4%）。CYP3A4を介して肝代謝。腎排泄（44%）。半減期5時間
有害事象：骨髄抑制（DLT/BBW，ナディア：7〜10日），粘膜炎，下痢，悪心/嘔吐（低〜中等度の嘔吐活性），投与中の低血圧，脱毛，皮疹，過敏反応
薬物相互作用：強いCYP3A4阻害薬（ケトコナゾール，クラリスロマイシン；teniposide濃度上昇），CYP3A4誘導剤（リファンピシン，フェニトイン；teniposide濃度低下），P-gp阻害薬（teniposide濃度上昇）
クリニカルパール：エトポシドより二次発癌リスクが高い。アナフィラキシー様の反応を含む過敏反応の報告。これにはクレモフォールELバイアルが関与している

情報はPfizer, GlaxoSmithKline, Bristol-Myers Squibb発行の添付文書にもとづく

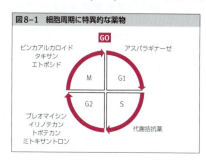

図8-1 細胞周期に特異的な薬物

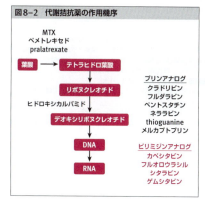

図8-2 代謝拮抗薬の作用機序

モノクローナル抗体薬

モノクローナル抗体薬 名前の語源	
-o-	マウス
-xi-	キメラ
-zu-	ヒト化
-u-	ヒト

Devita (2011). 9th ed. 501.

■ アレムツズマブ（Campath）
作用機序：CD52に結合し，悪性細胞を抗体依存性の融解
用量/用量調節：IVまたはSC。3〜10 mg IV毎日から増量，または3 mg〜10 mg SC×3週間，耐容可能であれば30 mg IV/SC×3週間まで増量可。腎機能・肝機能では用量調節不要
PK/PD：繰り返し使用でクリアランス低下（CD52受容体が減少）。半減期は初期投与量30 mgで約11時間
有害事象：汎血球減少（DLT，ナディアは約30日），消化器症状，肺臓炎，低血圧，高血圧，過敏反応
薬物相互作用：生ワクチン（ワクチン感染が生じる可能性あり）
クリニカルパール：過敏反応に対して毎回投与前にアセトアミノフェンとジフェンヒドラミンを投与。投与中および最終投与から2カ月間はPCP&HSV・CMV感染のリスク，そのために予防内服を行う

■ ベバシズマブ（アバスチン）
作用機序：VEGFに結合し，内皮細胞の増殖抑制，血管新生抑制
用量/用量調節：5〜15 mg/kg IV 14〜21日周期。腎機能・肝機能での用量調節不要。蛋白尿で一時休止
PK/PD：半減期約20日
有害事象：高血圧，血栓，消化管出血，血小板減少，蛋白尿
薬物相互作用：重要な相互作用をきたす薬物なし
クリニカルパール：治療開始前に患者のSBP>150 mmHgまたはDBP>100 mmHg，最近の喀血（血痰），手術や生検，新たな血栓のエピソードがないか確認

■ ブレンツキシマブ ベドチン（アドセトリス）
作用機序：CD30に結合し，細胞周期停止，アポトーシス誘導
用量/用量調節：1.8 mg/kg 3週間周期。腎機能・肝機能での用量調節不要。好中球減少，過剰反応，末梢神経障害，進行性多巣性白質脳症，Stevens-Johnson症候群などの毒性により用量調節
PK/PD：CYP3A4/5を介して肝代謝。便排泄。半減期約5日
有害事象：末梢神経障害（DLT），汎血球減少，URI
薬物相互作用：CYP3A4阻害薬/誘導剤（ブレンツキシマブ濃度上昇/低下）

■ セツキシマブ（アービタックス）
作用機序：EGFR結合，細胞成長阻害，アポトーシス誘導
用量/用量調節：400 mg/m^2 IV 初回投与，250 mg/m^2 IV 毎週。腎機能・肝機能での用量調節不要
PK/PD：半減期約112時間
有害事象：アクネ様皮疹（最初の2週間以内），掻痒，低MG血症，消化器症状，貧血，過剰反応
薬物相互作用：重要な相互作用をきたす薬物なし
クリニカルパール：*K-ras*変異患者には効果なし

■ イブリツモマブ（ゼヴァリン）
作用機序：CD20指向性の放射性免疫複合体（イットリウム90と結合），アポトーシスを誘導
用量/用量調節：**Step 1．** リツキシマブIV．**Step 2．** リツキシマブIV，イブリツモマブIV（0.3〜0.4 mCi/kg），血小板数により決定（PLT<100,000/μLでは投与しない）。腎機能・肝機能での用量調節不要
PK/PD：すべてのリンパ球に分布，イットリウム90の半減期は約64時間
有害事象：汎血球減少遷延（B細胞回復開始約12週）
薬物相互作用：抗凝固薬（出血リスク増加）

■ オファツムマブ(アーゼラ)
作用機序:CD20に結合し、B細胞融解
用量/用量調節:300 mg IV×1、そして2,000 mg IV毎週×7回、その後2,000 mg IV 4週間隔×4回。腎機能・肝機能での用量調節不要
PK/PD:半減期4〜12回投与のとき約14日
有害事象:好中球減少(>2週間)、URI
薬物相互作用:生ワクチン(ワクチン感染が生じる可能性あり)
クリニカルパール:過敏反応に対して、アセトアミノフェン・抗ヒスタミン薬・コルチコステロイドを1・2・9投与のときに予防投与

■ パニツムマブ(ベクティビックス)
作用機序:EGFRに結合、細胞増殖を妨げる、アポトーシスを誘導
用量/用量調節:6 mg/kg IV 14日周期。腎機能・肝機能での用量調節不要。毒性(HSR・皮膚症状)により用量調節
PK/PD:半減期約7.5日
有害事象:アクネ様皮疹、Mg低下、Ca低下、まつげ増毛、過剰反応
薬物相互作用:重要な相互作用をきたす薬物なし
クリニカルパール:*K-ras*変異患者では効果なし

■ ペルツズマブ(パージェタ)
作用機序:HER2に結合し、細胞増殖を妨げる、アポトーシスを誘導(トラスツズマブとは別のHER2エピトープに結合)
用量/用量調節:840 mg IV×1(初回)、その後は420 mgを3週間周期。腎機能・肝機能での用量調節不要
PK/PD:半減期18日
有害事象:心毒性、過剰反応、下痢、白血球減少、好中球減少
薬物相互作用:重要な相互作用をきたす薬物なし

■ リツキシマブ(リツキサン)
作用機序:CD20に結合し、B細胞を融解
用量/用量調節:375 mg/m² IV、頻度はレジメンによる。腎機能・肝機能での用量調節不要
PK/PD:投与完了後3〜6カ月間は血液中に検出可能
有害事象:白血球減少(B細胞回復開始は投与終了後約6カ月)、ウイルス再活性化
薬物相互作用:生ワクチン(ワクチン感染が生じる可能性あり)
クリニカルパール:リンパ球絶対数≧20,000/µLまたは腫瘍量の多いときは2日以上かけて投与分割。治療開始前にB型肝炎のスクリーニング

■ tositumomab(Bexxar)
作用機序:CD20指向性の放射性免疫複合体(ヨウ素131と結合)、アポトーシス誘導
用量/用量調節:Step1. 線量測定。Step2. 治療。血小板数により用量決定(PLT<100,000/µLでは投与不可)。腎機能・肝機能での用量調節不要
PK/PD:5日後の体内のヨウ素131のクリアランスは用量の67%
有害事象:数週〜月にわたる汎血球減少遷延(B細胞回復開始は約12週後)、甲状腺機能低下、消化器症状
クリニカルパール:甲状腺機能保護薬を投与(治療開始1日前から投与、終了後2週間まで)

■ トラスツズマブ(ハーセプチン)
作用機序:HER2に結合し、細胞傷害
用量/用量調節:初回投与は4〜8 mg/kg IV、その後は2〜6 mg/kg IVで維持。毎週か3週間周期。腎機能・肝機能での用量調節不要
PK/PD:半減期約6〜16日
有害事象:**CMP(DLT)**、消化器障害、皮疹、発熱、疼痛
薬物相互作用:アントラサイクリン(心毒性増強)

情報はGenzyme, Genentech, Seattle Genetics, Eli Lilly, Teva, GlaxoSmithKline, Amgen発行の添付文書にもとづく

免疫調節薬/エピジェネティック修飾薬

薬物分類	
免疫調節薬/免疫療法	インターフェロンα-2b, インターロイキン2, イピリムマブ, レナリドミド, ポマリドマイド, サリドマイド

■ インターフェロンα-2b（イントロンA）

作用機序：細胞免疫活性と自然免疫応答の上昇

用量/用量調節：一般的に200万～3,000万単位/m²を3回を週ごと，IM/SC/IV。毒性（血液学的，過敏反応，精神神経障害）・適応に従って調節する

PK/PD：生物学的利用能はIMでは83%，SCでは90%，髄液移行性はない。おもに腎代謝。半減期：IVでは2時間，IM/SCでは約2～3時間

有害事象：精神神経障害（DLT），好中球減少，AST/ALT上昇

薬物相互作用：CYP1A2を阻害（作用としては弱い），テオフィリン（テオフィリンクリアランス低下），リバビリン（うつ病悪化のリスク）

■ インターロイキン2（Aldesleukin, Proleukin）

作用機序：リンパ球分裂促進の活性化と細胞毒性

用量/用量調節：600,000単位/kgを8時間ごとにIV。9日間繰り返す（合計28回/コース）。治療前SCr＜1.5 mg/dL。肝障害の徴候で中止。毒性（心血管疾患，中枢神経，皮膚，消化器，感染，呼吸機能）によって用量を調節

PK/PD：腎代謝。IVでの初回の半減期は約10分。腎排泄

有害事象：毛細血管漏出症候群（BBW，投与開始後すぐに起こる），中枢神経毒性（BBW），感染症（BBW），消化管出血/腸管穿孔，T-Bili上昇，腎不全

薬物相互作用：生ワクチン（ワクチン感染が生じる可能性あり），グルココルチコイド（免疫刺激効果を減殺する）

■ イピリムマブ（ヤーボイ）

作用機序：細胞傷害性Tリンパ球抗原4（CTLA-4）と結合し，T細胞の活性化と増殖を促す

用量/用量調節：3 mg/kgを3週ごとにIVを4サイクル。腎機能による用量の調節は推奨されていない。治療中の肝機能障害：ASTまたはALTが正常上限値の2.5～5倍，またはT-Biliが正常上限値の1.5～3倍の場合は一時的に中止。ASTまたはALTが正常上限値の5倍以上，またはT-Biliが正常上限値の3倍以上の場合は治療中止。毒性（免疫反応，内分泌異常，中枢神経，皮膚，消化器，眼）により用量調節もしくは中止

PK/PD：半減期は約15日

有害事象：免疫関連副作用（BBW，皮膚炎，内分泌異常，腸炎，肝炎）

薬物相互作用：重要な相互作用をきたす薬物なし

クリニカルパール：投与前に肝機能と甲状腺機能をチェックする。**重度の免疫関連反応が生じた場合は高用量コルチコステロイド（prednisone 1～2 mg/kg/日）開始**

■ レナリドミド（レブラミド）

作用機序：炎症性サイトカインや血管新生因子へのシグナルの抑制，細胞関連免疫活性化，細胞周期の停止誘導による，免疫調節，血管新生阻害，抗腫瘍性という特徴がある

用量/用量調節：10～25 mg/日PO。腎機能ではCrCl＜60 mL/minで調節が必要。肝機能による調節は推奨されていない。毒性（血小板減少，好中球減少，皮膚障害）によって調節

PK/PD：速やかに吸収され，約30%は蛋白と結合する。半減期3～5時間（中等度から重度の腎機能障害によって3倍になる）。腎排泄。血液透析によって約40%排泄

有害事象：骨髄抑制（BBW），血栓塞栓症（BBW），末梢性浮腫，末梢神経障害，胃腸障害，皮疹

薬物相互作用：ジゴキシン（ジゴキシン濃度を約14%上昇）

クリニカルパール：**REMSに登録しなければならない（RevAssist）***。腎機能評価後，デキサメタゾン使用時は抗血栓予防を考慮する

*訳注：日本ではRevMateに登録する

■ **ポマリドミド（ポマリスト）**
作用機序：増殖抑制、血管新生抑制、アポトーシス促進、NK細胞/T細胞関連免疫の活性化、炎症性サイトカイン生成の抑制による、免疫調節、抗腫瘍性という特徴がある
用量/用量調節：4mg/日PO。SCr＞3mg/dLまたはT-Bili＞2mg/dL以上かつAST/ALTが正常上限値の3倍以上の場合投与中止。毒性（好中球減少、血小板減少）によって調節
PK/PD：肝代謝。半減期は約8時間。尿や便から排泄される
有害事象：好中球減少、貧血、血小板減少、神経障害、静脈血栓症
薬物相互作用：CYP3A4/1A2またはP-gp阻害薬/誘導剤（ポマリドミド濃度上昇/低下）
クリニカルパール：REMSに登録しなければならない（POMALYST REMS）。腎機能評価後、抗凝固予防を考慮する

■ **サリドマイド（Thalomid）**
作用機序：NK細胞・インターロイキン2・インターフェロンの活性化、血管新生抑制、フリーラジカル関連DNA損傷抑制、細胞関連殺細胞効果による、免疫調節、血管新阻害という特徴がある
用量/用量調節：50～800mg/日PO。腎・肝機能による用量調節は推奨されていない。毒性（好中球750/mm³以下、便秘、鎮静、末梢神経障害）によって用量調節
PK/PD：生物学的利用能は約90％、約60％は蛋白と結合する。血漿内の非酵素的加水分解によって代謝。半減期約6時間。腎排泄
有害事象：**血栓塞栓症（BBW）**、白血球減少、末梢神経障害、下痢、便秘、起立性低血圧、皮疹
薬物相互作用：デキサメタゾン（サリドマイドの血栓効果が上昇する）
クリニカルパール：REMSに登録しなければならない（STEPS）*。腎機能評価後、抗凝固予防を考慮する

薬物分類	
HDAC阻害薬	romidepsin、ボリノスタット

■ **romidepsin（Istodax）**
作用機序：HDAC酵素阻害を行い細胞増殖を停止させ、アポトーシスを起こす
用量/用量調節：14mg/m² 1・8・15日IVを28日サイクル。腎機能による用量調節は推奨されていない。重度の肝障害では慎重に使用する。毒性によって用量調節
PK/PD：約94％は蛋白と結合。半減期は約3時間。CYP3A4またはP-gpによって代謝
有害事象：汎血球減少、下痢、QTc延長、電解質喪失、高尿酸血症、高血糖
薬物相互作用：CYP3A4またはP-gp阻害薬/誘導剤（romidepsin濃度上昇/低下）。QTcを延長させる薬物（QTc延長効果増強）
クリニカルパール：血漿電解質（KとMg）、重大な心血管疾患をもつ患者の心電図をモニタリング

■ **ボリノスタット（ゾリンザ）**
作用機序：HDAC酵素阻害を行い細胞増殖を停止させ、アポトーシスを起こす
用量/用量調節：400mg/日PO。腎機能による用量調節は推奨されていない。軽度の肝機能障害（T-Biliが正常上限値の1.5倍～3倍）では200mg/日。重度（T-Bili＞3mg/dL）では投与禁忌。毒性（SCr上昇、食欲減退、カリウム低下、悪心/嘔吐、好中球減少、白血球減少、血小板減少）によって用量調節
PK/PD：生物学的利用能は空腹時約43％、約71％は蛋白と結合する。グルクロン酸抱合され加水分解される。半減期は約2時間。腎排泄
有害事象：血小板減少、貧血、QTc延長、SCr上昇、下痢、高血糖、電解質喪失、蛋白尿、血栓症
薬物相互作用：経口抗凝固剤（出血リスク増加）、バルプロ酸（重度の血小板減少や消化管出血のリスク増加）、QTcを延長させる薬物（QTc延長効果増強）
クリニカルパール：下痢を起こすことがあるので患者に水分摂取を促す。電解質（KとMg）、SCr、血糖をモニタリング

情報はMerck, Novartis, Bristol-Myers Squibb, Celgene発行の添付文書にもとづく
＊訳注：日本ではRevMateに登録する

低分子チロシンキナーゼ阻害薬

さまざまなチロシンキナーゼ阻害薬の活性

	アキシチニブ	ボスチニブ	cabozantinib	クリゾチニブ	エルロチニブ	ダサチニブ	ゲフィチニブ	イマチニブ	ラパチニブ	ニロチニブ	パゾパニブ	ponatinib	レゴラフェニブ	ルキソリチニブ	ソラフェニブ	スニチニブ	バンデタニブ	ベムラフェニブ
JAK2														×				
ALK				×														
MET			×	×														
EGFR					×		×		×								×	
HER2									×									
FGFR											×	×					×	
PDGFR						×		×		×	×	×	×		×	×		
VEGFR	×		×								×	×	×		×	×	×	
TIE			×									×				×		
RET			×									×				×	×	
FLT3			×									×			×	×		
SRC		×				×						×					×	
ABL		×				×		×		×		×						
KIT			×			×		×				×			×	×		
RAF													×		×			×

■ アキシチニブ（インライタ）
用量 / 用量調節：5 mg POを12時間ごと。腎機能による用量調節は推奨されていない。肝機能：Child-Pugh分類Bでは50％量にて投与，耐えうるのであれば増量する。Child-Pugh分類Cでのデータなし

PK/PD：生物学的利用能は58％，蛋白の99％はアルブミンと結合する。CYP3A4/5を介した肝代謝。便排泄（41％），尿排泄（23％）。半減期は2.5〜6時間

有害事象：高血圧，疲労，消化器症状，手足症候群 / 皮疹，肝機能障害，電解質異常，SCr上昇（55％），蛋白尿，血液学的異常

薬物相互作用：CYP3A4阻害薬 / 誘導剤（アキシチニブ濃度上昇 / 低下），ワルファリン

クリニカルパール：専門の薬局を通してのみ利用可能＊。モニタリング項目：肝機能，腎機能，甲状腺機能，尿（蛋白尿），血圧。**手術前24時間は治療を中止**（創傷治癒遅延のため）

■ ボスチニブ（Bosulif）
用量 / 用量調節：500 mg/日PO。腎機能による用量調節は推奨されていない。肝機能障害：200 mg/日。血液毒性・肝毒性・Grade 3/4の下痢では中止し，減量再開

PK/PD：蛋白結合94％。CYP3A4を介し肝代謝。便排泄（91％）。半減期は22〜27時間

有害事象：浮腫，下痢（82％），低マグネシウム，皮疹（35％），肝機能障害，血液学的異常

薬物相互作用：CYP3A4阻害薬 / 誘導剤（ボスチニブ濃度上昇 / 低下），PPI/H₂ブロッカー / 制酸薬（ボスチニブ吸収低下），QTcを延長させる薬物，ワルファリン

クリニカルパール：**食事と一緒に摂取**。下痢は，投与開始後1週間（耐性）で止痢薬の使用にて改善すべき。モニタリング項目：週1回のCBCを1カ月間行う。月1回の肝機能チェックを最初の3カ月間行う。開始時心電図をチェックし，投与開始後も断続的にチェックする

■ cabozantinib（Cometriq）
用量 / 用量調節：120 mg/日PO。腎機能に関しCrCl＜30 mL/minでは慎重に使用。肝機能による用量調節は推奨されていない。治療による毒性（Grade 3以上）では中止し，減量再開（60 mgまたは100 mg）

PK/PD：蛋白結合99.7％以上。CYP3A4を介し肝代謝。便排泄（54％），尿排泄（27％）。半減期は55時間

有害事象：高血圧（33％），疲労，皮膚毒性（手足症候群，脱毛，皮疹，**髪の毛の色の変化**〔34％〕），消化器症状，肝機能障害，血液学的異常

薬物相互作用：CYP3A4阻害薬 / 誘導剤（cabozantinib濃度上昇 / 低下。**誘導剤と使用する際はプラス40 mgまで増量。阻害薬と使用する際はマイナス40 mgまで減量）**

クリニカルパール：空腹時に摂取する。モニタリング項目：蛋白尿，血圧，腎 / 肝機能，電解質（Ca，リン酸，K，Mg）。**配布はDiplomat Specialty Pharmacy（855-253-3273）に限られる＊**

＊訳注：米国の場合

■ クリゾチニブ（ザーコリ）

用量/用量調節：250 mg POを12時間ごと。腎機能：CrCl＜30 mL/minではデータなし。肝機能障害がある場合には慎重投与。治療による毒性（血液，浸出液/浮腫，皮疹）では中止し，減量再開

PK/PD：生物学的利用能は43%。蛋白結合91%。CYP3A4を介し肝代謝。便排泄（53%）。半減期は42時間

有害事象：浮腫（28%），疲労，めまい，消化器症状（食欲減退，味覚変化），リンパ球減少，ALT上昇，神経障害，**視覚異常（2週間以内に発症，視覚障害，複視，光視症）**

薬物相互作用：CYP3A4阻害薬/誘導剤（クリゾチニブ濃度上昇/低下），QTcを延長させる薬物，ワルファリン

クリニカルパール：専門の薬局を通してのみ利用可能*。モニタリング項目；肺臓炎，心電図，肝機能，眼科検査

■ エルロチニブ（タルセバ）

用量/用量調節：100～150 mg/日 PO。腎機能による用量調節は推奨されていない。肝機能：T-Biliが正常上限値の3倍以上または/かつALT/ASTが正常上限値の5倍以上では減量する

PK/PD：食物とともに100%吸収され，食物なしでは60%吸収。CYP3A4を介し肝代謝。便排泄（83%），尿排泄（8%）。半減期は24～36時間

有害事象：皮疹（75%まで，DLT），消化器症状（悪心，嘔吐，下痢），発熱，疲労

薬物相互作用：CYP3A4阻害薬/誘導剤（エルロチニブ濃度上昇/低下），PPI/H₂ブロッカー/制酸薬（エルロチニブ吸収低下）

クリニカルパール：**空腹時に摂取する。** モニタリング項目：皮膚毒性（剥脱性皮疹の可能性あり）

■ ダサチニブ（スプリセル）

用量/用量調節：100～140 mg/日 PO。腎・肝機能による用量調節は推奨されていない。毒性によって量を調節する

PK/PD：CYP3A4を介し肝代謝。便排泄（85%）。半減期は3～5時間

有害事象：皮膚障害，浮腫（末梢，肺），血液学的異常，電解質異常，肝毒性，消化器症状

薬物相互作用：CYP3A4阻害薬/誘導剤（ダサチニブ濃度上昇/低下），PPI/H₂ブロッカー/制酸薬（ダサチニブ吸収低下），QTcを延長させる薬物，ワルファリン（ワルファリン効果に影響）

クリニカルパール：肺浮腫に注意（疑われる場合には胸部X線を施行する）

■ ゲフィチニブ（イレッサ）

用量/用量調節：250 mg/日 PO。腎・肝機能による用量の調節は推奨されていない。毒性によって用量を調節する

PK/PD：生物学的利用能は60%。蛋白の90%はα酸性糖蛋白と結合する。CYP3A4を介し肝代謝。便排泄（86%）。半減期41時間

有害事象：皮膚障害（皮疹，痤瘡，乾燥肌），消化器症状（悪心，嘔吐，下痢）

薬物相互作用：CYP3A4阻害薬/誘導剤（ゲフィチニブ濃度上昇/低下），PPI/H₂ブロッカー/制酸薬（ゲフィチニブ吸収低下），ワルファリン

クリニカルパール：**配布はIressa Accessプログラムを介してのみ*。** モニタリング項目：皮膚毒性，肺機能低下，下痢

■ イマチニブ（グリベック）

用量/用量調節：400～800 mg/日 PO。腎機能：CrClが40～59 mL/minでは最大量600 mg，20～39 mL/minでは最大量400 mg，20 mL/min未満では100 mg/日。重度の肝機能障害；25%減量。毒性によって用量を調節する

PK/PD：生物学的利用能は98%。CYP3A4を介し肝代謝。便排泄（68%），尿排泄（13%）。半減期18時間

有害事象：浮腫（眼窩周囲，肺，末梢），疲労，皮膚毒性，血液学的異常，消化器症状，肝機能障害

薬物相互作用：CYP3A4阻害薬/誘導剤（イマチニブ濃度上昇/低下），PPI/H₂ブロッカー/制酸薬（イマチニブ吸収低下），QTcを延長させる薬物，ワルファリン（ワルファリン効果に影響）

クリニカルパール：800 mg内服時は忍容性を考え1日2回に分けて内服する

■ ラパチニブ（タイケルブ）

用量/用量調節：1,000～1,500 mg/日 PO。腎機能による用量調節は推奨されていない。開始時肝機能障害がある場合（Child-Pugh分類C）：1,000 mgのときは750 mgまで減量し，カペシタビンと内服。1,500 mgのときは1,000 mgまで減量しレトロゾールと内服

PK/PD：不完全。さまざまな程度の吸収。CYP3A4/5を介し肝代謝。便排泄（27%）。半減期25時間

有害事象：手足症候群（カペシタビン併用にて53%の頻度で起こる），皮疹，疲労，血液学的異常，肝機能障害，左室駆出率低下

薬物相互作用：CYP3A4阻害薬/誘導剤（ラパチニブ濃度上昇/低下），PPI/H₂ブロッカー/制酸薬（ラパチニブ吸収低下），QTcを延長させる薬物，ワルファリン（ワルファリン効果に影響）

クリニカルパール：**空腹時に摂取する。** モニタリング項目；QTc，電解質，開始時の左室駆出率計測とその後も定期的に計測を行う。**配布はTykerb CARESを介してのみ***

*訳注：米国の場合

■ ニロチニブ（タシグナ）

用量/用量調節：300〜400 mg PO を12時間ごと。腎機能による用量調節は推奨されていない。軽度〜中等度の肝機能障害がある場合には200〜300 mg 12時間ごと投与から開始し、忍容性があれば増量。毒性（肝機能、血液学的異常、QTc、アミラーゼ/リパーゼ）によって量を調節する

PK/PD：生物学的利用能は50%。CYP3A4を介し肝代謝。便排泄（96%）。半減期15〜17時間

有害事象：末梢性浮腫、高血圧、QTc延長、疲労、皮疹、脱毛、筋性/骨性異常、血液学的異常

薬物相互作用：CYP3A4阻害薬/誘導剤（ニロチニブ濃度上昇/低下）、PPI/H₂ブロッカー/制酸薬（ニロチニブ吸収阻害）、QTcを延長させる薬物、ワルファリン（ワルファリン効果に影響）

クリニカルパール：空腹時に摂取する。モニタリング項目：QTcを投与開始時測定し、その後も定期的に測定する

■ パゾパニブ（ヴォトリエント）

用量/用量調節：800 mg/日 PO。腎機能による用量調節は推奨されていない。肝機能：T-Biliが正常上限値の1.5〜3倍では200 mg/日、3倍以上での使用は推奨されていない。毒性によって用量を調節

PK/PD：生物学的利用能は食物摂取にて上昇。蛋白結合99%以上。CYP3A4を介し肝代謝。便排泄。半減期31時間

有害事象：高血圧、浮腫、疲労、髪の色の変化、脱毛、高血糖、**肝機能異常**、血液学的異常、消化器症状

薬物相互作用：スタチン（パゾパニブの肝毒性が増悪）、QTcを延長させる薬物、CYP3A4阻害薬/誘導剤（パゾパニブ濃度上昇/低下）、ワルファリン（ワルファリン効果に影響）

クリニカルパール：空腹時に摂取する。モニタリング項目：肝機能、左室駆出率、血圧、甲状腺機能、心電図

■ ponatinib（Iclusig）

用量/用量調節：45 mg/日 PO。腎・肝機能による用量調節は推奨されていない。強力CYP3A4阻害薬と併用する場合：30 mg/日。毒性によって用量を調節する

PK/PD：CYP3A4を介し肝代謝。便排泄（87%）。半減期24時間

有害事象：**膵炎（DLT）**、肝機能障害、皮疹、心血管系（高血圧、心不全、末梢性浮腫、血栓塞栓症）、疲労、血液学的異常、消化器症状、高血糖

薬物相互作用：CYP3A4阻害薬/誘導剤（ponatinib濃度上昇/低下）、PPI/H₂ブロッカー/制酸薬（ponatinib吸収低下）、QTcを延長させる薬物、ワルファリン（ワルファリン効果に影響）

クリニカルパール：配布はARIAD PASSプログラムを介してのみ*。モニタリング項目：**膵酵素**、肝機能、消化管穿孔、心不全、浮腫

■ レゴラフェニブ（スチバーガ）

用量/用量調節：160 mg/日 PO。腎・肝機能による用量調節は推奨されていない。毒性によって用量を調節する

PK/PD：生物学的利用能は69%。CYP3A4とUGT1A9を介し代謝。便排泄（71%）。半減期28時間

有害事象：高血圧、皮膚障害、疲労、電解質異常、血液学的異常、肝機能障害、消化器症状、蛋白尿

薬物相互作用：CYP3A4阻害薬/誘導剤（レゴラフェニブ濃度上昇/低下）、ワルファリン（ワルファリン効果に影響）

クリニカルパール：低脂肪食とともに内服。モニタリング項目：心機能、皮疹、肝機能、電解質。**REACHサポートプログラムを介してのみ使用できる***

■ ルキソリチニブ（ジャカビ）

用量/用量調節：血小板測定しながら15〜20 mg PO を12時間ごと。腎機能：CrClが15〜59 mL/min&血小板10万以上では10 mg PO を12時間ごと。透析中の末期腎障害&血小板10万以上では透析後に15 mg。肝機能障害&血小板10万以上では10 mgを1日2回分割。血小板10万未満では使用を控える。効果や毒性によって用量を調節する

PK/PD：CYP3A4を介し肝代謝。尿排泄（74%）。半減期3時間

有害事象：浮腫、めまい、頭痛、不眠症、高コレステロール血症、消化器症状、肝機能障害、呼吸困難感、**帯状疱疹再活性化**

薬物相互作用：CYP3A4阻害薬/誘導剤（ルキソリチニブ濃度上昇/低下）

クリニカルパール：専門/ネットワーク薬局を介してのみ使用できる*。モニタリング項目：肝/腎機能、安定量になるまで2〜4週ごとにCBC

---

*訳注：米国の場合

■ ソラフェニブ（ネクサバール）
用量/用量調節：400 mg PO を 12 時間ごと。腎機能：CrCl が 20〜39 mL/min では 200 mg PO を 12 時間ごと、20 mL/min 未満ではデータなし。肝機能：T-Bili が正常上限値の 1.5〜3 倍では 200 mg PO を 12 時間ごと、**3〜10 倍では** 200 mg を 3 日ごと（忍容性なしの場合に減量）。アルブミン 2.5 g/dL 未満では T-Bili や AST の値にかかわらず 200 mg/日。毒性によって用量を調節する

PK/PD：生物学的利用能は 38〜49％。CYP3A4 を介し肝代謝。便排泄（77％），尿排泄（19％）。半減期 25〜48 時間

有害事象：感覚性神経障害，高血圧，皮膚毒性，肝機能障害，血液学的異常，消化症状，脱毛

薬物相互作用：アセトアミノフェン（肝毒性増悪），CYP3A4 阻害薬/誘導剤（ソラフェニブ濃度上昇/低下），ワルファリン（ワルファリン効果に影響）

クリニカルパール：空腹時に摂取する。モニタリング項目：アミラーゼ/リパーゼ，肝機能，血圧，皮膚毒性

■ スニチニブ（スーテント）
用量/用量調節：37.5〜50 mg/日 PO。重度の腎・肝機能障害では慎重に使用。毒性によって用量を調節する

PK/PD：CYP3A4 を介し肝代謝。便排泄（61％）。半減期 40〜60 時間

有害事象：高血圧，肝機能障害，浮腫，甲状腺機能低下，疲労，皮膚毒性（変色，皮疹），高血糖，消化器症状，血液学的異常，SCr 上昇，顎骨壊死

薬物相互作用：CYP3A4 阻害薬/誘導剤（スニチニブ濃度上昇/低下），P-gp 阻害薬（スニチニブ濃度上昇），QTc を延長させる薬物，ワルファリン（ワルファリン効果に影響）

クリニカルパール：モニタリング項目：左室駆出率，心電図，血圧，口腔内チェック（顎骨壊死リスク）

■ バンデタニブ（カプレルサ）
用量/用量調節：300 mg/日 PO。腎機能：CrCl が 50 mL/min 未満では 200 mg/日。中等度〜重症肝機能障害での使用は推奨されていない。毒性によって用量を調節する

PK/PD：CYP3A4 を介し肝代謝。便排泄（44％），尿排泄（25％）。半減期 19 日

有害事象：高血圧，QTc 延長，皮膚毒性，不眠症（13％），疲労，消化器症状，血液学的異常，**角膜異常**，肝機能障害，SCr 上昇

薬物相互作用：CYP3A4 阻害薬/誘導剤（バンデタニブ濃度上昇/低下），P-gp 阻害薬（バンデタニブ濃度上昇），QTc を延長させる薬物，ワルファリン（ワルファリン効果に影響）

クリニカルパール：QTc＞450 msec では中止。モニタリング項目：電解質，TSH，心電図，腎/肝機能，血圧，心不全の徴候/症状。配布制限：**REMS プログラム（1-800-236-9933）**＊

■ ベムラフェニブ（ゼルボラフ）
用量/用量調節：960 mg PO を 12 時間ごと。腎・肝機能による用量調節は不要。毒性によって用量を調節する

PK/PD：便排泄（94％）。半減期 57 時間

有害事象：浮腫，疲労，発熱，皮膚毒性（脱毛，光感受性，皮疹），消化器症状，γ-GTP 上昇，咳，神経筋異常，骨異常

薬物相互作用：CYP3A4 阻害薬/誘導剤（ベムラフェニブ濃度上昇/低下），P-gp 阻害薬（ベムラフェニブ濃度上昇），QTc を延長させる薬物，ワルファリン（ワルファリン効果に影響）

クリニカルパール：専門の薬局を通してのみ利用可能＊。モニタリング項目：肝機能，電解質，皮膚毒性，ブドウ膜炎の徴候＆症状

情報は Pfizer, Exelixis, Genetech, Bristol-Myers Squibb, Astrazeneca, Novartis, GSK, Ariad, Bayer, Incyte 発行の添付文書にもとづく（アクセス 2013/2/17）

＊訳注：米国の場合

ホルモン薬

分類	薬物	作用機序
アンドロゲン受容体シグナル阻害	エンザルタミド	作動する物質は不詳。DNA結合を阻害。核移行➡細胞をアポトーシスへ導く
抗アンドロゲン	ビカルタミド, フルタミド, nilutamide	標的組織における結合や阻害を介し, アンドロゲン取り込みを阻害
アロマターゼ阻害	アナストロゾール, レトロゾール, エキセメスタン (ステロイド性)	アロマターゼを阻害し, アンドロステンジオンからエストロン, そしてテストステロンからエストラジオールへの転換を防ぐ
CYP17阻害	アビラテロン	不可逆的にCYP17結合を行い, アンドロゲン前駆物質であるデヒドロエピアンドロステロンやアンドロステンジオンの生成を阻害する
ERアンタゴニスト/SERD	フルベストラント	標的組織において競合的にERと結合し, ER調整を低下させる
GnRH作動薬	ゴセレリン, リュープロリド	LHRH作動薬➡持続的な刺激によって黄体ホルモン/卵胞刺激ホルモンを低下させ, ステロイド生成を抑える
GnRH拮抗薬	デガレリクス	GnRHに結合➡黄体ホルモン/卵胞刺激ホルモン産生低下させ, ステロイド生成を抑える
選択的エストロゲン受容体モジュレーター (SERM)	ラロキシフェン, タモキシフェン	標的組織において競合的にERと結合し, DNA合成を阻害し, 細胞をG0期やG1期に停滞させる

■ **エンザルタミド (イクスタンジ)**
用量/用量調節：160mg/日PO (4〜40mgカプセル)。腎・肝機能による用量調節は推奨されていない。強力なCYP2C8阻害薬と併用する場合：80mg/日PO。Grade 3以上の毒性が出現した場合は調節あるいは中止する

PK/PD：速やかに吸収される。蛋白結合約97〜98%。CYP2C8やCYP3A4を介し肝代謝。腎排泄(約70%)。半減期5.8日

有害事象：末梢性浮腫, 疲労, 頭痛, ホットフラッシュ, 下痢, 背部痛, 関節痛, めまい, 発作 (0.9%)

薬物相互作用：強力なCYP3A4誘導剤。中等度のCYP2C9や2C19誘導剤。以下の酵素を介して代謝される治療域の狭い薬物との併用は避ける：CYP3A4誘導剤 (エンザルタミド濃度の低下), 強力なCYP2C8阻害薬 (gemfibrozil, エンザルタミド濃度の上昇)。CYP2C8誘導剤 (エンザルタミド濃度の低下)。ワルファリン (出血のリスク上昇)

クリニカルパール：食物と一緒に摂取してもよいし, そうでなくてもよい。アンドロゲン除去療法にて心血管系疾患のリスクが上がる

■ **ビカルタミド (カソデックス)**
用量/用量調節：LHRHアナログと併用し50mg/日PO, または単独にて150mg/日PO。肝機能による用量の調節は推奨されていない。中等度〜重度の肝機能障害では慎重に使用。ALTが正常上限値の2倍以上では中止

PK/PD：蛋白結合96%。拡張型肝代謝。腎排泄 (約36%)。半減期は約6日 (重度の肝疾患では10日)

有害事象：末梢性浮腫, 疼痛, ホットフラッシュ, 乳房痛, 女性化乳房症 (38〜39%), 便秘/下痢, 骨盤痛, 脱力, 骨痛, めまい, 呼吸困難, 耐糖能異常

薬物相互作用：CYP3A4阻害薬, CYP3A4基質 (基質濃度上昇), ワルファリン (出血のリスク上昇)

クリニカルパール：食物と一緒に摂取してもよいし, そうでなくてもよい。アンドロゲン除去療法にて心血管系疾患のリスクが上がる

■ フルタミド(Eulexin)

用量/用量調節:250 mg/日POを3回に分割。腎機能による用量の調節は推奨されていない。重度の肝機能障害では禁忌,ALTが正常上限値の2倍以上では中止

PK/PD:蛋白結合率94%。拡張型肝代謝。腎排泄。半減期5〜6時間

有害事象:**肝毒性(BBW)**,女性化乳房症,ホットフラッシュ,乳房圧痛,陰萎,性欲減退,腫瘍再燃,AST上昇(一過性),LDH上昇(一過性),悪心/嘔吐,下痢

薬物相互作用:アビラテロン,中等度〜強力なCYP1A2阻害薬,中等度〜強力なCYP3A4阻害薬,ダサチニブ(フルタミド濃度上昇),CYP1A2誘導剤,CYP3A4誘導剤(フルタミド濃度低下),ワルファリン(出血のリスク上昇)

クリニカルパール:食物と一緒に摂取してもよいし,そうでなくてもよい。アンドロゲン除去療法にて心血管系疾患のリスクが上がる。治療開始前に肝機能を測定

■ nilutamide(Nilandron)

用量/用量調節:300 mg/日POを1カ月間,その後は150 mg/日PO。腎機能による用量の調節は推奨されていない。重度の肝機能障害では禁忌。ALTが正常上限値の2倍以上や黄疸では中止

PK/PD:速やかに吸収される。拡張型肝代謝。腎排泄(62%)。半減期38〜59時間,59〜126時間(代謝産物)

有害事象:**間質性肺炎(BBW)**,頭痛,ホットフラッシュ,不眠症,乳房圧痛,陰萎,性欲減退,腫瘍再燃,AST/ALT上昇,悪心/嘔吐,便秘,**暗順応障害(57%)**

薬物相互作用:CYP2C19阻害薬/誘導剤(nilutamide濃度上昇/低下),エタノール(不耐症)

クリニカルパール:食物と一緒に摂取してもよいし,そうでなくてもよい

■ アナストロゾール(Arimidex)

用量/用量調節:1 mg/日PO。腎機能による用量調節は推奨されていない。重度の肝機能障害では慎重に使用

PK/PD:蛋白結合40%。拡張型肝代謝(約85%)。エストラジオールは24時間後には70%,2週間後には80%減少する。半減期は50時間

有害事象:血管拡張,高血圧,疲労,頭痛,ホットフラッシュ,気分障害,**骨塩密度低下**,**高コレステロール血症(心血管リスク上昇)**,**関節痛**,脱力,末梢性浮腫,肝機能障害,不眠症

薬物相互作用:エストロゲン誘導体(アナストロゾール効果低下),タモキシフェン(アナストロゾール効果低下し,濃度は27%低下)

クリニカルパール:食物と一緒に摂取してもよいし,そうでなくてもよい。治療中はカルシウムやビタミンD摂取を検討する

■ レトロゾール(フェマーラ)

用量/用量調節:2.5 mg/日PO。腎機能による用量調節は推奨されていない。重度の肝機能障害(Child-Pugh分類C)&肝硬変では2.5 mgPOを1日おき

PK/PD:速やかに吸収される。CYP3A4/2D6を介し肝代謝。腎排泄(90%)。半減期2日

有害事象:浮腫,頭痛,**高コレステロール血症**,ホットフラッシュ,脱力,**関節痛**,**骨塩密度低下**,発汗作用,疲労,めまい

薬物相互作用:CYP2A6基質(基質濃度上昇),タモキシフェン(レトロゾール濃度が38%低下)

クリニカルパール:食物と一緒に摂取してもよいし,そうでなくてもよい。治療中はカルシウムやビタミンD摂取を検討する

■ エキセメスタン(アロマシン)

用量/用量調節:25 mg/日PO。中等度〜重度の腎機能障害または肝機能障害では慎重に投与。CYP3A4誘導剤と併用する場合は,50 mg/日PO

PK/PD:高脂肪性食物との摂取で吸収40%増加。蛋白結合90%。拡張性に組織分布。CYP3A4を介し肝臓で酸化。緩やかな腎排泄(約40%)。半減期24時間

有害事象:高血圧,疲労,不眠症,頭痛,うつ,**多汗症**,ホットフラッシュ,悪心,関節痛,アルカリホスファターゼ高値,浮腫,めまい,骨塩密度低下

薬物相互作用:CYP3A4誘導剤(エキセメスタン濃度低下),CYP3A4阻害薬の影響なし

クリニカルパール:高脂肪食摂取後に内服する。治療中はカルシウムやビタミンD摂取を検討する

■ アビラテロン(ザイティガ)

用量/用量調節:1,000 mg/日PO。腎機能による用量調節は推奨されていない。肝機能(投与前):Child-Pugh分類Bでは250 mg/日PO。Child-Pugh分類Cでは中止。肝機能(投与中):AST/ALTが正常上限値の5倍以上またはT-Biliが正常上限値の3倍以上では、AST/ALTが正常上限値の2.5倍以下そしてT-Biliが正常上限値の1.5倍以下になるまで中止し、750 mg/日にて再開。再度同様のことが生じた場合には500 mg/日まで減量する

PK/PD:食物と摂取することで吸収率が上がる(AUCが10倍になる)。蛋白結合>99%。拡張性に分布し、加水分解され活性型代謝産物になる。CYP3A4/SULT2A1を介し不活性型の代謝産物になる。半減期14~16時間

有害事象:ミネラルコルチコイド過多(浮腫,高血圧,低カリウム血症),疲労,トリグリセリド高値,高血糖,肝機能障害,関節腫脹,ホットフラッシュ,咳,不眠症

薬物相互作用:強力なCYP1A2, CYP2D6, CYP2C8の阻害薬。中程度のCYP2C9, CYP2C19, CYP2C8の阻害薬。強力なCYP3A4阻害薬/誘導剤(アビラテロン濃度上昇/低下)。治療域の狭い薬物とCYP2D6基質の併用(例:塩酸チオリダジン,基質の効果上昇)

クリニカルパール:250 mg錠剤を使用。空腹時に摂取する(食事の少なくとも1時間前,または2時間後)。prednisone 5 mg POを1日2回行う(ACTH活性を抑制するため)。投与開始前に肝機能をチェックし,その後は2週間ごとを3カ月,その後月に1回チェックする

■ フルベストラント(フェソロデックス)

用量/用量調節:500 mg IMを1・15・29日に行い,その後は500 mg IMを月に1回行う。腎機能による用量調節は推奨されていない。肝機能:Child-Pugh分類Bでは開始時から250 mg投与へ減量。Child-Pugh分類Cでは慎重に投与

PK/PD:約1カ月で安定する。蛋白結合99%。肝代謝(CYP3A4関連だが寄与の詳細は不明)。半減期は約40日

有害事象:ホットフラッシュ,肝機能障害,関節疾患,刺入部痛,骨痛,関節痛,疲労,頭痛,悪心,血管拡張,咽頭炎

薬物相互作用:重要な相互作用は知られていない

クリニカルパール:IMのみ

■ ゴセレリン(ゾラデックス)

用量/用量調節:**前立腺癌(進行性)**:3.6 mg SCを28日ごと,または10.8 mgを12週ごと。**前立腺癌(局所のみ,抗アンドロゲン剤+放射線治療と併用)**:3.6 mg SC 28日ごとを4回繰り返す,または3.6 mgを1回SCと10.8 mgで充塡。**乳癌**:3.6 mg SCを28日ごと。腎・肝機能による用量調節は推奨されていない

PK/PD:エストラジオールやテストステロンが2~4週以内に抑制。速やかに吸収される。8日間はゆっくりとリリースされ,28日間続く。腎排泄(90%は不変)。半減期は4時間(男性,腎障害がある場合12時間へ上昇),2時間(女性)

有害事象:末梢性浮腫,頭痛(女性では75%にのぼる),感情不安定/うつ(女性では頻度高い),痙攣/脂漏,ホットフラッシュ,性欲減退,**骨塩密度低下**,腫瘍再燃,**高血糖**,膣乾燥

薬物相互作用:重要な相互作用は知られていない

クリニカルパール:腫瘍再燃は抗アンドロゲン剤との併用にて軽減される。カルシウムやビタミンD摂取を検討する。アンドロゲン除去療法にて心血管リスクが上昇する

■ リュープロリド（Lupron, Lupron Depot, Eligard）

用量/用量調節：**前立腺癌**：Lupron（IM），Eligard（SC）：7.5 mgを毎月，22.5 mgを12週ごと，30 mgを16週ごと，45 mgを24週ごと．**乳癌**：3.75 mgを28日ごと，または11.25 mgを3カ月ごと行い，24カ月まで継続する．腎・肝機能による用量調節は推奨されていない

PK/PD：テストステロンが2〜4週以内に抑制される．蛋白結合約45%

有害事象：刺入部痛，浮腫，頭痛，疲労，うつ，ホットフラッシュ，性欲減退，腟炎，骨塩密度低下，高血糖

薬物相互作用：糖尿病薬（高血糖，インスリン抵抗性の増悪）

クリニカルパール：腫瘍再燃は抗アンドロゲン剤との併用にて軽減される．カルシウムやビタミンD摂取を検討する．アンドロゲン除去療法にて心血管リスクが上昇する

■ デガレリクス（Firmagon）

用量/用量調節：負荷量：240 mg（2〜120 mg注射）SC×1．維持量：80 mg SCを28日ごと．CrCl 50 mL/min未満や重度の肝機能障害がある場合には慎重に投与

PK/PD：二相性にリリースされる．速やかに効く（3日以内）．蛋白結合約90%．加水分解を介し肝胆道系にて代謝．腎排泄（約30%）．半減期は約53日

有害事象：ホットフラッシュ，刺入部反応，肝機能障害，抗体形成，体重増加，関節痛

薬物相互作用：QTcを延長させる薬物（QTc延長）

クリニカルパール：カルシウムやビタミンD摂取を検討する

■ ラロキシフェン（エビスタ）

用量/用量調節：**乳癌予防**：60 mg/日POを5年間．中等度〜重度の腎障害では慎重に投与．肝機能障害がある場合でも慎重に投与（肝機能障害がある場合では濃度が上昇）

PK/PD：速やかに吸収される．生物学的利用能は約2%．8週以内に効く．蛋白結合95%以上（アルブミン，α糖蛋白）．肝代謝．拡張性に1回の通過で代謝される．半減期28〜33時間

有害事象：**VTEのリスク上昇（BBW），梗塞のリスク上昇（BBW）**，末梢性浮腫，ホットフラッシュ，関節痛，下肢痙攣，インフルエンザ様症状

薬物相互作用：レボチロキシン（レボチロキシンの効果減弱），胆汁酸隔離剤（ラロキシフェンの吸収低下）

クリニカルパール：食物との摂取はどちらでもよい

■ タモキシフェン（ノルバデックス，Soltamox）

用量/用量調節：20 mg/日PO．腎・肝機能による用量調節は推奨されていない

PK/PD：吸収性はよい．子宮，子宮内膜，乳腺組織に十分に分布する．蛋白結合99%．CYP2D6やCYP3A4/5を介し肝代謝．少ない腎排泄（10%以内）．半減期はタモキシフェンでは5〜7日，代謝産物では14日

有害事象：子宮/子宮内膜癌の頻度上昇（BBW），**VTEのリスク上昇（BBW）**，ほてり，血管拡張，皮膚変化，ホットフラッシュ，体液貯留，無月経，悪心，体重減少，腟分泌物，脱力，関節痛

薬物相互作用：CYP2D6阻害薬（タモキシフェンの濃度低下，乳癌再発のリスク上昇），SSRI（タモキシフェンの効果減弱，特にfluoxetine，パロキセチン，セルトラリン）（J Clin Psychiatry 2009; 70: 1688），QTcを延長させる薬物（QTc延長），P-gp基質（基質濃度低下），CYP3A4阻害薬/誘導剤（タモキシフェン濃度上昇/低下），CYP2C9阻害薬/誘導剤（タモキシフェン濃度上昇/低下），グレープフルーツジュース（タモキシフェン代謝低下）

クリニカルパール：CYP2D6低活性者（エンドキシフェン濃度と効果が低下）．食物との摂取はどちらでもよい

情報はAbbott, Astellas, AstraZeneca, Eli Lilly, Janssen, Novartis, Schering, Sanofi-Aventis発行の添付文書にもとづく

骨修飾薬

薬物分類	薬物	作用機序
ビスホスホネート	アレンドロン酸 エチドロン酸 イバンドロン酸 リセドロン酸 パミドロン酸 ゾレドロン酸	破骨細胞を介する骨吸収を阻害し、骨鉱化を促進する
モノクローナル抗体	デノスマブ	RANKLを阻害し、破骨細胞を阻害し、骨鉱化を促進する

■ アレンドロン酸（フォサマック）

用量/用量調節：予防：35 mg/週PO、または5 mg/日PO。治療：70 mg/週PO、または10 mg/日PO。CrCl 35 mL/min未満では使用は推奨されない。肝機能による用量調節は推奨されていない

PK/PD：生物学的利用能は不良（空腹時は0.6%、食物と一緒に摂取すると60%まで低下）。蛋白結合78%。便/尿排泄（吸収されない薬物）。半減期10年

有害事象：顎骨壊死、低カルシウム血症、消化管過敏、食道糜爛（患者は投薬後30分以上直立していなければならない）、筋肉痛

薬物相互作用：制酸薬/PPI/ミネラル配合剤（経口ビスホスホネートの吸収低下）、NSAIDS/アスピリン（消化管過敏増悪）

クリニカルパール：午前中に水で内服する。内服や食事から30分以上あけ、PO後30分以上は横になってはいけない。悪性腫瘍による高カルシウム血症がないこと。高カルシウム血症がなければ、カルシウムやビタミンDを摂取。治療開始前に口腔内チェックし問題がないことを確認すること

■ エチドロン酸（ダイドロネル）

用量/用量調節：5～20 mg/kg/日PO。腎・肝機能障害がある場合、慎重に使用または減量する

PK/PD：経口吸収3%。便/尿排泄

有害事象：消化管異常、顎骨壊死、低カルシウム血症、食道糜爛（患者は投薬後30分以上直立していなければならない）

薬物相互作用：制酸薬/PPI/ミネラル配合剤（経口ビスホスホネートの吸収低下）、NSAIDS/アスピリン（消化管過敏増悪）、ワルファリン（出血リスク上昇）

クリニカルパール：午前中に水で内服する。内服や食事から30分以上あけ、PO後30分以上は横になってはいけない。悪性腫瘍による高カルシウム血症がないこと。高カルシウム血症がなければ、カルシウムやビタミンDを摂取。治療開始前に口腔内チェックし問題がないことを確認すること

■ イバンドロン酸（ボンビバ）

用量/用量調節：骨粗鬆症：150 mg/月PO、または3 mg IVを3カ月ごと。高カルシウム血症（適応外使用）：乳癌骨転移に対し2～6 mgを1～2時間以上かけて1回もしくは3～4週ごとにIV。CrCl 30 mL/min未満では使用は推奨されない。肝機能による用量調節は推奨されていない

PK/PD：低吸収（朝食後は90%低下）。蛋白結合86～99.5%。便/尿排泄。半減期はIVでは5～25時間、POでは37～157時間

有害事象：消化器症状、背部痛（14%未満）、顎骨壊死、食道糜爛（患者は投薬後30分以上直立していなければならない）

薬物相互作用：制酸薬/PPI/ミネラル配合剤（経口ビスホスホネートの吸収低下）、NSAIDS/アスピリン（消化管過敏増悪）

クリニカルパール：悪性腫瘍による高カルシウム血症ではPOは非適応。IVは腫瘍による高カルシウム血症では適応外使用。午前中に水で内服する。内服や食事から30分以上あけ、PO後30分以上は横になってはいけない。高カルシウム血症がなければカルシウムやビタミンDを摂取

■ リセドロン酸（アクトネル）

用量/用量調節：5 mg/日PO、または35 mg/週、または150 mg/月。CrCl 30 mL/min未満では使用は推奨されない。肝機能による用量調節は推奨されていない

PK/PD：生物学的利用能は不良。蛋白結合24%。便/尿排泄。半減期は456時間まで

有害事象：高血圧（11%）、頭痛（18%未満）、皮疹（12%未満）、末梢性浮腫（8%）、消化器症状、関節痛（33%未満）、尿路感染症（11%）、その他の感染症（31%以下）、顎骨壊死、食道糜爛（患者は投薬後30分以上直立していなければならない）

薬物相互作用：制酸薬/PPI/ミネラル配合剤（経口ビスホスホネートの吸収低下）、NSAIDS/アスピリン（消化管過敏増悪）

クリニカルパール：午前中に水で内服する。内服や食事から30分以上あけ、PO後30分以上は横になってはいけない。悪性腫瘍による高カルシウム血症がないこと。高カルシウム血症がなければカルシウムやビタミンDを摂取。治療開始前に口腔内チェックし問題がないことを確認すること

■ パミドロン酸（アレディア）
用量/用量調節：高カルシウム血症：60～90 mgを1回IV．7日ごとに繰り返し投与可能．骨髄腫・乳癌：90 mgを2時間以上かけてIV．毎月．CrCl 30 mL/min未満またはSCr 3 mg/dL以上：骨髄腫では4～6時間以上かけて投与，または減量．他の適応：推奨されていないが，使用する場合は最大限の注意を払う

PK/PD：アルブミン補正したカルシウム低下まで最大24時間．最大効果は7日．120時間以内に尿排泄される．半減期は21～35時間

有害事象：**急性腎障害**（特に骨髄腫の患者），電解質異常（低K，低リン，低Mg，低Ca），発熱（39%未満），頭痛，疲労，顎骨壊死

薬物相互作用：サリドマイド（腎毒性増悪），その他腎毒性のある薬物

クリニカルパール：SCrを投与前にチェックする．2時間以上の長い投与で腎毒性のリスクが低下する可能性がある．治療開始前に口腔内チェックし問題がないことを確認すること

■ ゾレドロン酸（ゾメタ，Reclast）
用量/用量調節：ゾメタ（腫瘍）：悪性腫瘍による高カルシウム血症では4 mgを1度IV．7日後に再投与可能．骨髄腫：4 mg IVを毎月行う．Reclast（骨粗鬆症）：5 mg IVを毎年または2年ごと．腫瘍以外：CrClが35 mL/min未満では使用を控える．骨髄腫や骨転移：CrClが50～60 mL/minでは3.5 mg，40～49 mL/minでは3.3 mg，30～39 mL/minでは3 mg，30 mL/min未満では使用を控える．悪性腫瘍による高カルシウム血症：重度の腎障害（SCrが4 mg/dL以上）がある場合，最大限の注意を払う

PK/PD：低蛋白結合（28～53%），24時間以内に尿排泄される．半減期は146時間

有害事象：点滴後3日以内の急性インフュージョンリアクション（インフルエンザ様症状）（44%），**急性腎障害**（特に骨髄腫の患者），脱毛，顎骨壊死，電解質異常（低K，低リン，低Mg，低Ca）

薬物相互作用：サリドマイド（腎毒性増悪），その他腎毒性のある薬物

クリニカルパール：SCrを投与前にチェックする．投与時間が長い場合，腎毒性が低下する可能性がある．投与前と，投与後72時間でアセトアミノフェンを内服すると，インフュージョンリアクションの頻度が低下する可能性がある．治療開始前に口腔内チェックし問題がないことを確認すること

■ デノスマブ（Xgeva，プラリア）
用量/用量調節：固形癌における**骨関連イベント**の予防（**Xgeva**）：120 mg SCを4週ごと．**骨喪失予防（プラリア）**：60 mg SCを6カ月ごと．プラリア：腎機能による用量調節不要．Xgeva：腎・肝障害のある患者でのデータなし

PK/PD：生物学的利用能は60%（SC）．半減期25～28日

有害事象：顎骨壊死，皮疹，疲労，カルシウム低下，消化器毒性，感染症，末梢性浮腫

薬物相互作用：公式のデータなし

クリニカルパール：治療開始前に口腔内チェックし問題がないことを確認すること．感染の徴候を見逃さないこと．胎児に悪影響を及ぼす可能性

情報はMerck, Procter & Gamble, Genetech, Warner Chilcott, Novartis, Amgen発行の添付文書にもとづく（アクセス2013/2/17）

種々の薬物

薬物分類	薬物	作用機序
分化誘導薬	ATRA, ATO	APL細胞の分化を誘導, 融合蛋白であるPML-RARαを損傷し, 分解する
酵素	アスパラギナーゼ（大腸菌, エルウィニア属）, ペグアスパラガーゼ	アスパラギンが加水分解されてできたアスパラギン酸＆アンモニアによって蛋白合成を阻害する（G1期）

Devita (2011). 9th ed. 28, 32, 2240

■ 全トランスレチノイン酸, ATRA, トレチノイン（ベサノイド）
用量/用量調節：45 mg/m²/日を2回に分割し, 30〜90日投薬。腎機能による用量調節は推奨されていない。肝機能：AST/ALTが正常上限値の5倍以上では中止

PK/PD：経口吸収良好（食物と一緒に服用することでさらに吸収率上昇）。血液脳関門は通過しない。肝代謝, 腎排泄（63%）。半減期は0.5〜2時間

有害事象：**APL分化症候群（BBW, 25%, 発熱, 呼吸困難, 体重増加, 肺浸潤）, 白血球増加症（BBW, 40%）**, 末梢性浮腫, 頭痛, 乾燥肌, 体重増加, 高コレステロール血症, 肝機能障害

薬物相互作用：経口避妊薬（経口避妊薬の効果減弱）, 免疫抑制薬（免疫抑制薬の効果上昇）

クリニカルパール：APL分化症候群の治療：高用量ステロイド（デキサメタゾン10 mg IV 12時間ごとを3〜5日）；治療中止を考慮する

■ 三酸化ヒ素, ATO（トリセノックス）
用量/用量調節：骨髄が寛解するまで0.15 mg/kg/日 IV（最大60回）, 地固め療法でも同じ量（最大25回, 5週間以上かけて）。腎・肝機能による用量調節は推奨されていない

PK/PD：体内で中枢神経と幅広く分布。肝代謝, 腎排泄（未変化体として15%）。半減期は10〜14時間

有害事象：**APL分化症候群（BBW, 発熱, 呼吸困難, 体重増加, 肺浸潤）, QT延長（BBW）**, カリウム/マグネシウム低下, 高血糖, 白血球増加, 皮疹, 疼痛, 肝機能障害, 聴力障害

薬物相互作用：QTcを延長する薬物（QTcを延長）

クリニカルパール：12誘導心電図と電解質チェックをベースラインとその後毎週チェックする。APL分化症候群の治療：高用量ステロイド（デキサメタゾン10 mg IV 12時間ごとを3日以上）；患者のほとんどは三酸化ヒ素治療継続可能

■ アスパラギナーゼ, 大腸菌（Elspar）/エルウィニア（Erwinaze）
用量/用量調節：大腸菌：6,000単位/m² IV/IMを1週間に3回投与を6〜9回, または1,000単位/kg/日を10日間。エルウィニア：おのおののアスパラギナーゼの投与に対し25,000単位/m²。腎・肝機能による用量調節は推奨されていない

PK/PD：IMの血中濃度のピークはIVの50%。髄液移行性は1%未満。半減期：大腸菌でIM 39〜49時間, IV 8〜30時間。エルウィニアはIMおよそ16時間

有害事象：過敏反応（大腸菌の35%, エルウィニアの17%）, 凝固異常, 高血糖, 発作, 膵炎, 血栓（容量制限となる可能性あり）

薬物相互作用：デキサメタゾン（デキサメタゾンの血清濃度上昇）

クリニカルパール：過敏反応をテストするために初回前に試験投与を推奨する。大腸菌由来のIVではアレルギー反応のリスクが大きく上昇。大腸菌への過敏反応を示す患者の33%はエルウィニアやペグアスパラガーゼにも反応する

■ ペグアスパラガーゼ（Oncaspar）
用量/用量調節：2,500単位/m² IV/IM, 14日ごとのみ。腎・肝機能による用量調節は推奨されていない

PK/PD：IMにてゆっくり吸収され, 全身的に分解される。半減期はIM 約5.5〜6日, IV 7日（天然型のペグアスパラガーゼへ過敏反応を示した患者ではさらに長い）

有害事象：過敏反応（以前にペグアスパラガーゼへの過敏反応なし：1〜10%, 以前に過敏反応あり：32%）, 凝固異常（7%）, 高血糖, 浮腫, 膵炎（1〜2%）, 血栓症

薬物相互作用：免疫抑制薬（免疫抑制薬の効果増強）

クリニカルパール：天然型のアスパラギナーゼへ過敏反応を示した患者への適応だが, 大腸菌型に対する過敏反応の既往のある患者の32%はペグアスパラガーゼへも過敏反応を示す

情報はRoche, Cephalon, Lundbeck, Jazz Pharmaceuticals, Enzon Pharmaceuticals発行の添付文書にもとづく

薬物分類	薬物	作用機序
プロテアソーム阻害薬	ボルテゾミブ,carfilzomib	26Sプロテアソームにおけるキモトリプシン様活性を可逆的(ボルテゾミブ)&不可逆的(carfilzomib)に阻害しアポトーシスに導く
mTOR阻害薬	エベロリムス,テムシロリムス	哺乳類ラパマイシン標的蛋白(mTOR)を阻害し,蛋白合成や細胞増殖を抑える
血管新生阻害薬	アフリベルセプト	VEGFの結合や受容体の活性化を阻害し,血管新生を阻害する

Devita (2011). 9th ed. 166, 339.

■ ボルテゾミブ(ベルケイド)
用量/用量調節:1.3 mg/m² SCまたはIVを週に2回(1・4・8・11日)を21日サイクル,または42日サイクル。腎・肝機能による用量調節は推奨されていない

PK/PD:末梢組織に分布する。CYP2C19とCYP3A4を介し肝代謝。半減期は単回では9〜15時間,複数回投与では76〜108時間

有害事象:骨髄抑制(ナディア:11日),ヘルペス再活性化,末梢神経障害,便秘/下痢,血圧低下,心不全(1%未満)

薬物相互作用:CYP3A4/2C19阻害薬/誘導剤(ボルテゾミブ濃度上昇/低下),アスコルビン酸と緑茶(ボルテゾミブ効果減弱)

クリニカルパール:SCでは末梢神経障害↓

■ carfilzomib(Kyprolis)
用量/用量調節:20 mg/m² IV 2日連続毎週を3週間,その後27 mg/m² IV 2日連続毎週を3週間。腎・肝機能による用量調節は推奨されていない

PK/PD:加水分解を介し拡張的に代謝(CYP450を介しても少量代謝される)

有害事象:骨髄抑制,心不全(点滴後24時間以内),末梢神経障害,高血圧,末梢神経障害,ヘルペス再活性化,悪心/嘔吐(中等度の嘔吐活性),カリウム/マグネシウム低下,SCrとAST上昇

薬物相互作用:P-gp阻害薬/誘導剤(carfilzomib濃度上昇/低下)

クリニカルパール:末梢神経障害の頻度はボルテゾミブと比べて低い(14%)。生理食塩水250〜500 mLで積極的に水分補給を行い,1サイクル目ではデキサメタゾンにて前投薬を行う

■ エベロリムス(アフィニトール,Zortress)
用量/用量調節:10 mg/日PO。腎・肝機能による用量調節は推奨されていない

PK/PD:速やかに吸収される。拡張的に肝代謝される(CYP3A4)。半減期30時間

有害事象:骨髄抑制,浮腫,粘膜炎,高血圧,皮疹,コレステロール/中性脂肪/血糖高値,電解質異常

薬物相互作用:強力なCYP3A4誘導剤(使用を控える,エベロリムス濃度低下),強力なCYP3A4・P-gp阻害薬(使用を控える,エベロリムス濃度上昇)

■ テムシロリムス(トーリセル)
用量/用量調節:25 mg IVを毎週。腎機能による用量調節は推奨されていない。肝機能:T-Biliが正常上限値の1〜1.5倍またはASTが正常上限値以上では,15 mgを毎週。T-Biliが正常上限値の1.5倍以上では使用禁忌

PK/PD:CYP3A4を介し肝代謝され,活性代謝物(シロリムス)になる

有害事象:骨髄抑制,過敏反応,浮腫,粘膜炎,高血圧,皮疹,コレステロール/中性脂肪/血糖高値,電解質異常

薬物相互作用:強力なCYP3A4誘導剤(使用を控える,テムシロリムス濃度低下),強力なCYP3A4・P-gp阻害薬(使用を控える,テムシロリムス濃度上昇)

クリニカルパール:H1アンタゴニストを投与30分前に使用する

■ アフリベルセプト(ziv-aflibercept)(Zaltrap)
用量/用量調節:4 mg/kg IVを2週ごと。腎・肝機能による用量調節は推奨されていない

PK/PD:半減期は約6日

有害事象:**消化管穿孔(BBW)**,**出血(BBW)**,**創傷治癒遅延(BBW)**,蛋白尿,高血圧,血栓塞栓症,肝機能障害

薬物相互作用:クロザピンとの併用は禁忌(無顆粒球症のリスク上昇)

クリニカルパール:モニタリング項目:CBC,蛋白尿,血圧,出血徴候。大きな手術の前後最低4週間は使用中止

情報はMillennium Pharmaceuticals, Onyx Pharmaceuticals, Novartis Pharma, BDI Pharma & Sanofi-Aventis発行の添付文書にもとづく

腫瘍崩壊症候群

■ 定義
腫瘍崩壊症候群（TLS）は，自然発生または治療による細胞死によって生じた代謝異常であり，ときに致死的になりうる
4つの重要な電解質異常は以下のとおりである：
- 高カリウム血症
- 高リン血症
- 低カルシウム血症
- 高尿酸血症

■ TLSのCairo and Bishop分類システム（Br J Haematol 2004; 127: 3）
検査的TLS（LTLS）：(以下のうち2つ以上の異常が治療開始3日前から治療後7日以内に生じる場合)
- 尿酸＞8 mg/dLまたはベースラインから25％を超える上昇
- 血清カリウム値＞6 mEq/Lまたはベースラインから25％を超える上昇
- 血清リン値＞4.5 mg/dLまたはベースラインから25％を超える上昇
- 血清カルシウム値＜7 mg/dLまたはベースラインから25％を超える減少

臨床的TLS（CTLS）：(LTLSに加え，以下の臨床的合併症いずれか1つ以上を認める場合)
- SCrの上昇（施設正常上限値の1.5倍以上）
- 不整脈または突然死
- 痙攣

■ 成人患者においてTLS発症高リスクの悪性腫瘍
- 急性白血病（例，AML，ALL）
- Burkittリンパ腫，びまん性大細胞型B細胞リンパ腫（DLBCL）のような高悪性度リンパ腫（低悪性度リンパ腫による腫瘍崩壊症候群はまれ）

■ TSLのリスク因子（Br J Haematol 2010; 149: 578, NEJM 2011; 364: 1844）
TLS発症の主なリスク因子は以下のとおりである：
- 高腫瘍量（巨大病変，広範囲の転移/骨髄浸潤など）
- 腎機能障害，腎毒性のある薬物の使用
- 細胞増殖活性が高いがん
- 治療に対するがん細胞の感受性，初回抗癌薬治療の強度
- 脱水，酸性尿（訳注：尿pHが下がると腎集合管で尿酸結晶が析出しやすくなり，尿細管閉塞から急性腎不全に至ることがある），低血圧

■ モニタリング
- 尿量のモニタリングと体液バランスの維持が重要
- 高リスクの状況ではルーチンでテレメトリーによるモニタリングを行う
- 尿酸，リン，カリウム，クレアチニン，カルシウム，LDH（乳酸デヒドロゲナーゼ）を含む血液検査
- 高リスクの患者ではICUでの管理とともに，電解質，クレアチニン，尿酸値の頻回の測定を行う
- 中間リスク患者は8～12時間ごと，低リスクの患者では1日1回のペースの血液検査でモニタリングする

■ TLSの予防（DeVita, Hellman, and Rosenberg's cancer: Principles & practice of oncology 9th ed. Lippincott Williams & Wilkins, 2011, Br J Haematol 2011; 154: 3）
予防的治療は重要である：
予防的治療には以下の方法がある
- 点滴による補液（通常は生理食塩液）；投与量は臨床状況にもよるが，高リスク患者では2,500～3,000 mL/m²/日，または2 mL/kg/hrの尿量が維持できるように調節する
- 尿のアルカリ化（異論もある）
- アロプリノールかつ/またはラスブリカーゼ治療（ラスブリカーゼは高リスクの患者に限る）

■ TLSの管理（J Clin Oncol 2008; 28: 16）
高カリウム血症：
- 臨床症状／徴候：
  無症状，不整脈／心電図変化，筋攣縮，知覚異常，悪心，嘔吐，下痢，突然死
- 治療オプション
  無症候性＆中等度，＞6 mmol/L：
    ポリスチレンスルホン酸ナトリウム（イオン交換樹脂）内服
    点滴や経口摂取によるカリウムの制限
  重症（＞7 mmol/L）かつ／または症候性：
    ポリスチレンスルホン酸ナトリウム（イオン交換樹脂）内服
    点滴や経口摂取によるカリウムの制限
    致死的不整脈に対してグルコン酸Ca（100～200 mg/kg）を緩徐にIV
    グルコース−インスリン療法（レギュラーインスリン0.1 Unit/kg＋25％グルコース2 mL/kg）を点滴投与

重炭酸ナトリウム（1〜2 mEq/kg, IV）（訳注2：重炭酸ナトリウムはカルシウムと同一ルートからの投与不可）
ループ利尿薬
β遮断薬
重症例では透析も考慮

高リン血症：
- 臨床症状／徴候：
  無症候性（検査値異常のみ），急性腎不全，二次性の低カルシウム血症
- 治療オプション：
  セベラマー塩酸塩（リン吸収阻害薬；高リン血症治療薬），炭酸カルシウム（ただし血清カルシウムが上昇している場合は使用すべきでない），炭酸ランタン（高リン血症治療薬）＆水酸化アルミニウム15 mL（50〜150 mg/kg/24 hr）を6時間ごとにPO，重症例では透析も考慮（TLSの徴候が続く間はリン酸のIVは避けるべき）

低カルシウム血症
- 臨床症状／徴候：
  無症候性，神経筋の過敏性（テタニー，知覚異常，筋肉のひきつり／筋痙攣，喉頭痙攣／気管支痙攣），心機能異常（不整脈，心不全を含む），意識障害（錯乱，譫妄／意識の混濁，幻覚を含む），痙攣＆突然死
- 治療オプション：
  高リン血症の是正をはかる。症候性の場合，心電図をモニタリングしながら緩徐にグルコン酸カルシウム50〜100 mg/kgをIVする

高尿酸血症
- 臨床症状／徴候：
  無症候性，急性腎不全
- 治療オプション：
  アロプリノール，ラスブリカーゼ，重症例では血液透析

■ アロプリノールとラスブリカーゼの比較：

	アロプリノール	ラスブリカーゼ
作用機序	キサンチンオキシダーゼ阻害薬	尿酸オキシダーゼ（機能的酵素）
有害事象	アレルギー反応（皮疹，蕁麻疹），発熱，Stevens-Johnson症候群	皮疹，悪心，嘔吐，過敏反応（まれにアナフィラキシーショック）
その他	すでに産生された尿酸は低下させない（尿酸生成阻害薬である） クレアチニンクリアランスにより投与量の調節が必要 ヒポキサンチン（尿酸前駆体）濃度上昇によるキサンチン析出から腎不全を誘発する可能性がある	投与4時間以内に尿酸レベルを0.5〜1.0 mg/dL低下させる G6PD欠損症の検査が必要（G6PD欠損症患者への投与は禁忌） 腫瘍崩壊症候群高リスク患者へ使用する ラスブリカーゼに対する抗体産生が10％ある（再投与は認められない）

代謝異常による救急状態

■ 高カルシウム血症：概説
- **疫学**：悪性腫瘍（例：乳癌、肺癌などの固形腫瘍。多発性骨髄腫、非Hodgkinリンパ腫、Hodgkinリンパ腫、白血病などの造血器腫瘍）をもつ患者の少なくとも20%に認める
- **定義**：補正カルシウム値＝血清カルシウム値＋0.8×(4－血清アルブミン値)
  軽度上昇＝基準値以上〜12mg/dL、中等度上昇＝12〜14mg/dL、重症＞14mg/dL
- **病理**：溶骨性病変、PTHrP（副甲状腺刺激ホルモン関連蛋白）を介したホルモン異常、まれながらカルシトリオールやPTH産生腫瘍もある
- **症状／徴候**：血管内脱水、急性腎障害、疲労、錯乱／意識障害、まれながら昏睡／痙攣も起こりうる；心電図変化（QTc短縮）、ジゴキシンの毒性増加、死亡率の上昇（*Ann Int Med* 1990; 112: 499）
- **検査**：**病歴**（骨痛、治療変更、脱水の有無）；**CMP**：血液検査（Ca, Cr, Alb）、**イオン化カルシウム**、**PTH**；もしCa上昇の原因が不明の場合➡PTHrP、ビタミンD、骨の画像検査を行う

■ 内分泌異常による高カルシウム血症
- **疫学**：悪性腫瘍による高カルシウムの約80%
- **病理**：腫瘍細胞からPTHrP（よりまれなものとしてカルシトリオール）が分泌➡骨代謝が上昇➡腎臓でのCa再吸収が亢進
- **高カルシウム血症を起こしやすい腫瘍**：肺の扁平上皮癌（SCC）、頭頸部癌、腎細胞癌、膀胱癌、非Hodgkinリンパ腫、白血病、Hodgkinリンパ腫（カルシトリオールを産生しうる）

■ 溶骨性病変による高カルシウム血症
- **疫学**：悪性腫瘍による高カルシウムの約20%
- **病理**：腫瘍細胞の骨転移➡溶骨病変局所でのPTHrPの増加➡RANKL-RANKを介した破骨細胞の活性化➡活性化破骨細胞が骨に作用しCaを放出する
- **高カルシウム血症を起こしやすい腫瘍**：乳癌、肺癌、多発性骨髄腫、腎細胞癌；前立腺癌（造骨性）では起こしにくい

■ 治療
- サプリメント（完全静脈栄養中のカルシウム、ビタミンD、サイアザイドも含む）としてのカルシウムの使用を**確認し、中止する**
- **悪性腫瘍の治療を優先する**（他の測定は後回しでもよい）
- **補液／血管内ボリューム**が大事➡体液量減少の是正、Ca排泄の阻害因子である急性腎障害を改善させる
- **破骨細胞の抑制**➡最近では治療の中心となっている
  - **ビスホスホネート**：日単位で効果が発現し、1〜2週間持続する。パミドロン酸と比較してゾレドロン酸が優れている（*JCO* 2001; 19: 558）かもしれないが、ゾレドロン酸はパミドロン酸より腎機能悪化の危険性が高いため、いずれかを使用する。両者ともに低カルシウム血症のリスクあり
  - **RANKリガンド阻害**：FDAは高カルシウム血症治療薬としては承認していない（訳注：本邦では悪性腫瘍に伴う高カルシウム血症治療薬として保険承認されている）が、デノスマブは重症腎不全を伴った場合での有用性が示唆されている（*Ann Int Med* 2012; 156: 96）；低カルシウム血症の危険性が上昇する（特に直近でのビスホスホネート使用や、骨転移病変を伴う前立腺癌）
- **ループ利尿薬**：腎不全や心不全でない限り不要；多くは歴史的に使用されてきたためであり、RCTでは証明されていない（*Ann Int Med* 2008; 149: 259）
- **カルシトニン**：即効性があり、重症の高カルシウム血症に対して一時的にカルシウムを低下させる
- **血液透析**：特に上記の治療が無効で急性腎障害が進行し、重症の体液過剰になった場合に有用

高カルシウム血症への治療			
薬物	即効性	（効果発現時間）持続期間	その他
輸液	分〜時間単位	時間単位	100〜200mL/hrの尿量確保をめざす
ビスホスホネート	日単位	週単位	Crで投与量調節必要、Cr>4.5mg/dLのときは注意
RANKL阻害薬	日単位	週単位	FDAでは高カルシウム血症への投与は承認されていない（訳注：本邦では保険承認）
カルシトニン	4〜6時間	時間単位	経鼻投与はしない；48時間以上の効果持続は期待できない
コルチコステロイド	時間から日単位	日単位	カルシトリオール産生を低下させる

高カルシウム血症の管理		
補正血清カルシウム値（mg/dL）	重症度	治療法
10.5〜12	軽症	補液、状況によりビスホスホネート製剤投与を考慮
12〜14	中等症	補液、ビスホスホネート製剤
>14	重症	補液、カルシトニン、ビスホスホネート製剤、ときに血液透析を検討

■ 低ナトリウム血症

- **病因**：ほとんどは hypotonic（低張性）で，しばしば**複数の原因を有する**—塩分経口摂取の低下，抗利尿ホルモン分泌異常症，腎臓からの排出（特にシスプラチン誘発性），腸管からの喪失．まれながら心房性ナトリウム利尿ペプチド分泌，中枢性塩類喪失症候群など．鑑別すべき病態：偽性低ナトリウム血症（高中性脂肪血症，多発性骨髄腫などの高蛋白症），高張性低ナトリウム血症，血糖の上昇，マンニトール投与など）
- **臨床所見**：血清ナトリウム低下の程度と速さによってさまざまな症状を呈しうる；無症状→食欲不振，悪心，衰弱→**重症化すると脳浮腫**，錯乱/意識障害，異常な精神状態→痙攣，昏睡，死に至ることもある
- **除外診断**：過去の状態を聴取（経口摂取，飲水，排尿，下痢などの水分変化について）；（もし尿採取ができるなら）血漿浸透圧&尿浸透圧，尿中ナトリウム，クレアチニン，尿中尿素窒素；TSH（甲状腺ホルモン刺激ホルモン），コルチゾール．下記参照

図9-1 がん患者における低ナトリウム血症の鑑別診断

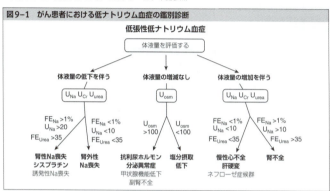

FE_{Na}（ナトリウム排泄率），FE_{Urea}（尿素排泄率）=分画排泄率=（尿中濃度/血清濃度）/（尿中クレアチニン/血清クレアチニン）×100（%）

■ 治療の原則

- 慢性的な低ナトリウム血症では脳細胞が適応しているため，**急激な血清ナトリウム補正**を行うと脳神経浮腫を生じ，**浸透圧性脱髄症候群**（橋中心髄鞘崩壊症候群）をきたすことがある
- 低ナトリウム血症の発症時期が不明の場合には，緩徐に補正する：（例．1日目 血清ナトリウム値=115 mEq/Lの場合）
  最初の24時間：10 mEqまでの上昇にとどめる（2日目<125 mEq/L）
  次の24時間：18 mEqまでの上昇にとどめる（3日目<133 mEq/L）
- **重症の AMS（異常な精神状態）または痙攣症状の場合**—慢性的な低ナトリウム血症であるかどうかにかかわらず，症状が軽減するまで3%ナトリウム液を急速に補正する

■ SIADH（抗利尿ホルモン分泌異常症）

- **病因**：さまざまである
  腫瘍による異所性産生—SCLCの15%，頭頸部癌の3%，造血器腫瘍やNSCLCでまれにおこる
  化学療法誘導性—アルキル化剤（シクロホスファミド，イホスファミド），ビンカアルカロイド，プラチナ製剤，ボルテゾミブ（プロテアソーム阻害薬）
  薬物誘導性—三環系抗うつ薬，抗痙攣薬（カルバマゼピン，バルプロ酸，oxcarbazepine），抗精神病薬
  その他の要因—感染症，特に肺炎；悪心，疼痛
- **臨床所見**：検査所見上脱水徴候はみられない．尿比重異常（濃縮尿，高張尿），甲状腺異常や副腎皮質機能異常はみられない
- **治療**：
  1段階目：**水分制限**
  2段階目：**V（バソプレシン）2受容体拮抗薬**：トルバプタンまたはconivaptan（訳注：本邦では，異所性抗利尿ホルモン産生腫瘍によるSIADHにおける低ナトリウム血症に対してモザバプタンが承認されている）→集合管での自由水再吸収を直接抑制→尿の希釈を生じる；経験的にはdemeclocycline（酸性尿崩症により生じた場合）（訳注：本邦ではSIADHの治療薬としては未承認）

■ 組織灌流正常な乳酸アシドーシス

- **病因**：肝転移，急速に進行した造血器腫瘍（白血病，Burkittリンパ腫など）でみられる
- **治療**：悪性腫瘍の治療を優先し，積極的に血行動態の維持をサポートする
- 積極的な治療にもかかわらず**死亡率は高い**

上大静脈症候群

■ 定義
- 上大静脈の圧迫または腫瘍の浸潤により静脈圧が上昇し,顔面や上肢の浮腫,静脈拡張,呼吸困難を生じる病態(下記の表参照)

■ 疫学
- 米国では年間およそ15,000例の新規発症があるとされる
- そのうち60~80%が悪性腫瘍関連とされる

■ 鑑別診断
- 血栓症:特にカテーテルの挿入など(*Chest* 2003; 123: 809)
- 感染症:結核,梅毒,真菌感染症
- 線維性縦隔炎/縦隔線維症
- 放射線治療後の線維化
- 大動脈瘤

悪性腫瘍による上大静脈症候群		
がん	%(幅)	臨床的特徴
NSCLC	50(43~59)	喫煙歴,50歳以上に多い
SCLC	22(7~39)	喫煙歴,50歳以上に多い
悪性リンパ腫	12(1~25)	胸腔外のリンパ節腫大,65歳未満が多い
転移性悪性腫瘍	9(1~15)	固形腫瘍の既往(その2/3は呼吸器悪性腫瘍)
胚細胞腫瘍	3(0~6)	男性に多い,40歳未満が多い,たいていβ-hCGまたはAFPの上昇あり
胸腺腫	2(0~4)	胸腺(前縦隔)部の陰影,特徴的な放射線画像所見,傍腫瘍症候群(例:重症筋無力症,赤芽球癆)をきたしやすい
悪性中皮腫	1(0~1)	アスベスト曝露歴
その他の悪性腫瘍	1(0~2)	

J Yahalom(*NEJM* 2007; 356: 1862)より許諾を得て改変

上大静脈症候群の臨床所見	
症状	頻度(%)
顔面浮腫	82
胸水貯留	66
頸部静脈怒張	63
呼吸困難	54
咳	54
前胸部静脈怒張	53
上肢の浮腫	46
顔面の紅潮	20
嗄声	17
失神	10
喘鳴	4

J Yahalom(*NEJM* 2007; 356: 1862)より許諾を得て改変

■診断

- **CT/ 造影 CT または MRI**。造影剤使用ができない場合は，血栓による閉塞か，外からの圧迫かを判断する
- もし外部からの圧迫による場合，**悪性腫瘍かどうか確定診断するために生検をする必要がある**。遠隔のリンパ節病変の生検や胸水細胞診で十分なこともある

■管理

- 重症度，発症からの進行の速さ，発症原因から判断する
- 通常は放射線治療や化学療法の前に生検を行う（*Clin Oncol* 1997; 9: 83）
    例外：重篤な喘鳴（気管狭窄）や頭蓋内圧亢進などにより迅速な介入治療が必要な場合
- **治療オプション**：
    頭部をベッドより挙上する
    放射線治療
    ±ステロイド：デキサメタゾン 4 mg を 6 時間ごと
    ±ループ利尿薬
    ±化学療法：化学療法により速やかな腫瘍縮小が期待できる場合（下記の表参照）
    しばしば化学療法が唯一可能な治療のことがある
- **血管内ステント**：患者の生検施行時に迅速に留置することができる（*Vascular* 2007; 15: 314）
    放射線治療や化学療法の効果が期待しがたいすべての悪性腫瘍患者，または血栓症患者で推奨される

化学療法に対する悪性腫瘍の反応性	
通常は高感受性の腫瘍（感受性の高い順）	通常は化学療法 / 放射線治療抵抗性の腫瘍
悪性リンパ腫	悪性胸膜中皮腫
SCLC	
胚細胞腫瘍	
NSCLC（Stage IV では化学療法，Stage III では放射線化学療法により多くは上大静脈狭窄症状の軽減が得られるが，上記癌腫と比較するとその効果の程度や発現までの速さは劣ることが多い）（*JAMA* 1983; 250: 71）	

J Yahalom（*NEJM* 2007; 356: 1862）より許諾を得て改変

- 外科的なバイパス術は，胸腺腫のように根治的な集学的治療が適応となる場合を除き，行われることは少ない
- **血栓症の場合**：血栓溶解療法＋抗凝固療法，血管内カテーテルの除去などを考慮する
- 上大静脈症候群は悪性腫瘍の根治性を変える病態ではないため，根治的治療が可能な場合には，積極的に根治的治療を検討すべきである

脊髄圧迫

■ 定義 / リスク因子
- 椎体の拡張，硬膜外浸潤，硬膜管の圧迫の発生→ESCC（硬膜外脊髄圧迫）の発生→脊髄の梗塞，神経機能の不可逆的な喪失が生じる
- **脊髄円錐症候群（conus meddullaris syndrome）**：対称性のサドル麻痺，膀胱直腸障害，球海綿体筋反射＆肛門反射の喪失
- **馬尾症候群（cauda equina syndrome）**：重篤な背部痛，下肢筋力低下，感覚低下±下肢の腱反射低下，直腸＆膀胱機能のある程度の低下
- どの原発巣からの転移でも硬膜外脊髄圧迫は発生する。肺癌，乳癌，前立腺癌，腎細胞癌，非Hodgkinリンパ腫，多発性骨髄腫を含む悪性腫瘍によるものが多い
- 神経−癌救急病態の１つである

■ 解剖
- 脊髄の先端は第１腰椎のレベルまである
- 第１腰椎より遠位では，馬尾を形成する腰仙骨神経になる
- 脊髄円錐部：第１腰椎 / 第２腰椎レベルの脊髄先端部
- 硬膜外脊髄圧迫の発生部位：**胸椎レベル（70%）**，腰椎レベル（20%），頸椎レベル（10%）

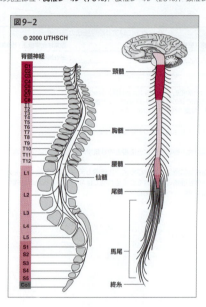

図9-2

■ 臨床所見
- 硬膜管圧迫の場所や程度によって症状 / 徴候は異なる
- **背部痛（96%）**
- 下肢筋力低下
- 自律神経障害（尿貯留 / 尿失禁，肛門括約筋の緊張低下→便失禁）
- 感覚消失（大腿中央部）
- 運動失調
- 注意：運動時の疼痛が脊髄の不安定性の唯一の徴候のことがある
- 急激な疼痛増悪は，病的な圧迫骨折の徴候のことがある
- 急性の場合，弛緩性麻痺，腱反射消失を起こしうる
- 亜急性〜慢性の場合：痙性麻痺，腱反射亢進
- 下肢の脊髄後索障害（深部感覚，振動覚または関節位置覚の消失）
- 両側性のBabinski反射の出現

■ 診断的評価

- **神経学的所見が出現するまで待つべきではない**
- 神経機能回復のための最も重要な予後因子は，治療前の神経学的状態である（*Ann Neurol* 1978; 3: 40）
- **STAT全脊髄MRI**の施行により多発性硬膜外脊髄転移病変がみつかることもある（*AJR* 1987; 149: 1241）
- MRIが困難な場合，CTミエログラムを施行する
- 他の画像的診断法：全脊髄CT，単純脊髄撮影，骨シンチ
- 頭痛，髄膜症などの症状がある場合，髄液検査を行うが，脊髄圧迫の評価を軟髄膜への浸潤の評価より優先する
- 放射線腫瘍医や脳神経外科医にコンサルトする

■ 治療

- 背部痛や神経学的機能喪失がある場合には画像評価までの間に**直ちに治療を開始する**
- **デキサメタゾン10 mgを静脈内投与し，6時間ごとにデキサメタゾン4 mgをIVまたはPOで追加する**（*JCO* 1988; 6: 543）
- 重篤な神経障害をもつ患者へは100 mg/日のデキサメタゾン投与後に急速な減量
- オピオイドを使用し疼痛コントロールを図る
- 脊髄圧迫や神経機能の喪失が確定した場合，緊急放射線照射や外科的除圧術を行う
- 病的な脊椎圧迫骨折による脊髄圧迫の場合，脳神経外科や整形外科に外科的な対応についてコンサルトする
- 外科的な処置の適応がない場合は，放射線腫瘍医にコンサルトする
- 固形腫瘍による脊髄障害からの神経機能回復は，外科的処置が放射線治療に優っている（*Lancet* 2005; 366: 643）
- 治療前の状態が治療後の経過予測に最も重要である

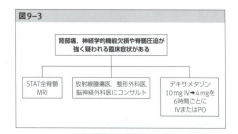

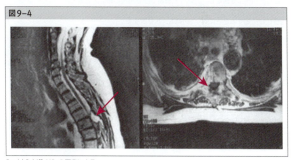

David Schiff, MD.の厚意による

緩和医療の原則

■ 緩和ケアとは？
- **定義**：緩和医療とは，重篤もしくは生命の危険に及ぶ疾患に罹患した人々への特別な医療行為である。疼痛やその他の身体的な症状に注目し，同時に重篤な疾患の診断がもたらす心理的，精神的なストレスを改善させることにより患者や家族のQOLを改善する
- 緩和ケア総合チームは医師，ナース・プラクティショナー（訳注：米国中心に諸外国で認定されている上級看護職。医師と看護師の中間的な職で医療行為の実施がかなり認められている。日本では未導入），看護師，薬剤師，ソーシャルワーカー，ケースマネージャー，精神科医，心理学者，精神カウンセラーからなり，第1担当医とともに多層なサポートを提供する
- 緩和ケアはすべての年齢，重篤な疾患のいかなるステージにおいても適応される。また，治療可能症例や緩和ケア中の症例，外来，入院中，介護施設，専門看護施設，在宅療養中，いかなる状態でも適応される
- ホスピスケアは，自宅，介護施設，専門施設などにおいて終末期症例（通常は予後6カ月未満と考えられる患者）に**緩和ケア**を提供するシステムである

■ 緩和ケアコンサルト
- 疼痛や症状の管理における緩和ケアの相談を行うこと。さらに，専門的な指示，能力判定，緩和ケアのゴール（GOC）の設定，悪い知らせを伝える，予後予測，生命維持療法の撤退，計画の調整，終末期栄養サポート，家族会議の開始，存在するストレスの同定，宗教的＆文化的な要素の対処，適切なホスピスの照会，ケアの評価など

■ 終末期医療の主原則
- 患者が感じているなかで援助が必要な最も重要な症状や項目に注目して分析を行う
- 患者と介護者双方の尊厳を尊重する
- 患者の選択にあわせた最も適切な治療
- 疼痛や身体的症状の緩和
- 心理学的，社会的，精神的な困難の分析とマネジメント
- 代替案や非典型的な治療を含む，患者の現実的なQOL改善をめざす治療の提供
- 治療を拒否する患者の権利を尊重する
- 治療中止を決定する医療者の専門的な責任を尊重する
- 治療の継続性を提供する（例えば患者が第1担当医，もしくは専門家に治療されるべき場合）
- 終末期で提供される医療についての臨床的なエビデンスにもとづいた研究を推進する
- 緩和ケアとホスピスケアの進め方を提示する

■ 緩和ケア家族会議
- 緩和ケア家族会議の主な目的は，医療者，患者，家族間でのコミュニケーションの改善や，目標とするゴールや価値観を話し合うことである。医療情報を共有し，予後をはっきりさせ，患者の望みを基本としたゴールを設定し，方向性と位置づけを相談しあい，治療上現実化できるものを検討する。このことは，患者，家族，医療チームの助けになる
- 悪い知らせを告知するときには"SPIKES"を参照する

悪い知らせを告知する際のSPIKESモデル[a]	
Setup（準備）	前もって第1担当チームと鍵となる医療情報を分析し、鍵となる家族や多分野にわたるメンバーを招集する 静かな個室を準備して適切な環境をととのえ、お互いを紹介する
Pt **P**erspective（患者の考え方）	医療的状況についての理解を患者や家族に聞く
Info/**I**nvitation（情報/情報共有の確認）	医療情報を患者と共有することが可能かどうか、そしてどこまでの情報開示を求めるか聞く
Knowledge（知識）	直接的に、専門用語を避けて、はっきりとしかし情感をもって話す。 悪い知らせを伝えたあとは沈黙を利用する 「残念ながら検査結果は私たちが望むものではなかった」 「今回の結果と、そしてあなたの考え方と目標を考慮に入れると、あなたにXを推奨したい」
Emphathize（共感）/ **E**xplore **E**motion（感情の探索） "**NURSE**"[b]を利用して	**N**ame Emotion（感情を言葉で表す）：「あなたはこの知らせでとても動揺しているようだ」 「あなたの反応はとても自然なものです」 **U**nderstand（理解）：「あなたはこの状況において非常に勇敢でした」 **R**espect（尊敬）：「あなたはこの状況において非常に勇敢でした」 **S**upport（支え）：「何が起こっても経過を通してわれわれはあなたと家族を支えるためにここにいます」 **E**xplore（探索）：「われわれはたくさんのことを話し合ってきました。今あなたが感じていることをさらに話してください」
Strategize（計画をたてる）/ **S**ummarize（まとめる）	つぎのステップをまとめ、予約をとり、チームが患者にできることを反復していう 「どんな質問がありますか？」

a：Baile et al. *Oncologist* 2000; 5: 302–311より
b：Pollack et al. *J Clin Oncol* 2007; 25: 5748–5752より

■ 緩和医療予後予測

- 医療者は予後を決定するとき楽観的になる傾向がある。生存期間を5倍程度過大推定する可能性がある（*BMJ* 2000; 320 (7233): 469–472）
- 患者と医療者は予後にもとづいて、異なったケアの決定をする。そのため、予後予測は可能なかぎり正確なことが重要である
- 末期であることを示す一般的な徴候/症状がある（*Am J Soc* 1992; 93: 663, *Cancer* 1984; 53: 2002）
  - 疾患進行の証拠
  - 過去6ヵ月における複数回の救急外来受診や入院
  - 最近6ヵ月の無自覚の10%以上の体重減少
  - Karnofsky PSスコア<50%
  - 6つのADLのうち少なくとも3つが依存的である

Karnofskyパフォーマンスステータススケールによる評価（%）	
日常動作や仕事が可能；特別な介助が不要	100%：訴えや疾患の徴候まったくなしに通常の行動をとることができる 90%：多少の症状や徴候はあるが、日常の行動をとることができる 80%：多少の症状や努力があるが日常の行動を行える
仕事は不可能；しかし自宅での生活は可能&さまざまな介助を受けつつも身の回りのことはできる	70%：身の回りのことは自分でできる。仕事は不可能 60%：たまに介助が必要で医学的ケアが頻回に必要となる 50%：継続的な介助が必要で医学的ケアが頻回に必要となる
自身の身の回りのことができない。組織的あるいは病院のケアが必要となる	40%：自身の身の回りのことができず、特別な介助が必要 30%：重篤な状態で入院が必要。ただし切迫した死の状況ではない 20%：非常に重篤で病院入院しつつ、積極的な治療が必要 10%：瀕死の状態。死期が切迫

Oxford Textbook of Palliative Medicine, Oxford University Press. 1993; 109.

疼痛治療

■ 痛みの種類
● 侵害受容性疼痛
体性痛：体表もしくは筋骨格系組織における侵害受容体の活性による（骨転移病変や軟部組織腫瘍）
内臓痛：胸郭・腹腔内・骨盤部の内臓の圧迫，閉塞，浸潤，虚血，牽引，炎症による受容体の活性化，範囲は限局されていない（腸管閉塞や巨大肝臓転移や尿路閉塞によるものなど）
● 神経因性疼痛：直接的な侵襲や末梢神経および中枢神経の機能障害による（神経根圧迫，乳房切除後＆開胸術後疼痛，帯状疱疹後神経痛など）
● 緊急性疼痛：疼痛発作，脊髄圧迫，骨折，腸閉塞，重症粘膜炎
終末期における疼痛管理は疼痛や不必要な苦しみを緩和するための道徳上の義務であり，安楽死ということではない。米国最高裁判所長官Rehnquist氏の言葉：「疼痛の治療の準備を行うことは，もしその治療が患者の死期を早めてしまうことがあっても，それが死を意図したものでなく，疼痛や重篤な不快感を改善するものであれば倫理的にも専門的にも広く容認されている」

■ 疼痛評価スケール
- 観察者ではなく，患者自身がスケールに記載する必要あり
- 疼痛の測定：0～10に分けた疼痛の強さの評価，言葉で表す評価，絵で表す評価などたくさんの評価法が子どももしくは大人に対して適応される

図10-1　Wong-Baker FACES疼痛スケール

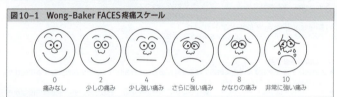

| 0 | 2 | 4 | 6 | 8 | 10 |
| 痛みなし | 少しの痛み | 少し強い痛み | さらに強い痛み | かなりの痛み | 非常に強い痛み |

Hockenberry MJ, Wilson D, Winkelstein ML. *Wong's Essentials of Pediatric Nursing*, 7th ed. St. Louis, MO; 2005; 1259. © Mosbyより許諾を得て掲載

■ 世界保健機関（WHO）段階的徐痛法
- Step 1：軽度の疼痛に対して：アセトアミノフェン，NSAIDS，もしくは他の非オピオイド系疼痛緩和薬を処方する
- Step 2：軽度もしくは中等度疼痛，持続痛に対して：弱オピオイド（コデイン）の使用もしくは低用量の強オピオイド（モルヒネ）
- Step 3：中等度～重度疼痛，悪化する痛みに対して：強オピオイド（モルヒネ，hydromorphone，フェンタニル）（World Health Organization. Cancer Pain Relief with a Guide to Opioid Availability, 2nd ed. Geneva, Switzerland: World Health Organization; 1996）

■ オピオイド治療ガイドライン
- 中等度～重度の疼痛に対して（注意深い観察のもと）：
  1. オピオイド初回投与者には必要時2.5～5 mgのモルヒネIV；オピオイド既使用者には1日量の20％量のモルヒネを15分～2時間おきにIV
  2. 効果量と耐用量を決定し（24時間で使用した量を合算する），24時間持続で投与。また10～20％量を1～2時間おきに屯用で適宜使用する
  3. 適宜追加で使用した量を合算し，ベースの量を調節する
- 慢性的な使用としては通常経口（PO）が最も推奨され，つぎに経皮＞SC＞IV
- 1つのオピオイドから他のオピオイドに変更する場合，同等量の1/3～1/2量に減量する（メサドンへ変更する場合の表を参照）
- 高齢の症例，もしくは重度の肝・腎機能障害症例では通常量の半量より開始する（NCCN Clinical and Practical Guidelines in Oncology. Adult Cancer Pain）

■ 中毒者における疼痛管理
- 多領域にわたるチームの介入と中毒者治療専門医への相談

■ オピオイド副作用
- 便秘（耐性は形成されない），悪心／嘔吐（3～7日で耐性），排尿困難，性腺機能不全，鎮静作用，呼吸不全（鎮静の後に始まる），筋肉不随意運動，譫妄，発作，呼吸停止，死亡

■ オピオイド過量投与
- 所見：呼吸回数＜6回/min，ひきつけ様動作，瞳孔縮瞳，骨格筋脱力，皮膚の冷感やじっとり感
- オピオイド投与中止，薬物濃度が下がるのをまつ，患者を刺激する
- ナロキソン─0.4 mgを10 mLの生食に溶かし，1 mLを5分おきに投与，呼吸抑制や過鎮静軽減を目的として；長時間作用性のメサドンやフェンタニルパッチの作用を拮抗するために必要となることがある

薬物	通常開始量 成人＞50 Kg；麻薬投与初回例 (*老人，重篤な肝・腎障害例では1/2量)		疼痛
	非PO	PO/経皮	
モルヒネ	2.5～5 mg SC/IV 3～4時間おき (*1.25～2.5 mg)	7.5～15 mg 3～4時間おき（速放性もしくは経口液剤） (*2.5～7.5 mg)	中等度から重度
オキシコドン	適応なし	5～10 mg 3～4時間おき (*2.5 mg)	中等度から重度
hydromorphone	0.2～0.6 mg SC/IV 2～3時間おき (*0.2 mg)	2 mg 3～4時間おき (*0.5～1 mg)	中等度から重度
フェンタニル	25～50μg IM/IV 1～3時間おき (*12.5～25μg)	パッチ12.5μg/hrを72時間おき（オピオイド初回投与例への使用は禁忌）	中等度から重度
ペチジン	75 mg SC/IM 2～3時間おき (*25～50 mg) 一般的に推奨されていない	50 mg	中等度から重度
コデイン	15～30 mg IM/SC 4時間おき (*7.5～15 mg)	30～60 mg 3～4時間おき (*15～30 mg)	軽度から中等度
hydrocodone	適応なし	5 mg (hydrocodone)/325 mg（アセトアミノフェン併用）4時間おき (*2.5 mg)	軽度から中等度

*：Drug Facts and Comparisons 2008, 62nd ed., by Facts & Comparisons, 2007, Philadelphia, PA: Lippincott Williams &Wilkins; and Principles of Analgesic Use in the Treatment of Acute Pain and Cancer Pain, 6th ed., by the American Pain Society, 2009, Glenview. IL: American Pain Society.より

薬物	慢性的なオピオイド使用 等鎮痛量		疼痛
	IM/IV 15～30分	PO 30～60分	
モルヒネ	10 mg	30 mg	中等度から重度
オキシコドン	適応なし	20 mg	
hydromorphone	1.5 mg	7.5 mg	
フェンタニル	適応無し	250 μg/hr/経皮	
ペチジン	75～100 mg	300 mg	
コデイン	130 mg	200 mg	軽度から中等度
hydrocodone	適応なし	30 mg（アセトアミノフェンと併用で：30 mgのhydrocodoneと975 mgのアセトアミノフェン併用）	

経口モルヒネから経口メサドンへ転換 （薬物動態と経口吸収が変化しやすいため疼痛緩和医療チームへのコンサルトを考慮）			
メサドン	50～100%経口量	24時間経口モルヒネ	経口モルヒネ：メサドン比
		30～90 mg	4：1
		90～300 mg	8：1
		>300 mg	12：1

(*J Clin Oncol* 2001; 19: 2898-2904)

■ 鎮痛補助薬

- 抗うつ薬（TCA, SSRIなど）：内臓＆神経因性疼痛に対して。3日後に治療域の血中濃度に至る（例，アミトリプチリン75～125 mg/日）
- 抗痙攣薬（ガバペンチン，プレガバリンなど）：神経因性疼痛に対して。治療域に達するのは3～7日後（例，ガバペンチン2,400～3,600 mg/日）
- NSAIDS：骨痛に対して，あるいはオピオイドを減量して使用する薬物。副作用：消化管＆腎毒性，高血圧，下肢浮腫
- ステロイド：頭蓋内圧亢進による痛み，骨痛などに対して。副作用：消化管毒性，骨粗鬆症，不眠症，体重増加，感染症
- ケタミン：麻酔域下の用量で鎮痛をはかることができる（2 mg/hrで開始，数時間おきに2 mgずつ増量。麻酔効果が得られる時間は分～時間単位；低用量で副作用が少ない（12～15 mg/hr以下にする）

非疼痛性症状管理

■ 悪心と嘔吐

悪心と嘔吐の経路

影響を受ける経路	トリガー	治療薬
大脳皮質	頭蓋内圧亢進；髄膜刺激；不安；記憶（臭いなど）	H1拮抗薬 5HT2拮抗薬 ステロイド ムスカリン受容体拮抗薬
前庭器官	乗り物酔い；前庭疾患；オピオイド	H1拮抗薬 ムスカリン受容体拮抗薬
化学受容器引き金帯 (chemoreceptor trigger zone)	薬物（化学療法による悪心/嘔吐，オピオイド）；尿毒症；高カルシウム血症	D2拮抗薬 5HT3拮抗薬 NK1拮抗薬
末梢経路：消化管での化学/機械的受容器	胃刺激（放射線誘発性を含む）；腹部膨満；オピオイド	5HT3拮抗薬 D2拮抗薬（末梢性）

- **制吐療法**—上記のような引き金や受容体にもとづいて薬物を選択する。開始用量は必要に応じて，増量も検討；不適切な増量が必要な場合は他種類の使用を検討する
- 投薬（**カテゴリー**：薬物＋用量＆頻度はすべて必要に応じて）
    - **5HT3拮抗薬，NK1拮抗薬，コルチコステロイド**：薬物と用量は下記の表に示す；**注意**：用量は一般的に化学療法誘発性悪心/嘔吐に対する製剤使用の基準より弱い催吐リスクの抗癌薬治療には一般低用量
    - **H1拮抗薬**：プロメタジン12.5もしくは25 mg PO4～6時間おき
    - **ドパミン (D2) 拮抗薬**：末梢―メトクロプラミド5～20 mg IV/PO4～6時間おき。中枢―プロクロルペラジン5～10 mg IV/PO 4～6時間おき；ハロペリドール0.5～2 mg PO/IV 4～6時間おき
    - **ムスカリン受容体拮抗薬（抗アセチルコリン）**：スコポラミン1.5 mg経皮72時間おき
    - **5HT2拮抗薬**：オランザピン2.5～5 mg PO12～24時間おき
    - **カンナビノイド**：dronabinol 5～10 mg PO6時間おき；nabilone 1～2 mg PO1日2回
    - **BDZ**：ロラゼパム0.5～2 mg IVもしくはPO 4～6時間おき
- **化学療法誘発性悪心/嘔吐**―3タイプ：急性，遅延性，予測性
    急性嘔吐：化学療法の1～2時間後に発症し，4～6時間にピークがある。遅延性嘔吐：24時間後に発症し，48～72時間にピークがある。予測性嘔吐：それ以前の治療に関連した条件反応

化学療法誘発性悪心/嘔吐の予防と治療

中等度～重度な悪心を誘発する点滴化学療法に対する治療

カテゴリー	治療薬	1日目（治療開始前）	2・3日目
5HT3拮抗薬	dolasetron	100 mg PO	100 mg PO/日
	グラニセトロン	2 mg PO，もしくは1 mg PO 1日2回，もしくは0.01 mg/kg（最高1 mg）IV	1～2 mg PO，もしくは1 mg PO 1日2回，もしくは0.01 mg/kg/日IV
	オンダンセトロン	16～24 mg PO，もしくは8～16 mg（最高32 mg/日）IV	8 mg PO1日2回，もしくは16 mg PO1日1回，もしくは8 mg（最高32 mg/日）IV
	パロノセトロン	0.25 mg IV（1日目のみ）	
コルチコステロイド	デキサメタゾン	12 mg POもしくはIV	8 mg POもしくはIV
ニューロキニン1拮抗薬	アプレピタント	125 mg PO	80 mg PO/日±デキサメタゾン8 mg
	ホスアプレピタント	150 mg IV（1日目のみ）	

追加治療としてロラゼパム0.5～2 mg POもしくはIVもしくは舌下4～6時間おき，H2ブロッカーもしくはPPI
NCCNガイドラインversion 1.2012 Antiemesis（詳しくは出典元を参照のこと）

- **化学療法誘発性悪心/嘔吐の分類**―化学療法に関連する悪心/嘔吐の出現頻度にもとづくリスク分類:
  - 高リスク:＞90%;最も頻度が高い薬物:シスプラチン,高用量シクロホスファミド
  - 中間リスク:90～30%;例:ドキソルビシン,低用量シクロホスファミド
  - 低リスク:30～10%;例:ドセタキセル,トラスツズマブ,GEM
  - 最小リスク:＜10%;例:ビンクリスチン,リツキシマブ

便秘
- **頻度**―50%の進行癌症例に影響がある;オピオイド鎮痛薬使用例の大半に影響がある。他の原因として癌による閉塞,経口/水分摂取の低下,活動量低下,抗コリン作動薬,電解質異常
- **目標**は1,2日ごとに自然な排便があること;オピオイドを使用した際には予防の必要あり
- **評価**―閉塞,宿便などがないか鑑別する。もし認められる場合は浣腸や摘便を行う
- **治療**―可能であれば薬物以外の方法をとる:水分を多くとる,動く,繊維サプリメント,膨張性下剤(メタムシルなど)
- **薬物(初期治療)**:便通促進±便軟化剤;例:センナ1～2錠(8.6～15 mg)就寝前,もしくはビサコジル5～15 mg± docusate 30 mg/日
- **ステップアップ治療**―初期治療に加えて浸透性の便通促進剤―ポリエチレングリコール17 g/日(最高34 g/日),ラクツロース15～30 g PO 6時間おき適宜,水酸化マグネシウム,クエン酸マグネシウム,もしくは経直腸治療例ではビサコジル10 mg座薬
- オピオイドによる便秘が通常治療で反応しない場合,methylnaltrexone 0.15 mg/kg SC1日おき (*NEJM* 2008; 358: 2332);**methylnaltrexone開始前には閉塞起点がないかどうか確認しなければならない**

食欲不振/悪液質症候群
- **定義**:**食欲不振**―食欲の減退とカロリー摂取量低下
  - **飢餓**―筋肉量は比較的保持される終末期までの体重低下
  - **癌悪液質症候群**―多因性の症候群。栄養補助により十分維持できない骨格筋量の低下→進行性機能性障害(*Lancet Oncol* 2011; 12 (5): 489)
- **病態生理学**―慢性炎症,サイトカイン活性(TNFα,IL-1β,IL-6)上昇を伴う→代謝調節不能,蛋白分解亢進,食欲低下
- **診断**―10%以上の意図しない体重減少,もしくは初期BMI＜20%の症例での2%以上の体重減少,もしくは筋消耗
- **評価**―疼痛,悪心,便秘/消化管閉塞,粘膜炎,口内乾燥,口内カンジダ症,うつ,不安,譫妄などの可逆的な影響の分析
- **治療**―栄養カウンセリング,食事や栄養成分補助,運動プログラム
- 薬物―食欲増進剤
  - **コルチコステロイド**:デキサメタゾン4～8 mg/日,もしくはprednisone 20～40 mg/日。使用と効果は長期使用による副作用により規定される。進行例における原則短期(6週間以内)の使用が望ましい
  - **プロゲステロンアナログ**:酢酸メゲストロール400～800 mg/日(さらに高濃度で効果あり)。およそ1週間程度で食欲増進が見込まれ,数週間で体重増加が見込まれる。ステロイドより副作用が少なく,同程度の効果が期待される。血栓症のリスク増加や視床下部-下垂体系の抑制がリスクとしてある
  - **カンナビノイド**:dronabinol―食欲増進,体重減少抑制。副作用:鎮静と意識混濁
  - **その他/試験段階**:サリドマイド,蛋白同化ステロイド(oxandrolone),NSAIDS,オメガ-3魚油,抗精神薬(ミルタザピン,オランザピン)
- どんな薬物も予防的使用についてのエビデンスは確立していない

呼吸困難
- **病因**―しばしば多種多様な原因による:呼吸スペースを占拠する腫瘍や胸水,貧血,併存するCOPDやうっ血性心不全,肺血栓,肺炎,低酸素,高炭酸ガス血症,粘稠なる分泌物,呼吸筋力低下
- **治療**―初期治療は特異的な病因について直接的な治療を行う。胸水に対する胸腔穿刺,気管支攣縮に対する気管支拡張などに
- 補助的酸素投与―低酸素で明らかな有用性。低酸素でない状態では多少効果があるかもしれないが,鼻カヌラでの空気吸入と比較するとあまり効果はない

- 薬物治療―進行症例での呼吸困難に対しての一次治療:
  - **オピオイド**―呼吸困難に対する第1選択
    - 初回用量:オピオイド初回投与例―モルヒネ2.5～5 mg PO 4時間おきもしくは適度に(疼痛治療のページの管理表を参照のこと)
    - オピオイド既使用例の場合,通常使用しているオピオイド使用量を使用する
    - 呼吸苦が間欠的であれば必要に応じて使用する。持続する場合,時間量を決めて持続的に使用する
    - 効果的な用量に達するまで12～24時間おきに25～50%ずつ調節する＆必要に応じて頻回に調節
  - **ベンゾジアゼピン**―第2選択治療,オピオイドと併用で効果が期待できる。間欠的な症状では短時間作用性ベンゾジアゼピンの使用(例,ロラゼパム0.5～1 mg PO 6時間おき),持続する症状の場合は長時間作用性を使用(例,クロナゼパム0.25 mg 12時間おき)

■ 疲労

- **頻度/スクリーニング**―すべての固形癌の75%に起こる。集学的治療を受けているがん症例では99%に達する。初診時や進行例の診断時,もしくは化学療法に来院した際に疲労の様子を確認し,新たな疲労の診断とともにうつや不眠の分析を行う (*J Clin Oncol* 2008; 23: 3886)
- **治療**―認知行動療法,会話やカウンセリング,教育,運動(禁忌でなければ)
- 薬物療法―刺激薬:使用は中等度か強度の疲労をもつ症例で,薬物以外の方法が無効な場合に限る
  - メチルフェニデート―初期量5～10 mg午前中に内服±5 mg昼
  - モダフィニル―200 mg午前中投与±100 mg昼(最大400 mg/日)
  - コルチコステロイド―原則さらなる症状(食欲不振,悪心など)がある症例へ使用する
- 一般的な二次的疲労を誘発する頻度の多い疾患を鑑別する。貧血(最も一般的),甲状腺や副腎機能低下,性腺機能低下症など

■ 譫妄

- **定義**―不意に起こる意識,注意力,認識力,知覚のレベル低下。1日のうちでも変動あり
- 臨床的亜分類―過活動,低活動,混合型
- アルコールや薬物使用(薬物中止に伴う症状)を含む可逆的な原因の同定と治療:薬物,特にオピオイド,ベンゾジアゼピン,抗コリン作動薬;感染症,脱水,低酸素,高炭酸ガス血症,電解質異常(高カルシウム血症)
- **治療**―正確に原因を同定し,治療対象とする
- 薬物治療を行う前に,再指導,認知刺激,適切な睡眠,早期の運動療法,腸管蠕動＆膀胱の動きの確認などを含む非薬物治療を最大限に行う
- 抗精神薬の使用は急性期の症状に対しては短期の使用にするべき
- ベンゾジアゼピンの譫妄への使用は,抗精神病薬が適切な用量であるにもかかわらず興奮作用がでてくる場合のみ,抗精神病薬の補助薬として使用する (*J Clin Oncol* 2011; 30: 1206)

薬物			
分類	名前	用量と投与経路	副作用
抗精神病薬「典型薬」―第1選択薬	ハロペリドール	0.5～2 mg 2～12時間おき;PO/IV/IM/SC	鎮静 QT延長 ベースラインとなる心電図と投与後変化の確認が必要 典型薬や非PO では毒性が強くなる 錐体外路症状(典型＞非典型) 体重増加,代謝性疾患(非典型＞典型)
抗精神病薬「非典型」	オランザピン	2.5～5 mg 12～24時間おき;PO/IM/口腔内崩壊錠	
	リスペリドン	0.5～1 mg 12～24時間おき;PO/口腔内崩壊錠	
	クエチアピン	12.5～100 mg 12～24時間おき;PO	

腫瘍性腸管閉塞，完全静脈栄養

■ 定義
- すべての過程において，機械的または機能的に腸管内容物の通過が妨げられる
- 部分的か完全閉塞か，単発か多発性かが，医療的緊急を要するかを決定する

■ リスク因子と頻度
- **腹部や骨盤内腫瘍**患者に多い合併症
- 進行性卵巣癌症例では42%の発症リスク
- 小腸＞大腸に播種する腫瘍

■ 臨床的所見
- **悪心，嘔吐，腹痛，±腹部膨満，吃逆**
- 腸管蠕動音の欠失，蠕動運動の停滞もしくは異常亢進→閉塞の前段階
- 嘔吐は近位腸管閉塞では早期に，遠位腸管では遅発的に起こる
- 腹痛は持続性（90%），疝痛性（75%）

■ 診断
- **病歴→腹部手術歴や腹部悪性腫瘍を疑う**
- 身体所見→発熱，頻脈，腹部膨満，蠕動音低下，腹部手術瘢痕
  直腸診で何も触知しない，腫瘤や出血などの有無を鑑別する
- 画像→拡張した腸管，ガス-液体貯留レベルの確認，CTでの閉塞起点の同定

■ 管理

介入管理		
介入	適応	注意
経鼻胃管からの吸引＋点滴管理	短期の消化管の減圧	不快で鼻粘膜の糜爛，副鼻腔炎，誤嚥性肺炎，出血（*Curr Oncol Rep* 2009; 12: 520）
外科処置	局所疾患，PS良好，2カ月以上の予後が見込まれる	広範囲の手術後合併症や致死率上昇（*Cochrane Database Syst Rev* 2009; 1: CD002764）
ステント	高リスク外科例，近位もしくは大腸直腸閉塞	（*Ann Surg* 2007; 246: 24）（*J Clin Gastroenterol* 2005; 39: 124）
胃瘻	難治症例の悪心/嘔吐，長期の腸管減圧	間欠的な経口摂取は可能（*Palliat Med* 2002; 16: 520）

薬物治療	
分類	薬物
鎮痛薬	**オピオイド**―組織の麻薬ガイドラインや効果に応じて用量設定。非経口薬物が望ましい
制吐剤	**ハロペリドール**―1mg IV/SC 6～8時間おき（*J Pain Symptom Manage* 2001; 22: 631） **メトクロプラミド**―10～20mg IV/SC6時間おき，もしくは2～4mg/hr IV（*J Pain Symptom Manage* 2004; 12: 432）
抗分泌薬	**オクトレオチド**―0.3mg/日 IV/SC，漸増して0.6～0.9mg/日（*Eur J Cancer* 2008; 44: 1105） **スコポラミン**―0.1mg/hr IV/SC，もしくは0.1～0.2mg/hr経皮パッチ（*J Pain Symptom Manage* 2000; 19: 23） **グリコピロニウム**―0.2～0.4mg IV/SC，または0.02mg/hr IV/SC（*J Pain Symptom Manage* 1999; 18: 153）

■ 水分管理

- 腸管閉塞のあるほとんどの症例は脱水状態である➡腸管内への水分分泌上昇,経口水分量低下
- **乾きの強さや口渇と,点滴水分量とは相関しない**(J Palliat Care 1998; 9: 298)
- 口渇の症状は**水分をごく少量ずつ与えたり,氷片を与えたり,丁寧な口内ケア**で緩和される(J Pain Symptom Manage 2000; 19: 23)
- 終末期の癌症例における点滴投与の適応:
  脱水が要因の興奮や混乱を予防する
  譫妄,筋肉不随意運動,痙攣を伴う腎前性腎不全を予防する
- **24時間尿量+500 mLの不感蒸泄量まで経口摂取の制限**

■ 完全静脈栄養

- 完全静脈栄養の漫然とした使用は避ける―進行期治癒不能ながん患者における使用については議論が残る(Nutrition 1996; 12: 163)
- **適切な患者の選択が最も重要**
- **がん由来の悪液質を改善するものではない**
- 50%未満の末期がん症例は飢えと乾きを生じる。**終末期における症例を選択する―水分,スープ,氷片のほうが可能な例であれば好ましい**
- 栄養補助の利益は短期であれば限定的
- リスク,利益,完全静脈栄養を中止するポイントを患者と家族と確認し合い,十分協議したうえで行う

完全静脈栄養	
適応	栄養状態を維持,改善することで低栄養からくる症状を予防する
選択	良好なPSや好ましい生命予後を予測できる症例
利益	さらなる栄養悪化を防ぐ 低栄養による症状を改善する
リスク	**進行がん症例における生命予後やQOLの改善については報告がない**(Nutrition 1999; 15: 665) 中心静脈カテーテル挿入に伴う気胸,血栓,敗血症 完全静脈栄養に伴う電解質異常,肝機能障害,高脂血症 液体貯留増加➡消化管&肺内分泌物の増加,末梢性浮腫
考察	永久的な中心静脈ルートが必要―末梢点滴は使用不可能 自宅での完全静脈栄養を施行するための練習が必要―しばしば週単位に及ぶ 頻回の電解質や水分管理のチェックが必要 **生命予後の延長は苦痛の延長につながるかもしれない**―抗癌薬治療のオプションがもうない症例においては特に当てはまる

癌サバイバーシップ

■ 概観
- 癌の診断と治療の改善に伴い，現在数百万人の癌から回復した人々がおり，その数は増え続けている
- 患者は，通常の加齢によるものと，癌と癌治療に伴う長期に及ぶ影響を受ける
- 癌からの回復者は癌治療の影響により，生命の危険率や疾患罹患率が一般集団より若い年代で高くなる

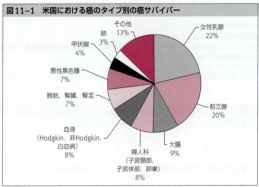

図11-1　米国における癌のタイプ別の癌サバイバー

- 女性乳腺 22%
- 前立腺 20%
- 大腸 9%
- 婦人科（子宮頸部，子宮体部，卵巣）8%
- 血液（Hodgkin，非Hodgkin，白血病）8%
- 膀胱，腎臓，腎盂 7%
- 悪性黒色腫 7%
- 甲状腺 4%
- 肺 3%
- その他 13%

データ出典：Mariotto AB, Yabroff KR, S hao Y, et al. Projections of the cost of cancer care in the United S tates: 2010-2020. *J Natl Cancer Inst.* 2011; 103 (2): 117-128. Epub 2011 Jan 12.

■ 治療による二次発癌のリスク

二次癌	リスク因子
二次原発腫瘍： 血液腫瘍（MDS，白血病，リンパ腫）	アルキル化剤（5～7年経過後，染色体異常：5番，7番欠失） トポイソメラーゼⅡ阻害薬（1～3年経過後）；放射線照射
二次原発腫瘍： 固形癌	臓器への照射（*NEJM* 2003; 349: 640） 1）乳癌：35歳以下の女性で照射歴あり 2）乳房の血管肉腫：乳癌への放射線治療後（まれ） 3）肺癌：照射歴あり，喫煙で↑ 4）大腸癌：腹部への照射歴あり 5）甲状腺癌：照射歴あり 頭頸部癌：喫煙歴ありでは年間3～7%の二次発癌のリスクが増加する

■ 長期の治療癌における合併症

組織ごとの合併症	リスク因子
心血管系疾患 　心筋疾患 　動脈硬化	アントラサイクリン（総投与量依存＞300 mg/m^2，放射線治療併用＆若年者の 　治療ではリスクが上昇する）（*NEJM* 1998; 24: 900） トラスツズマブ シスプラチン（精巣癌治療の若い男性でみられる） 放射線関連冠動脈疾患 治療後の心疾患に対するスクリーニングの明確なガイドラインはない
消化管 　蠕動遅滞，吸収不良 　肝機能障害	放射線，手術（胃切除），ビンカアルカロイド系薬物 MTX，カルムスチン
免疫不全	ステロイド，リツキシマブ，アレムツズマブ，幹細胞移植，脾摘
リンパ管性リンパ浮腫	放射線，リンパ節郭清
筋骨格系 　骨と軟部組織疾患 　骨粗鬆症	ステロイド長期使用（血管壊死を引き起こす） GnRHアゴニスト（前立腺癌） アロマターゼ阻害薬（乳癌） 頸椎障害：放射線治療併用 皮膚硬化/線維化（放射線，慢性GVHD） ビスホスホネート
神経性疾患 　認知変化，疲労 　神経障害	全脳照射；化学療法，ホルモン治療 シスプラチン，ビンカアルカロイド
肺合併症： 　肺臓炎，BOOP 　化学療法肺障害 　長期呼吸器症状	放射線治療の影響 ブレオマイシン，タキサン，ゲムシタビン，TKI，トラスツズマブ 外科切除，肺機能低下
腎障害 　腎機能低下	シスプラチン，MTX，ニトロソウレア，放射線治療
生殖器 　不妊，性機能不全	化学療法による卵巣不全，早発閉経，無精子症 SERM，アロマターゼ阻害薬，GnRHアゴニスト，抗アンドロゲン薬 骨盤照射，手術による神経損傷
甲状腺異常 　甲状腺機能低下 　甲状腺結節	頸部放射線（線量依存） 放射線曝露＞20〜30 Gy

■ サバイバーシップケアの中心となる要素

1. 再発の検索
2. 再発予防と新規癌の診断
3. 癌およびその治療の結果として起こる症状への介入
4. 専門医と第1担当医の協力
5. 健康管理：禁煙，運動推進，低脂肪食
6. 心理的ストレス，雇用，保険，障害などに関連する事象の解決の手伝い

■ サバイバーシップケア計画

- **一次治療のあと全例で，包括的なケアサマリーと明確なフォローアップ計画を完遂させる**
- **治療サマリーには以下のことを含める**

　　癌の種類
　　腫瘍の性質（部位，病理，病期，悪性度）
　　治療内容：外科切除，化学療法，生物学的治療，ホルモン治療，移植，放射線（薬物，用量，部
　　　位，日付などを含む）
　　ケアを提供する人，組織の連絡情報

- **サバイバーシップケア計画は以下のことを含める**

　　推奨される検索のタイミングと種類；予防的実践の推奨＆可能性のある可能性のある治療結果を
　　　モニタリング；可能性のある心理社会的な懸念を確認する

妊孕性温存

■ 患者背景（Cancer Stat 2012）
- 男性約271,000人＆女性約402,000人の39歳以下の癌生存者がいる；妊孕性温存は癌患者の治療を行ううえで重要な焦点となっている
- 医師-患者のコミュニケーションが重要である

■ 妊孕性に影響する因子（Adv Radiat Biol 1990; 14: 227, Cancer J 2009; 15: 27）

	男性	女性
悪性腫瘍	生殖器悪性腫瘍（例．精巣，前立腺）	婦人科腫瘍（例．卵巣，子宮）
外科切除	生殖器外科手術（例．後腹膜リンパ節郭清，前立腺切除）	婦人科系手術（例．子宮摘出，卵管卵巣摘出）
化学療法[a]	アルキル化剤（例．シクロホスファミド，プロカルバジン，メルファラン，イホスファミド），骨髄移植治療薬[b]	アルキル化剤＆高用量シスプラチンの双方は永久的卵巣不全誘発 骨髄移植治療薬[b]
放射線	**放射線＆放射線による精子数への影響：** <0.15Gy：精子数減少 0.15〜0.5Gy：精子減少症誘発 >0.6Gy：無精子症誘発 照射範囲：陰嚢，視床下部-下垂体-副腎系	放射線照射からの障害は線量，照射野，年齢に依存．例．永久的卵巣不全は40歳未満の女性で20Gy照射，40歳以上の女性で6Gy照射で誘発される 照射範囲：性腺部，視床下部-下垂体-副腎系

a：抗癌薬の総投与量は投与回数よりも重要である
b：不妊を誘発する処置や全薬物のリストとしては用いられない

■ 妊孕性温存における選択に影響する要素
- 癌の種類＆患者の年齢
- 治療開始前に得られる時間
- 計画された治療（外科のみか，放射線や化学療法併用か）
- 患者にパートナーもしくは精子/卵の提供者がいるかどうか

■ 癌に対する化学療法を受けた女性における卵巣機能の評価（N Eng J Med 2009; 360: 902）
- 超音波による卵胞数の確認，生殖医療の専門家への紹介を推奨する

■ 女性における温存方法のオプション：（DeVita, et al. *Principles & Practice of Oncology*, 9th ed. 2011. ASCO Educational Article. 2006）

胚の凍結保存：
- 定義：卵を採取し，体外受精後，のちの着床まで胚を保存する
- タイミング：治療の前後
- コメント：標準的な最も確立した方法．パートナーあるいは提供される精子が必要．高額．レトロゾールによるFSH刺激はエストラジオールのレベル（乳癌患者において重要）を上昇させない

成熟もしくは未成熟卵母細胞の凍結保存：
- 定義：受精していない卵を採取後に凍結
- タイミング：治療の前後
- コメント：卵採取時に精子提供者は不必要．妊孕性と生誕率は下がる（メタ解析では，精子注入卵母細胞あたりの妊孕性と生誕率は，新鮮卵母細胞62.5%に対し，slow freezeプロトコル法では3.1%（Fertil Steril 2005; 84: S37））

卵巣固定術：
- 定義：卵巣の放射線照射外への外科的な移動。通常上腹部への移動が行われる。上腹部先端の症例報告あり
- 時期：治療前
- コメント：大きく異なる (*Hum Reprod Update* 2004; 10: 251)。慢性卵巣痛，卵管梗塞，卵巣嚢胞の形成，将来の妊娠持続の困難性が起こりうる

卵巣組織凍結保存
- 定義：卵巣組織除去と凍結保存，治療終了後再度もどすことが必要
- 時期：治療前後
- コメント：試験的な実施のみであり，ある種の癌では自家移植の間に再度癌細胞を体内に戻してしまう理論的な危険性が懸念されている

性腺シールド：
- 定義：生殖器の放射線曝露を予防するためのシールドを使用
- 時期：治療の間
- コメント：特定の状況においてのみ使用される。専門家が必要

子宮頸部切除
- 定義：子宮保存下での頸部切除
- 時期：治療の間
- コメント：子宮頸部癌の早期段階に限定される

薬物療法によるホルモンの調節
- 定義：卵巣機能抑制のためのGnRHアナログもしくは拮抗薬の使用
- 時期：治療の間
- コメント：効果には議論がある

■ 男性における保存方法：(DeVita, et al. *Principles & Practice of Oncology*, 9th ed. 2011. ASCO Educational Article. 2006)

精子凍結保存
- 定義：要手的，振動方法，電気刺激による陰茎刺激を使った精子採取と凍結保存
- 時期：治療前
- コメント：3～4回に及ぶ採取，採取前の48時間の制欲が必要（精巣内精子採取については明白でない）。費用を含む制限
  治療後2年間は精子DNAへのダメージがあり，精子保存は治療前に施行するべき

性腺シールド
- 定義：精巣に対する照射線量の減量のためにシールドの使用（例，クラムシェル型，鉛ブロック）
- 時期：治療の間
- コメント：専門家が必要である。全身照射においては行わない

精巣内精子採取
- 定義：精巣生検から個別精子を摘出する
- 時期：治療前後
- コメント：思春期以後の男性に限られる。射精や勃起が不可能な例でも可能

精巣組織保存
- 定義：精巣組織の外科切断と将来必要時までの凍結保存
- 時期：治療前
- コメント：実験的治療

外科処置による改善：後腹膜リンパ節郭清＆前立腺切除術時の神経保存

■ 支援団体

Fertile Hope, Susan K. Komen Foundation, Lance Armstrong Foundation

高リスク癌患者

■ 背景：高リスク患者の同定
癌治療を受けている患者は，疾患そのものや治療により易感染状態である
NCCNは治療によって患者を**リスク層別化**し，予防戦略について提言している（*J Natl Compr Canc Netw* 2012; 10: 1412）

感染リスク	易感染のリスク因子
低い	ほとんどの固形癌に対する標準的化学療法 予想される好中球減少＜7日
中間	自家造血幹細胞移植 リンパ腫 多発性骨髄腫 慢性リンパ性白血病 プリンアナログ治療（フルダラビン，クロファラビン，ネララビン，クラドリビン，ペントスタチン） 予想される好中球減少7〜10日
高い	急性骨髄性白血病 急性リンパ性白血病 骨髄異形成症候群 同種造血幹細胞移植 アレムツズマブ，ボルテゾミブ治療 高用量ステロイドで治療中の移植片対宿主病 予想される好中球減少＞10日

■ 高リスク因子となる疾患・状態
- **疾患**：**白血病，骨髄異形成症候群，リンパ腫**：二次性の白血球減少となる骨髄抑制もしくは白血化；**多発性骨髄腫**：機能的低γグロブリン血症─莢膜をもつ病原体への易感染性。**慢性リンパ性白血病**：低γグロブリン血症。**フルダラビン**または**ペントスタチン**のようなリンパ球機能を持つプリンアナログによる治療を行われた治療歴濃厚な患者は *Listeria*, *Pneumocystis jiroveci*，マイコバクテリア，日和見感染のウイルスや細菌に対する細胞性免疫が低下している（*Cancer* 2002; 94: 2033, *Clin Exp Immunol* 1992; 89: 374, *Oncology*(*Huntingt*) 2000; 14: 41）。**難治癌**：骨髄浸潤や，以前の治療毒性による骨髄機能低下が原因で高リスクとなる
- **化学療法：モノクローナル抗体**：抗CD52抗体─**アレムツズマブ**は重篤かつ遷延性のT細胞減少；抗CD20抗体─**リツキシマブ**＆**オファツムマブ**はB型肝炎や進行性多巣性白質脳症などのウイルスの再活性化を起こす（*Ann Hematol* 2011; 90: 1219, *Blood* 2009; 113: 4834）。**ボルテゾミブ，テモゾロミド**：リンパ球を減らす薬物であり，汎発性の帯状疱疹や *Pneumocystis jiroveci* 感染を引き起こす。**コルチコステロイド**：用量と期間依存性に *Pneumocystis jiroveci* ＆ノカルジア症を引き起こすことがある
- **腫瘍径**：巨大腫瘤は血流や壊死を増大させて病巣への感染を引き起こす。**解剖構造の破壊**：肝胆，尿路，腸管の腫瘍は，閉塞により感染症を伴うっ滞をきたす。原因菌は多くの場合腸内細菌群である
- **移植：同種移植**：自家移植と比較して感染症が起こりやすい。**脾照射；重症移植片対宿主病**：脾機能低下により肺炎レンサ球菌，インフルエンザ菌，髄膜炎菌などの莢膜をもつ細菌による感染が増大する（*J Natl Compr Canc Netw* 2012; 10: 1412）

■ 微生物に対する治療戦略
A. **治療的**：感染を確認したら抗菌薬を使用
B. **先制的**：臨床的に関連性のある疾患にかかりやすい患者群への治療
C. **予防的**：罹患率や死亡率の高い感染症**予防のために高リスク患者への抗菌薬投与を行う**（*NEJM* 1998; 338: 1741）

宿主のリスク	予防
低い	**細菌&真菌**—なし；**ウイルス**—HSV感染歴がなければ，なし
中間	**細菌**—キノロン系抗菌薬；**真菌**—好中球減少期間中のフルコナゾール；**ウイルス**—HSV：好中球減少期間&造血幹細胞移植後最低30日；VZV：造血幹細胞移植後1年
高い	**細菌**—キノロン系抗菌薬；**真菌**—好中球減少期間中のフルコナゾール/echinocandin；骨髄異形成症候群／急性骨髄性白血病／重症移植片対宿主病のposaconazole。同種造血幹細胞移植後の重症移植片対宿主病には移植後最低75日。***Pneumocystis jiroveci***：ST合剤（推奨）；代替として：ダプソン/ペンタミジン/アトバコン **ウイルス**—HSV：好中球減少期間&造血幹細胞移植後最低30日；VZV：造血幹細胞移植後1年；CMV：アレムツズマブの先制療法／同種造血幹細胞移植／移植片対宿主病；HBV：再活性化予防に抗ウイルス薬投与（*J Natl Compr Canc Netw* 2012; 10: 1412）

■ 発熱と好中球減少

- **定義：絶対好中球数<500/mm³** か48時間以内にそれ以下になると予測されるもの；**重度好中球減少：絶対好中球数<100/mm³**；**機能的好中球減少**：数は正常値以上であるが，適切に機能していないもの
- **疫学**：固形癌の10〜50%，血液腫瘍の80%以上に発症（*Clin Infect Dis* 2004; 39: 32）。感染は発熱エピソードの20〜30%で認められる；易感染巣は腸管，肺，皮膚。菌血症は全患者の10〜25%でみられ，特に重度と遷延性の好中球減少患者に多い（*Ann Intern Med* 1966; 64: 328, *Blood* 2006; 107: 4628, *Clin Infect Dis* 2004; 39: 25）

合併症高リスクの好中球減少症患者
化学療法後の重度好中球減少症が7日以上持続すると予想される
血行動態不安定
重篤な口腔粘膜炎，腸管粘膜炎
腹痛，悪心，嘔吐，下痢
新たな精神的変調，神経学的愁訴
血管内カテーテル感染，特に皮下トンネル感染
新たな肺浸潤や低酸素血症
肝不全，腎不全

■ 発熱と好中球減少症の抗菌薬治療

図12-1

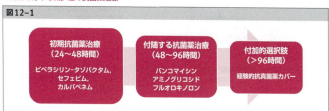

- **第一選択治療：抗緑膿菌作用のある抗菌薬**。バンコマイシン&アズトレオナムはアレルギー患者（蕁麻疹／気管支痙攣）の患者に初期治療として使用してもよい
- **付随する抗菌薬治療**：以下の場合を除いて初期から使うべきでない。カテーテル関連感染疑い，皮膚・軟部組織感染症，肺炎，血行動態不安定，多剤耐性微生物（MRSA，グラム陰性菌耐性など）（*Clin Infect Dis* 2011; 52: 56）。**地域の耐性微生物記録と施設特異的ガイドラインに従って選択**
- **経験的抗真菌薬カバー**：echinocandin，リポソーマルアムホテリシンB，ポリコナゾール

移植宿主における感染症

■ 背景
造血幹細胞移植後の感染症は罹患率および死亡率を上げる。感染症のリスク因子は皮膚損傷部，移植前処置による粘膜炎，中心静脈カテーテル，好中球減少，免疫抑制状態など（*NEJM* 2006; 17: 1813）

■ 移植時期と関連する感染症
造血幹細胞移植患者の感染予防と治療は，移植前の前処置レジメンと使用したグラフトの種類，移植後の免疫の回復ステージ，それぞれの状態で起こる感染症などにもとづいて行う（*MMWR Recomm Rep* 2000; 49 (RR-10): 1）

移植時期	免疫抑制とその他の易感染状態	よくみられる感染症
Phase 1, 生着前 (0 day〜30 day)	**顕著な免疫抑制**： ● 好中球減少 ● 粘膜皮膚バリア損傷 ● 低γグロブリン血症 **二次性の免疫抑制**： ● リンパ球減少 **その他の易感染状態**： ● 中心静脈カテーテル	**細菌感染（口腔，腸管，皮膚フローラ）**： 緑色レンサ球菌 グラム陰性菌 コアグラーゼ陰性ブドウ球菌 **カンジダ** **初期のアスペルギルス症** **HSV**
Phase 2, 生着後早期 (30 day〜100 day)	**顕著な免疫抑制**： ● 細胞性免疫障害 ● リンパ球減少 ● 低γグロブリン血症 **その他の易感染状態**： ● 中心静脈カテーテル ● 移植片対宿主病とその治療	CMV（肺炎，肝炎，腸炎） EBV VZV アデノウイルス HHV-6 市中感染性呼吸器ウイルス（散発的-地域流行性） *Pneumocystis jiroveci* 晩期アスペルギルス症 ムコール症 トキソプラズマ 糞線虫属
Phase 3, 生着後期 (100 day〜365 day)	**顕著な免疫抑制**： ● 細胞性免疫障害（同種移植より自家移植のほうが回復が早い） ● 低γグロブリン血症 **その他の易感染状態**： ● 中心静脈カテーテル ● 移植片対宿主病とその治療	CMV VZV EBV関連移植後リンパ増殖性疾患 市中感染性呼吸器ウイルス 莢膜をもつ細菌

■ 細菌感染症
- **造血幹細胞移植中の血流感染症**：よくみられるのは前処置中と生着前の時期
    造血幹細胞移植後の菌血症原因菌としてのグラム陰性菌は，グラム陽性菌（**コアグラーゼ陰性ブドウ球菌，腸球菌，黄色ブドウ球菌含む**）に徐々に置き換わってきた
    菌血症は自家移植よりも同種移植により多く発症する（*Ann Hematol* 2005; 84: 40）
- 腸管の菌交代現象（**バンコマイシン耐性腸球菌やグラム陰性桿菌**など）は造血幹細胞移植時の菌血症の主要なリスク因子となりえる（*Clin Infect Dis* 2012; 55: 905）

■ ウイルス感染

- **CMV**は最も重篤で臨床的にはっきりした疾患の原因となる
    - **感染の確定**：無菌部位（血液など）からのDNAの検出；**疾患の診断**：CMVによる臓器障害（肺炎，肝炎，腸炎，脈絡網膜炎，脳炎を含む）
        - CMV感染高リスク患者：(1) 高用量コルチコステロイドとミコフェノール酸モフェチル；(2) T細胞除去グラフトを含む抗T細胞治療の使用；(3) レシピエントのCMV血清学的陽性 (*Biol Blood Marrow Transplant* 2003; 9: 543)
        - CMV関連疾患高リスク患者：慢性移植片対宿主病（p=0.001）と，4週間以上の抗ウイルス治療の既往（p=0.007）(*Blood* 1995; 86: 2815)
    - **CMVのモニタリング**：血中のPCRをチェックすることで迅速な**先制的抗ウイルス薬治療**が可能になり，それによってCMV関連疾患，CMV関連死亡率，抗ウイルス治療期間などが減少する
    - **ホスカルネット，ガンシクロビル**：先制療法に使用する薬物。これらの使用によりCMV関連疾患を5%以下に減少できる。2つの薬物で生存率に差はない。使用の制限となる有害事象は好中球減少（ガンシクロビルで多い，p=0.04）と腎不全（ホスカルネットで多い，p=0.4）(*Blood* 2002; 99: 1159)
- **HSV/VZV**再活性化：造血幹細胞移植後の早期，晩期ともに起こりうる
    - ACVの予防投与は再活性化予防に有効である。造血幹細胞移植患者すべての移植前処置中に投与すべきである
- **EBV**再活性化：移植後のリンパ増殖性疾患と関連がある。**リツキシマブ**が治療の選択肢となる
- **HHV-6**再活性化：同種造血幹細胞移植患者の約半数において移植後早期に起こる
    - 罹患率が高いため，疾患との関連性を判断するのが難しい
    - 最も重篤な症状：脳炎だが，生着を遅らせることもある (*Bone Marrow Transplant* 2008; 42: 227)
- **アデノウイルス**再活性化：ウイルスが原因となる死亡への**アデノウイルス**の関与がここ10年で高まっている
    - ウイルス量≧10コピーはアデノウイルス疾患の発症に関与している可能性がある (*Biol Blood Marrow Transplant* 2012; 12: 1)

■ 真菌感染

- **侵襲性アスペルギルス症**：最も頻度の高い侵襲性真菌感染症
    - ボリコナゾールが治療の選択肢。より効果的で生存率向上が期待できる。アムホテリシンBと比較して可能性のある有害事象が少ない (*NEJM* 2002; 347: 408)
- **その他の真菌**：カンジダと非アスペルギルス性糸状菌
    - カンジダ（約60日）は糸状菌（約120日）よりも造血幹細胞移植後早期の感染の原因となる (*Clin Infect Dis* 2010; 50: 1091)
- 非アスペルギルス性糸状菌の感染率（**ムコール症，フザリウム，スケドスポリウム，黒色真菌**など）はここ10年で上昇している
    - **理由は不明だが，生存率向上や免疫抑制薬，抗真菌薬使用の変化がリスク因子かもしれない** (*Emerg Infect Dis* 2011; 17: 1856)
- 造血幹細胞移植後の患者は**ニューモシスチス肺炎**が高リスクとなる。迅速な診断と治療が生存率向上につながるであろう
    - **ST合剤**が治療と予防の第1選択。第2選択（**ダプソン，クリンダマイシン/プリマキン，ペンタミジン，アトバコン**）は治療としても予防投与としてもST合剤より効果が落ちる

■ 寄生虫感染

- ***Toxoplasma gondii***の再活性化：造血幹細胞移植を控えた患者で最も重要な寄生虫感染症
    - **播種性疾患が起こりうる**。主な臓器として，中枢神経系＞肺＞心臓の順で感染巣となる。肝炎・腎炎と脈絡網膜炎も報告されている
    - 早期発症（60日以内）：晩期発症よりも予後不良 (*Clin Infect Dis* 2000; 31: 1188)
    - 診断：困難になりうる。臨床的に疑うこと；組織の**PCR**や**組織病理学的**な分子学的手法が診断の中心である (*Leukemia Lymphoma* 2010; 51: 1530)
- **糞線虫**：造血幹細胞移植後の過剰感染症候群を引き起こす。流行地の患者では，移植前の検査と先制的治療を考慮すべきである

抗微生物薬治療

■ 概要
担癌患者が直面する複雑な感染症合併症と薬物耐性の変化を理解することは，適切な感染症治療に必要である

■ 臨床的に関連ある細菌
グラム陰性菌：*Escherichia coli*（大腸菌），*Klebsiella pneumoniae*，*Pseudomonas aeruginosa*（緑膿菌），*Proteus*属，*Serratia marcescens*，*Acinetobacter baumannii*，*Enterobacter cloacae*，*Citrobacter*属，*Providencia*属，*Legionella pneumophilia*およびそれ以外の*Legionella*属

グラム陽性菌：MSSA，MRSA，コアグラーゼ陰性*Staphylococcus*属（ブドウ球菌），*Enterococcus faecalis/faecium*，*Streptococcus pneumoniae*（肺炎レンサ球菌），*Streptococcus viridans*（緑色レンサ球菌）群，A群およびB群レンサ球菌，*Listeria monocytogenes*

嫌気性菌：*Fusobacterium*属，*Bacteroides*属，*Clostridium*属，*Lactobacillus*

■ 臨床的症候群と抗菌薬の選択

臨床的症候群	抗菌薬の選択肢（薬物感受性により決定）
発熱性好中球減少	「高リスク癌患者」を参照
緑膿菌感染症	・Pip-Tz，セフタジジム，セフェピム，ertapenem以外のカルバペネム ・βラクタム薬へ過敏症：アズトレオナム ・代替薬：キノロン系抗菌薬，AG，ポリミキシンB
市中肺炎（非好中球減少性）	・CTX＋アジスロマイシン，レボフロキサシン（レジオネラへの選択），モキシフロキサシン
院内肺炎	・Pip-Tz，セフェピム ・代替薬：キノロン系抗菌薬，カルバペネム ・MRSA疑い：バンコマイシンかリネゾリド
腹腔内感染症	・Pip-Tz，Amp-Sul，Tic-Clav，CTXかセフェピム＋MNZ，FQ＋MNZ ・代替薬：カルバペネム，チゲサイクリン ・MRSA：ルーチンにはカバーしない
尿路感染症	・単純性：ST合剤，キノロン系抗菌薬，nitrofurantoin ・複雑性：キノロン系抗菌薬（IV），CTX，Amp-Sul，Pip-Tz ・代替薬：第1/第2世代セフェム系，カルバペネム
薬物耐性グラム陰性菌	・広域スペクトルβラクタマーゼ産生菌：カルバペネム ・カルバペネマーゼ産生菌：チゲサイクリン，ポリミキシンB，AG，ホスホマイシン
黄色ブドウ球菌感染症	・MSSA：oxacillin，セファゾリン ・MRSA：バンコマイシン；代替薬：ダプトマイシン，リネゾリド
腸球菌感染症	・バンコマイシン感受性菌：バンコマイシン。その他の薬物：アンピシリン，ゲンタマイシン，テトラサイクリン ・バンコマイシン耐性菌：リネゾリド，ダプトマイシン，ダルホプリスチン/キヌプリスチン（*E. faecium*のときのみ），チゲサイクリン
皮膚・軟部組織感染症	・セファゾリン，Cftx，Amp-Sul ・MRSA：バンコマイシン，リネゾリド ・壊死性筋膜炎が疑われる場合の先制的治療：Pip-Tzかカルバペネムに足してバンコマイシン＋クリンダマイシン
細菌性髄膜炎	・経験的治療：CTX（手術後，医療用具：セフタジジムかセフェピム）＋バンコマイシン ・リステリア疑いならアンピシリンを追加する

■ 嫌気性菌カバー
MNZ，クリンダマイシン，βラクタム/βラクタマーゼ阻害薬，カルバペネム

■ モニタリングが必要な抗菌薬

- **バンコマイシン**：血清濃度トラフ値測定。モニタリング効果が最も適切で実際的→4回目投与前（安定期）に検体採取：腎機能に変化のある患者や、治療の延長が必要な患者にも推奨（*Am J Health Syst Pharm* 2009; 66: 82）
- **ほとんどの抗菌薬**：糸球体濾過量に基づいた用量調整が必要。例外的に肝機能障害による用量調整が必要な薬物もある（Cftx、チゲサイクリン）
- **すべてのβラクタム剤**：濃度上昇による痙攣誘発の可能性がある；カルバペネムとの併用で神経毒性の報告がある→イミペネム使用時のリスクは用量に注意することで減少（*Antimicrob Agents Chemother* 2011; 55: 4943）
- **アミノグリコシド（AG）とポリミキシン**：腎毒性の可能性が最も高い。腎疾患が既にある患者では慎重にモニタリングしながら使うべき

■ 臨床的に関連のある真菌

酵母：カンジダ→アルビカンス（*albicans*）と非アルビカンス（*glabrata*, *krusei*, *parapsilosis*, *tropicalis*, *dubliniensis*, *guillermondii*）；クリプトコッカス、トリコスポロン

糸状菌：アスペルギルス→*fumigatus*（最も一般的）、*flavus*、*terreus*、*niger*；ムコール症の原因→*Mucor*、*Rhizopus*、*Cunninghamella*、*Rhizomucor*など；*Fusarium*；黒色真菌

二形性：*Histoplasma*、*Coccidioides*、*Blastomyces*、*Paracoccidioides*

■ よく使われる抗真菌薬

抗真菌薬	よく使われる状況
フルコナゾール（PO、IV）	口腔咽頭カンジダ症、カンジダ血症（*C. albicans*）、粘膜皮膚カンジダ症、クリプトコッカス症
ボリコナゾール（PO、IV）	糸状菌予防と治療 **第1選択**：*Aspergillus*、*Fusarium*、*Scedosporium* **第2選択**：二形性真菌、非アルビカンスカンジダ属
posaconazole（PO）	糸状菌予防と治療 非アスペルギルス性糸状菌（ムコール症薬）とフザリウム活性 レベルによる活性の違い：活性のある濃度に達するのが困難
echinocandin（IV）	好中球減少患者のカンジダ血症 非アルビカンスカンジダ（*C. glabrata*と*krusei*に推奨） アスペルギルスと非アスペルギルス糸状菌の第2選択と救援療法に通常は組み合わせで使用
アムホテリシンBリポソーム製剤（IV）	ほとんどの糸状菌に活性（ムコール症含む） 特記すべき例外（*Scedosporium*、*A. terreus*、*Fusarium*）

- **カンジダ血症**：中心静脈カテーテル抜去と眼科検査はすべてのカンジダ血症患者に推奨される
- 非好中球減少患者→フルコナゾールかechinocandinを使用
- 体調が中等度～重度に悪いか好中球減少→echinocandin推奨。糸状菌のカバーも望むならボリコナゾールも代替案として有効（*Clin Infect Dis* 2009; 48: 503）
- **アスペルギルス症**：ボリコナゾール推奨。代替薬：アムホテリシンBリポソーム製剤、異なる用量での使い方があるが、より高濃度（例、10 mg/kg/日 vs. 3 mg/kg/日）で使うと毒性は高まるが、臨床的な付加的有益性はない（AMBILOAD *Clin Infect Dis* 2007; 44: 1289）

■ 抗ウイルス薬と治療

	アシクロビル（PO、IV） バラシクロビル（PO） ファムシクロビル（PO）	ガンシクロビル（IV）、バルガンシクロビル（PO）	ホスカルネット（IV）	cidofovir（IV）
よく使われる対象 （治療と予防）	HSV1, 2 VZV	CMV	CMV、HHV6 アシクロビル耐性HSV	アデノウイルス 代替：CMV、HHV6

感染制御

■ カテーテル関連血流感染症（CRBSI）と管理
- CRBSIが疑われたら、ペアの血液培養（末梢静脈とカテーテルでそれぞれ）を抗菌薬治療の**前に**行う。感染の疑いがないのにルーチンに血液培養を行うことは**推奨されない**
- **診断基準**：同じ病原菌が少なくとも1つの末梢血培養とカテーテルチップから培養された場合。または、同じ病原菌が少なくとも2つの血液検体から培養された場合（1つはカテーテルから、もう1つは末梢静脈やカテーテルの別ルーメンから）
- **時間差での陽性**は、カテーテルから検出された培養は少なくとも末梢検体よりも2時間早く検出できることによる
- **病原菌**：最も多い：コアグラーゼ陰性ブドウ球菌、黄色ブドウ球菌、腸のグラム陰性桿菌、カンジダ属、緑膿菌
- **管理**：バンコマイシン＋経験的グラム陰性菌治療；患者の臨床的安定性と施設の薬物感受性パターンにもとづいて治療。耐性グラム陰性菌に対しては併用療法を考慮；完全静脈栄養患者、血液悪性腫瘍患や移植後の患者、長期の広域スペクトル抗菌薬治療患者には経験的カンジダ治療を考慮
- **カテーテル抜去**：長期カテーテル留置患者：CRBSIと以下いずれか（重症敗血症／化膿性血栓静脈炎／自然弁心内膜炎／72時間の適切な治療にもかかわらず血液培養陽性／もしくは黄色ブドウ球菌、緑膿菌、真菌、抗酸菌の感染）。**短期カテーテル留置患者**：グラム陰性桿菌、黄色ブドウ球菌、腸球菌、真菌、抗酸菌感染によるCRBSI（*Clin Infect Dis* 2009; 49: 1）

■ クロストリジウム・ディフィシル感染症（CDI）と管理
- **定義**：下痢と、便検査陽性**もしくは**大腸鏡による偽膜の固定か組織病理による検出
- **疫学**：抗菌薬関連腸炎の最も頻度の高い原因菌；院内発症下痢の15〜25％の原因；1％以下の患者で腸閉塞や中毒性巨大結腸症やその合併症となる（*Age Ageing* 1999; 28: 107, *NEJM* 2002; 346: 334, *NEJM* 1994; 330: 257）
- **リスク因子**：高齢、長期入院、抗菌薬への曝露；癌化学療法と消化管操作（外科手術含む）
- **検査**：腸閉塞がない限り、**下痢のときのみ**検査を行う。検査では通常、菌から産生される毒素が検出される
- **治療**：抗菌薬を中止し、抗蠕動薬を避ける（*Infect Control Hosp Epidemiol* 2010; 31: 431）

出現回数	重篤度	治療
初回か初再燃	中等度〜軽度	MNZ 500 mg PO, 8時間ごと10〜14日
	重篤	バンコマイシン125 mg PO, 6時間ごと10〜14日
2回目の再燃かそれ以上	いずれも	バンコマイシンPO：漸減もしくはパルスレジメン
いつでも	重篤、合併症、ショック、中毒性巨大結腸、乳酸上昇	バンコマイシンPO（もしくは経鼻胃管）500 mg, 6時間ごと＋MNZ 500 mg IV, 8時間ごと **腸閉塞：以上に加えて**バンコマイシン（500 mgを生理食塩液100 mLに溶解）注腸を6時間ごとに **結腸切除**を特に重篤な患者に行う

- fidaxomicinは軽症から中等度のCDI患者においてバンコマイシンに対する非劣性が示され、再発率も低かった（*NEJM* 2011; 364: 422）
- 糞便微生物移植：原理は、健康なドナーの小腸微生物によって腸内フローラを修復することである（糞便の液体懸濁液を注入することで）。主に再発性のCDIにおいて研究されている

■ 呼吸器ウイルスと管理

- 重要な死因となりうる（特に血液悪性腫瘍患者）。マルチプレックスPCRなどのよりよい検査手法により診断頻度が上昇する。治療法は少なく、結論は一致しない（*Infect Dis Clin N Am* 2010; 24: 395）

ウイルス	治療選択肢
インフルエンザA（H1N1&H3N2） インフルエンザB	オセルタミビルかザナミビル 最新の薬物感受性についてはシーズンごとに変化するため www.cdc.gov/flu/ を参照
パラインフルエンザ1〜4	支持療法，IVIg
RSV	エアロゾル化リバビリン RSV IVIgかIVIg
アデノウイルス	cidofovirをIV
パルボウイルスB19	IVIg
ヒトメタニューモウイルス	支持療法
ライノウイルス	支持療法

■ 感染制御：伝播予防

手指衛生：感染伝播予防に最も効果的（*Am J Infect Control* 2007; 35: S65）

予防のタイプ	病原微生物	防御法と中断
接触	MRSA, VRE, 多剤耐性微生物（広域スペクトルβラクタマーゼ産生菌やカルバペネマーゼ産生肺炎桿菌など）	● 手指衛生，手袋とガウン ● 中断には治療中止後も培養陰性で活動性のある疾患のないことがしばしば要求される。施設個別のガイドラインを参照すること
特別な接触	クロストリジウム・ディフィシル	● 手指衛生，手袋とガウン。**接触後**は石鹸と水による**手洗い必須** ● 治療後に徴候と症状がなくなれば中断を考慮
飛沫	インフルエンザ，パラインフルエンザ，ヒトメタニューモウイルス，アデノウイルス，コロナウイルス，ライノウイルス，髄膜炎菌，百日咳菌	● 手指衛生，手術用マスク。それに加えて悪性腫瘍の施設ではしばしば接触予防策も必要とされる ● 中断には患者が無症候となり，繰り返し培養陰性であることがしばしば要求される。ライノ，コロナ，エンテロウイルスは施設のガイドラインを参照 ● 髄膜炎菌は抗菌薬治療中24時間の予防が必要
空気感染	肺もしくは喉頭の結核菌，麻疹，1度目の水痘，播種性の帯状疱疹ウイルス	● 手指衛生，N-95呼吸器マスク；水痘には接触予防に加えて使用 ● 特別空気感染隔離室（AIIR） ● 肺結核疑い患者の中断には，別の日に検査した3回の喀痰抗酸菌染色における陰性確認が必要 ● 水痘の中断には**すべて**の水疱が乾燥し痂疲化することが必要

局在性前立腺癌

■ 疫学
- 頻度:240,000症例,米国男性で皮膚癌以外では最多の癌
- 年間死亡数:28,000人,米国男性で2番目に多い癌死数
- 高リスク:高齢,アフリカ系米国人,家族歴有

■ スクリーニング
- 全住民を対象とした前立腺癌検診の癌死減少への寄与は確立されていない
- 前立腺,肺,結腸直腸,卵巣癌検診試験:検診によってより多くの癌患者が診断されたが,13年間の追跡調査で癌死減少への寄与は確立されなかった。検診によって低悪性度の癌が診断され,過剰治療されるものと推測されている (*J Natl Cancer Inst* 2012; 104: 125)
- 欧州ランダム化前立腺癌検診 (ERSPC):検診によってより多くの癌患者が診断され,前立腺癌による死亡率は低くなったものの,11年間の追跡調査での全死亡数は検診非受験者と同等であった (*NEJM* 2012; 366: 981)
- 米国予防医学作業部会 (USPSTF) は前立腺特異抗原 (PSA) 検診を1,000人の男性に行った場合についてつぎのように結論した:

    前立腺癌死を0〜1人減少できる
    PSA偽陽性にて100〜120人の男性が前立腺生検を受け,そのうち1/3の男性が中等度の何らかの生検合併症を経験する
    110人の男性が前立腺癌と診断される
    診断された前立腺癌に対する治療によって約50人の男性で重度の合併症を認める。性機能障害 (29人),尿失禁 (18人),心血管障害 (2人),静脈血栓症 (1人),治療関連死 (1人未満) など
    以上のような結果から,PSAスクリーニング (検診) を行うことは推奨されない (推奨グレードD) (*Ann Intern Med* 2012; 157: 120)
- それに対して米国癌協会 (ACS) は,PSAスクリーニングのリスクと利益をよく情報開示したうえで,年齢とリスク因子別につぎのように推奨している。50歳以上であればリスク因子なしの男性も含めた全員に,45歳以上では上記リスク因子 (高齢,アフリカ系米国人,家族歴有) を認めた場合に,第一度近親者に複数の前立腺癌患者をもつ場合には40歳以上,1〜2年に1回のPSA検診を推奨 (すべての分類で患者の平均余命が10年以上と期待される場合に限る)

■ 最初の精密検査
- 血清PSA値>4ng/mLまたは直腸診にて硬結:超音波ガイド下経直腸前立腺生検12箇所 (*J Urol* 2006; 175: 1605)
- 病理組織診断:生検で採取した癌の組織像や浸潤増殖様式を1 (最も良好) から5 (最も悪性) に分類してスコア化し,組織の中で最も多くみられるパターンと次に多くみられるパターンのスコアを合計する **Gleasonスコア** が用いられる。実際には1や2はごくまれであるため,3+3=6から5+5=10までの数値が使われる

Gleasonスコアの説明	
Gleason X	病理診断不明
Gleason≦6	高分化前立腺癌,低リスク
Gleason 7	中分化前立腺癌,中間リスク
Gleason 8〜10	低分化前立腺癌,高リスク

- **臨床分類**
    T1:直腸指診にて触診できず偶然に発見された場合 (T1cは血清PSA値のみ高値)
    T2:前立腺の中に癌がとどまっている (T2cは前立腺被膜内両葉に及ぶ)
    T3:癌が前立腺被膜を超えて広がっている (T3bは精嚢に癌が及んでいる)
    T4:前立腺に隣接する膀胱,直腸,骨盤壁などの精嚢以外の臓器に癌が及んでいる

■ 病期分類

	単純化AJCC解剖学的病期 / 予後分類
I	T1〜T2a (非触知-前立腺被膜内片葉の1/2未満) +血清PSA値<10ng/mL+Gleasonスコア≦6
II	T1〜T2a 血清PSA値≧10ng/mLかつ/またはGleasonスコア≧7,あるいはT2b (前立腺被膜内片葉の1/2以上) あるいはT2c (前立腺被膜内両葉に及ぶ)
III	T3
IV	T4,N1,M1 (癌が隣接臓器に及ぶ,遠隔転移,リンパ節転移を有する)

■ 予後
- **前立腺癌特異的5年生存率（同年齢対照群と比較して）（診断時）:**
  局在性前立腺癌（Stage Ⅰ～Ⅱ）: ほぼ100%
  局所浸潤前立腺癌（Stage Ⅲ, T4, N1）: ほぼ100%
  進行期前立腺癌（M1）: 29%
- 局在癌の予後はリスク分類およびノモグラムによって予測され, 治療選択に利用されている

■ 再発リスク別局在癌に対する初期治療について

● **Very Low**（T1, Gleasonスコア≦6, PSA＜10, コア生検陽性＜3, 陽性コア率＜50%）	期待余命が20年未満の場合には, PSA監視待機療法が推奨される（6カ月に1回の血清PSA値測定と1年に1回の直腸指診および前立腺生検） 期待余命が20年以上の場合にはLowの項を参照
● **Low**（T1～2a, Gleasonスコア≦6, PSA＜10）	期待余命が10年未満の場合には, PSA監視待機療法が推奨される 期待余命が10年以上の場合には, PSA監視待機療法, 放射線治療, および根治的前立腺摘除が推奨される。生存期間については放射線治療と外科治療の直接比較試験は行われていないが, これらの3種類の治療法で同等と考えられている（*NEJM* 2012; 367: 203）
● **Intermediate**（T2b～cあるいはGleasonスコア7あるいはPSA10～20）	期待余命が10年未満の場合には, PSA監視待機療法, あるいは放射線治療（±短期アンドロゲン遮断療法の併用: 術前補助療法, 同時併用, 照射後補助療法）が推奨される 期待余命が10年以上の場合には, 根治的前立腺摘除あるいは放射線治療（±短期アンドロゲン遮断療法の併用）が推奨される
● **High**（T3aあるいはGleasonスコア8～10あるいはPSA＞20）	放射線治療＋長期アンドロゲン遮断療法の併用（*Lancet* 2002; 360: 103）あるいは根治的前立腺摘除が推奨される
● **Very high**（T3b～T4, 局所的進行）	放射線治療＋長期アンドロゲン遮断療法の併用あるいは根治的前立腺摘除（固着のない限られた症例に対して）が推奨される。これらの根治的局所治療の適応外であれば, アンドロゲン遮断療法が推奨される

- 根治的前立腺摘除における**切断断端陽性例**では, 放射線補助療法が推奨される（NCCNガイドライン2013年上）

■ 治療後経過観察
- 前立腺摘除や放射線治療などの**根治的局所治療後**の経過観察: 血清PSA値測定を6カ月～1年の間隔で5年間, それ以降は1年ごと; 直腸指診は1年ごと。PSA値が測定感度以下の場合には直腸指診は省略可

■ 新たに診断された症例の転移巣検索について
- 直腸指診による臨床病期, 血清PSA値, およびGleasonスコアによってリスク分類がなされる
- これらにより高リスクとみなされた場合は転移巣検索が考慮される:
  遠隔転移については腹部・骨盤CT
  骨転移に関しては, 以下の場合には骨シンチが推奨される:
    T1＋PSA＞20
    T2＋PSA＞10
    Gleasonスコア≧8
    T3～T4
    骨痛などの有症状

再発性・転移性前立腺癌

■ 生化学的再発
● 根治的放射線治療後のPSA再発
定義：放射線治療後の血清PSA最低値から2 ng/mL以上の上昇がみられた場合

精密検査：局所再発か遠隔転移かの評価に関しては，骨シンチ，CT/MRI・超音波検査などの画像診断や前立腺生検が行われる

治療前病期がT1～T2，明らかなリンパ節転移なしもしくは不明，期待余命が10年以上，最新のPSA＜10の場合には，救済前立腺摘除も考慮される

明らかな遠隔転移がなく，前立腺生検陽性，上記のような救済前立腺摘除の適応となる場合には，局所治療として根治的前立腺摘除，凍結手術，小線源治療±アンドロゲン遮断療法を考慮する

明らかな遠隔転移がなく，前立腺生検陰性，あるいは救済前立腺摘除の適応とならない場合には，経過観察かアンドロゲン遮断療法（下記参照）が選択される．間欠的アンドロゲン遮断療法も考慮する

● 根治的前立腺摘除術後のPSA再発
定義：根治的前立腺摘除後の血清PSA値がいったん測定感度以下となり，続いて0.2 ng/mL以上の上昇がみられた場合

精密検査：評価に関しては骨シンチ，CT/MRI・超音波検査などの画像診断が施行され，局所再発が疑われた場合には前立腺生検が行われる

遠隔転移が同定されないとき

経過観察 vs. 救済放射線治療±アンドロゲン遮断療法 vs. アンドロゲン遮断療法単独．間欠的アンドロゲン遮断療法も考慮する

● 遠隔転移がみられた場合には下記を参照

■ 転移性去勢感受性前立腺癌に対する初期治療
- **定義**：血清テストステロン値が50 ng/dL（0.5 ng/mL）未満の去勢域で内分泌療法反応性の前立腺癌をいう
- **N1**：放射線治療＋長期アンドロゲン遮断療法（術前補助療法，同時併用，照射後補助療法）（2～3年）あるいはアンドロゲン遮断療法単独が推奨されている
- **M1**：アンドロゲン遮断療法単独，あるいはアンドロゲン遮断療法＋抗男性ホルモン療法

■ アンドロゲン遮断療法（ADT）
- leuprolideのような**GnRHアゴニスト**を投与±ビカルタミドのような抗アンドロゲン剤を初期のflare-up予防目的に少なくとも7日間投与する
- **GnRHアゴニスト＋抗アンドロゲン剤**（ビカルタミド，フルタミド）
- **デガレリクス**（GnRHアンタゴニスト．初期のflare-upを認めない）
- まれ/従来：外科的去勢術（両側精巣摘除）
- 副作用：ホットフラッシュ（ほてり），血管運動障害，骨粗鬆症，骨折，肥満，糖尿病，高脂血症，心血管障害，性欲低下，気分不安定など．これらの副作用は治療期間が長くなるほど悪くなる

■ 去勢抵抗性前立腺癌に対する治療
- **定義**：血清テストステロン値が去勢レベルに抑えられているにもかかわらず病勢進行を認める前立腺癌
- GnRHアゴニストなどで血清テストステロン値を去勢レベルに維持する
- 二次内分泌治療：抗アンドロゲン剤（ビカルタミド，フルタミド），抗アンドロゲン除去症候群（AWS），アビラテロン，ケトコナゾール

■ 去勢抵抗性前立腺癌に対する治療つづき
- **ドセタキセル**：タキサン系抗癌薬（*NEJM* 2004; 351: 1502, *JCO* 2008; 26: 242）
- **sipuleucel-T**：白血球アフェレーシスで得られた樹状細胞を，前立腺酸性ホスファターゼ抗原に顆粒球マクロファージコロニー刺激因子を融合させたタンパク質と体外培養し，体へと戻す療法．PSA変化はみられず，腫瘍縮小もみられないものの，全生存期間延長が得られる利点がある．ECOG PS 0～1で骨痛などの症状がなく，臓器転移がなく，副腎皮質ステロイドホルモン，放射線治療，化学療法や他の免疫療法を併用していない期待生存期間6か月以上の前立腺癌症例が対象となる（*NEJM* 2010; 363: 411）
- **カバジタキセル**：新規タキサン系抗癌薬．ドセタキセル後に用いる（*Lancet* 2010; 376: 1147）
- **アビラテロン**：シトクロムP450 c17（CYP17リアーゼおよび水酸化酵素）の選択的阻害薬．副腎，精巣，および前立腺癌細胞でのテストステロン/ジヒドロテストステロン合成を阻害する．ドセタキセル未治療および既治療の前立腺癌症例で承認されている（*NEJM* 2010; 364: 1995, *NEJM* 2013; 368: 138）
- **エンザルタミド**：アンドロゲン受容体の核内移行の阻害，およびDNAへの結合とコアクチベーター動員の阻害効果をもつとされる．ドセタキセル未治療および既治療の前立腺癌症例で承認されている（*NEJM* 2012; 367: 1187）

以上の5剤が去勢抵抗性前立腺癌症例の全生存期間を延長することが確認された

- **ミトキサントロン**：ドセタキセル治療の対象とならない場合

エンザルタミドとsipuleucel-Tを除く薬物はいずれもプレドニゾロンを併用する

■ **抗アンドロゲン療法の作用機序**

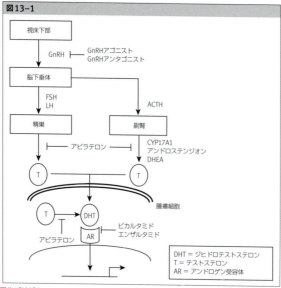

図13-1

■ **臨床アルゴリズム**

- **去勢抵抗性前立腺癌の転移，ドセタキセル未治療**
    LHRHアゴニストにて血清テストステロン値を去勢レベルに維持する
    オプションとして下記のようなものがある：
      アビラテロン
      エンザルタミド
      sipuleucel-T（投与条件は上記）
      ドセタキセル
      緩和的放射線治療
      骨転移を標的としたラジオアイソトープ

- **ドセタキセル治療後の去勢抵抗性前立腺癌，進行例**
    LHRHアゴニストにて血清テストステロン値を去勢レベルに維持する
    オプションとして下記のようなものがある：
      アビラテロン
      エンザルタミド
      カバジタキセル
      ドセタキセル再投与（初期投与時に有感受の場合）
      ミトキサントロン
      sipuleucel-T（投与条件は上記）

- **去勢抵抗性前立腺癌骨転移に対して**
    上記の内分泌治療および抗癌薬治療に加えて：
      デノスマブやゾレドロン酸などを骨関連有害事象のリスクを低下させるために投与する
      有痛性骨転移の場合には緩和放射線治療やβ線ラジオアイソトープが適応となる

■ **小細胞癌**
- 画像診断にて遠隔転移が診断され，小細胞癌が疑われた場合には生検を考慮する
- **生検にて小細胞癌が陽性**であれば，SCLCに準じた治療を行う
    CIS/エトポシド療法
    カルボプラチン/エトポシド療法
    ドセタキセルをもとにしたレジメンなど

■ **経過観察**

リンパ節転移，あるいは遠隔転移がみられた場合には，身体所見と血清PSA値を3カ月ごとに行う

膀胱癌

■ 疫学
- 尿路では最も頻度の高い癌。2012年には米国では1年間に約74,000人が膀胱癌と診断され、約15,000人が癌死している

病理組織分類	
尿路上皮癌（移行上皮癌）	欧米では最も多い組織型（90%）。男性＞女性、診断年齢中央値は73歳
扁平上皮癌	住血吸虫型：ビルハルツ住血吸虫症の流行域では最も多くみられる（～75%）。男性＞＞女性、診断年齢中央値は約40歳
	非住血吸虫型：リスク因子は**慢性尿路感染症**、膀胱結石、骨盤内放射線照射、**尿道カテーテルの長期留置**。男性＝女性、診断年齢中央値は60歳代
腺癌	尿膜管癌：胎生期の**遺残尿膜管**から発生し、膀胱頂部に多い。比較的早期に症状（肉眼的血尿）を認め、予後は比較的良好。男性＜女性
	非尿膜管癌：典型例は診断時に進行癌となり、予後不良
その他	肉腫、傍神経節腫、黒色腫、神経内分泌腫、リンパ腫

■ 病因と臨床所見
- リスク因子：**喫煙**、芳香族アミン、職業的曝露（金属、ペンキ、ゴム、革、染物）、HPV感染、シクロホスファミド
- 臨床症状：**無痛性血尿**（典型的には間欠的、肉眼的）、排尿刺激症状（頻尿、尿意切迫、排尿困難）、局所進行癌の場合には腰背部痛あるいは恥骨上部痛、遠隔転移例では全身症状（疲労、体重減少、体調不良）

■ 診断と病期分類
- **全尿路を評価する**：膀胱鏡、尿細胞診（低感度：約34%、高特異度：約98%）（*Urology* 2003; 61: 109）、CT尿路造影、MRIや排泄性腎盂造影などで上部尿路を評価
- 診断時の膀胱鏡にて腫瘍形態を評価し、必要であれば局所浸潤の評価に双手診を行ない、腫瘍生検あるいは経尿道的切除などを考慮する。明らかな腫瘍がなく細胞診陽性の場合には、膀胱内ランダム生検を行う
- 膀胱尿路上皮癌は低悪性度あるいは高悪性度に分類されるが、筋層浸潤を認める進行癌はほぼ高悪性度である

病期分類	
Stage I	T1N0M0、粘膜下浸潤
Stage II	T2N0M0、筋層浸潤
Stage III	T3～T4aN0M0、膀胱壁外脂肪層かつ/または前立腺実質、子宮、腟への浸潤
Stage IV	T4bN1～3M0～1、骨盤や腹壁への浸潤、所属リンパ節転移あるいは遠隔転移

■ 予後
- 非浸潤性膀胱癌の予後因子：**臨床病期**、**組織学的異型度**、多発性、再発までの期間、腫瘍サイズ、上皮内癌など
- 転移癌の予後因子：パフォーマンスステータス不良例、臓器転移

予後：病期別5年OS（%）					
病期	0	I	II	III	IV
	98%	88%	63%	46%	15%

■ 管理：非筋層浸潤性膀胱癌
- 経尿道的膀胱腫瘍切除（TURBT）のみで治療した場合は、多くの非筋層浸潤性膀胱癌が再発する（50～80%）。なかにはより浸潤性の強い癌に進行する場合も認められる（20～25%）
- 低リスク：初期診断で非筋層浸潤性膀胱癌Ta腫瘍、再発まで1年以上、3病変以下の3cm未満の乳頭状腫瘍、T1病変なし、上皮内癌病変なし、組織学的低異型度
- 低リスク膀胱癌の治療：TURBT±術後抗癌薬膀胱内注入療法 単回投与（マイトマイシン）

- 高リスク：多再発，3個以上の病変あるいは3cm以上の腫瘍，T1，低分化，びまん性の腫瘍病変のため不完全切除されたもの，びまん性の上皮内癌，あるいは乳頭状腫瘍に上皮内癌病変を併発しているもの
- 高リスク病変の治療：TURBT，膀胱内注入（BCG，マイトマイシン），その後再病期分類のためTURBT
- **BCG**：作用機序のメカニズムは不明であるが，局所免疫の賦活とされ，1週間に1回の注入を6週間行い，再発を抑制する。以後1年間まで維持療法を考慮する
- サーベイランス：BCG注入開始から膀胱鏡と尿細胞診を3か月に1回施行
- 再発を認めた場合：膀胱内注入療法を反復し，1〜2サイクル後に病変が残存する場合は膀胱摘除を考慮する
- 再発病変を認めなかった場合：膀胱鏡と尿細胞診を3〜6か月に1回施行を4年間，以後は1年に1回（Cancer 2002; 94: 2892）

■ 筋層浸潤性膀胱癌の管理
- 筋層浸潤性病変に対しては**根治的膀胱全摘**
- 根治的膀胱全摘前に**シスプラチンを幹とした術前補助化学療法**を行うとOSの延長がみられる（Lancet 2003; 361: 1927）
- 化学療法のレジメンは**MVACかGC療法**。術前補助MVAC療法は病理学的CR率を向上させ，OSの延長に有意差がみられなかったが，有意に有害事象がみられた（NEJM 2003; 349: 859）。GC療法とMVAC療法は転移性尿路上皮癌に対して同等の効果を認め，有害事象はGC療法で少ない。GC療法は術前補助治療としてよく用いられる
- 膀胱全摘後の補助化学療法は現時点ではエビデンスがみられない
- 膀胱温存療法（**3種併用療法含む**）：TURBT後，化学療法と放射線治療の併用療法（NEJM 2012; 366: 1477）。患者の選択が重要で，最大40%が治療失敗や再発のために膀胱摘除となる。complete TURBT，適正な腎機能，病理診断にて尿路上皮癌，早期（T2），単発性で水腎症がみられないことなどが患者選択基準となる

■ 転移性尿路上皮癌の管理
- 転移性尿路上皮癌患者の生存期間中央値は15カ月である
- **シスプラチンを含んだ多剤併用化学療法**にて導入化学療法が施行される（MVACあるいはGC療法）
- **GC療法**が**MVAC療法**よりよく用いられる（同等の治療効果であり，好中球減少や好中球減少性敗血症，粘膜炎といった有害事象が少ない）（JCO 2000: 18: 3068）
- シスプラチンが不適な場合には（Crクリアランス≦60mL/min，ECOG PS≧2），**ゲムシタビン＋カルボプラチン療法**が推奨される（JCO 2012; 30: 191）
- プラチナ製剤を含まないレジメンとしては，**パクリタキセル＋ゲムシタビン**のPG療法が推奨される（JCO 2001; 19: 3018）
- 単剤でも用いられる可能性はあるが，奏効期間が短く，生存期間の延長は得られない
- 第2選択：臨床試験への参加，ペメトレキセド（JCO 2006; 24: 3451），ゲムシタビン，イホスファミド，パクリタキセル，vinflunine（ヨーロッパ）など

■ 腎盂尿管癌
- 上部尿路癌は多発性（drop met）が多く，その多く（90%以上）は尿路上皮原発であり，ときに**Lynch症候群**患者にみられる場合がある
- 診断は尿管鏡と生検（腫瘍が明らかでない場合にはブラッシング尿細胞診）で行う
- 局所性の上部尿路癌は**腎尿管全摘**および**膀胱カフ切除**を行う。（術前）補助化学療法や放射線治療に明らかなエビデンスはない
- 転移を有する進行期に対してはプラチナ製剤（シスプラチンあるいはカルボプラチン）を使用した多剤併用化学療法が施行される

■ 分子生物学的および分子標的治療
- VEGFを標的とした分子標的治療の初期成績は良好であった（Bev）（JCO 2011; 29: 1525）
- マルチターゲット型のチロシンキナーゼ阻害薬を用いた分子標的治療の初期成績も良好であった（パゾパニブ）（Lancet Oncol 2012; 13: 810）
- FGFR-3の活性型変異が70%以上の表在性の低異型度腫瘍でみられ，予後は良好である（J Pathol 2007; 213: 91）
- PI3CAの変異が不均一な腫瘍群の27%以下でみられ，これらは低異型度，低ステージである（Clin Cancer Res 2009; 15: 6008）
- TSC-1の変異は6〜15%の膀胱癌でみられ，おそらくmTOR阻害薬が有効と思われる（Science 2012; 338: 221）

腎細胞癌

■疫学
- 2012年には約64,000症例の新規腎癌が米国で診断された
  (男性悪性腫瘍の5%, 女性悪性腫瘍の3%を占める). 米国では2012年に約13,500人が腎癌で亡くなった (*CA Cancer J Clin* 2012; 62: 10-29)
- 好発年齢は50〜70歳で, 男女比は1.6:1である
- **リスク因子**: 喫煙, 肥満や他の環境因子. 家族性腎癌が5%未満でみられる (以下参照)

■組織型と分子生物学
- 淡明細胞癌 (腎癌の80〜90%), 乳頭状腎癌 (10〜15%), 色素嫌性細胞癌 (5%), 集合管癌/髄様癌 (<1%)
- 肉腫様変異型はどの組織型にも異型として起こり, 急速進行する

■家族性腎癌と遺伝的異常

	組織型	遺伝子
von Hippel-Lindau病	淡明細胞癌	*VHL*
乳頭状腎癌	乳頭状腎癌タイプ1	*MET*
Birt-Hogg-Dube症候群	色素嫌性細胞癌, オンコサイトーマ	*FLCN*
遺伝性平滑筋腫瘍腎癌	乳頭状腎癌タイプ2	*FH*
コハク酸デヒドロゲナーゼ変異型家族性腎癌	淡明細胞癌, 色素嫌性細胞癌	コハク酸デヒドロゲナーゼ
結節性硬化症 (TSC)	淡明細胞癌	*TSC1/TSC2*

■臨床所見
- 多くは無症状 (疼痛, 血尿, 側腹部腫瘤, 発熱, 悪液質, 疲労や体重減少などの症状も少数例で認められる)
- 初診時: 45%が局在性, 25%が局所進行性, 30%が遠隔転移を認める (*Urology* 1986; 27: 291)

■病期分類: TNM分類
- T分類: **T1**: 腫瘍<7cm, **T2**: 腫瘍>7cm (T1もT2も腎実質に限局する), **T3**: 腎被膜外脂肪組織, 腎静脈への浸潤, **T4**: 腫瘍がGerota筋膜を超え隣接臓器への浸潤を認める
- N分類: (N0 vs. N1) 所属リンパ節転移の有無
- M分類: (M0 vs. M1) 遠隔転移の有無. National Cancer Databaseでは, 分子標的治療以前の5年OSはStage I (81%), II (74%), III (53%), IV (8%) であった (*AJCC cancer staging manual.* 7th ed. New York: Springer. 2010)

■予後 (*JCO* 1999; 17(8): 2530)
- 転移性腎細胞癌に対する**MSKCCリスク因子**
  - LDHレベル>1.5×正常上限
  - Hb<正常下限
  - 血清補正カルシウムレベル>正常上限
  - 診断から治療開始までの期間<1年
  - KPS≦70%
- リスク因子に基づいた**OS中央値**
  - 良好, 0リスク因子
  - 中間, 1〜2リスク因子
  - 不良, >3リスク因子

■治療
- **局在性**: 外科的切除のみ (腎部分切除 vs. 根治的腎摘), 積極的サーベイランス (高齢, PS不良など限られた症例)
- **局所進行性**: 外科的切除を行い, 残存腫瘍を認めた場合や再発例には全身治療を行う
- **遠隔転移を認める場合**: IFNα単独療法と比較して, IFNα+cytoreductive nephrectomyでは予後改善がみられた (*NEJM* 2001; 345: 1655, *Lancet* 2001; 358: 966). 分子標的治療時代になってのcytoreductive nephrectomyの評価はまだなされていない. 孤立性転移例では転移巣切除も考慮

■ 分子標的治療

淡明細胞癌に対するリスクカテゴリー別アルゴリズム

治療の選択	MSKCCリスクカテゴリー	レベル1	レベル≧2
第1選択	良好〜中間	スニチニブ Bev+IFNα パゾパニブ	ソラフェニブ 高用量IL-2
	不良	テムシロリムス	
第2選択	サイトカイン療法の既往	ソラフェニブ パゾパニブ スニチニブ	テムシロリムス Bev
	VEGF療法の既往	エベロリムス アキシチニブ	ソラフェニブ

血管新生阻害薬

- **ソラフェニブ** (NEJM 2007; 357: 203)
    - 治療効果 (vs. プラセボ): PFS 5.5カ月 vs. 2.8カ月 (HR: 0.44, $p<0.01$)
    - 標的分子: VEGFR-1,-2,-3, PDGFR-β, FLT-3, c-KIT, RET
    - 副作用: 手足症候群, 発疹, 疲労, 下痢, 悪心, 高血圧
- **スニチニブ** (N Eng J Med 2007; 356: 115)
    - 治療効果 (vs. IFNα): PFS 11カ月 vs. 5カ月 (HR: 0.42, $p<0.001$)。ORR 31% vs. 6% ($p<0.001$)。OS 26.4カ月 vs. 21.81カ月 ($p=0.051$)
    - 標的分子: VEGFR-1,-2,-3, PDGFR-α,-β, FLT-3, CSF-1R, RET
    - 副作用: 好中球減少, 血小板減少, 疲労, 下痢, 悪心, 口腔粘膜炎, 手足症候群, 高血圧, 肝機能障害, 甲状腺機能低下
- **Bev+IFNα-2a** (Lancet 2007; 370: 2103)
    - 治療効果 (vs. IFNα): PFS 10.2カ月 vs. 5.4カ月 (HR: 0.63, $p<0.0001$)。ORR 70% vs. 39%。OS 23.3カ月 vs. 21.3カ月 (統計学的有意差なし)
    - 標的分子: VEGF-A (抗VEGF-Aモノクローナル抗体)
    - 副作用: 疲労, 食思不振, 高血圧, タンパク尿
- **パゾパニブ** (J Clin Oncol 2010; 28: 1061)
    - 治療効果 (vs. プラセボ): PFS 9.2カ月 vs. 4.2カ月 (HR: 0.46, $p<0.0001$)。ORR 30% vs. 3% ($p<0.0001$)
    - 標的分子: VEGFR-1,-2,-3, PDGFR-α,-β, c-KIT
    - 副作用: 下痢, 高血圧, 悪心, 嘔吐, 食思不振, AST/ALT上昇, 毛髪色の変化, 疲労
- **アキシチニブ** (Lancet 2011; 378: 1931)
    - 治療効果 (vs. ソラフェニブ): PFS 6.7カ月 vs. 4.7カ月 (HR: 0.665, $p<0.0001$)。ORR 19% vs. 9% ($p=0.0001$)
    - 標的分子: VEGFR-1,-2,-3
    - 副作用: 手足症候群, 疲労, 高血圧, 呼吸困難, 下痢

mTOR阻害薬

- **テムシロリムス** (N Eng J Med 2007; 356: 2271)
    - 治療効果 (vs. IFNα): OS 10.9カ月 vs. 7.3カ月 (HR:0.73, $p=0.008$)。ORR 8.6% vs. 4.8%。PFS 5.5カ月 vs. 3.1カ月
    - 標的分子: mTOR (mTOR阻害薬)
    - 副作用: 口腔粘膜炎, 発疹, 浮腫, 高血糖, 高脂血症, 好中球減少, 血小板減少
- **エベロリムス** (Lancet 2008; 372: 449)
    - 治療効果 (vs. プラセボ): PFS 4カ月 vs. 1.9カ月 (HR: 0.30, $p<0.0001$)
    - 標的分子: mTOR (mTOR阻害薬)
    - 副作用: 口腔粘膜炎, 発疹, 疲労, 間質性肺炎

■ 他の治療

- **化学療法**: 単剤の奏効率は低い
- **免疫療法**: IL-2は一部の患者に効果が持続するが, 有害事象も少なくない。専門病院での投与が必要と思われる。PD-1抗体は期待されている

胚細胞癌

■ 疫学
- 2013年には約7,920例の新規精巣癌症例が米国で診断された (*Ca Cancer J Clin* 2013; 63: 11)
- 胚細胞癌は15〜35歳までの男性で最も多くみられる固形癌である (*J Natl Cancer Inst* 1995; 87: 175)
- 胚細胞癌はアフリカ系米国人よりも白人のほうが多い
- リスク因子:停留精巣(精巣固定術は思春期前に施行すべきである),Klinefelter症候群(47, XXY)
- 50%がセミノーマ,50%が非セミノーマ

■ 生物学的特性
- 90%の胚細胞癌は精巣原発,10%は性腺外胚細胞癌(縦隔が最も多く,次が後腹膜で松果体はまれ)

	セミノーマ	非セミノーマ
好発年齢	30歳代	20歳代
病理組織型	pure seminoma (組織学的に純粋なセミノーマ)	非セミノーマ胚細胞腫瘍(胚性癌,卵黄嚢腫瘍,絨毛癌,奇形腫)
病期	Stage I:約80%	Stage I:約60%
放射線感受性	高	中等度
腫瘍マーカー	hCG, LDH	AFP, hCG, LDH
2013年新規症例の10年期待生存率	>95%	>90%

■ 病期分類
初期評価:精巣超音波検査,高位精巣摘除,血清腫瘍マーカー,肺から腹部&骨盤のCTと胸部X線検査

精巣癌のAJCC TNMS病期分類(T=腫瘍,N=リンパ節,M=転移,S=精巣摘除後ナディアの血清腫瘍マーカー) (*AJCC Cancer Staging Manual, 7th ed.* New York, Springer, 2009)

原発腫瘍(T):**Tis**:精細管内胚細胞腫瘍(上皮内癌),**T1**:精巣と精巣上体に限局,**T2**:リンパ管浸潤&白膜から鞘膜までの浸潤を認める,**T3**:精索浸潤を認める,**T4**:陰嚢への浸潤を認める

所属リンパ節(N):
 右精巣原発 ➔ 大動脈大静脈間リンパ節
 左精巣原発 ➔ 傍大動脈リンパ節

血清腫瘍マーカー(S):精巣摘除後ナディア(LDH, hCG 〔mIU/mL〕, AFP 〔ng/mL〕)
- AFP:非セミノーマにのみみられる(血清半減期:5〜7日)
- hCG:非セミノーマ,セミノーマ両方でみられる(血清半減期:18〜36時間)
- LDH:非セミノーマ,セミノーマ両方でみられる(増殖能,腫瘍量,細胞分裂などを反映する)
 S0:マーカーが正常値内(LDH正常値上限:約250 〔施設基準値による〕)
 S1:LDH<1.5×正常値上限,hCG<5,000 mIU/mL,AFP<1,000 ng/mL
 S2:LDH 1.5〜10×正常値上限,hCG 5,000〜50,000 mIU/mL,AFP 1,000〜10,000 ng/mL
 S3:LDH>10×正常値上限,hCG>50,000 mIU/mL,AFP>10,000 ng/mL

■ 病理
正確な病理組織分類が重要である

すべての胚細胞癌で12番染色体短腕の過剰がみられ,多くは同腕染色体i (12p) として知られる。この異常は胚細胞癌特異的遺伝子異常として診断に用いることが可能である (*Cancer Res* 1992; 52: 2285-91)

■ リスク分類
国際胚細胞癌共同研究グループ (International Germ Cell Cancer Collaborative Group:IGCCCG) によるセミノーマと非セミノーマ胚細胞癌のリスク分類 (*J Clin Oncol* 1997; 15: 594)

リスク分類	セミノーマ	非セミノーマ
良好	すべての原発巣，すべてのマーカー値，肺外転移巣なし	精巣あるいは後腹膜原発，肺外転移巣なしかつ腫瘍マーカー≦S1
中間	すべての原発巣，すべてのマーカー値，肺外転移巣あり	精巣あるいは後腹膜原発，肺外転移巣なしかつ腫瘍マーカーS2
不良	存在しない	精巣あるいは後腹膜原発，肺外転移巣ありかつ／または腫瘍マーカー≧S3。すべての縦隔原発非セミノーマ

肺外転移：骨，肝，脳など

■治療（NCCN clinical practice guidelines in oncology. 2012）
キーコンセプト：治療は高位精巣摘除から開始する（経陰嚢精巣摘徐は施行しない）。基本的に化学療法では用量減少は行わない（用量減少はCR率の低下となる）。胚細胞癌の化学療法ではカルボプラチンはシスプラチンより効果が劣る

セミノーマの治療における推奨
- Stage Ⅰ：サーベイランスが最も好まれる。他に放射線治療（dog-legポート放射線治療2,000〜2,550 cGy）やカルボプラチン単剤投与（主にヨーロッパ）など
- Stage ⅡA：放射線治療（dog-legポート）あるいは化学療法（リンパ節転移＞3 cmの特定のⅡB患者）。化学療法はEP（エトポシド，シスプラチン）療法4サイクルあるいはBEP療法3サイクル
- Stage ⅡB/C，Ⅲ（良好リスク）：化学療法：EP療法4サイクルあるいはBEP（ブレオマイシン，エトポシド，シスプラチン）療法3サイクル
- Stage ⅡC，Ⅲ（中間リスク）：化学療法：BEP療法4サイクル

非セミノーマの治療の推奨
- Stage ⅠA：サーベイランスが最も好まれる。あるいは神経温存後腹膜リンパ節郭清
- Stage ⅠB：神経温存後腹膜リンパ節郭清，化学療法，サーベイランス
  後腹膜リンパ節郭清後：
  ≦2 cmかつ≦5個の陽性リンパ節かつリンパ節外浸潤を認めない場合：経過観察
  ＞2 cm，あるいは≧6個の陽性リンパ節，あるいはリンパ節外浸潤を認めた場合：化学療法
- Stage ⅡA-S0：後腹膜リンパ節郭清。まれに化学療法
  後腹膜リンパ節郭清後：
  ≦2 cmかつ≦5個の陽性リンパ節かつリンパ節外浸潤を認めない場合：経過観察
  ＞2 cm，あるいは≧6個の陽性リンパ節，あるいはリンパ節外浸潤を認めた場合：補助化学療法（2サイクル）
- Stage ⅡB-S0：化学療法（EP療法4サイクルあるいはBEP療法3サイクル）あるいはまれに後腹膜リンパ節郭清
- Stage ⅠS，ⅡA-S1，ⅡB-S1，ⅡC，ⅢA（良好リスク）：化学療法（EP療法4サイクルあるいはBEP療法3サイクル）。通常は続いて後腹膜リンパ節郭清と可能な場合は転移巣切除
- Stage ⅢB（中間リスク）：化学療法（BEP療法4サイクル）あるいは臨床試験。通常は続いて後腹膜リンパ節郭清と可能な場合は転移巣切除
- Stage ⅢC（不良リスク）：化学療法（BEP療法4サイクルあるいはVIP4サイクル〔特定の患者〕あるいは臨床試験）。腫瘍マーカー陰性化後に後腹膜リンパ節郭清あるいは転移巣切除

■救済治療
- 精巣あるいは後腹膜原発でCR後6カ月以内に再発を認めた場合：自家幹細胞移植併用による高用量化学療法が好まれる（NEJM 2007; 26: 340，J Clin Oncol 2010; 28: 1706）。ビンブラスチン，イホスファミド，シスプラチン化学療法（VeIP），あるいはTIP化学療法
- 精巣原発でCR後6カ月以降に再発を認めた場合：TIP化学療法が好まれる（J Clin Oncol 2005; 23: 6549）。あるいは自家幹細胞移植併用による高用量化学療法 vs. VeIP化学療法
- 縦隔原発の救済化学療法を必要とする非セミノーマ胚細胞腫瘍（いったんCRとなったものも到達しなかったものも含めて）：自家幹細胞移植併用による高用量化学療法（J Clin Oncol 2010; 28: 1706）あるいは臨床試験への参加
- 通常用量の救済化学療法で進行を認めた場合：高用量化学療法あるいは臨床試験への参加

■晩期毒性（JAMA 2008; 299(6): 672-684）
- 化学療法に関連した有害事象（例：ブレオマイシン関連肺障害）
- 心毒性や血液毒性（例：エトポシドなどによる白血病）
- 性腺毒性：不妊

陰茎癌

■ 定義
- 通常，無痛性の腫瘤あるいは潰瘍として発症する
- 多くは原発性扁平上皮癌

■ 疫学
- 先進国ではまれ，途上国に多いとされる（*J Am Acad Dermatol* 2006; 54: 369）
- 米国男性では癌の1%未満
- 平均診断年齢は60歳で，基本的には老人の疾患であるが，若年者にも起こりうる

病理	
扁平上皮癌（95%）	**通常型腫瘍**（48〜65%）：低異型度，核異型も少ない，形態的にも他臓器の扁平上皮癌と相似。正常上皮との判別が困難 **乳頭状腫瘍**（5〜15%）：低異型度，陰茎組織に浅層浸潤 **コンジローマ様腫瘍**（7〜10%）：カリフラワー状形態，HPV感染，尿道海綿体や陰茎海綿体に浸潤 **基底細胞様腫瘍**（4〜10%）：HPV関連癌，潰瘍性の不整な腫瘍，尿道海綿体や陰茎海綿体に深く浸潤 **疣贅性腫瘍**（3〜8%）：低異型度，広い辺縁 **肉腫様腫瘍**（<1%）：悪性黒色腫や肉腫と間違われる。深く浸潤する潰瘍性あるいは丸いポリープ様の腫瘤
非扁平上皮癌	黒色腫 基底細胞癌 リンパ腫 肉腫

■ 分子生物学
- 陰茎癌の進行に伴って**p16**と**p53**の変異を認める
- p16遺伝子産物であるp16NK4Aの発現増強がHPV感染の晩期事象としてみられる

■ リスク因子
- 包茎（環状切除による治療をしなかった，あるいは成人後に行った）。独身，HPVあるいはHIV感染，コンジロームなど疣贅の既往，陰茎外傷の既往，尿道狭窄，不衛生，喫煙

■ 診断
- 丁寧な陰茎の観察と鼠径リンパ節の触診
- 陰茎原発巣の生検±鼠径リンパ節生検

■ **予後因子**
- 悪性度，病期，脈管浸潤，触知可能リンパ節などの予後因子がある（Urology 2010; 76: S15）

■ **検査**
- T Stageには陰茎原発巣の生検が必要
- 鼠径リンパ節に対しては，病期分類のためFNAやセンチネルリンパ節生検（Urologic oncology 2012. pii: S1078-1439 [Epub ahead of print]），あるいは浅鼠径リンパ節郭清が行われる
- 臨床的にリンパ節転移陰性の患者に対して微小転移の有無を検索するため，所属リンパ節の病期分類が行われる
  - 鼠径リンパ節転移のリスクはT2以上で高くなる
- 低リスクの腫瘍で臨床的にリンパ節腫脹を認めた場合
  - 臨床的リンパ節転移陰性では転移を除外できない
- 高リスクの腫瘍で臨床的にリンパ節腫脹を認めた場合
  - リンパ節は，病期分類のためFNAやセンチネルリンパ節生検，あるいは浅鼠径リンパ節郭清などで評価される
- FNAやセンチネルリンパ節生検，あるいは浅鼠径リンパ節郭清陽性のとき，根治的摘除の適応となる

■ **病期分類**
- Stage Ⅰ：結合組織浸潤
- Stage Ⅱ：海綿体あるいは尿道への浸潤
- Stage Ⅲ：単発または多発鼠径リンパ節転移
- Stage Ⅳ：骨盤など隣接臓器浸潤，骨盤内リンパ節転移，あるいは遠隔転移

■ **管理**
- 原発巣に対しては，病巣を除去し，美容的にも機能的にも許容されることが治療目標である
- T Stage
  - T1：大部分が広範囲局所切除。オプションとしては小線源治療も考慮
  - T2以上：陰茎部分摘除あるいは根治的陰茎摘除
- 局所病変：陰茎温存手術。適応はTis，Ta，T1かつGrade 1～2，および遠位のT2～T3腫瘍の一部
- 所属リンパ節転移：術前化学療法後に手術
- 転移病変：化学療法±放射線治療
  - 投与薬物（Urology annals 2012; 4: 150）
    - シスプラチン
    - パクリタキセル
    - イホスファミド
    - 5-FU
  - 放射線治療との併用がよく施行される
- 4 cm以上の大きなリンパ節や切除不能リンパ節腫脹に対しては化学療法から開始する

■ **転移性陰茎癌の予後**
- OS中央値は6カ月。多くの場合で遠隔転移はかなり進行するまで認められず，Stage Ⅳの1～10%に認められる

非小細胞肺癌

■ 疫学
- 米国では1年に22万5,000人が肺癌を発症し，16万人が死亡する；80%が非小細胞肺癌（NSCLC）である；がん死亡原因の1位であり，多くが診断時に進行期（70%がStage Ⅲ/Ⅳ）で，85%が原病死する

病理

肺腺癌，72%：最も頻度の高いサブタイプ，頻度は増加傾向，肺末梢にできる．瘢痕組織，肥大型骨関節症に関係する．以前知られていたBAC（細気管支肺胞上皮癌）は微小浸潤型肺腺癌として再分類されている．免疫組織化学：TTF1+，p63−
肺扁平上皮癌，25%：肺の中心にできるが，末梢領域に発生する頻度が喫煙と強い相関をもって増加している．PTHrPの分泌により二次性高カルシウム血症になる．免疫組織化学：TTF1−，p63+（p63のアイソフォームであるp40は感度は普通だが特異度が高い）（Lancet Oncol 2012; 13: 418）
その他：肺腺扁平上皮癌，1%：少量の生検体から扁平上皮癌と診断されていて臨床情報と合わない場合（例えば非喫煙者）には，これを鑑別することが重要である．分子学的には腺癌に似ている；**大細胞癌（2%）**：典型的には低分化型，除外診断による，女性化乳房と関連

■ 病因・臨床所見
- **喫煙**：全症例の73%，喫煙本数と期間が多いと増加，放射線治療の既往，発癌物質：多環芳香族炭化水素，ラドン，金属類，タバコやアスベストで相乗的に発症
- **症状**：10%は無症状，咳/血痰（中心性腫瘍），呼吸困難，体重減少，嗄声，骨痛，顔面浮腫/頸部と胸壁の静脈流うっ滞（**上大静脈症候群**），肩痛/手指筋萎縮（**Pancoast腫瘍**：肺尖部，腕神経叢への浸潤）

■ 分子生物学
- **EGFR変異**：全症例の23%，肺腺癌で非喫煙者の43%．エキソン21の**L858R**（40%）と**エキソン19の欠失**（50%）はEGFRチロシンキナーゼ阻害薬（TKI）への感受性がある．当初はアジア人女性の非喫煙者に多いといわれていたが，喫煙者でも存在する（J Clin Oncol 2011; 29: 2066）．**エキソン20の挿入**はEGFR TKIへの感受性がなく，獲得**T790M**ゲートキーパー変異はEGFR TKIへの耐性を示す（NEJM 2005; 352: 786）
- **ALK再構成**：6%にみられ，さまざまな*ALK*の融合パターンがある．非/軽度喫煙者にみられ組織学的には印環細胞型の腺癌．クリゾチニブへの感受性がある（NEJM 2010; 363: 1693）
- **KRAS変異**：腺癌の25%にみられる．喫煙と関係する（トランスバージョン：G12C，G12V）だけでなく，非喫煙者の6%にもみられる（トランジション：G12D）．EGFR TKIへの耐性を示す（CCR 2008; 14: 5731）
- 肺腺癌における他の異常：**BRAF変異**3%，**RET融合**1%，**HER2増幅/変異**1%，**PIK3CA変異**3%，**ROS1融合**2%，クリゾチニブへの感受性を示唆，**MET増幅**2%（JCO 2011; 29: abstr 7506, JCO 2012; 30: 863, JCO 2012; 30: 4352）
- 扁平上皮癌：**FGFR1増幅**20%，**DDR2変異**4%，潜在的にダサチニブへの感受性あり，**SOX2増幅**8%，**PIK3CA変異**4%，**PTEN変異**10%，**AKT変異**6%（Nature 2012; 489: 519, JCO 2012; 30: abstr 7505）

■ スクリーニングと予防
- 胸部X線写真と喀痰細胞診によるスクリーニングは死亡率への有効性がない
- **毎年の低線量CT**：死亡率の20%減少という有効性がNational Lung Screening Trialで示されている，治療必要数＝320（NEJM 2011; 365; 395）
- **スクリーニングの推奨**：55~74歳，30パックイヤー以上，禁煙後15年以内は毎年の低線量CT
- **禁煙**：予防の最も効果的な方法
- 喫煙者における二次発癌のリスク—最も頻度が高いのは2目の原発性肺癌．レチノイドやβカロテンによる化学予防に関してはエビデンスがない

■ 検査と病期分類
- 生検：**コアニードル生検**が推奨，免疫組織化学を含めた病理レビューへ．喫煙歴の有無にかかわらず**分子学的検査をすべての症例で施行**
- **CT検査**は胸部から副腎の高さまで施行，**骨シンチ**もしくは**PETスキャン**で遠隔転移を評価する．**頭部MRI**はStage IB期以上で施行，症状的評価のため肺機能検査を施行

- 縦隔の評価：CTもしくはPETで1cmを超える結節があれば縦隔鏡，EBUSガイド下気管支鏡もしくは内視鏡によるリンパ節生検を含めた生検検査を行う
- **Stage I**：腫瘍が5cm以下でN0；**Stage II**：腫瘍が5cm以上でN0，T1〜2N1（10番リンパ節以上；肺門/傍気管リンパ節），T3N0；**Stage IIIA**：T3N1もしくはN2（同側縦隔リンパ節），T4N0〜1；**Stage IIIB**：N3（鎖骨上，斜角筋，対側縦隔リンパ節）；**Stage IV**：対側肺転移（M1a），胸膜浸潤/胸水（M1a），遠隔転移（M1b）

予後：5年OS (%)							
Stage	IA	IB	IIA	IIB	IIIA	IIIB	IV
臨床病期	50	36	25	19	7	2	2
病理病期	73	58	46	36	24	9	−

■ 管理：Stage Iから巨大腫瘤のないStage IIIA（cT3N1）まで
- **手術**：肺葉切除が推奨，術前努力性肺活量が1.5Lを超えれば葉切除，2Lを超えれば全肺切除を
- **放射線治療**：手術適応のない症例に対しては，60Gy以上の標準放射線治療・定位放射線照射・ラジオ波焼灼療法が使用可能。早期病変には予後良好な結果
- **補助化学療法**：病理病期II〜IIIAではOS向上，CIS（シスプラチン）を含んだ2剤併用療法を4サイクル（LACE *JCO* 2008; 26: 3552），CIS/ビノレルビン併用療法は他の療法の方が忍容性が高い。補助TKI：エルロチニブ（*EGFR*変異）とクリゾチニブ（*ALK*融合）の臨床試験が進行中
- **術後放射線治療**：議論の余地あり。N2リンパ節，断端陽性ではメリットがあるようである

■ 管理：巨大病変を伴うStage IIIA（cN2）〜 Stage IIIB
- 集学的治療：化学療法，手術と放射線治療とさまざま
- **導入治療**：もし切除可能であれば，化学療法で最善の効果が得られたところで手術±放射線治療
- **化学療法**：切除不能Stage IIIに対しては同時＞逐次的治療（*JCO* 1999; 17: 2692）。レジメンはCIS/エトポシド，カルボプラチン/パクリタキセル，CIS/ビノレルビン
- **Pancoast腫瘍**：化学放射線治療→手術（T3〜4，N0〜1）は切除可能性を向上させ，OS延長につながる

■ 管理：転移性病変
- OS中央値：最良支持療法（BSC）で**6カ月**，プラチナを含む2剤併用療法で**10カ月**，プラチナを含む2剤併用＋Bevで**12カ月**（*NEJM* 2006; 355: 2542）。**早期緩和ケア**でOS延長（*NEJM* 2010; 363: 733）。ECOG PS2において2剤併用療法は生存率向上に寄与する（*JCO* 2006; 26: 863）
- **第1選択**：奏効率は約30％，標準治療は4〜6サイクルのプラチナを含む2剤併用±Bev（選択基準：喀血のない症例，非扁平上皮癌）。2剤併用薬の選択：CIS/ペメトレキセド（非扁平上皮癌）vs. CIS/GEM（扁平上皮癌）（*JCO* 2008; 26: 3543），カルボプラチン/パクリタキセル（すべての組織型）
- 維持療法：4〜6サイクルのプラチナを含む2剤併用療法後，CR/PR/SDに対してPFSを向上
    継続維持療法（プラチナは中止）：ペメトレキセドの継続でOS向上（PARAMOUNT *Lancet Oncol* 2012; 13: 247），ペメトレキセド＋BevでPFS向上（AVAPERL），GEMでPFS向上（*JCO* 2012; 30: 3516）
    変更維持療法（プラチナを含む2剤併用を中止，別の薬物に変更）：ペメトレキセド（*Lancet* 2009; 374: 1432），エルロチニブ（SATURN），ドセタキセル（*JCO* 2009; 27: 591）
- **第2選択**：奏効率は約10％，2剤併用は単剤治療に比べ効果が上回らない。ドセタキセル（*JCO* 2000; 18: 2095），GEM，第3/第4治療のオプションとしてビノレルビン，マイトマイシン/ビンブラスチン
- 緩和的放射線治療（全脳照射もしくは定位照射）を脳転移に対して，また症状のある骨転移，上大静脈症候群に対しても施行する

■ 分子標的治療
- **EGFR TKI（エルロチニブ）**：*EGFR*変異症例に対しての治療選択。PFS向上，第1選択としてプラチナを含む2剤併用療法にくらべRR/PFSで上回る（IPASS *NEJM* 2010; 362: 2380）。第2世代TKI（アファチニブ）は臨床試験中。副作用：皮疹（30〜50％の症例に出現。治療：保湿剤，抗菌薬，ステロイド塗布薬），下痢
- EGFR TKIに対する獲得耐性（メカニズム：**T790M変異**，***MET*増幅**，**小細胞肺癌への形質転換**）：TKI中止後の症例では病勢の再燃を認めることがある（*CCR* 2011; 17: 6298），多くはTKIを継続する。化学療法無治療の場合はプラチナ併用療法を行う。可能であれば臨床試験への参加。単一部位の病勢進行の場合には局所治療を考慮する
- **クリゾチニブ**：ALK陽性肺癌に対して選択する。副作用：胃腸障害，体液貯留，視覚的変化。第2世代ALK TKIは臨床試験中

小細胞肺癌

■ 疫学
- 全肺癌の13～15％を占め，ほぼ全例喫煙者に発症する．診断時に進行期であることが多い（60～70％）

■ 病理
- まず光学顕微鏡による診断，確定するために免疫組織化学を用いる
- 免疫組織化学：TTF-1＋，CD56＋，クロモグラニン＋，シナプトフィジン＋（1つ以上の神経内分泌マーカーが陽性になる症例は75％）
- まれではあるが，扁平上皮癌，肺腺癌，その他の組織型と混在することがある

肺神経内分泌腫瘍（WHO分類）	
典型的カルチノイド	カルチノイド形態，＜2個の分裂細胞/10 hpf，壊死細胞を欠く
非典型的カルチノイド	カルチノイド形態，2～10個の分裂細胞/10 hpfもしくは壊死細胞あり
大細胞	神経内分泌腫瘍形態，分裂細胞の割合が多い（＞10/10 hpf），壊死細胞あり，非小細胞肺癌の細胞学的特徴（大きな細胞，細胞質豊富），免疫組織化学で神経内分泌マーカー陽性
小細胞	小細胞，少ない細胞質，核は繊細な顆粒状のクロマチン，核小体を欠く，分裂細胞の割合多い（＞10/10 hpf），壊死細胞も頻度高く認める

■ 病因と臨床所見
- ほぼ全例が喫煙者に発症，喫煙の期間と本数の両方に関連する
- 最も多い臨床像は大きな肺門腫瘤と巨大な縦隔リンパ節腫脹
- 症状：疲労，咳，呼吸困難，体重減少，衰弱，喀血

腫瘍随伴症候群	
神経症状	
Lambert-aton症候群	（小細胞肺癌の3％にみられる）対称性近位筋力低下，自律神経障害（口内乾燥，陰萎）．診断は臨床的になされ，筋電図と電位依存性カルシウムチャネルに対する抗体の存在で確定診断．治療は潜在する悪性腫瘍の治療
その他	小脳変性，眼球クローヌス-ミオクローヌス，脳炎，神経障害
内分泌	
異所性ACTH分泌	Cushing症候群，筋力低下を引き起こす，高血圧，多毛，低血糖，骨粗鬆症
異所性ADH分泌	SIADH，小細胞肺癌の約10％にみられ，低ナトリウム血症を引き起こす，脳浮腫，錯乱，易刺激性，痙攣
異所性PTHrP分泌	腫瘍によるPTHrPの分泌により，食思不振，嘔吐，便秘，傾眠を引き起こす

■ 分子生物学
- 遺伝子変異：p53（75～90％）（*Oncogene* 1991; 6: 1775），SOX2の変異/増幅（*Nat Genet* 2012; 44: 1111），FGFR1増幅（*Nat Genet* 2012; 44: 1104）
- 細胞遺伝学：9番染色体短腕のヘテロ接合性の消失（LOH），10q（PTEN）（*Cancer Res* 1997; 57: 400），3p欠失（*Cell* 1,996; 85: 17），Rb遺伝子機能の消失（13q14）（*PNAS* 1997; 94: 6933）
- 遺伝子発現：テロメラーゼの活性化，c-KITの発現増加（*Clin Canc Res* 2004; 10: 8214），c-myc（*Oncogene* 2006; 25: 130），bcl-2

■ 検査，病期分類，予後
- 組織診断の後，検査として胸部，肝臓/副腎と中枢神経系の画像診断を行う

病期分類		OS中央値	1年生存率	5年生存率
限局期	片側胸郭のみで，単一の放射線照射野内に収まる	20カ月	60％	20％
進行期	片側胸郭より他部位へ病変部位が広がる	10カ月	30％	1％

- 予後不良因子として，PS不良，体重減少，喫煙継続，男性，腫瘍随伴症候群の存在，LDH上昇がある

■ 管理—限局期
- まれではあるが,外科切除によってStage Ⅰの病変に対して治療が得られることがある(病理学的Stage Ⅰ～Ⅱで5年生存率40～50%)(*J Thorac Oncol* 2009; 4: 1049)。切除前にリンパ節転移がないことを確認する必要がある。これらの症例では(術前および)補助化学放射線治療が必要である
- 同時化学放射線治療はOSを延長させ(*NEJM* 1992; 327: 1618),ORRは80～90%,CRは50～60%
- 治療量:45 Gy1日2回は,1日ごとに約45 Gyよりも成績がよい(*NEJM* 1999; 340: 265)。化学療法の1もしくは2サイクル目に放射線治療を併用することで生存に寄与する(*J Clin Oncol* 1993; 11: 336)
- プラチナ/エトポシドが化学療法薬の選択。プラチナ/エトポシド=プラチナ/イリノテカンだが,毒性が強いため米国ではイリノテカンは頻用されない(*JCO* 2009; 27: 2530)。CIS=カルボプラチン(*JCO* 2012; 30: 1692)

■ 管理—進行期
- 化学療法/放射線治療に高感受性,しかし再発率高い。RRは60～80%,ORは15～20%
- 併用化学療法が生存に寄与し,典型的にプラチナベースのレジメンが使用される(RRと生存率を向上させる)。CIS/エトポシドが効果と毒性をもとに第1選択で施行,RRは高いが生存率に関してはCIS併用と比べてカルボプラチン併用も変わらない
- 4～6サイクルの導入化学療法の後,経過観察が推奨される
- 維持療法,3剤以上の併用療法,化学療法変更/逐次治療は有益でない
- 高齢者:PSが許せばプラチナを含む2剤併用化学療法は有益である

■ 予防的全脳照射(PCI)
- 全身療法の奏効にもかかわらず高い割合(17～38%)で中枢神経再発をきたす。中枢神経再発・転移は2年以上で約80%に及ぶ
- 化学療法完遂後4～8週以内に予防的全脳照射を施行する。頭部MRI検査を施行前に確認しておく
- 限局期小細胞肺癌:化学療法でCRもしくは著しい腫瘍縮小を認めた場合,予防的全脳照射によって脳転移を減らし,OSを上げる(*NEJM* 1999; 34: 476)
- 進行期小細胞肺癌:化学療法で腫瘍縮小を認めた場合,予防的全脳照射により脳転移を減らし,OSを上げる(*NEJM* 2007; 357: 664)
- 照射量は25～30 Gy。部分奏効しない場合や進行期肺小細胞癌では省略できる
- 毒性:疲労,脱毛,神経認知障害

■ 管理—再発病変
- 再発後の生存期間中央値は2～6カ月
- 予後因子:PS,腫瘍の広がり,再発までの期間
- 感受性病変:一次治療でPR/CR。一次治療から3カ月以上たってからの再発の場合,二次治療への奏効が期待できる
- 難治性病変:一次治療から3カ月以内での再発あるいは初期治療で感受性がなかった場合,二次治療への奏効は<10%しか期待できない
- 長期間たってからの再発(≧6カ月)では,第1選択で治療した化学療法を再導入して奏効する
- 併用化学療法によって奏効率は上がるが,毒性も上がり,生存には寄与しない
- PSが許せば,第2選択の化学療法によってBSCに比べOSとQOLが向上する
- **トポテカン**:第2選択として唯一承認されている薬物。シクロホスファミド,アドリアマイシン(ドキソルビシン),ビンクリスチン併用(CAV)療法との第Ⅲ相試験で,RR,PFS,OSにおいて同等で,症状コントロールで勝っていた(*JCO* 1999; 17: 658)。内服のトポテカンはBSCに比べQOLを向上させた(*JCO* 2006; 24: 5411)
- アムルビシンはトポテカンと比較した第Ⅲ相試験がある。OS延長は示せなかったが,ORR,PFS,症状コントロールにおいて勝っていた(*JCO* 2011; 29s: abstr7000)。難治性肺小細胞癌での第Ⅱ相試験:ORRは21%,PFS中央値3カ月(*JCO* 2010; 28: 2598)
- 他の薬物:症例数の少ない単アームの第Ⅱ相試験にもとづくものでは,イリノテカン,テモゾロミド(*CCR* 2012; 18: 1138),パクリタキセル,ドセタキセル,ビノレルビン,GEM

■ 分子標的治療
- この20年間,標準治療に比べて生存率の改善を認めたものはなく,FDAが承認した分子標的薬はない
- 進行中の臨床試験:IGF-1R,PI3K/Akt/mTOR,ヘッジホッグ,PARP,HDAC,Notch,Bcl-2の阻害薬
- 血管新生阻害薬の試験では明確な効果なし(サリドマイド,Bev,ソラフェニブ)
- 免疫療法:ワクチンの試験,イピリムマブの試験が進行中

胸腺腫と胸腺癌

■ 疫学
- 米国においては年間約400例の胸腺腫，<50の胸腺癌が発症している；前縦隔に発生する最も頻度の高い悪性腫瘍である
- 多くの症例は40〜60歳で発症し，わずかに男性に多い。アジア人，アフリカ系米国人>白人

■ 病理/組織学
- 組織学的な不均一性が多くみられ，小さな生検検体で浸潤の程度を同定することは難しい
- 免疫組織化学：上皮細胞：ケラチン+，Leu-7+。胸腺のリンパ球：LCA+，CD1/3+，CD99+
- 胸腺癌：CD5と**CD117（c-KIT）**が陽性
- 胸腺の神経内分泌腫瘍はまれ（5%）で「カルチノイド」の形態をとり，25%は多発性内分泌腫瘍に関連して発見される

病理（WHO分類）	
タイプA	無菌性の紡錘状上皮細胞，リンパ球は少ない
タイプAB	2つの成分からなる：タイプAとリンパ球浸潤が優位な部分
タイプB1	胞核を伴った上皮細胞，小さい核と豊富なリンパ球浸潤を伴う
タイプB2	豊富なリンパ球浸潤に散在性に胞核を伴った上皮細胞を認める
タイプB3	多核/円形の上皮細胞に軽度の細胞異型を伴う
胸腺癌	異型細胞が多く，リンパ球浸潤は少ない（B細胞，成熟T細胞タイプ）。組織病理学的サブタイプ：扁平上皮細胞，肉腫様，淡明細胞，基底細胞様，乳頭様

■ 病因および臨床所見
- 40%は診断時に無症状，偶然見つかる。知られたリスク因子はない
- 症状：息切れ，咳，胸痛，嚥下困難，体重減少，顔面浮腫／頸部および胸壁の静脈怒張（上大静脈症候群）
- **腫瘍随伴症候群**：もっぱら胸腺腫に伴う
- **重症筋無力症（MG）**（30〜65%）：筋力低下（特に眼筋）を伴う。アセチルコリン受容体に対する自己抗体の存在で診断がなされる。MGの治療は胸腺摘出術；他の治療：アセチルコリンエステラーゼ阻害薬，免疫療法，血漿交換
- **赤芽球癆**（5%）：網赤血球数の減少で診断がなされる。骨髄中における赤芽球系前駆細胞が消失
- **γグロブリン減少**（5〜10%）：典型的には紡錘細胞型胸腺腫（Good症候群）に伴う。まれにループス，多発筋炎，潰瘍性大腸炎，白斑を含む他の自己免疫疾患を合併する

分子生物学
- 胸腺癌：**KIT**過剰発現が免疫組織化学で認められ（86%），遺伝子変異はまれ（<10%）（*J Pathol* 2004; 202: 375）。**HER2**と**BCL2**の過剰発現は胸腺癌>>胸腺腫（*Histopathology* 2003; 43: 165）
- 胸腺腫／胸腺癌：**EGFR**過剰発現が多く，遺伝子変異はまれ（10%/0%）（*Jpn J Clin Oncol* 2006; 36: 351）
- **細胞遺伝学**：染色体6p21.3（MHC部位）の変化，6q25.2〜6q25.3の異常
- 胸腺癌：染色体1q，17q，18の付加と，3p，6，16q，17pの欠失

■ 検査と病期分類

病期分類（正岡臨床分類）（*Cancer* 1981; 48: 2485）	
Stage I	肉眼的に完全に被包化されている，顕微鏡的に被膜への浸潤なし
Stage II	肉眼的に脂肪／胸膜へ浸潤，顕微鏡的に被膜へ浸潤
Stage III	肉眼的に隣接臓器へ浸潤（心膜，血管，肺）
Stage IV A	胸膜もしくは心膜への播種
Stage IV B	リンパ行性もしくは血行性転移

- 主に正岡分類が使用されているが，別にTNM分類もある

病期分類（TNM）(*Cancer* 1991; 68: 1984)			
病期	**腫瘍**	**リンパ節**	**転移**
Stage I	**T1**（肉眼的に完全に被包化されている，顕微鏡的に被膜への浸潤なし）	**N0**	**M0**
Stage II	**T2**（肉眼的に浸潤/隣接組織へ接着，顕微鏡的に被膜へ浸潤）	**N0**	**M0**
Stage III	**T3**（隣接臓器へ浸潤：心膜，血管，肺）	**N0**	**M0**
Stage IV A	**T4**（胸膜もしくは心膜への播種）	**N0**	**M0**
Stage IV B	**すべてのT**	すべてのN N1：前縦隔 N2：胸腔内 N3：胸腔外	**M1** 血行性転移

- 縦隔腫瘍の鑑別診断：リンパ腫，胚細胞腫瘍，囊胞，胸膜組織
- 腫瘍から1つ以上の組織のサブタイプが見つかることがあり，少量の生検検体では浸潤を決定することが難しい
- 検査としては胸部CT；血算；β-hCG，AFP，甲状腺機能を必要に応じて確認する。PETや胸部/心臓MRIも考慮，肺機能検査

■ 予後
- 胸腺癌に比べ胸腺腫の予後は良好
- 予後因子：切除可能か，病期，組織学的特徴，年齢，重症筋無力症の存在
- 胸腺腫は非Hodgkinリンパ腫や肉腫を含めた二次癌のリスク上昇と関係する（*Int J Cancer* 2003; 4: 546）

予後：5年OS（%）			
病期	I	II	III	IV
	94〜100%	86〜95%	56〜69%	11〜50%

■ 管理：限局病変
- **完全外科的切除**が治療選択
- Stage Iの病変に対しては術後補助療法は不要
- **放射線治療**：術後放射線治療は，不完全切除，断端陽性，Stage IIIの病変に施行される。治療量は45〜60 Gy，再発減少に寄与。有害事象：肺線維症，心膜炎
- **化学療法**：限局的な浸潤もしくは巨大な腫瘍の場合に術前化学補助療法を施行。プラチナベースの併用療法，**CAP**（CIS，ドキソルビシン，シクロホスファミド），RRは約70%，切除可能性 36〜70%。有害事象：疲労，悪心嘔吐，脱毛，骨髄抑制
- **サーベイランス**：再発確認のために1年ごとに胸部CTを撮影する
- 再発は多年を経て起こることがあり，生涯にわたるサーベイランスが必要

■ 管理：転移病変
- **転移巣切除**は特にA，B1の組織型においてよい結果をもたらす（*J Surg Oncol* 2007; 95: 40）
- 化学療法：大規模ランダム化比較臨床試験は存在しない。併用化学療法は単剤治療に比べRRがよい
- **CAP療法**は胸腺腫においてORR 50%，CR 10%，OS中央値38カ月（*J Clin Oncol* 1994; 12: 1164）
- **カルボプラチン/パクリタキセル**は胸腺腫と胸腺癌において良好な結果（胸腺癌：ORR 21.7%，PFS 5カ月）（*J Clin Oncol* 2011; 29: 2060）
- 他の効果ある薬物：CIS/エトポシド（*J Clin Oncol* 1996; 14: 814），ペメトレキセド，GEM，CIS/イリノテカン

■ 分子標的治療
- **オクトレオチド**：オクトレオチドスキャン陽性の胸腺腫において効果がある。CR 5%，PR 25%（*J Clin Oncol* 2004; 22: 293）
- **イマチニブ**：KIT陽性患者において奏効した症例報告あり。KIT発現の有無にかかわらず症例登録した第II相試験では効果がなかった（*J Thorac Oncol* 2009; 4: 1270）
- **スニチニブ**：奏効した症例報告あり（3/4の症例で部分奏効）（*Br J Cancer* 2010; 103: 196）
- **セツキシマブ**：奏効した症例報告あり。化学療法と併用する臨床試験が進行中

悪性胸膜中皮腫

■ 定義
- 胸膜の内層を構成する中皮細胞が悪性増殖する
- 注意：中皮腫は他部位の内層にも発症する（胸膜が最も多く 85%，腹膜が 15%，心膜と精巣鞘膜はまれで＜1%）

■ 疫学 / リスク因子
- まれ；米国では年間 2,500 名が新規として診断される
- 主には 40～60 歳代で発症する
- 男女比は 4：1
- 70% がアスベスト曝露に関連。典型的には職業性（蒸気管工事，絶縁体製造，造船業，ブレーキ製造）もしくは環境要因による。しかしアスベスト鉱山労働者のおよそ 5～10% が中皮腫と診断される
- アスベスト曝露から数十年後に発症する
- 他の関連：放射線治療，エリオン沸石（砂利道でみつかる鉱物），遺伝的特徴
- 喫煙は中皮腫のリスクを増加させないが，アスベスト曝露と相まって肺癌のリスクを著明に増加させる

■ 臨床所見
- 最も頻度の高いのは片側性胸水；他の症状としては呼吸困難，咳，胸痛，胸壁腫瘤，もしくは局所浸潤による二次的な症状
- 全身症状：発熱，体重減少，発汗
- 反対側の肺，腹膜，骨，肝へ遠隔転移する

■ 診断的評価
- 胸部造影 CT
- 細胞診のための胸水穿刺。注意：細胞診のサンプルでは典型的には診断に至らない
- 胸膜生検（胸腔鏡下生検が推奨される）
- 血清マーカーである SMRP レベルは治療に対する反応性をモニターするのに役立つ（JCO 2010; 28: 3316）
- 中皮腫の確定診断のために追加すべき検査：胸部 / 腹部 / 骨盤造影 CT，PET-CT，縦隔リンパ節の縦隔鏡検査もしくは EBUS FNA．反対側胸腔内や腹腔内に病変を疑う場合には胸腔鏡下手術および腹腔鏡検査

■ 病理
- 組織学的サブタイプ：類上皮細胞（最も頻度高く 80%），二相性もしくは混合性，肉腫様
- 有用な免疫組織化学マーカーを以下に示す；重要なこととして，胸膜中皮腫においては TTF-1 と CEA はともに陰性であるが，肺腺癌では典型的には陽性である

免疫組織化学マーカー	
陽性	カルレチニン，WT-1，D2-40，CK5/6
陰性	TTF-1，CEA

■ 病期分類（International Mesothelioma Interest Group：IMIG）
- Stage I / II：リンパ節転移なし
- Stage I は I A（**T1a**：臓側胸膜に浸潤なし）と I B（**T1b**：臓側胸膜に浸潤あり）に分けられる
- Stage III：リンパ節転移（**N1**，**N2**）もしくは局所進行性の切除可能腫瘍で，同側のみでの進展に限られる（**T3**）
- Stage IV：局所進行性の切除不能病変で同側もしくは反対側の臓器に直接浸潤する（**T4**），反対側胸腔のリンパ節転移（**N3**），もしくは遠隔転移病変（**M1**）

病期	TNM分類
I A	T1a（臓側胸膜に浸潤なし），N0
I B	T1b（臓側胸膜に浸潤あり），N0
II	T2，N0
III	T1，T2 かつ N1，N2；**もしくは** T3 かつ N0，N1，N2
IV	T4 かつすべての N；**もしくは**すべての T かつ N3；**もしくは**すべての T，すべての N かつ M1

■ 治療
- 治療前の検査：肺機能検査，肺血流シンチ（もしFEV1＜80％の場合），心臓負荷テストは外科治療の適応かを決めるために施行する
- **3種併用治療**が目標：しかし多くの症例では3種の治療法すべてを完遂することができない
- 臨床試験

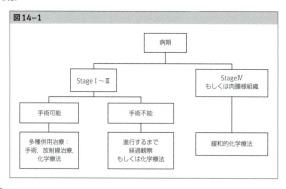

図14-1

病期
├ Stage I～III
│ ├ 手術可能 → 多種併用治療：手術，放射線治療，化学療法
│ └ 手術不能 → 進行するまで経過観察もしくは化学療法
└ StageIV もしくは肉腫様組織 → 緩和的化学療法

■ 手術
- **胸膜切除術/剝皮術（P/D）**：胸膜とすべての肉眼で確認できる腫瘍を完全切除する
- **胸膜外肺切除術（EPP）**：胸膜，肺，同側横隔膜，そしてしばしば心膜も含めて一塊として切除する
- P/DとEPPいずれにおいても縦隔リンパ節をサンプリングする（目標は3つのリンパ節領域）
- P/DとEPPのどちらを選択するかは議論の余地がある：EPPは治療関連死亡が有意に多い；P/Dは完全切除とならないことがある（*J Thorac Cardiovasc Surg* 2008; 135: 620）

■ 放射線治療
- 半胸郭放射線治療はEPP後の局所再発率を下げる（*J Thorac Cardiovasc Surg* 2001; 122: 788）
- 外科切除部位に対して予防的に施行し，胸壁に沿った腫瘍の進展を減らす
- 胸壁の浸潤している領域に緩和的に照射する

■ 化学療法
- **第1選択，ゴールドスタンダード：ペメトレキセド（アリムタ）/CIS**（*JCO* 2003; 21: 2636）
- カルボプラチンはCISの代替としてよい（*JCO* 2006; 20: 1443）
- 第2選択は有用性が明確でない

■ 支持療法
- タルクによる胸膜癒着術，胸膜カテーテル，疼痛管理

■ 予後
- 治癒はまれ；局所ならびに遠隔再発は高リスクである
- 生存期間中央値：6～18カ月
- 類上皮のサブタイプは予後がよい
- 肉腫様のサブタイプは非常に予後不良，化学療法の奏効もまれ
- スクリーニングに関しては，アスベスト曝露のある症例においても死亡率を減少させる結果がない

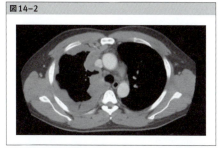

図14-2

L. Krug MD, MSKCCの厚意による

肝細胞癌（HCC）

■ 疫学
世界で5番目に多くみられる癌（626,000人/年）の患者数&癌死因3位（598,000人/年）
80%以上がサハラ以南のアフリカ地域、東・東南アジア、メラネシアで発生
米国では癌死因9位。最近、発症率（7/100,000人）および肝細胞癌関連死亡率が上昇している

■ リスク因子
ウイルス性肝炎：HBVとHCVが主要リスク因子、全世界で**75%**を占める；HCVは欧州、北米、日本で多い。HBVはアジア、アフリカで多い
後天的リスク因子：アルコール多飲➡**アルコール性肝硬変**（米国ではHCC症例の1/3）。環境因子：アフラトキシンへの曝露（アスペルギルス）、喫煙、自己免疫性肝炎
代謝疾患：メタボリックシンドローム、DM、**NASH**、遺伝性ヘモクロマトーシス（HFE遺伝子の変異）、その他のまれな代謝疾患

■ スクリーニングと予防
HCCリスクのあるB型肝炎またはC型肝炎患者：腹部超音波検査&AFPによるスクリーニングを6〜12カ月ごと。AFP上昇またはUSにて肝内腫瘤を指摘されたとき：少なくとも**3相の造影CTまたはMRI**（ダイナミックスタディー）を加える

■ 病理
癌化は**肝細胞への急性または慢性的なダメージで始まる➡繰り返される肝再生が肝硬変や線維化を誘発➡遺伝学的および分子学的な異常が蓄積される**

HCCの20%が肝硬変から発症

HBV誘発性の癌化はウイルスDNAの遺伝子への挿入により引き起こされる

HCCの病理学的マーカー：顆粒状HepPar1染色、AFP陽性

腺腫様過形成からHCCへの進展は、IGF-2受容体がん遺伝子&p53、PTEN、p16といったがん抑制遺伝子の欠失により引き起こされる

■ 臨床所見
症状/徴候：HCCに特徴的な臨床症状/徴候なし
身体所見：通常は潜在性。進行した肝硬変症例では肝腫大、腹水、黄疸、脳症がみられる
検査：通常は非特異的な肝機能不全。進行した肝硬変ではT-Bili上昇、低アルブミン（<3.0g/dL）、凝固時間の延長がみられる

腫瘍随伴症候群はまれ

■ 診断的検査
画像診断、病理検査による確定、腫瘍マーカー、肝機能

画像評価：少なくとも3相の造影CT（動脈、門脈、実質相）、あるいは**ガドリニウム増強**または**造影MRI**。超音波検査はスクリーニングに使用、PET/CTは不適

生検：コアニードル生検を推奨、または進行症例ではFNAを考慮。早期症例では必ずしも必須ではなく、AASLDによる非侵襲的診断のガイドラインがある

検査：HBVやHCVの血清学検査；腫瘍マーカー、血清AFP。しかしこれらは特異度・感度共に高くない

肝機能評価の分類システム：Child-Pugh分類

肝硬変のChild-Pughスコアリングシステム			
	ポイント		
パラメータ	1	2	3
アルブミン	>3.5g/dL	2.8〜3.5g/dL	<2.8g/dL
T-Bili	<2mg/dL	2〜3mg/dL	>3mg/dL
INR	<1.7	1.7〜2.3	>2.3
腹水	なし	軽度	中等度
脳症	なし	Grade 1〜2	Grade 3〜4

■ 病期分類と予後
国際分類なし。BCLCシステムが治療のガイドとして提出されているが，制約があり，進行癌に対しては検証されていない

■ 治療管理
外科手術
25%未満しか外科手術適応にならない。理由としては並存する肝疾患や，多発病変であったり発見が遅く進行例であることがあげられる

一般的には，肝機能が保たれ，腫瘍サイズが小さく，主要血管への浸潤がない症例が手術適応：
AJCC Stage Ⅰ〜ⅢA，Child-Pugh分類A，門脈圧亢進症なし。Child-Pugh分類Bでの手術適応はかなり限定的

切除症例の5年OSは40〜50%だが80%以上という報告もあり。しかし5年で70%以上が再発

アブレーション：最も行われている手技はRFA（腫瘍へ直接曝露し温度による変化を引き起こす）

肝移植
早期HCCであるが多発病変あるいは進行肝硬変を合併した症例を対象とした根治的治療

肝移植の適正評価のガイドラインとして**ミラノ基準**がある：単発≦5cmまたは≦3cmが3個以下，肉眼的な血管浸潤なし，リンパ節または遠隔転移なし

4年生存率とRFSは85%と92%

肝移植患者の優先度を決めるために，肝機能と移植前死亡率の評価に**MELDスコア**が使用される：
MELD＝3.8（Ln血清Bili［mg/dL］）+11.2（Ln INR）+9.6（Ln血清Cr［mg/dL］）+6.4

移植前にRFA, TACE, 放射線塞栓療法等を用いて腫瘍のコントロールや縮小を行うこともある

■ 緩和的管理
局所療法
塞栓療法：bland TAEまたはTACEにより腫瘍血流を減少させ，腫瘍の虚血および壊死を起こす

放射線塞栓療法：新しい方法。腫瘍血管にイットリウム90を用いて高用量の放射線をあて，腫瘍の壊死を誘導する。血管浸潤のある症例に適応

全身治療
ソラフェニブ：経口マルチキナーゼ阻害薬。2つの第Ⅲ相試験でOS改善が証明された（ソラフェニブvs.プラセボ：OS中央値10.7カ月vs. 7.9カ月）（SHARP trial *NEJM* 2008; 359: 378, *Lancet Oncol* 2009; 10: 25）

第1選択治療のみならず，第2次選択以降も対象とした多くの臨床試験が行われている。MSKCCではHCCについて広範な臨床試験を実施している

最良支持療法（BSC）
BSCは切除不能病変をもつ患者で，その他の治療の候補にならないときに適応される

胆管系の癌

■ 定義
胆管癌（CC），胆管（BD）上皮の腫瘍。原発の腫瘍部位により分類
  肝内：10%
  肝門部：40%，左右の肝管の合流点（**Klatskin腫瘍**）
  遠位：50%（総胆管，ファーター膨大部）
  肝外胆管癌：肝門部＋遠位胆管癌
胆嚢癌（GBC）：組織学的には胆管癌と同じであるが，疫学・病期分類・外科治療は異なる
  原発の部位→底部（60%），体部（30%），頸部（10%）

■ 疫学
発症率：年間約10,000の新規症例。米国では年間約3,200人が死亡。GBCのほうが多い
多くは散発性（NEJM 1999; 341: 1368）
リスク因子は高齢，**慢性炎症**
胆管癌に特異的なリスク因子：PSC，総胆管嚢胞，肝吸虫（*O. viverrini, C. sinensis*），慢性胆管結石，HCV，HBV，男性
胆嚢癌に特異的なリスク因子：慢性胆嚢炎，胆嚢石灰化（陶器様胆嚢），女性

■ 病理
最も多い組織型は腺癌（胆管癌90%，胆嚢癌80%）。その他：小細胞癌，扁平上皮癌，肉腫
*p53, KRAS, BRAF, c-MET, PIK3CA, HER2/neu, EGFR*の遺伝子変異が知られているが，GBCとCCの分子生物学的＆病理学的な背景はまだはっきりしていない（*JCO* 2010; 28: 3531）

■ 臨床所見
症状：病変の部位による。**無痛性黄疸**，掻痒感，腹痛，胆道疝痛（特にGBC），胆管炎，白色便，褐色尿，発熱，食欲不振，体重減少
身体所見：肝腫大，胆管閉塞による胆嚢腫大（Courvoisier徴候），黄疸，腹水
検査所見＆初期検査：ビリルビン上昇，AST/ALT上昇，γ-GT上昇，腹部超音波検査にて結石（±）

■ 診断的評価
MRI/MRCPまたは**CT-A/P**（多相の遅延造影CT）
  部位，閉塞の位置や程度により決定
  生検，外科手術，ステントなどの治療方針決定に必須
ERCPまたは**PTC**：多くの症例で必要だが，全例で必須ではない
  胆道ステント留置，閉塞緩和，生検（細胞診，ブラシ細胞診）のためにERCP
  ERCP不適であれば，EUSやCTガイド下でFNA/コア生検を行う
  胆管閉塞や遠隔転移がない疑い症例では生検なしで外科手術を行うこともある
CA19-9，CEA，胸部CT。PETの役割は疑問視されている

■ 病期分類と予後
肝内胆管癌，肝門部胆管癌，遠位胆管癌，胆嚢癌それぞれにAJCC TMN病期分類システムが存在する
病期分類システムにおける重要な違い：肝門部胆管癌，遠位胆管癌，胆嚢癌のT Stageが胆管上皮を通した浸潤の程度を反映するのに対し，肝内胆管癌T Stageは病変の数に基づく＆肝細胞癌の分類と同様

AJCC分類は外科手術適応の判断基準としては不適（特に肝門部，BismuthもしくはBlumgart分類を考慮）
転移の場合のOSは不良：
  胆嚢癌StageⅣ：5年OS 1%未満，OS中央値は約6カ月
  肝内胆管癌StageⅣ：3年OSは約10%，OS中央値は約13カ月

■ 外科手術
CCとGBCでは**外科手術への早期コンサルト**は非常に重要
R0切除ができれば予後改善；外科手術が唯一の根治治療

切除可能患者での必要のない胆道ステントは避ける。術前減黄の有用性はない（*Ann Surg* 2002; 236: 17）

病期決定開腹術は症例によっては有用

肝内胆管癌切除
葉切除が必要

手術禁忌：多発腫瘍，肝外病変あり，N1症例

切除後の5年OSは約15〜40%

肝外胆管癌切除
肝門部：葉一括切除＋肝外浸潤胆管切除＋門脈周囲リンパ節郭清。左肝管の場合は尾状葉切除

遠位：膵十二指腸切除術＋合流部までの肝外胆管切除（手術による合併症リスク＆死亡率は高い）

切除後の5年OSは約10〜40%

胆嚢癌
しばしば胆石疑いの腹腔鏡手術で偶発癌として

T1a病変のみ胆嚢摘出（CCY）のみで治療可能

拡大胆嚢摘出：胆嚢一括切除，胆嚢床楔状切除（S4b＋S5），所属リンパ節郭清

黄疸症例では根治切除は難しい

5年OSはT Stageに依存。T1では100%近く，T3/4では0〜40%

■ 全身・局所治療
補助療法：疾患の頻度の低さから臨床的データは限定的。ほとんどが小規模な第Ⅱ相臨床試験または後向き研究。臨床試験への参加を推奨（*JCO* 2012; 30: 1934）

T1胆嚢癌：経過観察を推奨（長期OSは約100%）

R0＋N0の肝内/肝外胆管癌：経過観察も考慮できる

その他すべての症例では局所再発および転移リスクのため補助療法が推奨

R1/R2肝内胆管癌切除：再切除またはアブレーションを考慮

典型的な補助化学療法レジメン：フルオロピリミジン＋RT，フルオロピリミジンまたはGEMベースの化学療法

サーベイランス＆再発治療：連続検査，CT-CAP，CA19-9，CEAを術後2年間は6カ月ごと（その後は1年ごと）。局所再発→化学放射線治療（以前に行っていない場合），アブレーション，再切除または化学療法単独。転移では下記を参照

切除不能＆遠隔転移の治療
全身化学療法

ABC-02：GBC，CC，乳頭部癌の進行例でのGEM＋CIS vs. GEMの第Ⅲ相ランダム化比較試験（410人登録）。**GEM＋CIPの優越性が証明＆標準治療→PFS/OS中央値約8カ月/12カ月 vs. 5カ月/8カ月（対GEM群）**（*NEJM* 2010; 362: 1273）

GEMにエルロチニブ添加＋プラチナ併用療法ではCCでのORR上昇＆PFS上昇の可能性（*Lancet Onc* 2012; 13: 181）

切除不能な局所進行病変の一部患者には化学放射線同時療法（5-FUまたはカペシタビン，GEMは使用しない）

パフォーマンス不良患者では支持療法

切除不能＆転移症例に対する化学療法				
レジメン[a]	文献	ORR（%）	PFS中央値（月）	OS中央値（月）
GEM＋CIS	*NEJM* 2010; 362: 1273	26	8	12
GEM＋OX	*Ann Oncol* 2004; 15: 1339	22〜36	およそ4〜6	およそ8〜15
GEM＋Cap	*JCO* 2008; 26: 3702	25	およそ7	およそ13
Cap＋OX[b]	*Br J Cancer* 2008; 98: 309	27	およそ7	およそ13
GEM	多数の試験	0〜30	未報告	およそ5〜12
5-FUまたはCap	多数の試験	10〜32	未報告	およそ5〜7

a：GEM＋CISを除いたすべては第Ⅱ相試験
b：肝内CCには低いORR

膵癌

■ 疫学
頻度：米国では年間新規約45,000人&年間約38,000人が死亡。男女とも米国で4番目に多い癌死亡原因

後天的リスク因子：年齢（60～70歳代がピーク），人種，喫煙，アルコール，BMI↑，慢性膵炎，職業被曝，糖尿病

遺伝的リスク因子：家族歴でリスク上昇。患者の約5～10%が遺伝学的素因をもつ
- 膵癌に対する遺伝的感受性（*NEJM* 2008; 359: 2143）
- 家族性異型多発母斑黒色腫症候群，*CDKN2A*（p16）
- 遺伝性乳癌症候群，*BRCA2* > *BRCA1* > *PALB2*
- Lynch症候群，*MSH2* & *MLH1*
- Peutz-Jeghers症候群，*STK11*
- 毛細血管拡張性運動失調症，*ATM*
- 遺伝性慢性膵炎症候群，陽イオン性トリプシノーゲン（*PRSS1*）または膵分泌性トリプシンインヒビター（*SPINK1*）の生殖細胞系遺伝子変異

■ 病理
膵管上皮より発生。ほとんどが腺癌
前癌状態のPanINから浸潤性腺癌へと段階的に進行
PanINの組織学的Grade上昇（1A/B→2→3）&遺伝学的な複合的異常（**K-RAS変異** & *HER2/neu*過剰発現→p16欠損→p53 & *BRCA2*欠損）
浸潤病変までは数十年をかけて緩徐な進行（*Nature* 2010; 467: 1114）

■ 臨床所見
症状：腫瘍の局在による。**無痛性黄疸**，胆道疝痛，腹痛，食欲不振，体重減少，**背部痛**（後腹膜神経叢浸潤であり，根治手術適応外を示唆する所見；*Surgery* 1997; 122: 53）
糖尿病，膵炎，吸収不良（脂肪便）の新規発症または悪化
VTE，移動性血栓性静脈炎（Trousseau徴候）
身体所見：黄疸，肝腫大，腹水，腹部腫瘤，左鎖骨上リンパ節腫大（Virchow結節），臍周囲リンパ節腫大（Sister Mary Joseph結節）
検査所見：高血糖，AST/ALT上昇，ビリルビン上昇，アミラーゼ/リパーゼ上昇，貧血，凝固時間延長（脂溶性ビタミンの吸収不良による）

■ 診断的評価と病期分類
多相造影CT（動脈，静脈，実質相）または MRI/MRCP
膵腫瘍または狭窄→EUS/ERCPにて生検。胆道炎があればERCPにて一時的にステント+抗菌薬。遠隔転移があれば同部位より生検
CA19-9（胆管閉塞にて上昇，減黄もしくは手術までベースラインは不適），胸部CT，肝機能検査，症例によっては病期決定開腹術

外分泌性膵癌のAJCC病期分類 (*Cancer* 2007; 110: 738)				
Stage (診断時の%)	腫瘍	リンパ節	転移	5年OS (%)*
ⅠA/B (10%)	膵臓に限局	なし	なし	およそ12～14
ⅡA/B (20%)	膵臓に限局	所属リンパ節	なし	およそ5～7
	膵臓外；腹腔動脈 (CA)/上腸間膜動脈 (SMA) の浸潤なし	なしまたは所属リンパ節		
Ⅲ (15%)	CA/SMAに浸潤（**切除不能**）	なしまたは所属リンパ節	なし	およそ3
Ⅳ (55%)	すべてのサイズ	なしまたは所属リンパ節	遠隔転移	<1

*：膵切除（±）患者を含む，切除でOS↑

■ **外科手術**
外科手術は根治目的に行われる；R0切除が理想的
切除患者の5年OSは20%（*Ann Surg* 1997; 225: 621）
手術適応の決定（*Ann Surg Onc* 2009; 16: 1727）
- 切除可能：固有肝動脈，腹腔動脈（CA）根部，上腸間膜動脈（SMA）周囲に全周性脂肪層。門脈や上腸間膜静脈に浸潤や不整狭窄なし
- ボーダーライン：門脈や上腸間膜静脈，固有肝動脈に一部浸潤／アバットメント。SMAのアバットメント180度以下
- 切除不能：腹腔動脈根部／上腸間膜動脈を取り囲む

ハイボリュームセンターでの手術：術後合併症＆死亡率低下
術式は腫瘍のサイズ／位置による
- 膵頭部：膵頭十二指腸切除（Whipple法）
- 膵体部・尾部：遠位膵切除または部分摘出±脾摘
- 多発腫瘍：膵全摘

その他の手術の考慮：所属リンパ節郭清は行わない（生存期間改善効果なし）。IPドレーンでは術後敗血症，液貯留＆瘻孔のリスク上昇（*Ann Surg* 2001; 234: 487）。切除可能患者における術前胆道ドレナージは他の合併事象がないかぎりベネフィットなし（*NEJM* 2010; 362: 129）

■ **放射線治療と全身治療**
補助療法：標準治療はGEM6カ月±5-FUベースの化学放射線治療（45～54 Gy）。補助療法関連の重要な臨床試験：
- GITSG：5-FU＋RT vs. 経過観察。化学放射線治療ではOS上昇（*Arch Surg* 1985; 120: 899）
- CONKO-001：GEM vs. 経過観察。GEMではDFS/OS上昇（*JAMA* 2007; 297: 267）
- ESPAC-1：5-FUボーラス＋RT vs. 5-FUのみ vs. 5-FU＋RT➡5-FU vs. 経過観察。5-FUによる補助療法ではDFS/OS上昇。RTのベネフィットは不明（*NEJM* 2004; 350: 1200）
- ESPAC-3：GEM vs. 5-FUではDFS，OS，QoLに変化なし（*JAMA* 2010; 304: 1073）

化学療法単独の場合，GEMは処方しやすく5-FUに比べて毒性が低い
術前補助療法/conversion therapy：前向き研究のデータは限定的。切除ボーダーライン症例で検討。**15～25%**で病勢進行があるため手術前の再評価。外科的に十分なマージンを取ることによる改善は不明
サーベイランス＆再発の治療：CT-CAP，CA19-9を術後2年は3～6カ月ごと，その後は1年ごと。局所再発の場合，化学放射線治療（以前に行っていない場合）または化学療法単独。転移の場合は下記参照

切除不能＆転移症例に対する治療
根治は困難，生存期間延長と症状改善が目的
PSにより治療レジメンを選択
- PS良好：臨床試験，FOLFIRINOXまたはGEM併用
- PS不良：GEM単独または最良支持療法（BSC）
- 病勢安定もしくは化学療法に反応良好な局所進行例：化学放射線治療を検討

第2選択治療：前治療がGEMベースならフルオロピリミジンベース（逆も同様）

切除不能＆転移病変に対する化学療法				
レジメン*	文献	ORR（%）	PFS中央値（月）	OS中央値（月）
FOLFIRINOX	*NEJM* 2011; 364: 1817	32	6.4	11.1
GTX	*CCP* 2008; 61: 167	29	6.3	11.2
GEM＋nab-P	*GI ASCO* 2013	23	5.5	8.5
GEMOX	*BJC* 2006; 94: 3778	23	4	6
GEM＋Cap	*JCO* 2009; 27: 5513	19	5	7
GEM	多数の試験	10～15	2～3	5～7
CapOX	*Cancer* 2008; 113: 2046	3	2.5	5.8

*：FOLFIRINOX＝5-FU/LV＆イリノテカン＆OX。GTX＝GEM＆ドセタキセル＆Cap。nab-P＝nab-パクリタキセル。GTXとCapOXを除くすべてのレジメンはGEMと比較した第Ⅱ相または第Ⅲ相のランダム化試験

緩和治療＆支持療法
胆道または胃流出路閉塞➡ステント。疼痛➡オピオイド，腹腔神経叢ブロック，放射線治療。吸収不良➡消化酵素補充。心理社会的援助，治療目標に関する早期の議論

膵臓および消化管の神経内分泌腫瘍（NET）

■ 疫学
- 神経内分泌腫瘍（NET）は米国では100,000人以上が罹患（画像検査や内視鏡検査サーベイランスにより二次的に上昇すると考えられる）
- 膵NETは発症率では膵癌の1％，有病率では膵癌の10％
- 膵NETは40～69歳に多い

■ 分類
NET：膵神経内分泌腫瘍（pNET）＆カルチノイド腫瘍からなる多様な悪性腫瘍集団。カルチノイド腫瘍は消化管・肺のクロム親和性細胞から発生することが多いが，泌尿器・婦人科領域からも発現することがある。治療は発生部位に依存する

- カルチノイド腫瘍のおよそ2/3は消化管発生（原発巣には胃，小腸，虫垂，直腸が含まれる）
- **WHO分類システム**が高分化型と低分化型の判別に利用でき，NETの予後階層化が可能である。ENETSによる**TNM分類システム**を使ったさらなる分類もある
- NETの病理学は細胞の分化（すなわち細胞形態）＆Grade（**低，中等度，高Grade**に分けられる。Ki-67指数あるいは分裂像によって測定される腫瘍の分裂活性に基づく）により決定される

神経内分泌腫瘍の分類体系

分化＆Grade	細胞分裂カウント（/10 hpf）*	Ki-67（％）	従来の分類	ENETS/WHO分類
高分化				
低Grade（Grade 1）	<2	≦2	カルチノイド，膵島細胞	NET，Grade 1
中等度Grade（Grade 2）	2～20	3～20	カルチノイド，異型カルチノイド，膵島細胞	NET，Grade 2
低分化				
高Grade（Grade 3）	>20	>20	小細胞癌*	NET，Grade 3，小細胞
			大細胞* NEC	NET，Grade 3，大細胞

＊：高Gradeの小細胞＆大細胞NECは通常Ki-67>50％

■ リスク因子＆遺伝学
- NETの多くは散発性。リスク因子は不明
- まれに多発性内分泌腫瘍（MEN）1型（常染色体優性）と随伴，メニン蛋白をコードするがん抑制遺伝子MEN1の変異により，膵，下垂体，副甲状腺に腫瘍が発生。MEN2型：RETがん原遺伝子変異により，甲状腺髄様癌，褐色細胞腫，副甲状腺機能亢進症（HPT）
- VHL病，結節性硬化症，神経線維腫症を伴うことがある。まれにLynch症候群（LS）の一部として膵癌がみられることもある

■ 臨床所見
- しばしば無症状（**非機能性腫瘍**）。通常はホルモンの分泌過多に関連する症状（機能性）：間欠的なフラッシング，下痢，**カルチノイド症候群**患者ではまれに三尖弁逆流/肺動脈弁狭窄，pNET患者ではインスリン，グルカゴン，ガストリン，その他のペプチドの分泌に関連する症状

■ 診断的評価
- 疾患の進展と原発巣の評価には**多相の造影CT & MRI**が推奨
- オクトレオチドスキャン（ソマトスタチン受容体を発現しているカルチノイド腫瘍の多くには放射標識ソマトスタチンアナログ[^{111}In-DTPA]-オクトレオチドも使われることが多い；オクトレオスキャン陽性腫瘍は予後良好）
- その他の画像検査：十二指腸&胃のNETおよびpNET疑いにはEUSまたはEGD。直腸カルチノイドには直腸鏡検査。胸腺や肺気管支のカルチノイドには必要に応じて気管支鏡
- **検査**：家族歴が疑われる患者ではMEN1を除外。血清クロモグラニンA（PPI使用患者，肝または腎不全では疑似的に上昇することがある）がバイオマーカーとして有用。臨床症状に応じたホルモンマーカー（カルチノイド症候群が疑われる場合は24時間5-HIAA）

■ 局所病変に対する管理
- 原発巣の部位&腫瘍のサイズによる。健康な患者における切除可能腫瘍にはまずは**手術**を検討

■ 切除不能局所病変または転移病変に対する管理
- カルチノイドは進行の遅い腫瘍であることが多く，治療介入なく長期の経過観察をする症例も多い。そのため，疾患の進行速度決定のための詳細なモニタリングを行う&**積極的サーベイランス**を考慮すべき
- **オクトレオチド&アナログ治療**：NETによるホルモン症状のコントロール目的。アナログは殺腫瘍性ではなく腫瘍静止性効果。小腸NET患者においては毎月の**オクトレオチドLAR製剤**が腫瘍進行を遅らせる（14.3カ月 vs. 6カ月）効果あり（NEJM 1986; 315: 663, PROMID study J Clin Oncol 2009; 27: 4656）
- 分化型カルチノイドに対するインターフェロンの使用は高い毒性のため議論がある
- 一部の症例では，**腫瘍縮小術**はホルモン産生腫瘍量を減らすことでホルモン症状を緩和する意義あり
- **全身化学療法**：腫瘍量の多い症例で検討。カルチノイドに有効な殺細胞性の標準的化学療法レジメンなし。pNETではストレプトゾシン+ドキソルビシン（RR 69%，OS 2.2年；NEJM 1992; 326: 519）やテモゾロミド（Strosberg Cancer 2011; 117 (2): 268）などが用いられる
- **分子標的薬**：VEGF阻害薬（スニチニブ）とmTOR阻害薬がpNETで有効&2011年にpNETに対してFDA承認。第Ⅲ相試験において，mTOR阻害薬エベロリムスのプラセボ群に対するPFS中央値の改善が示された（4.6カ月 vs.11カ月，HR 0.35）（NEJM 2011; 364: 514）。pNET進行例におけるスニチニブ vs.最良支持療法のプラセボ対照第Ⅲ相試験では，PFSの改善が示された（5.5カ月 vs. 11.4カ月，HR 0.42）（NEJM 2011; 364: 501）
- **肝指向性治療**：（blandまたは化学）肝動脈塞栓術（TAE）あるいは高周波アブレーションが行われることが多い。腫瘍関連ホルモン産生症状の軽減&長期の腫瘍退縮に有用
- **放射標識オクトレオチド治療（PRRT）**：進行中の試験で効果の可能性が示されているが，現時点ではFDA承認なし（訳注：2015年に第Ⅲ相で有効性が証明）

食道癌

■疫学
- 米国では2013年に推定17,990人が新規発症（*CA Cancer J Clin* 2013; 63: 11-30）。全世界では8番目に多い癌
- 扁平上皮癌：南アフリカ，中国，イラン，ロシアで多い。腺癌：西ヨーロッパ，北米で多い

■リスク因子
- 扁平上皮癌：喫煙，アルコール，アルカリ溶液の摂取，アカラシア，食道ウェブ（Plummer-Vinson症候群），流行地では一部のHPV。また，二次性の気道消化管腫瘍のリスク上昇（おそらくは喫煙曝露のため）
- 腺癌：喫煙，肥満/BMI上昇，60%の症例で**Barrett食道**の所見あり。Barrett食道：扁平上皮が腸円柱上皮で置き換わった病変，逆流性食道炎評価の上部内視鏡において10～20%でみつかる，内視鏡によるサーベイランス，食道癌へ年率0.1～0.2%で進展
- 年齢，男性，長期間の逆流性食道炎，食道裂孔ヘルニアの大きさ，Barrett食道の長さは異形成の度合いと関連 ➡ 年率10%で癌へと進展するリスク（*Cancer* 2007; 109: 668-674）

■遺伝学
- **手掌足底角化症**（限局性非表皮溶解性手掌足底角化症）：17p染色体領域のアレル欠失，常染色体優性，手掌足底の過角化，食道乳頭腫，扁平細胞の異常成熟，食道の炎症
- Barrett食道患者の4～7%はMSR1の生殖細胞系列変異をもつ

■病理/病因
- **扁平上皮癌**：扁平上皮異形成より進展。60%：中部食道，30%：遠位食道，10%：近位食道
- **腺癌**：Barrett食道あるいは不完全型腸上皮化生から進展。低➡高度異形成➡腺癌。多くは遠位食道に起こる
- **その他**：小細胞癌（1%），肉腫様扁平上皮癌，腺様嚢胞癌，粘膜表皮癌

■胃食道（GE）接合部のSiewert分類
- **Type I**：病変の中心がGE接合部の近位1～5cm。**Type II**：GE接合部の近位1cm＆遠位2cm
- **Type III**：GE接合部の遠位2～5cm（*Br J Surg* 1998; 85: 1457-1459）
  - **＊＊：すべて食道癌として治療する**（AJCC 2010 7th ed）

図15-1

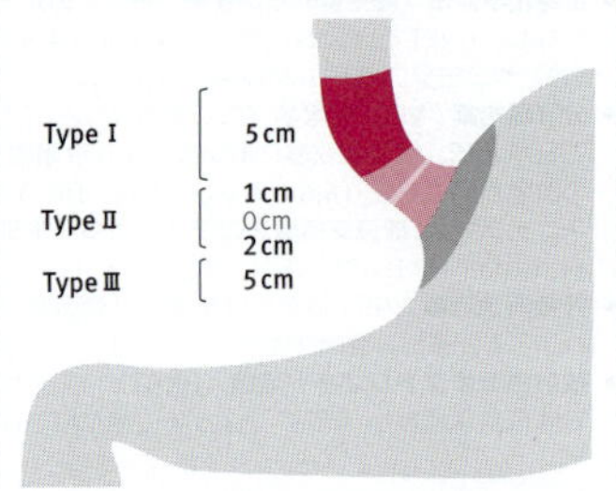

Type I　5cm
Type II　1cm / 0cm / 2cm
Type III　5cm

■臨床所見
症状：進行性の嚥下困難が最も多い ➡ 固形物から液体 ➡ 悪液質＆顕著な体重減少。嚥下痛，消化管出血

■スクリーニングと予防
- 北米，西ヨーロッパでは早期発見のスクリーニングプログラムはない。診断時に約50%の患者は限局性の進行癌

■病期分類と検査
- PET/CT：術前転移診断にはきわめて有用，潜在性のM1病変では約10～15%診断能上乗せあり，特にCTでLN陽性が疑われる場合に考慮。術前化学療法の効果判定にも有用
- EUS：腫瘍深達度＆所属リンパ節診断，深度と視覚化には限界がある。遠隔転移リンパ節では効果は落ちる

- 臨床的にT3またはN+腫瘍では腹腔鏡検査と腹腔洗浄細胞診を考慮，M1陽性の場合で考慮
- T=腫瘍深達度（T1：粘膜固有層，粘膜筋板，粘膜下層；T2：固有筋層；T3：外膜；T4：胸膜，心膜，横隔膜への切除可能浸潤〔a〕，または大動脈，椎体，気管など他の隣接器官への切除不能浸潤〔b〕）
- N=所属リンパ節群での陽性リンパ節の数（N1：1〜2リンパ節，N2：3〜6リンパ節，N3a：7以上）。所属外リンパ節（肝十二指腸，門脈，傍大動脈など）=遠隔転移（M1）
- **腺癌**：StageⅠ：T1N0, T2N0中等度〜高分化。StageⅡ：T2N0低分化, T3N0, T1〜2N1。StageⅢ：T4N0, T3〜4aN1, T1〜4N2〜3。StageⅣ：M1
- **扁平上皮癌**：StageⅠ：T1N0, T2〜3N0高分化+低位**のみ。StageⅡ：T2〜3N0, T1〜2N1。StageⅢ：T4aN0, T3〜4N1, T1〜4N2〜3。StageⅣ：M1（AJCC TNM staging 7th edition 2010）
- **：位置は腫瘍の上部（近位）端で決定

■ 早期病変（StageⅠ）
- 食道切除：TisまたはT1aに対しては内視鏡的粘膜切除術（EMR）を検討
- 一般的な外科手術：(1) 低位食道に対しては非開胸食道抜去術，(2) Ivor Lewis切除，右開胸+胸腔内胃食道吻合を組み合わせた経胸壁的アプローチ
- R0切除をめざす（胃癌の章を参照）

■ 局所病変（StageⅡ〜Ⅲ）
- **扁平上皮癌**：根治的化学放射線治療（フルオロピリミジンまたはタキサンベース），外科手術は生検で遺残病変が確認された場合のみ。化学放射線治療単独 vs. 化学放射線治療+手術（治療反応者のみ）→ 局所コントロールの改善がみられるが，OS中央値に差はない（*J Clin Oncol* 2007; 25: 1160-1168）
- **腺癌**：術前化学療法±放射線治療 → 扁平上皮癌に比べて化学放射線治療でのpCR率が低いので（49% vs. 23%），すべての切除可能な食道腺癌患者（輪状咽頭部から>5cm）には食道切除を検討する（CROSS *NEJM* 2012; 366: 2074-2084）
- 巨大，多部位のリンパ節腫脹は切除不能と考える
- 5年生存率が40%を超えることはまれ
- 術前補助療法は転帰を改善（下記参照）
- **T4b（切除不能）**または輪状咽頭部から<5cmの頸部/頸胸食道癌：根治的化学放射線治療

■ 局所病変に対する術前補助療法
- **周術期ECF**：5年OSで13%の上乗せ（36% vs. 23%）。26%の患者が食道&GE接合部癌で，55%のみが術後治療を受けた（MAGIC *NEJM* 2006; 355: 11-20）
- **術前カルボプラチン/タキソールと放射線治療（41.4Gy）**：5年OSで13%の上乗せ（47% vs. 34%）。生存期間中央値は49.4カ月 vs. 24カ月。R0切除率上昇（92% vs. 69%）（ROSS *NEJM* 2012; 366: 2074-2084）

■ 進行癌（Ⅳ）の治療
- 進行例の胃癌に準じて治療：胃癌の章を参照
- 第2選択化学療法：フルオロピリミジン，プラチナ，タキサン，イリノテカン，マイトマイシンC，アントラサイクリン，MTX，ビノレルビン，GEM（*Oncology* 2007; 21: 579-586）

■ 分子標的治療
- **EGFR**過剰発現（50〜80%），TKI & EGFR阻害抗体不活性
- GE接合部癌に対するトラスツズマブ，ラムシルマブ，rilotumumabを含むその他の分子標的治療に関しては胃癌の章を参照

胃癌

■疫学
- 2013年の米国における新規発症は推定21,600人（*CA Cancer J Clin* 2013; 63: 11-30）。全世界では989,600症例
- 西洋諸国では小弯, 噴門, 胃食道接合部に多く発生

■リスク因子
- *H. pylori*（cagA陽性）, 喫煙, アルコール, 肥満/高BMI, EBV, 放射線, 悪性貧血, 塩分摂取過多（*H. pylori*と相乗的）
- 前駆病変：腺腫様胃ポリープ, 異形成, 慢性萎縮性胃炎, 腸上皮化生

■病因
- 腸管型胃癌は前駆病変から進行しうる
- びまん型胃癌：Eカドヘリン発現の欠損により発癌

■遺伝学
- 家族性発症：胃癌全体の15%
- **Lynch症候群**：MMR遺伝子（MSH2, MLH1, MLH6, PMS1, PMS2）の生殖細胞系列変異
- **びまん性遺伝性胃癌**：Eカドヘリン（CDH1）の生殖細胞系列変異, 常染色体優性, 浸透度60〜80%, 予防的胃切除を考慮（*NEJM* 2001; 344: 1904-1909）
- **その他：Li-Fraumeni症候群, FAP, 若年性ポリポーシス, Peutz-Jeghers症候群**

■病理
- **腸管型**：腫瘍細胞は腺管形成しながら腫瘍の一部として胃壁を通して広がる
- **びまん型/印環細胞型**：細胞間接着分子を欠いた腫瘍細胞が腺管形成なく浸潤。非凝集性に胃壁全体に広がる。高い転移能。印環細胞は予後不良因子
- **その他**：管状癌, 乳頭状癌, 粘液癌, 腺扁平上皮癌, 小細胞癌, 未分化癌, 扁平上皮癌

■胃食道（GE）接合部のSiewert分類
- **Type I**：病変の中心がGE接合部の近位1〜5cm。**Type II**：GE接合部の近位1cm＆遠位2cm
- **Type III**：GE接合部の遠位2〜5cm（*Br J Surg* 1998; 85: 1457-1459）
  - **＊＊すべて食道癌として治療する**（AJCC 2010 7th ed）

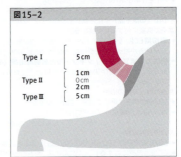

図15-2

■臨床所見
- 症状：体重減少, 腹痛, 早期満腹感, 消化管出血
- 症状発現より診断まで平均6〜9カ月
- 転移巣：肝, 腹膜, 所属外リンパ節に多い

■スクリーニングと予後
発症率の高い日本のみでスクリーニングプログラムあり

■病期分類と検査
- PET/CT：骨や肝への微小遠隔転移を検出することがある（約10%）, 特に局所進行例で考慮
- EUS：Tステージの確認（深達度）。リンパ節の病期分類には効果が落ちる。可能ならEUSガイド下FNAのほうが有用
- 腹腔鏡と腹腔洗浄細胞診：約20%の患者で転移あり
- T=腫瘍浸潤の深達度（T1：粘膜固有層, 粘膜筋板, 粘膜下層；T2：固有筋層；T3：漿膜下結合組織, 臓側腹膜あるいは隣接臓器への浸潤なし；T4：漿膜/臓側腹膜〔a〕または隣接臓器〔b〕）

- N＝所属リンパ節群での陽性リンパ節の数（N1：1〜2リンパ節，N2：3〜6リンパ節，N3a：7〜15リンパ節，N3b：16以上）。所属外リンパ節（肝十二指腸，門脈，傍大動脈など）＝遠隔転移（M1）
- Stage I：T1N1，T2N0。Stage II：T2〜3N1，T1〜2N2，T1N3，T3〜4aN0。Stage III：T4bN0，T4a〜bN1，T3〜4bN2，T2〜4bN3。Stage IV：M1（AJCC TNM staging 7th edition 2010）

■ 限局病変（Stage I〜III）

- 胃切除（亜全摘を推奨）。根治治療ではあるが50％以上が再発
- 目標はR0切除：マージン4cm以上の完全切除。R1：顕微鏡遺残病変あり（切除断端陽性）。R2：肉眼的遺残病変あり。約50％のみがR0となる
- D0：N1リンパ節の不完全郭清。D1：浸潤のある胃の近位または遠位部，あるいは胃全体のリンパ節郭清（遠位または全切除），大小弯リンパ節を含む。D2：D1＋腹腔・胃肝・脾リンパ節郭清（適切な病期分類には15〜30リンパ節が必要）
- D2郭清が標準。D1郭清と比べて局所再発率低下，癌関連死亡率低値（37％ vs. 48％）（*Lancet Oncol* 2010; 11: 439-449）

■ 補助療法：局所病変

- **術後5-FU/LV＋RT（45Gy）**：手術単独と比較してOS中央値36カ月 vs. 27カ月，D1郭清＜50％（INT-0116 *NEJM* 2001; 345: 725-730）
- **周術期ECF**：5年OS 13％上昇（36％ vs. 23％），術後治療は忍容性から困難（MAGIC *NEJM* 2006; 355: 11-20）
- **術後経口フルオロピリミジン単独**：3年OS 80.1％ vs. 70.1％（*NEJM* 2007; 357: 1810-1820）
- **術後Cap＋OX**：3年DFS 74％ vs. 60％．OSデータは未決定（CLASSIC *Lancet* 2012; 379: 315-321）
- **術後Cap＋CIS＋RT（45Gy）**：Cap/CIS単独に比べてDFS有意差なし（全症例でD2郭清）。リンパ節転移ありのサブグループではDFS↑の可能性（ARTIST *J Clin Oncol* 2012; 30: 268-273）

■ 進行癌（Stage IV）治療

- 5-FU＆CIS（OX）±ドセタキセル（OS 9.2カ月 vs. 8.6カ月（*J Clin Oncol* 2006; 24: 4991-4997））またはエピルビシン
- **ECF＝ECX＝EOF＝EOX**：OS中央値それぞれ9.9カ月，9.9カ月，9.3カ月，11.2カ月。非劣性試験（*NEJM* 2008; 358: 36-46）
- 第2選択化学療法：イリノテカン vs. 最良支持療法（BSC）ではOS延長，4カ月 vs. 2.4カ月（*Eur J Cancer* 2011; 47: 2306-2314）。ドセタキセルとイリノテカンにOSの差はなし（5.2カ月 vs. 6.5カ月），双方がBSC（3.8カ月）よりOS良好（*J Clin Oncol* 2012; 30: 1513-1518）

■ 分子標的治療

- **トラスツズマブ**（HER2モノクローナル抗体）：**HER2陽性胃/胃食道接合部腺癌（約20％）**に対する第1選択。FDA承認。フルオロピリミジン/CISへの上乗せでOS中央値改善（13.8カ月 vs. 11.1カ月），PFS改善（ToGA *Lancet* 2010; 376: 687-697）
- **ラムシルマブ**（VEGFR-2モノクローナル抗体）：進行例の胃/胃食道接合部腺癌に対する第2選択治療。BSCに対してOS中央値改善（5.2カ月 vs. 3.8カ月），PFS改善（2.1カ月 vs. 1.3カ月）（REGARD 2013 *ASCO* Abstract LBA5）
- **rilotumumab**（肝細胞増殖因子／分散因子〔HGF/SF〕モノクローナル抗体，MET経路を阻害）：進行例の胃/胃食道接合部腺癌の第II相試験における7.5mg/kgまたは15mg/kg＋ECX vs. プラセボ＋ECXの比較では，PFS改善（5.6カ月 vs. 4.2カ月），OS中央値改善（11.1カ月 vs. 8.9カ月）（p＝0.22）（*J Clin Oncol* 30（suppl.）2012; Abstract 4005）

虫垂癌と小腸癌

虫垂癌*

■ 疫学 & 分類
虫垂はまれな腫瘍である。通常は偶発的に発見される（虫垂切除の1%にみつかる）& 全腸管悪性新生物の1%未満（0.12症例/1,000,000）

主な組織タイプ：
- カルチノイド
- 腺癌
- 腺カルチノイド（ゴブレット細胞癌）
- 囊胞腺腫
- 囊胞腺癌

上皮性腫瘍：虫垂の原発腫瘍としては腺癌が多い。腺癌には3つのタイプがある：
- 粘液性腺癌（最も多い）
- 腸型
- 印環細胞腺癌（頻度は低い．SEERデータベース，NCI）

虫垂腺癌は生物学的に結腸の腺癌に類似。印環細胞型は予後不良

粘液性虫垂腫瘍は，低悪性度の良性粘液性囊胞腺腫から高悪性度の浸潤性悪性腫瘍までの幅がある。囊胞腺腫は虫垂粘液細胞へと進展しうる & 播種性の腹膜粘液性腫瘍として再発 ➡ **腹膜偽粘液腫**，腹膜への粘液性インプラントで特徴的な "jelly belly" がみられる。粘液性腫瘍は腹膜播種の傾向がある

まれな**粘液性囊胞腺癌**は虫垂壁または腹膜粘液の上皮細胞を通した浸潤により同定される

■ 臨床所見，病期分類，予後
症状 / 徴候：
- 虫垂腺癌はしばしば急性虫垂炎として発見
- 腹痛，腹水，腹部腫瘤，腹囲増加を伴うことがある
- 進行例では癌性腹膜炎や腹膜偽粘液腫での消化管閉塞

CT所見：粘液囊胞は明瞭な腫瘤として通常は右下腹部，盲腸に隣接してみられる。壁在結節は囊胞腺癌を示唆する所見。腹膜偽粘液腫では小腸の中央の圧排を伴う腫瘍の周辺局在が特徴的

病期分類は虫垂癌のAJCC TMN分類に基づいて行う

予後：虫垂腺癌の**5年生存率**：
- Stage Ⅰ 81.1%
- Stage Ⅱ 52.6%
- Stage Ⅲ 32.9%
- Stage Ⅳ 22.7%（SEER，1973〜2005）

予後は組織型により異なる。5年生存率は粘液性58%，腸型55%。印環細胞型は最も予後不良（27%）

■ 管理
虫垂上皮性腫瘍：
  虫垂切除：単純な粘液囊胞，囊胞腺腫，一部の囊胞腺癌（術中に腫瘍破裂させないことが重要）

---

*：本節は腺癌にフォーカスしながら虫垂癌の概要を述べる（カルチノイドやリンパ腫を含む他の腫瘍タイプは別の場所で議論する）

右半結腸切除：腸間膜浸潤のある嚢胞腺癌，複合型粘液嚢胞で回腸末端や盲腸を巻き込むもの，嚢胞腺癌，ゴブレット細胞癌

腺癌
右半結腸切除が標準治療。術後補助化学療法は前向きランダム化試験がなく，役割は不明。リンパ節転移陽性の腸型腺癌に対しては一般的に5-FUベースの補助化学療法が推奨

データはリンパ節転移陽性の結腸癌に対する術後補助化学療法の試験から推定。腹膜播種に対する適切な治療は不明。一部の患者には外科的な腫瘍減量術が行われる

転移症例に対する全身化学療法の有効性は前向き試験がなくはっきりしない。NCCNガイドラインに虫垂腺癌の項目はなく，大腸癌に準じた化学療法が行われる（5-FU&プラチナ：結腸癌を参照）

腹膜偽粘液腫：症状のある患者には繰り返しの腫瘍減量手術を推奨（根治にはならない）。腹腔内&骨盤病変の最大限の腫瘍減量術や，**IPHC**を用いたより積極的な治療が行われているセンターもある。しかし，このアプローチは標準的治療として広く受け入れられているわけではない

粘液性の虫垂腺癌の最適治療は前向き試験がなくはっきりしない。選択肢としては，腫瘍減量術，全身化学療法，術中**HIPEC**（術中腹腔内温熱化学療法）や**EPIC**を含めた腹腔内化学療法などがある

小腸癌*

■ 疫学
- 小腸の悪性腫瘍は**まれ**。米国ではおよそ新規患者8,000人，毎年1,150人が死亡
- 小腸癌は全消化管悪性新生物のおよそ2%。米国では全癌種の0.4%未満
- 1994〜2000年の間に発症率の上昇がみられる（14.8/100,000）。アフリカ系米国人で頻度が高い，男性に多い（男女比は1.5：1）
- 診断時の平均65歳
- 小腸腫瘍の主な組織型：腺癌（45%），カルチノイド（29%），リンパ腫（16%），肉腫（10%）（SEER Program, NCI 1987）

■ リスク因子と病態生理
- ほとんどの小腸癌の病因は不明。ほとんどの小腸腺癌は腺腫より進展。腸管腔での発癌物質への曝露により体細胞変異の段階的蓄積が関与していると考えられる
- いくつかの**遺伝性癌症候群**が小腸腺癌早期発症の素因になっている（症例の10%未満）：
HNPCC
FAP
Peutz-Jeghers症候群
- 結腸腺癌患者は小腸腺癌のリスクが高い。反対に小腸癌患者は，結腸，直腸，十二指腸乳頭，子宮内膜，卵巣の二次癌のリスクが高い
- **慢性粘膜炎症**（慢性IBD〔Crohn病含む〕）も小腸の腺癌とリンパ腫のリスク因子
- **食事**（赤身，燻製，飲酒），喫煙，肥満

---

*：本節では小腸腺癌にフォーカスした説明を行う（小腸のNET，カルチノイド，リンパ腫，肉腫などは他で議論する）

- 小腸腺癌の多くは**十二指腸**にみられる。おそらくは小腸を通過する発癌物質の代謝，あるいは膵胆管分泌物や発癌物質との相互作用が原因である。例外は**Crohn病**で，70%以上の腺癌が回腸に起こる。**Celiac病**では空腸 / 回腸

■ 臨床所見
- **症状 / 徴候**：非特異的な症状のため早期発見は困難。多くは進行例として診断
- 症状はあいまいで，腹痛，体重減少，悪心 / 嘔吐，貧血，消化管出血，消化管閉塞などが含まれる
- 十二指腸腺癌では**胃流出路閉塞**のため嘔吐することが多い

■ 病期分類と予後
- 小腸腺癌のStageごとの**5年生存率**（SEERデータベース）
  Stage I 85%
  Stage II 69%
  Stage III 50%
- リンパ節評価数が強力な予後因子（>8リンパ節の評価により**5年生存率改善**）：
  Stage I 95%
  Stage II 83%
  Stage III 56%
- 他の予後因子：腫瘍発生部位（十二指腸癌は空腸・回腸より予後不良），リンパ節＆遠隔転移の存在
- 予後不良因子：切除断端陽性，リンパ管 / 血管浸潤，T4腫瘍，リンパ節・遠隔転移あり
- 小腸腺癌は一般的に，同じStageの結腸癌に比べて5年生存率は悪い

■ 管理
- **限局病変**：切除可能（診断時で65〜75%）であれば原発腫瘍＆所属リンパ節を含めた腸間膜の**広範囲区域切除**による管理。補助療法の必要性について病期情報を提供（下記参照）
  - **膵十二指腸切除術**：十二指腸第一部および第二部の腫瘍に推奨。空腸や近位回腸の腺癌は広範囲切除
  - **右半結腸切除**：回腸末端腫瘍
  - **全身補助療法**：全身補助療法の前向きデータなし。小腸腺癌完全切除のリンパ節陽性例ではOXベースレジメン（FOLFOX）が推奨されるが，これはリンパ節陽性の結腸癌で生存利益が得られたことから類推されたものである（結腸癌の章とMOSAIC試験参照）
- **切除不能または転移症例**：一般的には全身化学治療が行われるが，これは結腸癌のNCCNガイドラインに従った結腸直腸癌の転移例に対する治療に基づいたものである
- 小腸腺癌の進行例に対する標準的な第1選択治療レジメンまたはNCCNガイドラインなし（前向きランダム化試験が不足）
- 全身化学治療は結腸癌に準じて行われている：5-FU＋プラチナ製剤（FOLFOXやCapOXなど）
- 進行例では消化管閉塞や出血を抑えるために原発巣の緩和的切除を行うことがある
- 放射線治療は十二指腸癌の局所コントロールとして行われることがある。十二指腸閉塞の非外科的な緩和目的に内視鏡的なステント留置が行われることもある

Note

結腸癌

■ 疫学
- 結腸直腸癌の米国における新規症例は143,460例/年。結腸103,170例,直腸40,290例
- 年間51,690人が死亡。全癌死亡の9%
- オーストラリア,ニュージーランド,ヨーロッパ,北米で高頻度

■ リスク因子
- **年齢**:40〜50歳で増加 & 以後年齢と共に上昇
- **家族性症候群**:FAP,HNPCC,MUTYH関連ポリポーシス,Peutz-Jeghers,若年性ポリポーシス
- **大腸癌,大腸腺腫性ポリープの個人既往あるいは家族歴**
- **炎症性腸疾患**:潰瘍性大腸炎 > Crohn病。初回診断から8〜10年での癌発症が多い
- **その他**:腹部放射線照射,人種/民族(アフリカ系米国人で高頻度),先端巨大症,長期間の免疫抑制,糖尿病,アルコール,肥満,運動不足,胆嚢摘出,アンドロゲン療法,喫煙,低繊維食

■ 予防
- **低用量アスピリンとNSAIDS**:アスピリンとNSAIDSには結腸腺腫 & 大腸癌の予防効果の可能性
- **食事**:赤身の肉を避けることやカロリー制限により予防効果の可能性

■ 遺伝学
- **FAP**(APCがん抑制遺伝子の変異):1%未満。結腸癌の発症頻度は45歳までに90%。バリアント:軽症型FAP(attenuated FAP:AFAP),Gardner症候群(+骨 & 軟部組織腫瘍),Turcot症候群(+脳腫瘍)
- **HNPCC**(DNA MMR遺伝子の変異):診断の平均年齢48歳,浸透度は変異遺伝子に依存して40〜80%。結腸以外の癌も多い:子宮内膜,胃,卵巣,小腸,肝胆管,腎盂,尿管

■ 病理
- **腺腫-癌シークエンス**(adenoma-CA sequence):最も多い発症経路。腺腫から平均10年をかけて進展(Cell 1990; 61: 759)。遺伝学的変異(例,APC,p53)の蓄積が発癌を誘導。大腸癌のリスク上昇因子:腺腫のサイズ & 数↑,組織型(絨毛 > 管状)
- **鋸歯状ポリープ経路**(CpGアイランドメチル化形質〔CIMP〕):鋸歯状腺腫を通した大腸癌発生の別経路

■ 分子細胞学分類
- **染色体不安定性**(遺伝性または散発性):がん遺伝子の機能獲得変異(KRASなど)& がん抑制遺伝子の機能喪失変異(APC,p53,DCC,SMAD4,SMAD2など),MSIはなし
- **CIMP**(鋸歯状ポリープ経路):
  - MLH1などのMMR遺伝子のプロモーターの過剰メチル化,BRAF変異の頻度が高い。高MSI腫瘍
- **Lynch/HNPCC**(遺伝性,MLH1,MSH2,MSH6,PMS1などのMMR遺伝子の変異に続発):高MSI,染色体不安定性(−),BRAF変異(−)

■ 臨床所見
- **遠位結腸**:血便,腹痛,閉塞,下痢
- **近位結腸**:鉄欠乏性貧血,下血,血便,閉塞(まれ)
- **転移**:右下腹部痛,腹水,体重減少,疲労
- **その他の症状**:局所浸潤部位(膀胱,小腸)からの症状,憩室炎と類似することがある,不明熱,S. bovis菌血症 & C. septicum敗血症

■ 平均リスク集団のスクリーニング
- **ほとんどのガイドラインの推奨**:下部消化管内視鏡検査(CS)を50歳から5〜10年ごと,高い感受性 & 特異性,RCTで死亡率↓(NEJM 2012; 366: 687)
- **その他のオプション**:CTコロノグラフィー5年ごと,軟性S状結腸鏡検査5年ごと,便潜血検査(FOBT)を1年ごと,便潜血免疫化学的検査(FIT)を1年ごと,糞便DNA検査

■ 高リスク集団のスクリーニング
- **Lynch症候群（LS）**：遺伝カウンセリング。25歳から，または最も早い結腸癌より2～5年前からCS1～2年ごと。全結腸切除を考慮
- **遺伝性ポリポーシス症候群**（FAP, MUTYH, Peutz-Jeghers, 若年性ポリポーシス）：遺伝カウンセリング。10歳代より1～3年ごとのCS（臨床所見＆症状に応じて）。早期の全結腸切除
- **腺腫性ポリープの既往**：5年（進行例または＞2のポリープでは3年）以内にCS
- **炎症性腸疾患**：発症から8～10年後にCS。以後1～2年ごと
- **家族歴**：大腸癌または腺腫が60歳未満の第一度近親者に存在する場合，CSを40歳もしくは最も早期発症年齢より10年前の早いほうから開始

■ 診断的評価
- 大腸内視鏡検査（CS）
- 胸部から骨盤までのCT
- CEA，肝機能評価
- 転移症例では*KRAS*変異の確認
- 50歳未満患者ではMSIテストまたはMMRタンパク質の免疫組織化学検査
- 肝転移が疑わしければ肝MRI

■ 病期分類＆予後

結腸直腸癌の病期分類，予後，治療					
Stage	T	N	M	5年生存率（%）	治療
I	T1～2	N0		93	手術単独
ⅡA	T3	N0		85	手術±補助化学療法[a]
ⅡB	T4	N0		72	手術±補助化学療法[a]
ⅢA	T1～2	N1		83	手術＋補助化学療法（5-FU/Cap＋OX）（MOSAIC *NEJM* 2004; 350: 2343）
ⅢB	T3～4	N1		64	
ⅢC	T1～4	N2		44	
Ⅳ			M1	5	化学療法±手術[b]

a：5-FU術後補助療法では4%の絶対利益（QUASAR *Lancet* 2007; 370: 2020）＆リスク不良因子（リンパ管浸潤，神経周囲浸潤，低分化型，＋LN，穿孔，臨床的閉塞，適切でないLNサンプリング〔＜12〕）のある患者にもベネフィットの可能性

b：肝あるいは肺限局の転移患者では，化学療法併用の転移部切除にベネフィットの可能性

■ 初回治療後サーベイランス
- 5年間，6カ月ごとに診察およびCEAチェック
- 5年間，1年ごとに胸部／腹部／骨盤のCT
- 1年以内にCS；進行性の腺腫の再発が3年ない場合，以降は5年ごと

■ 進行例＆転移症例への化学療法
- **用語の定義**：**FOLFOX**：静注5-FU/LV＋OX；**FOLFIRI**：静注5-FU/LV＋イリノテカン；**CapeOX**：Cap＋OX
- **第1選択**：5-FU/LV静注；Cap；FOLFOX（*J Clin Oncol* 2004; 22: 23）；CapeOX；FOLFIRI（*J Clin Oncol* 2007; 25: 4779）±Bev（*J Clin Oncol* 2007; 25: 1539, *J Clin Oncol* 2007; 25: 4779）またはFOLFOX±パニツムマブまたはFOLFIRI±セツキシマブ/パニツムマブ（CRYSTAL *NEJM* 2009; 360: 1408, *J Clin Oncol* 2010; 28: 4697）
- **第2選択**：以前にFOLFOXを受けていた患者はFOLFIRIまたはイリノテカン；以前にFOLFIRIを受けていた患者はFOLFOX/CapeOX；以前に5-FU/LVまたはCapを受けていた患者はFOLFOX/CapeOX/FOLFIRI。すべてのレジメン±Bev/zivアフリベルセプト，イリノテカンベースレジメン±パニツムマブ／セツキシマブ
- **第3選択**：イリノテカン±パニツムマブ／セツキシマブ（BOND *NEJM*; 351: 337）またはパニツムマブ／セツキシマブ単剤，またはレゴラフェニブ単剤
- FOLFOX，OXの治療開始3～4カ月で神経毒性が強ければ，病勢進行まで中止してもよい（OPTIMOX1 *J Clin Oncol* 2007; 25: 3224）
- 抗EGFRと抗VEGFの**併用抗体療法**は無効
- ***KRAS*変異癌**に抗EGFR治療は無効

直腸癌

- ■ **疫学**
- 結腸癌を参照
- ■ **リスク因子**
- 結腸癌を参照
- ■ **遺伝学**
- 結腸癌を参照
- ■ **病理**
- 結腸癌を参照
- ■ **臨床所見**
- 結腸癌を参照
- ■ **スクリーニング**
- 結腸癌を参照

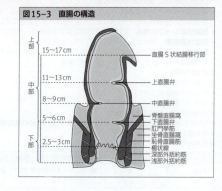

図15-3 直腸の構造

- ■ **一般的な診断的評価**
- 大腸内視鏡検査
- 胸部〜骨盤のCT
- LFT, CEA
- 転移例では *KRAS* 変異状態
- 50歳未満の患者では **MSI テスト**または MMR タンパク質の免疫組織化学検査

■ **局所病期分類の診断的評価**
- **経直腸超音波検査(TRUS)**：T1/2 vs. T3 腫瘍の鑑別に有用（正確性80〜95%）、検査者の技術による。腫瘍の深部浸潤や遠隔腸骨リンパ節評価には不適
- **MRI**：環状側切除断端または外科的剥離断端の評価に優れる（MERCURY *BMJ* 2006; 333: 779）、検査者の技術への依存性は低い。腫瘍狭窄や骨盤内遠隔リンパ節評価も可能
- 両様式からは相補的な情報が得られる
- **CT**：遠隔転移評価に有用。局所腫瘍やリンパ節病期評価には限定的
- **PET**：局所評価に対しては重要な付加情報はないが、放射線治療計画での局所腫瘍に対しては有用となりうる

■ **病期分類と治療**

| 臨床病期分類をもとにした直腸癌の治療 |||||
Stage	T	N	M	治療
I	cT1[a]	cN0		手術単独（局所切除）
I	cT2	cN0		手術単独（直腸間膜全切除（TME））
ⅡA	cT3	cN0		5-FU または Cap の術前補助化学療法の後に切除、その後補助化学療法（*NEJM* 2004; 351: 1731）
ⅡB	cT4	cN0		
ⅢA	cT1〜2	cN1		
ⅢB	cT3〜4	cN1		
ⅢC	cT1〜4	cN2		
Ⅳ			M1	化学療法±手術[b]

a：T1〜2, N0 は TRUS または MRI による評価に基づく。病理的病期分類が>T2, LN 陽性、または高リスク因子がある場合には、補助化学療法＆化学放射線治療（順序はいずれでも）が推奨。高リスク因子：切除断端陽性、リンパ管浸潤、神経周囲浸潤、低分化腫瘍、深部粘膜下浸潤

b：肝あるいは肺限局の転移患者では、化学療法併用の転移部切除にベネフィットの可能性

■ 外科手術の基本方針
- **直腸間膜全切除（TME）**：直腸周囲疎性組織の切除（直腸間膜の側方および周囲を十分な剥離断端をつけて切除）。局所コントロール改善＆生存率↑（*Lancet* 1993; 341: 457）
- **所属リンパ節郭清**：直腸間膜＆所属リンパ節（>12）の郭清

■ 外科手術＆基準
- **局所切除**：経肛門，経括約筋，後方傍仙椎アプローチ
  基準
  T1の癌
  放射線検査でLN浸潤なし
  中位～遠位直腸
  腫瘍径3cm未満＆腸の円周の30%未満
  境界明瞭
  高リスク因子（未分化，リンパ管浸潤，神経周囲浸潤など）なし
  術後フォローがしっかりしている
- **括約筋温存術（低位前方切除，結腸肛門切除など）**：S状結腸＆直腸を正常遠位断端レベルまで切除
  基準
  粘膜下層を超えて浸潤した直腸癌
  遠位断端が陰性
- **腹会陰式直腸切断術（APR）**：永久的結腸瘻造設術を伴うS状結腸，直腸，肛門の切除
  基準
  括約筋温存術では遠位断端陰性が得られない症例
  局所再発に対する救済手術あるいは進行例の直腸癌

■ 放射線（RT）＆化学放射線治療（CRT）
- 補助RTは局所再発は減少させるが，OSベネフィットはない
- 補助CRTはRT単独に比べてOSベネフィットがある（*NEJM* 1994; 331: 502）
- 術前補助CRTは術後補助CRTに比べて局所再発率↓と治療忍容性には優れるが，OSへのベネフィットはない（*NEJM* 2004; 351: 1731）
- 持続静注5-FU併用の術前補助CRTは，RT単独に比べ奏効率＆局所コントロールに優れる（*NEJM* 2006; 355: 1114）
- RT中の5-FUに対する**オキサリプラチンやイリノテカンの上乗せ効果はない**
- Cap併用の術前補助CRTと持続静注5-FU併用術前CRTは同等の効果（*Lancet Oncol* 2012; 13: 579）
- **現在のガイドライン**：持続静注5-FU併用またはCap併用の術前補助CRT（45～50Gyを骨盤へ25～28分割）

■ 初期病変への補助化学療法
- 術前CRT後の補助化学療法にはベネフィットの直接的なエビデンスなし。しかし，結腸癌のデータに準じて**FOLFOXまたはCapOXが推奨**（MOSAIC *NEJM* 2004; 350: 2343）
- 切除後の病理的結果にかかわらず**術前治療を受けた全ての患者**は術後治療の適応になる

■ 初期治療後のサーベイランス
- 5年間，6カ月ごとに診察，CEAチェック
- 5年間，1年ごとに胸部/腹部/骨盤のCT
- 1年以内に大腸内視鏡検査。進行腺腫の再発が3年なければ以降は5年ごと
- 低位前方切除患者では吻合部位の内視鏡検査を6か月ごと

■ 進行例＆転移症例への化学療法
- 結腸癌参照

肛門癌

■ 疫学
- 2012年では6,230の新規症例＆約780人の死亡
- 1970年代〜2000年代で頻度は増加傾向（男性1.9倍，女性1.5倍）
- **HPV感染**，肛門性交，男性同性交渉，性行為感染症，子宮頸部/外陰膣癌，免疫抑制（移植あるいはHIV），造血器腫瘍，自己免疫疾患，喫煙などが随伴
- HPV（エンベロープをもたないdsDNAウイルス）が最も多い原因病原体：HPV DNAが84%で検出される（通常はHPV-16，HPV-18）
- HPVの罹患率は男性同性交渉集団で上昇（HIV陽性男性の1/3，HIV陰性男性の1/8で検出）
- HAART療法はHIV関連の生存期間を改善させるが，肛門癌の進行への効果はない。このことがHIV陽性患者における最近の肛門癌の罹患率上昇（19→78/100,000）に寄与している
- HPVワクチンが効果的なようだが，ルーチンで行われているわけではない（*NEJM* 2011; 365: 1576）。高解像度の肛門鏡検査＆HPVテストのスクリーニング手段としての有用性は未確立

■ 臨床所見
- **症状**：45%に直腸出血，30%に腫瘤症状
- 診断時には癌の1/2が局在（5年OS 80%）；29%が所属リンパ節浸潤（5年OS 60%）；12%が遠隔転移（5年OS 31%）
- 前癌状態の低Grade AIN I ➡ 高Grade（AIN II〜III）➡ 癌という発癌の段階モデルは，子宮頸癌モデルと比べ十分に確認されてはいない；進行速度は遅く，AINに対するアブレーション治療の役割ははっきりしていない（*Lancet Oncol* 2012; 13: 487）
- 解剖学的部位は肛門直腸輪＆肛門縁により分けられる：**肛門管**➡肛門直腸輪と肛門縁の間；**肛門辺縁**➡肛門縁＆半径6 cmの周辺の皮膚を含む

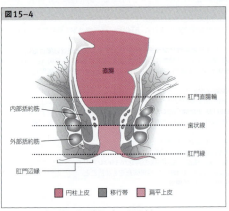

図15-4

Devita: Principles & Practice of Oncology 2011より

- **リンパドレナージ**：歯状線より近位➡肛門直腸，直腸周囲，傍脊椎リンパ節，場合によってはより近位の内腸骨，下腸間膜。歯状線より遠位➡浅鼠径リンパ節
- **転移部位**：肝臓，肺，骨盤外リンパ節

■ 病理と分子生物学
- **HPV E2ペプチド**：HPV DNAをクロマチンに付着させ，安定したウイルス産生を可能にする
- **HPV E6ペプチド**：p53の分解を仲介，細胞周期停止とアポトーシスを阻害；またNFX1-91テロメラーゼ抑制因子の分解を仲介
- **HPV E7ペプチド**：pRbを不活性化，細胞周期の進行を促進
- ほとんどの肛門癌の組織型は**扁平上皮癌**。組織学的バリアント（角化，非角化，類基底）で治療/予後の変化なし
- 肛門腺癌＆肛門悪性黒色腫はそれぞれ直腸腺癌＆悪性黒色腫のガイドラインに従って治療する

■ 検査と病期分類
- 初期検査は直腸診,肛門鏡検査,超音波検査,鼠径リンパ節検査,腹部/骨盤のCTあるいはMRI,胸部X線/CT,HIV/CD4検査,婦人科的検査。PET/CTを考慮
- **Stage 0**:上皮内癌(Bowens,高度扁平上皮内病変,AIN Ⅱ〜Ⅲ)。**Stage Ⅰ**:腫瘍≦2cm(T1)。**Stage Ⅱ**:腫瘍2〜5cm(T2)または>5cmで膣,尿道,膀胱への浸潤なし(T3)。**Stage ⅢA**:T1〜T3&直腸周囲リンパ節浸潤(N1),または膣,尿道,膀胱への腫瘍の浸潤(T4)+N0。**Stage ⅢB**:T4N1,または片側の内腸骨リンパ節or鼠径リンパ節浸潤(N2),またはN3(直腸周囲&鼠径,または両側内腸骨/鼠径リンパ節)。**Stage Ⅳ**:遠隔転移(M1)
- 臨床的にリンパ節浸潤が疑われる場合はFNAによる生検考慮

■ 管理:非転移症例
- **第1選択治療**:1970年代の**Nigroプロトコール**がそれまでのAPRと比較して標準治療としての化学放射線治療を確立。化学放射線治療は放射線治療単独より優れる(*J Clin Oncol* 1997; 15: 2040)

RTOG 98-11スケジュールを用いた化学放射線治療プロトコール				
週(日)	1(1〜4)	2〜4(5〜28)	5(29〜33)	
化学療法	5-FU 1〜4日		5-FU 1〜4日	
	MMC 1日		MMC 1日	
XRT	1〜5日に分割して週ごと,トータルで45Gy			ブースト*:10〜14Gy/5〜7日

*:Stage N1,T3〜T4,残存病変のあるT2はブーストを行う(*JAMA* 2008; 299: 1914)

- **化学療法**:上記のように5-FU静注とMMCのボーラス(*J Clin Oncol* 1996; 14: 2527);70%が6カ月間の局所コントロール
- **放射線治療**:用量は≦59Gyで十分。高用量放射線治療や導入化学療法に付加的なベネフィットなし(ACCORD-03 / *Clin Oncol* 2009; 27: 4033)。治療の中断は最小限とするが,急性直腸肛門炎,会陰皮膚炎,血球減少により必要になることがある。慢性の副作用には肛門潰瘍,狭窄,壊死がある
- RTOG 98-11プロトコールが一般に使用される:原発腫瘍には45〜59Gy&骨盤,肛門,会陰,鼠径リンパ節には30.6〜45Gy。**強度変調放射線治療(IMRT)**:準備的試験では毒性↓で奏功率同程度(*J Clin Oncol* 2007; 25: 4581);IMRTは経験豊富なセンターでのみ受容可能("marginal-miss"[辺縁部の過少照射]による局所コントロール低下は避けなければならない)
- X線放射線治療(XRT)後の女性は骨盤骨折リスクが3倍上昇
- 女性では膣狭窄を減少させるため膣拡張器を考慮
- 治療後のフォローアップ:直腸診を8〜12週で繰り返し,CRなく退縮の場合は4週ごとに繰り返す。CRの場合は直腸診,肛門鏡,鼠径リンパ節検査を3〜6カ月ごと5年間。T3/T4,リンパ節陽性,退縮が遅い場合は胸部〜骨盤CTを1年ごと3年間
- セツキシマブあるいはCap/OXの役割の評価に関する臨床試験が進行中
- HIV患者(特にCD4≧200/mm^3)は同様のプロトコールで治療。データは同程度のORRとOSを示すが,皮膚毒性と局所再発上昇

■ 管理:肛門辺縁癌
- **早期Stage(T1N0),高分化**:外科的切除&切除断端陰性のために必要なら再切除
- **より後期/切除断端陽性**:化学放射線治療を用いる(上述)

■ 管理:難治性/再発および転移症例
- **生化学で進行を確認**&CTやPETで再度の病期分類
- 局所的に進行の場合,結腸瘻造設術を伴う救済APRへ進む(肛門,直腸,S状結腸の一部,所属リンパ節の切除)(*Ann Surg Oncol* 2007; 14: 478)。5年OSは39〜64%
- 切除不能/転移には,第1選択の標準治療はCISベースレジメン,5-FU静注1,000mg/m^2/日を1〜5日&CIS100mg/m^2/2日を4週ごと(*Bull Cancer* 1999; 86: 861)。必要に応じて用量とスケジュールを調整
- 肛門癌での転移部切除術を支持するエビデンスなし
- 引き続く治療に関しては臨床試験が望ましい

基底細胞癌（BCC）・扁平上皮癌（SCC）

■ 疫学
- 米国では最も多い癌；非悪性黒色腫の皮膚癌としてひとくくりにされる
- BCCはSCCより5倍多い
- まれに転移し，局所進行・美容面で問題となるほどに形態を損なう症例もある；そのような症例に遭遇する可能性はSCCでより高い

■ リスク因子/病理
- **日光**：UVB（紫外線β波，280〜315nm）はSCCと強く関連；BCCとの関連はより複雑
- 色白の者はより高リスク
- 若年での放射線曝露
- 長期のPUVA曝露
- 免疫抑制（臓器移植）
- SCCではHPV（16, 18, 31, 33, 38）や化学的発癌物質もリスク因子に含まれる
- SCCはケラチノサイトから発生する
- BCCはほとんどの場合，原始毛球（primitive hair bulb）で分化した上皮細胞に由来する

■ 遺伝学
- BCCの遺伝子変異には*PATCH*遺伝子や**ソニックヘッジホッグシグナル伝達経路**が関与 ➡ 転写因子Gli 1の過剰発現
- がん抑制遺伝子*p53*に出現するUV誘導性の特定の変異
- BCC，SCCの素因となる**遺伝性症候群**：アルビノ，色素性乾皮症，基底細胞母斑症候群
- 基底細胞母斑症候群（Gorlin-Goltz症候群とも呼ばれる）

基底細胞母斑症候群	**常染色体優性**：9q22.3に位置する*PATCH*遺伝子の変異 小児期からBCC多発 掌蹠の瘢痕，頬上皮囊胞，脂肪腫 発達異常：上顎・下顎の歯原性囊胞，歯牙欠損，分岐肋，側弯症，両眼隔離症，前頭隆起 **関連する腫瘍**：髄芽腫，卵巣・心臓の線維腫，腸間膜リンパ囊胞

■ 臨床所見
- **頭頸部への発症が最も多い（80%）**＆再発も体幹や四肢と比べて起きやすい
- SCCは粘膜からも発症するが，BCCは粘膜からは発症しない
- SCCは角化性丘疹やプラークとして痂皮や潰瘍を伴って出現する
- **SCCの前駆病変**：光線性角化症，皮角，角化棘細胞腫
- **Bowen病**：皮膚の上皮内SCC
- **基底有棘細胞癌**：BCC＆SCCの組織が混在；SCCに準じて分類＆遠隔転移のリスクはSCC成分によって決まる

BCCのタイプ	
結節（潰瘍）型	最も多い分類 真珠様，血管拡張性の円状の結節で，しばしば中心性潰瘍を伴う
表在型あるいは多中心型	平坦な赤色の斑で通常体幹に出現；放射線照射歴やヒ素曝露歴がある患者に多い
色素沈着型	結節型＆表在型BCCでも色素沈着はみられるが，より肌の色が濃い人に多い
硬化型	萎縮性の斑状病変，鼻や耳の周囲に発生するのが典型的
貫通性潰瘍	非常に進行の速いBCCで，皮下への浸潤性が強い。しばしば致死的だがまれ

■ 診断
- 粘膜を含む全身の皮膚診察
- リンパ節転移の評価（SCCの場合；リンパ節腫大がある場合はFNAやコア生検）
- 生検（真皮網状層を含めるべき）
- 進行例では画像診断（骨，神経，リンパ管・血管浸潤の評価）

■ 病期分類：BCCとSCC

Stage 0	上皮内癌
Stage I	腫瘍径≦2cm，高リスク因子<2
Stage II	腫瘍径>2cm，高リスク因子≧2
Stage III	上顎，下顎，眼窩，側頭骨のいずれかに浸潤を認め，リンパ節転移なし；または腫瘍径を問わず，同側のリンパ節に≦3cmの転移あり
Stage IV	同側のリンパ節転移が>3cm，両側または反対側のリンパ節転移，同側リンパ節に複数の転移，リンパ節転移径≧6cm，遠隔転移あり

高リスク因子：腫瘍の厚み>2mm，Clarkレベル*IV，神経周囲浸潤，耳介原発，唇原発，低分化・未分化

*訳注：ClarkレベルI：表皮内に限局，II：下層の真皮乳頭層内まで及ぶ，III：真皮乳頭層・網状層接合部まで及ぶ，IV：網状層まで及ぶ，V：皮下脂肪組織内まで及ぶ

■ 限局例への治療：BCC，SCC
- **外科切除と組織学的な断端コントロール**：術後断端評価，Mohs手術
- 低リスク病変では掻爬・電気凝固法
- 前SCC病変には凍結療法
- 区域リンパ節浸潤がある場合はリンパ節切除
- 補助放射線治療はリンパ節切除後の患者に適応；放射線治療の是非については議論がある；断端陽性例や神経周囲浸潤がある場合は考慮
- **表在治療（superficial therapy）**：5-FU，イミキモド，光線力学的治療

■ 遠隔転移例への治療：BCC
- 遠隔転移をきたす症例はまれ；全身化学療法が行われる
- 臨床試験への参加
- **vismodegib**，ヘッジホッグ経路の阻害薬で残存病変や遠隔転移に有効（*NEJM* 2012; 366: 2171）
- プラチナ製剤を用いた化学療法

■ 遠隔転移例への治療：SCC
- 治療報告は限られている；CISを用いた化学療法，セツキシマブ
- 臨床試験への参加
- 臓器移植後で免疫抑制治療を受けている患者の場合，可能なら免疫抑制薬の用量を調整することも考慮される

■ 予後とフォローアップ
- 限局例の予後は良好
- 生殖器や粘膜のSCCは予後不良
- 神経周囲浸潤例はBCCとSCCのいずれの場合でも再発リスクが高く，SCCでは転移のリスクも高い
- 高リスク例（免疫抑制治療中，臓器移植例）では頻繁な評価を行う
- 日光を避けたり自己皮膚チェックをすすめる
- BCCやSCCの既往がある患者は他の病変を生じるリスクも高い；年1回か2回の皮膚診察を行う

図16-1	図16-2
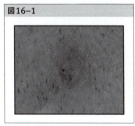	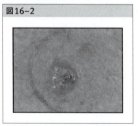
SCC, Allan Halpern（MSKCC）の厚意による	BCC, Allan Halpern（MSKCC）の厚意による

悪性黒色腫

■ 疫学
- **頻度**：米国では年間，新規に約76,000例が発症＆約10,000例が死亡
- 皮膚癌全体のなかに占める割合は少ないが（約4%），死亡率は皮膚癌のなかで最も高い
- 若年者を中心に発症率増加傾向
- **後天的なリスク因子**：多数のほくろがある，非典型的母斑，皮膚癌（悪性黒色腫，それ以外にかかわらず）の既往，第一度近親者の悪性黒色腫の既往，雀斑（そばかす），日焼けしやすい体質，UVA/UVBへの曝露（特に15歳未満），日焼けサロンの使用歴，赤毛，免疫抑制下
- **遺伝的なリスク因子**：遺伝性疾患との関連として：家族性異型多発母斑黒色腫症候群（*CDKN2A*, p16），色素性乾皮症（NERの変異），Li-Fraumeni症候群（p53），*RB1*，*BRCA2*，*PTEN*（Cowden症候群），*WRN*（Werner症候群），*BAP1*（眼球や皮膚の悪性黒色腫，中皮腫を引き起こす）

■ 病理
- **組織学的分類**
  - **表在型**（最も高頻度）：
    - 表在拡大型：最も高頻度，進行も速い
    - 結節型：真皮に浸潤し，予後不良
    - 悪性ほくろ型：中高年の日光曝露の多い部位に出現し，通常顔面に発症
    - 末端ほくろ型：アジア人やアフリカ系米国人に多く，手掌や足底に出現
    - 線維硬化性/神経向性：局所浸潤をきたす。遠隔転移の頻度は低いが脳神経への浸潤を生じる
  - **ブドウ膜**：虹彩や毛様体，脈絡膜のメラノサイトから発生
  - **粘膜**：粘膜表面のメラノサイトから発生（上咽頭，肛門管，腟など）
- **分子生物学的分類**
  悪性黒色腫の大多数はMAPK経路の過剰発現により惹起される
  - *BRAF V600*（約50〜60%）：V600E＞V600K。若年者で体幹の結節型/表在拡大型からの発症例で認められることが多い。ベムラフェニブやダブラフェニブ治療に反応する
  - *NRAS*（15〜20%）：特定の標的治療はまだない（MEK阻害薬が臨床試験中）
  - *KIT*：粘膜発症例，慢性的に日光曝露を受けた部位，四肢先端で過剰発現する（約20%）；GISTでの変異に近い
  - *GNAQ/GNA11*：表在型黒色腫では認められず，ブドウ膜発症例で認められる（＞80%）。ヘテロ三量体Gタンパク質受容体を活性化→MAPK経路活性化
  - その他の変異：*PIK3CA/AKT*，*PTEN*欠失，*NF-1*，*BAP1*

■ 臨床所見
- **症状：表在型**：ほとんどの悪性黒色腫は早期発見される；進行例の場合→リンパ節腫大，皮膚結節，肺・肝臓・腹腔内/腸間膜・脳などへの転移による症状が出現；**ブドウ膜**：偶発的に発見されるか視力異常で発見される；**粘膜**：粘膜出血
- **身体所見**：皮膚・粘膜の表在を観察；**ABCDEs**：非対称（**A**symmetry），辺縁不整（**B**orders irregular），色の濃淡（**C**olor variegated），直径＞5mm（**D**iameter＞5mm），核分裂像が多い（**E**volution）；遠隔転移の結果として生じるリンパ節や皮下転移の検索。黒色症→出現はまれだがメラニン産生の増加に伴う皮膚や尿の黒色化，予後不良を示唆
- **検査所見**：小球性貧血（消化管転移からの慢性的な出血を示唆）；LDH上昇

■ 診断的評価と病期分類

- 薄片生検よりもパンチ再検を推奨；薄片生検は腫瘍を横断する可能性があることと，深達度評価（T分類）が正確にできないリスクがある
- 病期評価には**胸部～骨盤CT**や**胸部CTとPET**を併用して行う（特に原発病変が四肢末端にある場合）。遠隔病変がある場合はFNAやコア生検
- Stage Ⅲ以上の場合，脳転移の除外目的にベースライン造影MRIを行う
- ブドウ膜発症例の評価・病期診断・治療は難しい

AJCCによる表在型悪性黒色腫の病期分類 (*JCO* 2009; 27: 6199)				
Stage (診断時の頻度)	T（腫瘍径）	N（リンパ節）	M（転移）	5年OS（%）
ⅠA/B	≦1mmまたは1.01～2mmで潰瘍形成なし	なし	なし	90～100
ⅡA～C （Ⅰ/Ⅱ＝80～85％）	1.01～2mmで潰瘍形成あり，または≧2.01mm	なし	なし	約50～80
ⅢA～C （10～15％）	T分類は問わず	所属リンパ節またはin-transit転移	なし	約20～70
Ⅳ（1A～1C） （5％）	T分類は問わず	N分類は問わず	遠隔転移	<10～40*

*：長期OSには緩徐進行性あるいは転移巣切除の適応患者が含まれる

■ 限局例の表在型悪性黒色腫（Stage Ⅰ～Ⅲ）の治療

- **原発巣の広範切除**：腫瘍の深達度が≦1mmならば1cm，それ以外ならば2cmの境界を確保する
- **センチネルリンパ節評価&生検**：Tc99によるリンパ節シンチ。通常＞1mmの病変に使用するが，＜1mmでも高リスクと考えられる症例には実施
- **リンパ節郭清**：センチネルリンパ節陽性であれば実施。OSを改善するかを主題とした第Ⅲ相試験も実施されている（*NEJM* 2014; 370: 599, *Br J dermatol* 2015; 172: 566）
- **術後補助療法・サーベイランス**：IFN-αはRFS改善；放射線治療は局所コントロールを改善するがRFS/OSの改善はみられない；臨床試験への参加；または経過観察（ⅡB～Ⅳの寛解例には継続しての診察・画像評価を行う）

■ 転移例の治療

- **転移巣の手術**：適切な患者では，長期OS 20～40％が得られる
- **免疫療法**：
  イピリムマブ（CTLA-4阻害抗体）：2つのRCTでOS↑（*NEJM* 2010; 363: 711, *NEJM* 2011; 364: 2517），効果は緩徐，免疫関連の有害事象（腸炎，皮膚症状，肝炎など）
  PD-1受容体：RR約30％（*NEJM* 2012; 366: 2443）
  IL-2：投与にはICUの準備が必要，2～6％の患者で長期の病勢コントロールや治癒
  養子細胞治療／腫瘍浸潤Tリンパ球療法：実験的治療だが，高い奏効率の報告あり
- **分子標的治療**：
  RAF阻害薬（ベムラフェニブ，ダブラフェニブ）：早期の奏効が得られ，RR 50～60％，DTICと比較してPFS↑，ベムラフェニブではOS↑も（*NEJM* 2011; 364: 2507）。二次性の角化棘細胞腫やSCCが皮膚に生じる
  MEK阻害薬（トラメチニブ，cobimetinib）：トラメチニブでOS↑（*NEJM* 2012; 367: 107）；BRAFi＋MEKiの併用がBRAFiより優れているとの報告あり（*NEJM* 2014; 371: 1867）
  c-KIT阻害薬（イマチニブ，ダサチニブ，ニロチニブ）：エキソン11やエキソン13変異が認められる症例には特に有効な可能性がある
- **その他の化学療法**：ダカルバジン（DTIC）／テモゾロミドにてRR 7～19％；併用療法：シスプラチン＋ビンブラスチン＋テモゾロミド（CVT）にてRR 30～40％，カルボプラチン＋パクリタキセルにてRR 20～30％。ただしOS改善効果は不明；免疫療法との併用＝化学療法＋IL-2＋INF-αはRRを上昇させるが，OSに関しては化学療法に比べて利点なし

消化管間質腫瘍（GIST）

■ 疫学
- **頻度**：米国では年間約5,000例が新規に診断されている。長い間実際より少なく報告されていた
- 消化器悪性腫瘍全体の1～3％；消化器領域の間葉系腫瘍では最も多い
- 明確なリスク因子はない。診断時年齢の中央値は約60歳，男性でより多い
- 遺伝性症候群との関連はまれ
  c-KIT や *PDGFR-α* の生殖細胞系列変異＝GIST＋皮膚色素過剰＋色素性蕁麻疹
  Carney-Stratakis症候群：*SDH* の生殖細胞系列変異＝GIST＋傍神経節腫
  神経線維腫1型：*NF1* 変異；GIST発症率増加

■ 病理
- GISTの起源と関連が深いのはCajal介在細胞（消化管壁の神経叢に局在し，腸管運動を制御する細胞）
- *c-KIT* がん遺伝子が細胞表面のチロシンキナーゼ受容体KIT（CD117）をコード；**正常経路**：幹細胞因子，KITのリガンド→KITの二量体化＆リン酸化→複数のシグナル伝達カスケードを活性化→細胞増殖
- ***c-KIT*** の変異・活性化はGISTの90％近くに認められる
- 変異部位：**エキソン11**（細胞内ドメイン，全体の約70％），エキソン9（細胞外ドメイン，最大20％，腸管GISTで多い），エキソン13＆17（まれ，＜5％）
- GISTの5～10％はKITの過剰発現や活性増加がみられない「KIT陰性GIST」；このような症例では *PDGFR-α*，*BRAF*，*SDH* などの体細胞変異が認められる
  カーニー三徴（Carney's triad）：GIST＋傍神経節腫＋肺軟骨腫，*SDH* 体細胞変異と関連
- **発症部位**：胃（約60％），小腸（約30％），頻度は低いが大腸，食道，腸間膜発生例もある

■ 臨床所見
- **症状**：偶発的な発見，または非特異的な症状（腹痛，悪心/嘔吐，胃流出路閉塞，食思不振，早期満腹，体重減少，上部消化管出血（微量または急性），腹腔内出血など）の評価で見つかる
- 進行期GISTは腹腔内への播種をきたす；肺，リンパ節，骨の転移はまれ
- **身体所見**：腹腔内腫瘤を触知
- **検査所見**：小球性貧血

■ 診断的評価と病期分類
- EGDまたはEUSにてFNAを行い，診断を確定
- 腫瘍がもろく，出血をきたすこともあることから，CTガイド下の経皮的生検よりもEUS-FNAが望ましい
- **病理診断**：
  IHC CD117（＋），*c-KIT* や *PDGFR-α* 変異の分子的診断に用いられる
  DOG1は塩素チャネルの受容体で，KIT発現の有無にかかわらずGISTで発現するため，診断困難な症例での判断に用いられる
- 病勢進行は**胸腹～骨盤CT**や**MRI**で評価する
- FDG-PETスキャン：GISTは高いFDG取り込みを示す。TKIへの反応の早期マーカーとなる
- 予後診断の基準：原発腫瘍の径，部位，細胞分裂数；**Goldノモグラム**（*Lancet Onc* 2009; 10: 1045）

■ 切除可能・局所進行例への治療
- **第1選択は外科手術**
  - 完全切除で断端陰性が目標
  - リンパ節郭清は必要とされない
  - 腫瘍はもろく、偽性被膜（pseudocapusule）を形成するため、手術の際は腫瘍破裂による腹膜への汚染を避ける
  - 完全切除は80%の症例で可能
  - 原発腫瘍が切除されたGISTでの5年生存率は約50%（*Ann Surg* 2002; 231: 51）
  - 切除可能だがリスクが高い場合や切除不能な場合 ➡ 術前にイマチニブ
- **術前補助療法**：前向き試験にて術前のイマチニブ導入の安全性は示されている；術前治療でOSが改善されるかの評価はほとんどの試験で術後療法が行われているため困難；肛門管のGISTでは術後予後を改善するために推奨される治療戦略
- **術後補助療法**：イマチニブはOSを改善し、長期継続が求められる。重要な臨床試験：
  ACOSOG Z9001 ➡ 原発性の限局GIST（＞3cm）に対しイマチニブとプラセボを比較した第Ⅲ相RCTでRFSを改善、**OSには差なし**（サブ解析で中間リスク例［6〜10cm］または高リスク例［＞10cm］ではOS改善）（*Lancet* 2009; 373: 1097）
  Scandinavian Sarcoma Group ➡ 第Ⅲ相RCTで高リスクGIST例にイマチニブ1年投与 vs. 3年投与を比較、RFS/OSともに3年投与群で良好。5年OSが約10%改善（*JAMA* 2012; 307: 1265）
  より長い治療期間の臨床試験が進行中；近年のエビデンスから、術後補助療法のイマチニブは細胞増殖抑制に働き、長期使用が必要で根治療法にはならない可能性がある
- **サーベイランス**：胸部〜骨盤CTまたはMRIを3〜6カ月ごと、3〜5年実施

■ 切除不能例・転移例への治療
- **イマチニブメシル酸**
  - KIT受容体を選択的に阻害するチロシンキナーゼ阻害薬；ATP結合部位を阻害
  - 複数の第Ⅱ・Ⅲ相試験で効果が示されている
  - 遺伝子変異別にみると効果が高いのはエキソン11＞エキソン9＞エキソン13または17の順
  - 進行性GISTへのイマチニブ投与を評価したRCTで重要なもの：
    - イマチニブ400mg QD vs. 600mg QDのRCT：**全体でORR＞50%**、PFS/OSに変化なし（*NEJM* 2002; 347: 472）
    - イマチニブ400mg QD（低用量）vs. 400mg BID（高用量）；ORRとOS同等；毒性↑だが高用量群でPFS↑（*Lancet* 2004; 364: 1127）
    - イマチニブ低用量 vs. 高用量：**OS中央値51〜55カ月**；患者群間でORR/PFS/OSに差なし；病勢進行後に高用量に切り替えた患者では奏効または病勢安定が33%に認められる（*JCO* 2008; 26: 626）
  - これらを受け、GIST進行例への標準治療は**イマチニブ400mg QD**：エキソン9変異例では高用量への増量を考慮
- **イマチニブ耐性/イマチニブ後増悪例**：一次耐性（初期耐性）＝6カ月以内の増悪（エキソン9変異で多い）、二次耐性（獲得耐性）＝6カ月以上経過しての増悪（典型的にはエキソン11の二次的変異で起こる）：**スニチニブで治療する**
- **スニチニブ**
  - マルチターゲットTKI
  - イマチニブ抵抗性GISTへのスニチニブとプラセボを比較したRCT：スニチニブで**PFS/OS↑**、**RRは約10%**（*Lancet* 2006; 368: 1329）
  - エキソン9変異ではRRがより高く、PFS/OSも良好
- **第2世代TKI**として**レゴラフェニブ**、ソラフェニブ、ニロチニブ、ダサチニブ、パゾパニブなどがイマチニブ・スニチニブ治療後の増悪時に用いられることがある
  - GRID試験 ➡ イマチニブ・スニチニブ治療が奏効しなかった後のGISTを対象にレゴラフェニブとプラセボを比較した第Ⅲ相RCT：レゴラフェニブが**プラセボよりPFS良好**（約5カ月 vs. 1カ月）（*Lancet* 2013; 381: 295）
- TKIの登場以前、GISTは化学療法や放射線治療に感受性があるとは考えられていなかった

Ewing肉腫ファミリー（ESFT）

■ 疫学
- 2012年に米国で認められた2,890名の原発性骨腫瘍の16%
- 70%は20歳未満で発症，20歳未満では2.9/1,000,000人の発症率；人種比は白人：黒人＝9：1
- 65～90%は診断時に限局例（5年OS 55%）；10～35%が診断時に遠隔転移あり（5年OS 22%）
  （EICESS *J Clin Oncol* 2000; 18: 3108）

Ewing肉腫ファミリーの腫瘍	
骨性Ewing肉腫	長骨，骨盤骨＆肋骨；骨幹部への発生多い；「**玉ねぎの皮様（onion skinning）**」のX線骨膜所見
原始神経外胚葉性腫瘍（PNET）	大脳半球，松果体，末梢神経；小脳部分のPNETは**髄芽腫**と位置づけられる
嗅神経芽細胞腫	多くは嗅板に由来する咽頭円蓋の腫瘍
Askin腫瘍「胸壁PNET」	胸壁軟部腫瘤±胸膜／肋骨；骨転移や交感神経への転移がしばしば認められる
骨外Ewing肉腫	傍脊椎・胸壁腫瘤，下肢にも生じうる
末梢性神経上皮腫	四肢（殿部，大腿，肩部，上腕）；**Homer-Wright型ロゼット**（神経線維芽を中心にもつ小細胞集合）
線維形成性小細胞腫瘍（DSRCT）	腹腔内腫瘤としての発症が最多；男児に多い

■ 病因と臨床所見
- ESFTは小円形細胞の新生物で，遺伝的異常をもつ神経堤細胞由来と考えられている
- 骨の痛み／腫脹，全身症状，白血球増加
- 転移部位：肺，骨，骨髄
- 予後不良因子：遠隔転移，骨盤骨への浸潤，成人，腫瘍径
- 予後良好因子：原発部位が四肢遠位，LDH正常範囲，限局例，治療反応性良好

■ 分子生物学
- **EWS/ETS t (11;22)**：EWS遺伝子（22q12）は強力な転写因子をコードしており，ETSファミリーの遺伝子と融合する
- **ETSファミリー**：EWS/FLI1が最多（ESFTの85%）。他にはERG，ETV1，ETV4，FEV
- **EWS/WT1**：線維形成性小細胞腫瘍に特徴的
- **FUS/ETS**：まれなESFTで，EWSでなくFUSの融合遺伝子が示される
- **CIC/DUX4**：EWS陰性の原始円形細胞腫瘍の一部で同定される
- 融合遺伝子のタイプでは予後は決まらず，それに応じて治療内容を変えることは推奨されない
- **MIC2（CD99）**：多くのESFTで強く発現する糖タンパク質；組織学的に診断を支持する情報として用いられる

■ 検索・病期分類
- 病期診断は予後評価に貢献する要素が少ないので臨床現場ではあまり用いられない
- AJCC7版TNM2010年版病期分類
  - **Stage I A**：腫瘍径≦8cm（T1）＋N0．**Stage I B**：腫瘍径＞8cm（T2）または非連続に腫瘍が存在（T3）＋N0＋高度～中等度分化（G1～2），**Stage II A**：T1N0＋低分化（G3～4），**Stage II B**：T2N0＆G3～4．**Stage III**：T3N0＋G3．**Stage IV A**：N0＋肺転移（M1a），**Stage IV B**：リンパ節転移あり（N1）または肺以外への遠隔転移（M1b）
- Surgical Staging System（SSS）
  - **Stage I A**：低悪性度（G1）＋腫瘍が原発区画内に限局（T1），**Stage I B**：G1＋腫瘍が区画外に進展（T2），**Stage II A**：高悪性度（G2）＋T1，**Stage II B**：G2＋T2，**Stage III**：局所または遠隔に転移あり
- 生検：コアニードルまたは切開生検，遺伝子変異／FISH分析に送る．FNAは避ける；生検の経路は播種のリスクを避けるため手術の際に切除する
- 病期診断：骨髄生検，胸部CT，X線＆原発部位のCT/MRI，PETまたは骨シンチ；小児患者に対しては全身のMRIが有効なこともある
- 妊孕性に関するコンサルトを化学療法開始前に行うべき

図16-3

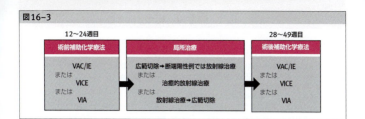

■ 管理：遠隔転移のない症例
- まず術前化学療法を行ったうえで再評価を行い，局所療法後，術後補助化学療法を行う（上述）のが一般的な治療戦略
- **術前多剤補助化学療法**：腫瘍のダウンステージング（完全切除の確率↑），微小転移巣の治療，局所療法前の反応性の評価
- **術前補助化学療法のレジメン**：12〜24週間かけての治療。G-CSFを併用することも多い
  VAC/IE：ビンクリスチン＋ドキソルビシン＋シクロホスファミドをイホスファミド＋エトポシドとの交代療法で3週間ごとに行う（<18歳では2週間ごと投与）(*NEJM* 2003; 348: 694)
  VIDE：ビンクリスチン＋イホスファミド＋ドキソルビシン＋エトポシド（*J Clin Oncol* 2008; 26: 4385）
  VAI：ビンクリスチン＋ドキソルビシン＋イホスファミド（*J Clin Oncol* 2008; 26: 4385）
- 治療間隔を縮める（2週間ごとの化学療法）ことで効果を高められる可能性がある
- **再評価**：原発部のMRIと胸部X線，PET/骨シンチで評価。病勢が現状維持または縮小を認めていれば局所療法＆化学療法へ進む；もし奏効が得られていなければ，放射線治療±手術のうえ，第2選択化学療法に進む（後述）
- **局所療法**：術前放射線治療＋手術，または手術＋術後放射線治療（断端陽性の場合），または治癒線量の放射線治療
- **手術**：四肢温存手術は機能が保たれるならば推奨されるが，離断術も選択肢。心理面でのサポートも推奨される
- **術後補助化学療法**：治療28〜49週目にかけて化学療法を追加（上記初回治療と同様）
- **サーベイランス**：身体診察，胸部画像，原発画像評価を3カ月ごとに行い，24カ月をすぎたら間隔を開けていき，5年をすぎたら年1回のフォロー；治療関連の二次癌に注意

■ 管理：初発時より遠隔転移のある症例
- **多剤併用化学療法**：好まれて用いられるレジメンは**VAC**：ビンクリスチン＋ドキソルビシン＋シクロホスファミド（*J Clin Oncol* 2004; 22: 2873）
- 術前補助化学療法として挙がっているレジメンも選択肢として許容される
- 奏効がみられた場合は残存病変の外科切除／放射線治療も考慮

■ 管理：再発例，初回治療に抵抗性の症例
- 30〜40%の患者は再発する；部位により予後が異なる（局所再発例の5年OSは50%，遠隔転移再発例では14%）
- **晩期再発（≧2年）**：5年OS 50%，初回治療レジメンを再導入，可能なら切除
- **早期再発（<2年）**：5年OS 8%，臨床試験への参加が推奨される，第2選択化学療法も選択肢
- **第2選択化学療法**：シクロホスファミド＋トポテカン，テモゾロミド＋イリノテカン，イホスファミド＋エトポシド±カルボプラチン，ドセタキセル＋GEM（上記レジメンにビンクリスチンが加えられることもある）
- 単発の肺転移：予後良好因子；連続的切除＋化学療法±放射線治療（小児には全肺野照射；成人への効果については議論がある）

■ 管理：CNS PNET
- 典型的な治療戦略は外科手術に続いて補助放射線治療，ついで化学療法の順
- **手術**：集学的治療の可能な施設において可能なら一期的に切除，あるいは部分切除。残存腫瘍を切除するために二次手術（2nd-look surgery）が必要なことがある。術前補助化学療法によるダウンステージングも考慮
- **術後補助療法**：放射線治療の効果は用量依存，定位照射による毒性の軽減が研究されている；化学療法については術後補助療法の臨床試験への参加を推奨（複数のレジメンが使用されている）
- 頭蓋脊椎への照射は髄膜播種のある患者に実施される
- **術後フォローアップ**：脳脊髄の造影MRI，腰椎穿刺による髄液細胞診を術後2週間以上すぎたところで実施

骨肉腫（骨原発肉腫）

■ 疫学
- 米国では2012年に年間2,890名の骨原発腫瘍が認められている
- 組織型別にみると頻度が高いのは骨肉腫（35%），軟骨肉腫（30%），Ewing肉腫（15%, ESFTの項を参照），骨MFH（<5%），骨線維肉腫（<2%），骨巨細胞腫

■ 骨肉腫：臨床所見と分子生物学
- 骨痛や腫脹，とりわけ運動時のそれで自覚する
- ほとんどの場合，遠隔転移はもっぱら血行性に生じる→肺・骨転移の頻度が高い；リンパ節転移はまれ（<10%）で予後不良因子；限局性の腫瘍も微小な転移がある可能性が高い；遠隔転移の頻度は腫瘍径と関連する
- **跳躍転移（skip metastasis）**：1つの骨の中に生じる非連続性の腫瘍で，洞様毛細血管や静脈の吻合性血栓症に続発する；高悪性度の腫瘍にしばしば認められる
- RT, Paget病，線維性形成異常と関連；外傷との関連は明らかでない
- さまざまな遺伝性症候群と関連がある：Li-Fraumeni症候群（p53変異），**遺伝性網膜芽細胞腫**（pRb変異，リスク100倍に増加），**Rothmund-Thomson症候群**（DNAヘリカーゼRECQL4の変異，常染色体劣性遺伝）
- **pRb経路**：骨肉腫の50%以上でヘテロ接合性の消失；**p16^{INK4a}**の欠失はさらに15%
- **Her2**：骨肉腫の42%で上昇；予後不良因子だが，トラスツズマブでの予後改善効果は明らかでない

主な骨肉腫のサブタイプ	
低～中悪性度	
低悪性度髄内骨肉腫（2%）	「古典的」高悪性度髄内と同様の部位に生じる
傍骨性骨肉腫（4%）	やや罹患年齢高く，女性に多い；皮質骨，大腿骨遠位に多く生じる；晩期の遠隔転移多い；高悪性度に変化することあり
骨膜性骨肉腫（1%）	中悪性度で，主に大腿骨と脛骨を侵す，Codman三角を形成
高悪性度	
「古典的」高悪性度髄内骨肉腫（約80%）	未成熟な骨細胞を生成する紡錘形細胞，多くは大腿骨遠位部と脛骨近位部の骨幹端に生じる
高悪性度表在性骨肉腫（<1%）	罹患年齢中央値13.5歳；骨幹部に生じることがほとんど；遠隔転移をきたす率が高い

■ 軟骨肉腫：臨床所見＆分子生物学
- 鈍くうずくような痛み（しばしば夜間に出現する）で気づくことが多い；症状の出現から診断がつくまでに時間がかかる
- **中心性軟骨肉腫**：IDH1/IDH2変異が初期に生じる→ヘッジホッグシグナル伝達経路を活性化→悪性化
- **末梢性軟骨肉腫**：EXT1欠失→インディアンヘッジホッグ（IHH）＆PTHrpシグナル経路の障害→悪性化

主な軟骨肉腫のサブタイプ	
中心性（75%）	年齢中央値50歳；男性に多い；近位大腿骨，上腕骨，骨盤骨に好発；内軟骨腫が前駆病変
末梢性	罹患年齢は若い；骨盤部，肩部，長骨に多い；骨軟骨腫が前駆病変
骨膜性（<1%）	年齢中央値は20～30歳；男性に多い；長骨（大腿骨）の骨幹端に好発；悪性度↑の割に予後↑
脱分化型	年齢中央値50～60歳；髄骨（骨盤骨，大腿骨，上腕骨）に好発；21%は診断時に遠隔転移があり予後不良
間葉系	年齢中央値25歳；骨外（髄膜），体幹，脳面頭蓋に好発；20%は診断時に遠隔転移があり予後不良
淡明細胞	男女比3:1；上腕骨や大腿骨の骨端部に好発；悪性度は低いが長期経過後の転移が多い
骨粘液型	骨外性粘液腫とは分子レベルで異なる；中～高悪性度軟骨肉腫に準じて治療

- **Ollier病/Maffucci症候群**：体細胞性IDH1/IDH2モザイク変異により前駆病変の内軟骨腫を引き起こす➔中心性軟骨肉腫への形質転換が約50%で発生；Maffucciでは血管腫にも関連
- **遺伝性多発性外骨腫**：常染色体優性EXT1/EXT2変異により前駆病変の骨軟骨腫を引き起こす➔末梢性軟骨肉腫への形質転換が約5%に発生

■ **検査・病期診断**
- 集学的治療が可能な施設へのコンサルトを強く推奨
- 40歳未満で有痛性の骨病変がある場合は悪性の原発性骨腫瘍として全身検索すべき；40歳を超える患者では転移性骨腫瘍や骨髄腫を除外する必要あり
- 病変部の骨は病的骨折のリスクがある状態として評価・治療する必要あり
- **生検**：開放生検が最も高い感度だが、検体が十分採取できればコアニードル生検でも有効。播種を防ぐため生検の経路は切除が必要で、止血処置も慎重に行う必要あり
- **画像診断**：腫瘍のタイプによる；胸部CT、原発部の単純X線＆CT/MRI、PETや骨シンチは骨転移検索に有用；PET/CTは骨肉腫の治療効果判定に有効、全身MRIは骨転移の検出力が高い；CT/MRI血管造影法は手術計画にも有用
- **病期分類**：**MSTS（Enneking）分類**が骨肉腫に用いられる
  - **Stage I A**：低悪性度（G1）＋腫瘍が原発区画内に限局（T1）＋遠隔転移なし（M0）；**Stage I B**：G1＋区画外に進展（T2）＋遠隔転移なし（M0）；**Stage II A**：高悪性度（G2）＋T1M0；**Stage II B**：G2T2M0；**Stage III**：遠隔転移あり（M1）
- AJCC第7版（2010年）病期分類（TNM）＆SSSも参照される（「Ewing肉腫ファミリー」の項を参照）；軟骨肉腫への病期分類の有用性はやや弱い
- LDH＆ALPは測定すべき、腫瘍マーカーとしての意味をもつ
- 化学療法に妊孕性影響についてコンサルト；術後に疼痛コントロール、身体・職業参加のためのリハビリテーション、性機能についてのカウンセリング、精神ケアのカウンセリング

■ **骨肉腫／MFH：管理**
- **低〜中悪性度**：断端を確保しての広範切除；骨膜性骨肉腫では術前後で化学療法が行われることもあるがエビデンスは確立していない
- **高悪性度**：広範切除と術前後の化学療法；術前化学療法は四肢温存手術の可能性を上げる可能性があり、治療効果評価も可能
- **頭蓋顎部原発骨肉腫**：一般的には低悪性度；治療は局所の広範切除；CISベースの補助放射線化学療法は断端陽性時に考慮；腫瘍径＞5cmのときや高悪性度の際はCIS使用の補助化学療法を考慮
- **化学療法**：CIS＋ドキソルビシン（*Lancet* 1997; 350: 911）、MAP（高用量MTX、CIS、ドキソルビシン）、ドキソルビシン/CIS/イホスファミド/高用量MTX、またはイホスファミド/CIS/エピルビシン（*Oncology* 2006; 72: 255）
- **mifamurtide/MTP**：免疫賦活薬；MTPをMAP療法に加えることでOS↑；ただしFDAでは未承認（*J Clin Oncol* 2005; 23: 2004）
- **サーベイランス**：原発部と胸部の画像評価、骨シンチ・PET検査と診察を治療後1〜2年目は3カ月ごと、3年目は4カ月ごと、3〜5年目は6カ月ごと、以後は12カ月ごとに実施
- **再発／転移病変**：（全体の30%は局所再発；初回の再発エピソードの80%）外科的切除可能であれば手術±全身療法；初回治療で化学療法による奏効が得られており、再発までに1年以上経過していれば同様の治療の再導入を考慮；転移部位が肺に限られていれば比較的予後良好
- **第2選択化学療法**：可能であれば臨床試験に参加；GEM±ドセタキセル、シクロホスファミド＋エトポシド/トポテカン、イホスファミド＋エトポシド±カルボプラチン、イホスファミド＋エトポシド＋高用量MTX、ソラフェニブ（*Annals of Oncology* 2012; 23: 508）
- **サマリウム153**：骨を標的にした放射線治療；骨転移に対して低い毒性で疼痛コントロールが可能（*J Clin Oncol* 2002; 20: 189）

■ **軟骨肉腫：管理**
- **脱分化型**：厳密には低悪性度の軟骨肉腫には高悪性度の骨肉腫成分が含まれている；治療は骨肉腫に準じて行う（上記参照）
- **間葉系**：Ewing肉腫に準じて治療（Ewing肉腫の項を参照）
- **低悪性度、非骨盤原発の区画内限局例**：区域内切除と補助凍結手術、あるいは広範切除を考慮
- 他の軟骨肉腫はいずれも広範切除にてコントロール；断端は画像上の病変部の端から3cm以上確保すべき；断端陽性例では予後不良（10年OS：61 vs. 17%）
- 四肢温存手術は神経血管浸潤がある場合には禁忌
- 効果が確立された化学療法はない；臨床試験への参加を推奨

軟部組織肉腫（STS）

■ 疫学・病因
- がん全体の1%程度だが、組織型は50以上ある；年間の発症は11,000例、死亡は4,000例で、GISTの診断精度の向上とともに頻度は増加している
- STSにはさまざまな遺伝的異常・臨床所見をもつ多様な悪性疾患群が含まれている
- 早期に切除されれば治癒の可能性あり；STSのうち悪性のものは1/100にすぎない
- 遺伝性疾患（例：FAP→デスモイド型線維腫症；NF1→悪性末梢神経鞘腫；LFS→横紋筋肉腫）や放射線、リンパ浮腫に関連するものもある
- 放射線関連肉腫は潜伏期間が非常に多様で、多くは予後不良

■ 臨床所見
- 典型的には無痛性の腫瘤として発症する。部位別の頻度は四肢（60%）、体幹（19%）、後腹膜（15%）、頭頸部（9%）
- 一般的に血行性転移をきたし、肺転移がしばしば生じる（70%）
- 後腹膜・内臓に原発するものは局所再発が多く、頻度は下がるが肝転移もきたす
- リンパ節転移は淡明細胞肉腫、類上皮肉腫、血管肉腫、横紋筋肉腫で認められる
- 粘液型/円形細胞脂肪肉腫は、後腹膜や椎体、脊椎周囲の軟部組織に転移することがある

■ 分子生物学・病理
- 組織診断は、腫瘍がその名に対応する正常組織に由来することを必ずしも意味しない
- 単純な遺伝子異常（転座、増幅、変異）に関連する場合も、複雑な核型異常に関連している場合もある
- **複雑な核型異常**：p53、MDM2、pRb、p16^{INK4a}の異常により引き起こされる
- 分子遺伝学的分析により治療体系を再整理することで、分子標的治療の対象となる組織型が増加しつつある（表を参照）

組織型別の分子標的治療の例

標的	肉腫の組織型	治療	文献
PDGF	隆起性皮膚線維肉腫	イマチニブ	J Clin Oncol 2010; 28: 1772
	デスモイド型線維腫症	イマチニブ	SARC Ann Oncol 2011; 22: 452
	脊索腫	スニチニブ	Cancer 2004; 101: 2086
	胞巣状軟部肉腫	スニチニブ	Clin Cancer Res 2009; 15: 1096
FMS	色素性絨毛結節性滑膜炎/腱滑膜巨細胞腫瘍	イマチニブ	Cancer 2012; 118: 1649
ALK	炎症性筋線維芽腫	クリゾチニブ	NEJM 2010; 363: 1727
mTOR	血管周囲類上皮細胞腫瘍	シロリムス	J Clin Oncol 2010; 28: 835

■ 検査・病期分類
- **生検**：切開生検あるいは針生検（複数の検体採取）にて実施、生検経路を切除できる範囲で行う；播種を最小限に防ぐよう確実に止血を行う
- **画像診断**：胸部〜骨盤CT（腹部以外を原発とする症例にはMRIまたはCTの造影検査を行う）；化学療法への奏効を評価する際にはPETも考慮；中枢神経系の画像検査は蜂巣状軟部肉腫、孤立性線維性腫瘍、原始神経外胚葉性腫瘍（PNET）、血管肉腫で有効
- **病期分類**：意義には議論があるが、最も用いられているのはAJCC第7版2010年版（TNM）
  - **Stage I A**：腫瘍径≦5cm（T1）+リンパ節転移なし（N0）、病理Grade不定型（X）〜1；**Stage I B**：腫瘍径>5cm（T2）+N0、GX〜1；**Stage II A**：T1N0+G2〜3；**Stage II B**：T2N0+G2；**Stage III**：T2N0+G3、あるいはリンパ節転移あり（N1）；**Stage IV**：遠隔転移あり（M1）
- 限局性腫瘍は浅在性（T1a、筋膜より表層に位置し浸潤なし）か深在性（T1b、筋膜浸潤を認めるかそれより深部に存在）かを区別して記載するべき
- FISHやPCRも診断に有用
- 肉腫の12年生存率を予測するノモグラムがある（J Clin Oncol 2002; 20: 791）

■ 限局例の管理
- 肉腫治療の専門施設での治療を推奨
- 広範切除が主流、周術期に放射線治療を考慮することもある（腫瘍断端からの距離が1cmを超えていれば放射線治療は省略可）
- **放射線治療**：術前 vs. 術後RTは同等；術前RTは急性の創部関連合併症が多いが、術後RTは晩期合併症が多い（*Curr Opin Oncol* 2005; 17: 357）
- 術前全身化学療法±RTは腹腔内の切除不能例のダウンステージングに対して考慮される；術中照射が行われることもある
- **術後補助化学療法**：患者ごとに適応を考慮する必要がある；ドキソルビシンを使用した化学療法が滑膜肉腫・粘液型脂肪肉腫には考慮される
- **サーベイランス**：身体診察と胸部・原発部の画像評価、間隔は病理診断により異なる
- **少数の転移病変をもつ場合**：患者によっては外科切除やその他の局所治療（RT, アブレーション）により長期生存や治癒を期待できることもある
- **横紋筋肉腫**：小児COG前向き試験への参加を推奨（50歳未満の患者は参加可能）；術後補助化学療法の他、断端陽性例にはRTも推奨される；化学療法の選択は再発リスクによる（低リスク➡ビンクリスチン＋アクチノマイシンD；高リスク➡ビンクリスチン＋アクチノマイシンD＋シクロホスファミド）（*J Clin Oncol* 2009; 27: 5182）

■ 転移例・切除不能例の管理
- 低悪性度で無症状の場合、患者によっては無治療経過観察も考慮
- 化学療法の奏効に関与する因子：年齢＜40歳、粘液型／円形細胞型脂肪肉腫・滑膜肉腫、骨転移なし、レジメン（併用）（*Cancer* 2008; 112: 1585）
- 臨床試験への参加や分子標的治療（表を参照）も考慮するべき
- 化学療法への感受性は組織分類により異なるため、治療を適切に選択する必要がある。組織診断に基づいた治療の例：
  - **滑膜肉腫**：イホスファミド
  - **粘液型／円形細胞型脂肪肉腫**：イホスファミド；トラベクテジン（2015年10月にFDA承認）
  - **血管肉腫**：パクリタキセル（*J Clin Oncol* 2008; 26: 5269）やペグ化リポソーマルドキソルビシン、VEGFを標的にした治療も考慮しうる
  - **デスモイド型線維腫症**：NSAIDS（スリンダク）、低用量IFN、ドキソルビシン（*Cancer* 2010; 116: 2258）、イマチニブ、ソラフェニブ（*Clin Cancer Res* 2011; 17: 4082）
  - **子宮・消化管の平滑筋肉腫**：ゲムシタビン＋ドセタキセル（*Ann Oncol* 2010; 21: supp.8）
  - **孤立性線維性腫瘍／血管外皮細胞腫**：Bev＋テモゾロミド、スニチニブ（*J Clin Oncol* 2009; 27: 3154）
- **第1選択治療**：ドキソルビシン単剤が歴史的にSTSへの標準治療；イホスファミドも同様に有効だが有害事象がより強い（*J Clin Oncol* 2007; 25: 3144）
- AIM（ドキソルビシン＋イホスファミド＋メスナ）などの併用レジメンは奏効率が高いものの、OS改善効果は証明されておらず、有害事象も強い（*Cochrane Database Syst Rev* 2003）
- 併用化学療法はPSのよい若年患者や、疼痛が強かったり気管支の閉塞リスクが高い状態など、適切な患者を選べば有効
- **リポソーマルドキソルビシン**：有害事象は軽い；標準療法のドキソルビシンと比較して治療効果は近いとされるが、比較試験のデータは限られている
- **パゾパニブ**（抗VEGFチロシンキナーゼ阻害薬）：第2選択治療ではアントラサイクリン治療後の非脂肪肉腫にてPFS改善効果あり（PALETTE *Lancet* 2012; 379: 1879）
- 他に効果が期待できる化学療法：GEM＋ドセタキセル、DTIC／テモゾロミド、ビノレルビン、MTX、シスプラチン、カルボプラチン

■ Kaposi肉腫の管理
- 免疫不全（HIV）に関連；他の肉腫とは分類・治療ともに異なる
- **HAART**：80%でCR；10%未満だがKaposi肉腫関連免疫再構築炎症反応症候群（**KS-IRIS**）が認められ、急激な増悪を引き起こすことがある
- **限局例への治療**：外科的切除、RT、凍結療法、腫瘍内へのビンブラスチン／ブレオマイシン投与、alitretinoinやイミキモドの外用
- **全身化学療法**：第1選択➡リポソーマルドキソルビシン；かわりに使えるものとしてビンブラスチン±ブレオマイシン、パクリタキセル、経口エトポシド（ORR 60～90%）

頭頸部扁平上皮癌（SCCHN）

■ 疫学
- **米国での頭頸部癌**：発症は約50,000例/年，死亡数は11,000例/年。90%以上が頭頸部扁平上皮癌（SCCHN）。男女比＝3：1
- **リスク因子**：喫煙，飲酒，HPV，EBV，ビンロウ（betel quid：ヤシ科の実，嗜好品として用いられる）
- **遺伝性疾患との関連**：全体としてはまれだが最も多いのはFanconi症候群。他にはLynch症候群II型，Bloom症候群，Li-Fraumeni症候群，色素性乾皮症
- **特に罹患数の多い集団**：上咽頭癌は中国南部と香港に多い
- **多重癌のリスク**：喫煙や飲酒による（HPV感染は含まれない）"領域癌化（field cancerization）"のため，上気道〜上部消化管の二次癌リスクが約3%/年存在する。患者によってはEGD，気管支鏡，喉頭鏡の「3種内視鏡検査」を考慮

■ 頭頸部癌の解剖学的分類
- **口腔**：頰粘膜，歯槽突起，口腔底，硬口蓋，舌（前方2/3）
- **中咽頭**：舌（舌根部），扁桃，軟口蓋，舌骨レベルの咽頭後壁
- **上咽頭（鼻咽頭）**：軟口蓋より上方
- **下咽頭**：舌骨から輪状軟骨のレベル
- **喉頭**：声門上，声門，声門下（まれ）

■ 分子病理学的背景
- **p16不活性化**：SCCHNではしばしばみられる変化
- **EGFR**：SCCHNの90%以上でみられる変化；過剰発現は予後不良因子（*JNCI* 1998; 90: 824）
- **CCND1過剰発現**：細胞周期の進行↑
- **HPV**：E6，E7ウイルスタンパク質➡p53，Rbなどのがん抑制タンパク質を阻害
- **EBV**：➡LMP1などのウイルスタンパク質➡細胞複製↑；上咽頭癌に関連（特に罹患頻度の高い地域で）
- **その他**：p53変異，PI3K/AKT/mTOR＆PTEN不活性化

■ 病理
- **前癌病変**：過形成➡異形成➡上皮内癌➡浸潤癌
  白板症－可動性のない白色斑；過形成を伴う不全角化
  紅板症－紅斑；しばしば上皮異形成に関連する
- **重要な病理所見**
  原発巣－腫瘍径，分化度，浸潤の深さ，リンパ管浸潤（LVI）または神経周囲浸潤（PNI），前駆病変，切除断端
  リンパ節転移－片側/両側，腫瘍径，節外浸潤
- **分子検索**
  p16（＋）が免疫組織化学で認められるのはHPV関連腫瘍で，Rb不活性化による
  p53変異は喫煙・飲酒に関連した腫瘍でより多く認められる

■ HPV関連SCCHN
- HPVの**16型（＞90%）**，18型（*NEJM* 2001; 344: 1125）
- **診断**：p16免疫組織化学（感度が高い），HPVの*in situ*ハイブリダイゼーション（特異度が高い），HPV DNA PCR
- **部位**：**中咽頭**が最多
- **疫学統計**：若年者では喫煙・飲酒歴の関連は比較的小さい，リンパ節転移進行例
- **予後**：同じ病期のHPV陰性腫瘍よりも予後良好（*NEJM* 2010; 363: 24）

■ SCCHNの初期精密検査
- **病歴**－嚥下困難，栄養不良/体重減少，開口障害/疼痛；飲酒，喫煙歴，性交渉歴
- **身体所見**－詳細な頭頸部診察，局所は鏡を使うなどして直接観察。原発巣が不明であったりびまん性に粘膜異常がみられる場合は「3種内視鏡検査」を考慮
- **画像**－頸部のCT/MRI，胸部画像＝最低限胸部X線（CXR）は必要。N2，N3症例に対しては胸部CTかPET/CTを考慮
- **生検**－画像の偽陽性を防ぐため（特にPET/CT），画像評価後の生検が望ましい；転移性リンパ節のFNAは忍容性も高く簡便；中咽頭癌の場合はHPV検索も行う
- **多領域のケア**－放射線治療医，外科医，腫瘍内科医，栄養士（初診時に栄養不良を認める場合は胃瘻〔PEG〕），歯科医，言語聴覚士，禁酒・禁煙

■ 病期分類（TNM）
- T分類は部位により異なる；N/M分類はより均一
- **Stage I** =T1；**Stage II** =T2；**Stage III** =T3またはN1（単発の同側リンパ節転移，径≦3cm）
- **Stage IV** =この段階でも治癒の可能性あり
  - **IVA** =「中程度進行した局所病変」，T4またはN2（単発のリンパ節転移3〜6cm；または複数のリンパ節転移）
  - **IVB** =「高度に進行した局所病変」，T4bまたはN3（6cmを超えるリンパ節病変）
  - **IVC** =「遠隔転移あり」＝治癒困難の可能性大きい
- 上咽頭癌の病期分類は他の頭頸部癌と異なる

■ 予後
- **HPV関連腫瘍**はそれ以外よりも予後良好；**EGFR**過剰発現例は予後不良

予後：おおよその5年OS（%）

	従来の病期分類		
部位	限局例	局所進行	遠隔転移
口腔	70	44	23
中咽頭	60	50	30
下咽頭	56	35	13
喉頭	75	55	38
上咽頭	70	60	45

Int J Can 2005; 114: 806

■ 治療―治癒目的
- 手術＆放射線治療単独（早期例）または併用（局所進行例）が主軸；局所進行例では化学療法も有用
- **切除断端**―陰性＝5mm以上；近接＝5mm未満；陽性＝断端にCISまたは浸潤あり；近接／陽性例では放射線治療や化学療法の計画の変更を迫られる可能性あり。補助化学療法単独ではOS改善を認めない（MACH-NC *Radiother Oncol* 2009; 92: 4）
- 放射線治療―手術不能例や患者が手術を希望しない場合（例：喉頭温存希望）。放射線治療の副作用―短期的・長期的な疲労，口渇，二次癌（肉腫など）。電子放射線治療（EBRT）を66〜70Gy，1回2Gyで原発巣と高リスクリンパ節に照射するのが標準である。「過分割照射」＝分割回数を増やすことで総照射量を上げられる可能性がある。徐々にIMRTが用いられるようになって口渇の頻度が減り（*Lancet Oncol* 2011; 12: 127），照射範囲が最適化されてきているが，治療計画に時間がかかるようになり，より高い専門性も必要になっている

■ 化学放射線療法（CRT）の役割
- 標準的なのは同時CRT；臓器機能温存目的に手術のかわりとして，または切除不能例や術後高リスク例の予後改善目的に用いられる
- シスプラチン＋放射線治療の同時併用は喉頭温存率を改善する（RTOG 91-11 *JCO* 2013; 31: 845）
- **術後補助療法**で放射線治療に**シスプラチン**を加えることでDFS（*NEJM* 2004; 350: 1937）＆OS（*NEJM* 2004; 350: 1945）改善（**断端陽性またはリンパ節節外浸潤**を認める場合〔*Head Neck* 2005; 27: 843〕）
- 進行例：シスプラチン併用CRTはOSを改善するが毒性も増悪（骨髄抑制，腎機能，悪心嘔吐）（*JCO* 2003; 21: 92）。カルボプラチン＋5-FU併用CRTは中咽頭癌でOSを改善（*JCO* 2004; 22: 69）；セツキシマブ併用CRTもOSを改善（*NEJM* 2006; 354: 567）

■ 導入化学療法の役割
- 理論的背景：原発巣の縮小，臓器機能温存，遠隔転移のリスク低下。治療期間の延長や毒性リスクの増加，CRT単独と比較して導入化学療法＋CRTがOSを改善した報告がないことが議論となる
- 導入化学療法を行う場合には，ドセタキセル，シスプラチン，5-FUが望ましい（*NEJM* 2007; 357: 1695）

■ 治療―緩和・延命目的
- 遠隔転移例やRT後の再発で手術や追加RTの適応外となる症例が該当する
- 歴史的に，プラチナ製剤の併用（例：シスプラチン＋5-FU）と抗癌薬単剤の効果が比較されてきた；他の併用療法はRRを向上させるものの副作用も増悪し，OS改善効果不明
- **セツキシマブ**はプラチナ製剤併用に上乗せすることでOSを2〜3カ月改善する（EXTREME *NEJM* 2008; 359: 1116）。副作用は**痤瘡様皮疹**（奏効と相関），消化器症状，まれだが重篤な**インフュージョンリアクション**

■ 治療後のサーベイランス
- 1〜3カ月ごとの病歴聴取＆身体検査×1年，その後は徐々に間隔を空けて5年まで継続
- 治療後ベースライン画像評価を治療終了6カ月以内に実施
- 上咽頭癌については血清EBV値のフォローも考慮
- 二次癌のチェック，放射線治療の副作用の確認（例：甲状腺機能）

上咽頭癌（鼻咽頭癌）

■ 定義
- 癌の原発が上咽頭（鼻咽頭）：鼻腔の後方，軟口蓋の前壁を含む空間
- 上部の気道-消化管上皮に由来する悪性腫瘍
- 自然経過，疫学，組織診断，治療への反応性などの面で他の頭頸部癌とは異なる
- 頭頸部癌のなかでは最も遠隔転移をきたしやすい傾向あり

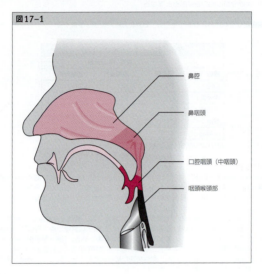

図 17-1

鼻腔
鼻咽頭
口腔咽頭（中咽頭）
咽頭喉頭部

■ 疫学 / リスク因子
- 米国や西欧ではまれ
- **中国や香港では非常に多い**
- 東南アジア，北アフリカ，中東では中程度の頻度
- **EBV** と関係がある
- 家族歴
- 環境因子：塩漬け食品の大量摂取

■ 臨床所見
- 鼻閉感 / 鼻出血
- 頭蓋底浸潤による頭痛
- 頸部リンパ節転移による頸部腫瘤
- 漿液性中耳炎
- 海綿静脈洞と第Ⅲ，第Ⅳ，第Ⅵ脳神経への分枝への浸潤に伴う複視

■ 診断 / 精密検査
- 病歴聴取・鼻咽頭を含む診察：内視鏡観察を含む診察
- 鼻咽頭生検
- 鼻咽頭の造影 MRI +/- CT，頭蓋底から鎖骨上まで撮像
- 遠隔転移の画像検索：特に地域性のある病理所見（以下参照）の場合や頸部リンパ節転移が進行している場合
- 歯科スクリーニング
- 栄養状態，構語・嚥下機能評価
- プラチナ製剤を用いた化学療法を開始する前には聴力検査

■ 病理所見

WHO Type I	扁平上皮癌	地域性なし
WHO Type II	非角化癌	流行地域では大多数を占める；90%以上がEBV関連
WHO Type III	未分化癌	

- Type I：他の頭頸部癌に近い経過
- Type II & III：遠隔転移をきたしやすい一方，化学療法や放射線治療への感受性が高い
- 類基底扁平上皮癌：最新のサブタイプ；頻度は最も低い

■ 病期分類

T1	鼻咽頭に限局，または口腔咽頭・鼻腔への進展を認めるも副咽頭間隙への進展を認めない
T2	副咽頭間隙への進展あり
T3	頭蓋底・副鼻腔への浸潤を認める
T4	頭蓋内への進展や脳神経・下咽頭・眼窩への浸潤を認める，または側頭下窩・咀嚼筋隙への進展を認める
N0	リンパ節転移なし
N1	片側頸部リンパ節転移を認め径≤6cm，鎖骨上窩より上方に位置，または片側・両側の咽頭後リンパ節転移（≤6cm）
N2	両側頸部リンパ節転移を認め径≤6cm，鎖骨上窩より上方に位置
N3	(a) リンパ節転移>6cm，(b) 鎖骨上窩への進展
M0	遠隔転移なし
M1	遠隔転移あり

- Stage I：T1N0
- Stage II：T1N1またはT2N0，N1
- Stage III：T1N2またはT2N2またはT3N0，N1，N2
- Stage IVA：**T4**N0，N1，N2，M0
- Stage IVB：Tは問わず**N3**，M0
- Stage IVC：TとNは問わず，**M1**

■ 治療

- 病変の解剖学的部位から，上咽頭癌への治療は放射線治療が基本になる
- **放射線治療**：Stage I 症例への根治治療
- **プラチナ製剤を用いた同時放射線化学療法➡シスプラチン・5-FUを用いた補助化学療法は，M0の局所進行例に対してはRT単独よりも有効**（Intergroup Trial 0099 Al-Sarraf et al. *JCO* 1998; 16: 1310）（Wee J et al. *JCO* 2005; 23: 6730）：Stage II〜IVB症例に対する根治治療
- 近年ではシスプラチン・5-FUによる補助療法の効果を疑問視するデータもある（Chen L et al. *Lancet Oncol* 2012: 13: 163）
- シスプラチンが禁忌の症例に対しては，シスプラチンをカルボプラチンに切り替えての放射線化学療法も許容されうる（Chitapanarux I, et al. *EJC* 2007; 43: 1399）
- 原発が寛解となったが頸部リンパ節転移が残存している場合は頸部郭清が推奨される
- **転移例/Stage IVC**：初回治療はプラチナ製剤を含む化学療法が必要±放射線治療

■ 栄養，構語，嚥下機能

- 腫瘍の解剖学的部位や放射線治療の副作用を鑑みて，歯科医，栄養士，構語・嚥下リハビリ治療の専門家を含めて評価していく
- 栄養状態や治療前後の機能評価を頻回に評価する
- 嚥下困難や嚥下機能の評価には，臨床的嚥下評価と共にビデオ透視検査（VF）も有用
- 治療前には必ずしも胃瘻は必要ないが，体重減少が進行する場合には経管チューブでの栄養を考慮すべき

唾液腺腫瘍

■ 定義
- 粘表皮癌（MEC）や腺様嚢胞癌（ACC）のような悪性腫瘍で、**大唾液腺**に由来するもの：
  耳下腺（85%）
  顎下腺
  舌下腺
- 小唾液腺（多くは硬口蓋に発症）
- 頻度は低いが、腺癌、腺房細胞癌、筋上皮癌、扁平上皮癌、その他

■ 疫学
- 頭頸部癌の6～8%
- 米国では年間2,000～2,500例の発症

■ リスク因子
- 放射線治療、喫煙（Warthin腫瘍、良性）、HIV、EBV（リンパ上皮癌）

■ 予後不良因子
- 高い組織学的悪性度、腫瘍径大、リンパ管浸潤（LVI）や神経周囲浸潤（PNI）を含む局所進行

■ 遺伝学的特徴
- **MEC**：t(11;19)：*MECT1-MAML2*融合遺伝子；EGFR過剰発現
- **ACC**：t(6;9)：*MYB-NFIB*融合遺伝子がVEGFA、KIT、FGF2、BCL2などのc-myb標的を過剰発現させる。これらは治療標的となりうる（*PNAS* 2009; 106: 18740）。NCAM、NGF、TrkAの発現が認められることも多く、これらはACCがPNIをきたしやすい傾向の背景として意味があるかもしれない

■ 従来用いられている臨床的な分類
MEC：

MECのWHO悪性度分類	
低組織学的特徴	ポイント
未分化	4
細胞分裂が10 hpfにつき≥4	3
壊死あり	3
PNI	2
腫瘍内に嚢胞性成分<20%	2

予後：3年以内の再発・転移リスク	
Grade	%
低（0～4ポイント）	0
中（5～6ポイント）	45
高（≥7ポイント）	67

ACC：管状（Grade 1）、篩状（Grade 2）、充実性（solid）（充実性部分30%以上＝Grade 3）

■ 診断
- 病歴聴取・内視鏡観察を含む診察
- 進行癌については頭蓋底～鎖骨上のCT/MRI
- 胸部画像所見：胸部X線またはCT
- FNA

■ 一般的な病期分類
- **Stage I**：腫瘍径≦2cmで腺実質外への進展なし
- **Stage II**：腫瘍径2〜4cmで腺実質外への進展なし
- **Stage III**：腫瘍径>4cm、または腺実質外への進展あり、または径<6cmのリンパ節転移あり
- **Stage IV**：皮膚、下顎骨、耳管、顔面神経、頭蓋底、頸動脈のいずれかへの浸潤あり、または径>6cmのリンパ節転移あり、または遠隔転移あり（Stage IVC）

■ 限局例（Stage I〜IV B）への管理
- **外科的切除**：耳下腺では可能であれば**外科的完全切除**。顔面神経の温存も直接の浸潤がなければ目標として考慮
- **術後RTを考慮**：前向き試験のデータはないが、中〜高悪性度の症例や、低悪性度でもPNIや術中の腫瘍による汚染、術後断端陽性を認めた場合、あるいはACC症例に対してはしばしば実施される

■ 局所再発への管理
- 切除可能な場合：救済手術。ただし長期予後は決してよくない
- 切除不能な場合：患者状態によってはRTを実施。ただし再度の再発をきたす可能性は高い
- 手術・RTともに適応外の場合：遠隔転移例と同様に治療する

■ 遠隔転移例（Stage IVC）の管理
- 転移部位として多いのは肺、肝臓と骨（骨転移は急激な経過を示唆）
- 予後の幅は非常に広いものの、ACCでは生存期間中央値は3年
- 化学療法が経過を変えることに貢献できるかは不明。主に腫瘍に伴う症状の緩和を目的として実施される
- 本項での推奨内容は小規模の第I・II相臨床試験にもとづく情報
- ACC：単剤で有効な可能性があるのはアントラサイクリン、ビノレルビン、またはシスプラチン。併用療法は奏効率を上げる可能性があるものの、単剤と比較して全生存率を改善するメリットがあるかは不明。第2選択治療の意義は不明（*Lancet Oncol* 2011; 12: 815）
- MEC：シクロホスファミド、ドキソルビシン、シスプラチン併用療法（CAP）±5-FUが最も広く報告されており、ORR 40〜50%、病勢コントロール期間3〜7カ月（*Cancer* 1987; 60: 2869）。単剤：ACCで言及したものに加え、パクリタキセルが選択肢

■ 分子標的治療
- **KIT**を標的にした**イマチニブ**では奏効認められず（*Oral Oncol* 2007; 43: 33）
- **EGFR**を標的にした**セツキシマブ**では奏効は認められなかったものの、中央値6カ月の病勢制御が得られた；**ゲフィチニブ**でも奏効得られず（*JCO* 2006; 24: 2673）
- **EGFR/HER2**を標的にした**ラパチニブ**では奏効認められず、36%で6カ月を超える病勢制御期間が得られた（*JCO* 2007; 25: 3978）
- **VEGFR、PDGFR、MYB、AKT**はいずれもACCへの治療効果が期待できる標的として新規治療の開発が行われている

甲状腺癌

■ 疫学
- 罹患数：過去30年間で**罹患数**は240%↑。一部は，微小な乳頭癌の発見率↑による；未分化甲状腺癌は減少している
- 死亡数：**死亡率は横ばい**；甲状腺癌は内分泌悪性腫瘍の95%を占めるが，死亡数では66%にとどまる
- **サブタイプ**：先進国においては，悪性上皮性甲状腺癌の80～85%が乳頭癌，3～12%が髄様癌，1～3%が未分化癌である
- 診断時の年齢中央値は，乳頭腺癌で40歳代前半，濾胞癌で40歳代後半，未分化癌で60～70歳である

リスク因子	
乳頭癌 濾胞癌 未分化癌	・甲状腺への**放射線**曝露（特に若年。少なくとも3～5年の潜伏**期**。被曝量と直線的相関がある。チェルノブイリ原子力発電所事故などによる放射性降下物） ・年齢 ・女性 ・**家族歴**（第一度近親に乳頭癌・濾胞癌の患者がいる場合には4～10倍のリスクあり） ・5%の分化型甲状腺癌はFAP, Gardner症候群, Cowden症候群, Carney複合との関連あり ・ヨウ素摂取との関連は明確でない
髄様癌	・**家族性甲状腺髄様癌，MEN-2型**を含めた家族性甲状腺髄様癌症候群（20～25%） ・75～80%で散発性/非家族性に*RET*遺伝子変異を認める

■ 生物学的特性
- **MAPKシグナル伝達経路**：以下の3遺伝子のうち1つに変異を認める。乳頭癌の70%で*RET/PTC*（成人散発症の乳頭癌の20%で再編成がみられる），*BRAF*, *RAS*。1つの腫瘍で重複することはまれ
- *PAX8-PPAR*は濾胞癌の35%に認め，Hürthle細胞の一部にも認める

■ 臨床所見と診断
- **偶発的にみつかる結節性甲状腺腫に伴って発見されることが多い**：平均的なサイズは2～3cm；5～10%が悪性；放射線曝露があると高頻度となる；甲状腺機能低下を伴うことが多い，微小石灰化を伴い，辺縁不整で，スポット的に腫瘍内フローがあり，血管が多く入っていると悪性を示唆
- 超音波検査：FNAのために用いる。また，腫瘍の数や特徴を確認する
- **FNA**：生検検体の質と細胞診・病理医の実力にもよるが，およそ70～97%の感度で診断可；約70%が良性，4%が悪性，10%が悪性疑い・中間型，17%が検体（量・質）不十分
- **髄様癌**：刺激試験や，分子解析によるスクリーニングによって家族性髄様癌がしばしば同定される；散発例では，無症候性甲状腺腫瘤で発見される；**カルシトニン高値の巨大腫瘍を伴う場合には，分泌性下痢を伴う**
- **未分化癌**：高分化型甲状腺癌もしくは良性結節性甲状腺腫の診断後，もしくは同時に発見される；**急速増大する頸部腫瘤**（平均の腫瘤サイズは8～9cm）；**気道や反回神経への浸潤により，閉塞症状や血痰，構音障害，嗄声をきたす**；20～50%が診断時に肺＞骨，肝へ**遠隔転移**を伴う
- 家族性腫瘍は非家族性に比べより急速に進行する傾向がある

■ 自然経過と予後
- **自然経過**：乳頭癌の2/3の症例は診断時に甲状腺のみに限局した病変である
- **予後**：乳頭癌：90～95%が長期生存する；濾胞癌：70～80%が長期生存する；遠隔転移は強力な予後不良因子；予後⇔病期；未分化癌：診断からの生存期間中央値は4～5カ月
- **高分化型甲状腺癌の予後不良因子**：＞45歳，男性，低分化型，腫瘍の大きさ，診断時の甲状腺外への進行；若年者でリンパ節転移は予後不良とならない
- **Mayo Clinicモデル**：AGES：age（年齢），tumor grade（腫瘍の悪性度），tumor extent（腫瘍の広がり），tumor size（腫瘍径）

- **BRAF遺伝子変異**：甲状腺外への進行，リンパ節転移，再発の頻度増大におそらく関係する；甲状腺乳頭癌の45%に点変異がみられる（Cancer 2012; 118: 1764）

■ **病期分類**
- **乳頭・濾胞癌，45歳未満**：Stage Ⅰ：M0；Stage Ⅱ：M1
- **乳ち頭・濾胞癌，45歳以上**：Stage Ⅰ：T1（＜2cmで甲状腺に限局）；Stage Ⅱ：T2（2～4cmで甲状腺に限局）；Stage Ⅲ：T3かつ所属リンパ節転移；Stage Ⅳ：M1を含めたその他すべて
- **髄様癌**：Stage Ⅰ：T1，リンパ節転移なし；Stage Ⅱ：T2～T3，リンパ節転移なし；Stage Ⅲ：T1～T3，所属リンパ節転移（N1a）；Stage Ⅳ：すべてのT4，N1b，M1病変
- **未分化癌**：Stage Ⅳ

■ **病理**
- **細胞の起源**：乳頭癌，濾胞癌，Hürthle細胞癌，未分化癌は甲状腺ホルモンを産生する濾胞細胞由来である；腫瘍は通常PAX8とTTF1が陽性

	病理
乳頭癌	乳頭構造；濾胞バリアントには乳頭構造がない；拡大した卵形の核をしばしば伴う；**リンパ行性に浸潤する傾向があり，所属リンパ節への転移を高頻度で認める**；微小癌は＜1cm
濾胞癌	真の濾胞癌は稀（非థ土性甲状腺腫の5～10%が悪性甲状腺腫瘍）；孤立性，厚く被包化されている．**しばしば被膜・血管への浸潤を伴う**
中等度分化型腫瘍	10～15%の腫瘍で，乳頭もしくは濾胞のサブタイプで，tall cellや円柱状細胞とびまん性硬化型バリアント，乳頭状島状タイプ；Hürthle細胞（膨大細胞性，好酸性）癌は濾胞性タイプ；進行の速い特性がある
髄様癌	**カルシトニン産生傍濾胞C細胞**から生じ，発生学的には神経堤由来である
未分化癌	"**巨大細胞**" バリアント；以前の高分化型癌の脱分化と関連している可能性がある；急速進行性，浸潤性

■ **治療**
- **外科手術**：すべてのサブタイプにおいて主要な治療法であるが，未分化癌ではほとんど適応がない；甲状腺全摘除術の合併症として，**反回神経損傷**と，**低カルシウム血症，2/2副甲状腺機能低下症がある**
- **分化型甲状腺癌**：レボチロキシンによる**甲状腺刺激ホルモン（TSH）の抑制**．TSH自体が潜在的な微小癌浸潤の増殖因子となっているため．放射性ヨウ素による内照射によってすべての正常残存甲状腺を除去する
- **転移巣**：放射性ヨウ素内照射，放射線外照射，化学療法（ドキソルビシン＋プラチナ系薬物）を転移病変に用いる；**チロシンキナーゼ阻害薬（例：ソラフェニブ）はヨウ素抵抗性病変に対しても効果があり**，ガイドラインで推奨されている
- **髄様癌**：甲状腺全摘除術と気管周囲リンパ節郭清と少なくとも一方の頸部郭清が必要；放射線治療と化学療法は奏効しないと考えられる；分子標的薬として**バンデタニブ**（J Clin Oncol 2012; 30: 134）と**カボザンチニブ**（J Clin Oncol 2011; 29: 2660）が転移性病変に適応がある；局所再発は外科切除，甲状腺全摘除時のRET遺伝子変異の**スクリーニング**は，家族歴のある，リスクの高い若年者においてはすすめられる
- **未分化甲状腺癌**：**緊急的に気管切開術が必要になることもある**；もし診断時に切除不能であれば，放射線治療を基本とした治療で，化学療法を放射線増感目的に併用する；**放射性ヨウ素内照射は奏効しない**
- **経過観察のための腫瘍マーカー**：分化型腺癌では**サイログロブリン**（すべての正常甲状腺組織がない場合には感度，特異度ともに高い）；髄様癌では**CEAとカルシトニン**をフォローする

トルコ鞍腫瘍

■ トルコ鞍腫瘍
- **表現型**
  - 神経学的症状：頭痛（トルコ鞍の進展による），複視（動眼神経の圧迫），下垂体卒中（腫瘤内の突然の出血），髄液鼻漏（腫瘤の下方への進展），視野欠損
  - ホルモン異常（過剰もしくは低分泌；以下を参照）
  - 他の理由で撮影されたMRIによって偶然発見される（"インシデンタローマ"）
- **原因**
  - **下垂体腺腫**＝最も頻度が多い；トルコ鞍腫瘍の約85%を占める
  - 生理的な下垂体腫脹もある（妊娠，原発性甲状腺機能低下症，原発性性腺機能低下症）；嚢胞，膿瘍，もしくは海綿静脈洞の動静脈瘻；下垂体炎（リンパ球性は最も多い，分娩後の女性や，悪性腫瘍に対して抗CTLA-4抗体を投与した症例にみられる）；良性腫瘍（頭蓋咽頭腫，髄膜腫）；原発性悪性腫瘍（胚細胞腫，脊索腫，中枢神経原発悪性リンパ腫，肉腫，下垂体癌―まれ）；転移病変（乳癌/肺癌が原発として最も多い）
    - 下垂体腫瘍の大きなレジストリ（N＝4,122）では，84.6%が腺腫，3.2%が頭蓋咽頭腫，1.8%がRathke嚢胞，1.8%がCrooke細胞（腺腫以外），～1%が髄膜腫，0.6%が転移性腫瘍，0.5%が脊索腫であった。これらすべてより他の種類の腫瘍は頻度が0.5%未満である（以下記載のごとく中枢神経原発悪性リンパ腫が0.02%，胚細胞腫瘍が0.15%）（*Eur J Endocrinol* 2007; 156(2): 203）
- **検査**
  - トルコ鞍部MRIは病変の特徴をよくとらえることができる
  - 視床下部-下垂体ホルモンの機能検査

■ 下垂体腺腫
- **分類**：大きさと細胞起源によって分類される
  - 大きさ：＜1cm＝微小腺腫；＞1cm＝巨大腺腫
  - 細胞のタイプ：下垂体前葉細胞由来；下垂体前葉ホルモンの分泌↑かつ/または他の細胞タイプの圧迫によるその他のホルモン↓
    - **性腺刺激ホルモン分泌細胞**：臨床的には非機能的
    - **副腎皮質刺激ホルモン分泌細胞**：Cushing症候群をきたす
    - **プロラクチン産生細胞**：プロラクチン分泌上昇し，性腺機能低下（男性・女性）
    - **甲状腺刺激ホルモン分泌細胞**：臨床的には非機能的となることがある（TSHのαもしくはβサブユニットのみを分泌する，もしくはインタクトTSH分泌↑で甲状腺機能亢進）
    - **成長ホルモン分泌細胞**：成長ホルモン↑→先端巨大症
    - **プロラクチン産生細胞・成長ホルモン分泌細胞**は併存することもあり，両方の症状を呈する
- **検査**
  - **MRI**：トルコ鞍腫瘍を評価する最もよい画像診断
  - **視床下部-下垂体ホルモン機能検査**：
    - ホルモンの過剰産生は，下垂体腺腫のみによるもので，それをもってトルコ鞍腫瘍の存在を意味する
    - ホルモンの産生低下は，すべての視床下部，下垂体病変によって起こりうる；鑑別診断を絞ることに役立たない（もし尿崩症がない場合には病変の示唆として/視床下部もしくは下垂体柄からのADH産生低下）
- **治療**
  - **性腺刺激ホルモン/他の非機能性腺腫**：神経症状（視野異常など）を引き起こすほどの大きさであれば，経蝶形骨手術が第1選択；神経症状がなければ，トルコ鞍外進展がある（すなわち視交叉が挙にされる）場合には経蝶形骨手術を考慮するか，6〜12カ月ごとにMRI検査を施行して経過観察する。術後のモニタリングはMRIで行う；もし残存組織が増大してくるようならば，再手術もしくは放射線治療を考慮する
  - **副腎皮質刺激ホルモン分泌細胞腺腫**：経蝶形骨腺腫摘除術もしくは前方下垂体切除術による腫瘍の完全除去が第1選択；手術治療抵抗性・再発性病変や，放射線治療の効果を待っている状況では内科的治療の適応（副腎酵素阻害薬―ケトコナゾール，メチラポン；ソマトスタチンアナログであるパシレオチド；カベルゴリン）。下垂体手術，放射線治療かつ/または内科的治療で治癒しない症例では両側副腎摘除術が考慮される

- **プロラクチン産生細胞性腺腫**：腫瘍径（＞1cm）による神経症状が存在・切迫している，もしくはプロラクチン増加による性腺機能低下，その他の症状があれば治療適応；ドパミン作動薬（カベルゴリン，ブロモクリプチン）が腫瘍縮小とプロラクチン分泌抑制の第1選択。プロラクチンが正常化し，MRI検査で腫瘍を同定できなくなって少量のドパミン作動薬を少なくとも2年以上継続している症例では，慎重にPRLとMRI検査によるモニタリングをしながらドパミン作動薬の中止を試みる。薬物が奏効しない（すなわち薬物治療後でも実際の腫瘍，もしくはPRL上昇による症状が残存する）場合には，経蝶形骨手術を考慮する。腫瘍が非常に大きく，経蝶形骨手術後も腫瘍が残存するような巨大腺腫の症例では，さらなる追加手術の適応はなく，ドパミン作動薬による治療かつ/または放射線治療となる
- **甲状腺刺激ホルモン産生腫瘍**：経蝶形骨手術が第1選択で，1/3が治癒，1/3が改善，1/3未満が改善なし➡多くは追加治療（ドパミン作動薬・オクトレオチド）。β遮断薬は甲状腺機能亢進による症状を改善する
- **成長ホルモン分泌腫瘍**：完全切除不能・手術のリスクが高い症例でなければ，経蝶形骨手術，内科治療としては長期作用型ソマトスタチンアナログ（切迫する神経症状がなければ）を用いる。手術によって血清IGF-1が正常化すれば追加治療は不要である。IGF-1が依然高い場合には，ソマトスタチンアナログを用いる。これで効果がなければカベルゴリンを追加する。それでも効果なければ，カベルゴリンを中止しペグビソマント単剤もしくはソマトスタチンアナログと併用する。さらに効果なければ放射線治療もしくは再手術となる

■ 原発性悪性腫瘍
● 頭蓋内胚細胞腫瘍
- 松果体・トルコ鞍上領域から発生する（松果体＝2倍頻度が高い）
- 小児から30歳代までに多い；若年成人で40％を占める；男性＞女性（特に松果体病変）
- 頭蓋内胚細胞腫瘍は米国において小児中枢神経腫瘍の0.5～3％を占める（アジア諸国ではこれより頻度が高い）（Oncologist 2008; 13: 690）
- **症状**：松果体領域─頭痛，悪心，嘔吐，傾眠，複視，錐体路症状，運動失調（頭蓋内圧亢進/水頭症による），上方視の麻痺；トルコ鞍上領域─下垂体機能低下症，尿崩症
- **頭蓋内胚細胞腫瘍＝胚芽腫と胚芽腫以外の胚細胞腫瘍（NGGCT）**；後者は胎生期癌，内胚葉洞腫瘍/卵黄嚢腫瘍，絨毛癌，奇形腫（未熟と成熟），これらのタイプが混じった混合腫瘍
- **組織像**：胚芽腫＝免疫グロブリンと多形性の未分化細胞が豊富な細胞質を伴い，結合組織の帯とは離れて巣状に位置する；胚芽腫以外の胚細胞腫瘍＝細胞のタイプによってさまざま
- **通常の検査**：脳脊髄液と血清のAFPとβ-hCG値（初発時に胚芽腫以外の胚細胞腫瘍では上昇している；脳脊髄液でAFP>1,000は予後不良と関連）；下垂体・視床下部機能の評価，脳脊髄液の細胞診，病期分類のための脳・脊椎MRIで10～15％に髄膜播種を診断時に認める（Oncologist 2000; 5: 312），生検

リスクカテゴリー	腫瘍のタイプ
低リスク	● 純粋な胚芽腫 ● 成熟奇形腫
中間リスク	● 未熟奇形腫 ● 混合性NGGCTでさまざまなリスクグループに入る腫瘍のタイプを含むもの
高リスク	● 絨毛癌 ● 卵黄嚢腫瘍 ● 胎生期癌（混合性NGGCTでおもにこれら3つの腫瘍のタイプを含むもの）

- **治療**：限局性の純粋な胚芽腫：全脳室放射線照射（21～24 Gy）に加え原発腫瘍にブースト照射（腫瘍への総線量40～45 Gy）(*Int J Radiat Oncol Biol Phys* 2003; 56: 511)；術前化学療法としてbleomycinとエトポシドをシスプラチン（BEP）もしくはカルボプラチン（BEJ）と併用する治療でその後の放射線量を減らすことができるが，化学療法単独では許容できない頻度で再発をきたす (*Pediatr Blood Cancer* 2004; 43: 126)。注意：二起源性腫瘍（松果体とトルコ鞍上の成分）においては，脊椎MRIと脳脊髄液細胞診で腫瘍陰性であれば限局性腫瘍として治療する (*Int J Radiat Oncol Biol Phys* 82(4): 1341-1351)。播種性胚芽腫（MRIかつ/もしくは脳脊髄液細胞診で確定したもの）もしくは化学療法で部分奏効が得られなかった症例：脳脊椎放射線照射。NGGCT：シスプラチン-ベースの化学療法の後に残存腫瘍の摘除術と脳脊椎放射線照射 (*Neuropediatrics* 2005; 36(2): 71)。成熟奇形腫：外科的切除（これらは化学療法/放射線治療に反応しない）
- **脊索腫**
  - まれ（米国で年間およそ300名が診断），緩徐進行性，脊索の胎生期遺残から出現する骨腫瘍は局所進行性；斜台から発症しうる
  - **おもな症状**：頭痛，視力障害，下垂体前葉ホルモン欠損症状
  - **組織学的サブタイプ**：通常型（最も頻度が高い，軟骨性もしくは他の間葉性成分がない），軟骨型（脊索様と軟骨様の特徴；頭蓋底の蝶形骨後部に好発する）；肉腫様転化（脊索腫の2～8%；通常型脊索腫の部分に肉腫成分が散在する；予後不良）
  - **免疫組織化学**：サイトケラチン陽性；EMAは>80%で陽性；他の染色はさまざま
  - **治療**：外科的切除後の放射線治療；病変周囲の構造へのダメージを最小にするには陽子線RTが最適 (*Neurosurg Rev* 2009; 32(4): 403)
- **下垂体浸潤中枢神経原発リンパ腫**
  - **おもな症状**：頭痛と視力/動眼神経障害かつ/または下垂体前葉ホルモンの欠乏とADH欠乏/尿崩症
  - **検査**：コントラスト造影MRI＝トルコ鞍の腫瘤とトルコ鞍外のさまざまな広がりをみる
  - **治療**：いまだ議論の余地がある–リンパ腫として一般的な全身化学療法を施行；中枢神経リンパ腫のレジメンを適応する；もしくはその両方を組み合わせて治療される（原発性中枢神経リンパ腫の項を参照）

下垂体への転移性病変
- 視床下部と下垂体への転移＝トルコ鞍腫瘍で1～2%
  - 頻度の高いものとして女性の乳癌と男性の肺癌だが，これらだけでなく，まれではあるが他の癌種でも生じる（腎細胞癌，肝細胞癌，前立腺癌，大腸癌）
- **表現型**（約7%の症例に症状がある）：尿崩症（症状があるとすれば最も頻度の高いもの），下垂体前葉障害，視野欠損，眼底部の疼痛，眼筋麻痺
- **治療**：症状のある転移に対してはしばしば局所治療が施行される（手術もしくは放射線治療）；全身化学療法は原発腫瘍の種類によって考慮される。
- **OS**は非常に低い（6～22カ月）(*Neurosurg Focus* 2004; 16: E8)

Note

褐色細胞腫とMEN

褐色細胞腫/傍神経節腫（パラガングリオーマ）

■診断
- **古典的3徴**：（頭痛，発汗，頻脈）；再発性，発作性の高血圧/"高血圧発作"；他には＝動悸，震戦，顔面蒼白，息切れ
- 低リスク患者では，**24時間尿中分画型メタネフリン**と，**カテコールアミン分画**を確認する；予備検査で強く疑われる患者では血漿遊離分画メタネフリンを測定する；もしスクリーニング検査が正常であればさらなる検査は必要ないが，もしメタネフリンが高値であれば，腹部骨盤CTもしくはMRIを施行する；もしこれら画像検査で否定的でもまだ疑いがあれば，MIBGシンチ，PET検査，オクトレオチドスキャンを施行する
- 副腎のカテコールアミン産生腫瘍＝**褐色細胞腫**；副腎外のカテコールアミン産生腫瘍＝**傍神経節腫**（パラガングリオーマ）
- 褐色細胞腫のリスクが高い症例（**MEN2型，VHL**），以前に治療切除した褐色細胞腫もしくは傍神経節腫症例では，血漿分画メタネフリンを測定する→ノルメタネフリンの中等度↑があれば，24時間尿中分画メタネフリン測定，カテコールアミン測定，画像検査を実施する

■治療
- **手術**：術前内科的治療→高血圧のコントロール，高血圧緊急症の予防，体液増加
  - **術前αアドレナリン受容体ブロック（フェノキシベンザミン）** 術前10～14日で血圧・濃縮した体液を正常化させ，その後に**低用量β遮断薬（propranolol）**を十分なαブロックの後（術前2～3日）に投与する
  - α遮断薬投与前にβ遮断薬を先に投与すると，さらに血圧上昇をきたすため，決して先にβ遮断薬を投与してはいけない
  - α遮断薬投与2～3日後より，α遮断薬投与に関連するカテコールアミン誘発性体液濃縮と起立性低血圧を抑制するために，**高Na食**を開始する（注意：慢性心不全，腎機能低下症例では非適応）；Caチャネル拮抗薬も使用される
  - **メチロシン**（カテコールアミン合成阻害薬）は他の薬物で効果ない場合や非適応の症例，または強い腫瘍への侵襲の後（すなわち転移等のラジオ波焼灼術）の場合に適応される
  - 散在性の副腎褐色細胞腫では，副腎すべてを摘除する；家族性褐色細胞腫（すなわち**MEN2型，VHL**）では両側性病変の頻度が高い．もし両側副腎摘除術が予定されるのであれば，患者はストレス量のステロイド投与が必要となる
- **悪性褐色細胞腫**（10%）：良性の褐色細胞腫と組織的，生化学的な相違はない；転移や局所浸潤がしばしば唯一の手掛かりとなる，全例長期のフォローアップが必要
- **悪性褐色細胞腫の治療**：
  - 治癒を目的とした切除（被膜の残存は再発の可能性を高める）
  - 放射線外照射もしくはクライオアブレーションが有痛性骨転移症例に適応；131I-MIBGシンチをもとにした腫瘍に対する放射線療法は有用；肝転移，骨転移に対するラジオ波焼灼術
  - 化学療法は，シクロホスファミド，ビンクリスチン，ダカルバジンの併用療法（**CVD**）を腫瘍が進行性もしくはQOL低下例で施行；**チロシンキナーゼ阻害薬**が有効である報告がでてきている（J Clin Endocrinol Metab 2009; 94(5): 386）

MEN

- **MENs**＝遺伝性腫瘍症候群で，特有の臓器浸潤パターンをもつ
- *MEN1*遺伝子変異→多発性内分泌腺腫症1型（**MEN1**），*RET*がん原遺伝子変異→多発性内分泌腺腫症2型（**MEN2**）

■MEN1
- MEN1＝常染色体優性で副甲状腺，下垂体前葉，腸・膵腫瘍を合併する傾向がある

■臨床所見
- **多発性副甲状腺腺腫**→原発性副甲状腺機能亢進症が初発症状のことがしばしば，ほぼ100%が40～50歳までに発症する（J Clin Endocrinol Metab 2001; 86: 5658）；多くの症例は無症状で，血清Ca上昇と，PTH上昇で発見される
- **下垂体腺腫**→プロラクチノーマが頻度高い；他のタイプもある（成長ホルモン，副腎皮質刺激ホルモン，この両方を産生するもの，非機能性下垂体腫瘍）；MEN以外の症例での腫瘍に比べ大きく，より進行性である
- **膵島細胞・消化管腫瘍**（1/3の症例）→ゾリンジャー-エリソン症候群が頻度高い；インスリノーマ，ソマトスタチノーマ，グルカゴノーマ，VIPomaもある，臨床的には非機能性腫瘍
- **ほかの腫瘍**→カルチノイド；皮膚，副腎腫瘍；褐色細胞腫，上衣腫

■ 診断と治療

- **診断**：MENに関連する腫瘍タイプの3つのうち2つが存在すること（MEN1型症例が家族内にいれば3つのうち1つの腫瘍）。*MEN1*遺伝子変異のDNAテストはコマーシャルベースで確認可能；家族の血清Ca値のスクリーニング（原発性副甲状腺機能亢進が強い表現型の場合）も考慮
- **治療**：血清Ca値上昇，腎結石症，骨病変の存在（骨密度低下，骨折）がある場合，副甲状腺亜全摘（3.5個を切除もしくは4個すべて切除後に副甲状腺組織を自己移植する）；下垂体腺腫に対しては，散発性下垂体腺腫に対する治療に準ずる（下垂体腺腫の項を参照）；ガストリノーマではプロトンポンプ阻害薬（PPI）を投与（PPIでうまくコントロールできている症例に対して，転移予防目的の膵/十二指腸切除術を施行するかは明確でない）；インスリノーマに対しては手術（通常は膵頭の局所切除術+遠位膵臓亜全摘）；ホルモンの過剰分泌に対する内科的治療
- **モニタリング**（MEN1症例，遺伝子変異陽性もしくは家族にMEN発症者がいるリスク症例）：MEN1型関連腫瘍でみられる症状を検索する（腎結石，無月経，乳汁漏出症，勃起障害，消化性潰瘍，下痢，低血糖症）；手術の必要な無症候性副甲状腺機能亢進症を発見するために年1回血清Caを測定する；追加検索としてさらなる生化学検査，画像検査も考慮される

■ MEN2

- MEN2A，MEN2Bと家族性甲状腺髄様癌（**FMTC**）に分類される

MEN2A	- 常染色体優性遺伝 - 甲状腺髄様癌，原発性副甲状腺機能亢進症 - 上記特徴の1つもしくは2つのみの場合には，*RET*遺伝子変異のDNAテストもしくは原発性の症状に対するMEN2Aの他の症状を確認することが診断に必要 - 甲状腺髄様癌はほぼ100%発症するが，他の症状はさまざま - 通常の褐色細胞腫と，副甲状腺機能亢進症に対する検査が推奨される
MEN2B	- 常染色体優性遺伝 - 甲状腺髄様癌（MEN2A症例よりも早期発症，進行性に増大する），褐色細胞腫，粘膜神経腫，腸管神経節細胞腫，Marfan様体型；**原発性**副甲状腺機能亢進症はない
FMTC	- 甲状腺髄様癌には非常に罹患する傾向にあるが，他の癌には罹患しない - 家族歴が少ない場合，MEN2A/2Bと区別することが難しい

- MEN1型と異なり，MEN2型に対する家族歴でのリスク症例に対する早期の遺伝子スクリーニング診断は重要である➡特異的な*RET*遺伝子変異の存在は，発症年齢や髄様癌の進行度，他の内分泌腫瘍の罹患しやすさを推測できる
- MEN2型の家系では，発症した方の検体を検査して，その家系特異的な*RET*変異を特定する必要がある。**生殖細胞*RET*変異**が発見されたときには，表現型不明である家族の方の検査を施行して確認しておく必要がある
- 予防的甲状腺切除術のタイミング，褐色細胞腫と原発性副甲状腺機能亢進症のスクリーニング開始時期は，*RET*がん原遺伝子の特異的DNA変異のパターンによって決まる
- **MENを疑う症例に対する初期マネジメント**：
  - 甲状腺切除術の前に**褐色細胞腫の評価**をして，もし褐色細胞腫があれば褐色細胞腫を先に切除する
  - **限局局所病変もしくは限局局所転移**：甲状腺全摘出術+予防的頸部中心部郭清；もし側頸部リンパ節転移があり，他の遠隔転移がない場合には，側頸部郭清も施行する；局所進行性病変もしくは遠隔転移がある場合には，頸部縮小手術を考慮する
- **術後**は髄様癌再発を**モニタリングする**（Kloos RT, et al. *Thyroid* 2009; 19: 565）

術後のカルシトニン値が検出感度以下	- 6〜12カ月おきにカルシトニン/CEAを確認 - 術後6〜12カ月で頸部エコー施行
移後カルシトニン値が検出され<150 pg/mL	- 頸部エコー±ベースラインのCT/MRI
術後カルシトニン値が>150 pg/mL	- 胸部腹部骨盤のCTもしくはMRI+骨シンチもしくは骨MRI（転移を確認するため）

- **難治性・転移性甲状腺髄様癌**：甲状腺外病変・リンパ節転移症例では頸部・上縦隔に対する放射線治療（治癒切除困難の場合）
- **進行性転移病変に対する化学療法**：経口チロシンキナーゼ阻害薬（バンデタニブ，カボザンチニブが本病期においての適応を示唆する第III相試験の良好な結果がある）（*J Clin Oncol* 2012; 30(2): 134; 30 (suppl; abstr 5508)）；マルチブルなチロシンキナーゼ阻害薬投与でも治療抵抗性の場合には，ダカルバジンベースの化学療法；免疫療法と放射線ラベルされたオクトレオチド（研究的治療）

副腎皮質腫瘍

■ 疫学
- **副腎インシデンタローマ**は，別の理由で施行された画像検査で発見される副腎腫瘍
- **副腎皮質癌**は非常にまれ（100万人に1～2人の頻度），二峰性の年齢分布；年齢のピークは幼児と40～50歳

■ 副腎皮質癌の病因と遺伝子学的要因
- リスク因子については副腎皮質癌の希少性ゆえ明確でない
- 多くは**散発性**。**遺伝性疾患**に関連することがある：Li-Fraumeni，Beckwith-Wiedemann，MEN1型。南ブラジルの小児に多い，特有の生殖細胞*TP53*変異が認められる（R337H）
- 感受性遺伝子：散在性腫瘍はTP53の変異と関連がある。

■ 臨床像
- **60%の副腎皮質癌はホルモンを産生**し，ホルモン過剰による徴候，症状を呈する（表参照）。Cushing症候群，男性化症候群（もしくはこれらの混合）が悪性副腎皮質癌の中で最も頻度が多い。女性化と高アルドステロン症は悪性症例の10%未満に認められる
- 非機能性腫瘍は腹部・背部痛と早期満腹感，体重減少を伴う

ホルモン分泌	臨床像	機能評価
コルチゾール（Cushing症候群，ACTH依存性クッシングとしても知られる）	体重増加，近位筋力低下，多毛症，精神障害，高血圧，低カリウム血症，浮腫，中心性肥満，紫色線条，高血糖	ACTH，コルチゾールレベル→，24時間デキサメタゾン抑制試験と早朝のコルチゾール値確認，または夜間唾液コルチゾールが3倍，または24時間尿中コルチゾール値（上昇?）とACTHが抑制されている
アルドステロン分泌腫瘍	高血圧，低カリウム血症，アルカローシス	スクリーニング試験：血清アルドステロン：レニン比が>30で，アルドステロンが>15 スクリーニングで陽性ならば，塩・水試験もしくはカプトプリル抑制試験で確定診断する
アンドロゲン分泌腫瘍	多毛症，声の低音化，希発/無月経（女性）	DHEAS，テストステロン
エストロゲン分泌腫瘍	女性化乳房，精巣萎縮（男性）	エストラジオール

■ 検査と副腎の結節/腫瘤の評価
- 悪性腫瘍の既往があるか?→転移性副腎腫瘍が活動性の一次癌病変をもつ症例では頻度が多い；典型的には，別の原発癌の最初の出現部位とはならない
- 形態学的評価：腹部CTスキャンやMRIで大きさ，不均一性，脂肪成分の割合（MRI），ハウンズフィールド単位（Hounsfield units：HU），辺縁の特徴
- **腺腫と癌の画像上での違い**
  腺腫：しばしば4 cm未満，造影前でHU<10，50%のHUが造影剤投与15分後にはウォッシュアウトされる，MRIケミカルシフトで信号が低下する（*Radiology* 2002; 222: 629）
  副腎皮質癌：大きさが4 cmを超える（しばしばさらに大きい），不均一性，辺縁不整，CTにおいて壊死を伴った局所浸潤を認める
- **生検もしくは手術の前に褐色細胞腫を鑑別診断しなければならない！** 散発性褐色細胞腫は副腎皮質で発見されることがある。褐色細胞腫は典型的にはCTにおいて高いHU値（>30）であり，MRIのT2で明るく映る。血漿遊離分画メタネフリン測定かつ/または24時間尿メタネフリン測定により褐色細胞腫を除外する

■ 病期分類
- Stage Ⅰ：腫瘍径5cm以下
- Stage Ⅱ：腫瘍径5cmを超える，副腎外への浸潤なし
- Stage Ⅲ：腫瘍径に関係なく，局所浸潤もしくは所属リンパ節への転移あり
- Stage Ⅳ：隣接臓器への浸潤，もしくは遠隔転移

■ マネジメント：機能性腺腫
- **手術**：片側性腺腫の場合→腹腔鏡的片側副腎摘除術
- **内科的治療**：手術適応なし，もしくは両側性でホルモン産生性の場合

  高アルドステロン症：高血圧のコントロール，低カリウム血症に対しては，スピロノラクトンもしくはエプレレノン（選択的アルドステロン阻害薬）

  Cushing症候群：副腎摘除術を選択する（まれに両側性のことがあるが，その際には両側副腎摘除術を施行）

■ マネジメント：限局性副腎癌
- **手術**：完全外科切除が副腎癌唯一の根治的治療法である。開腹副腎摘除術とリンパ節切除を，治療に特化した施設でなされるべきである。完全切除には，隣接構造（肝，腎，膵，脾）の切除も必要になる。腹腔鏡下手術では局所再発と腹膜播種のリスクが増大する。
- **術後化学療法**：術後にミトタン投与が特にハイリスク症例で考慮される；後方視的検討で，術後経過観察のみに比べ無病生存率を向上する（NEJM 2007; 356: 2372）

  術後治療の期間は不明である
- **術後放射線療法**：議論の余地がある；特に辺縁ぎりぎりもしくは断端陽性である場合には，腫瘍床への外照射を考慮する。局所再発を減少させるが，無増悪生存率，全生存率の向上には寄与しない（German ACC registry, J Clin Endocrinol Metab 2006; 91: 4501）
- **経過観察**：画像検査とホルモン検査を3〜6カ月ごとに施行

■ マネジメント：転移性副腎癌
- すべての可能な症例に対して臨床試験を考慮すべきである
  - **低悪性度腫瘍**：もし90%を超えて切除が可能で特に機能性であれば，原発腫瘍と転移病変の切除を考慮する。腫瘍量・症状↓
  - **転移・切除不能**：

    EDP（エトポシド，ドキソルビシン，シスプラチン）＋ミトタン：ストレプトゾシン＋ミトタンと比較して奏効率が高く（23% vs. 9.2%），無増悪生存率も高い（5カ月 vs. 2.1カ月）が，OSへの利益はない（FIRM-ACT, NEJM 2012; 366: 2189）

    ミトタン単剤療法—唯一FDAが承認した薬物，奏効率10〜30%（JCO 2009; 27: 4619）。標準最適化されたミトタンの投与量は決まっていない；もし耐えうるのであれば，14〜20μg/mLの血清濃度を目標にして投与を推奨している施設もある。利益につながるためには治療量が重要。ミトタンは副腎を破壊する→患者には，副腎不全の発症を予防するためにヒドロコルチゾンを投与する；アルドステロンの欠乏も起こしやすい

    他のオプション：**ストレプトゾシン±ミトタン，シスプラチン＋エトポシド±ドキソルビシンまたはミトタン**（NCCNガイドラインの一覧表より）
- 二次性もしくは切除不能Cushing症候群や転移性副腎皮質癌の内科的マネジメントとしては，ミトタン，ケトコナゾール，メチラポン（副腎皮質ホルモン合成阻害薬），ミフェプリストンがある

■ 予後
- 予後は依然として非常に不良。病期，完全切除，病理学的悪性度が最も重要な予後因子である

MSKCC予後不良予測因子
(1) 病期：発症時に遠隔転移あり
(2) 静脈，被膜もしくは隣接臓器への浸潤あり
(3) 腫瘍が壊死を伴う
(4) 細胞分裂像が50HPF中5個を超える
(5) 異型分裂像がある
(6) Mdm-2の過剰発現（p53の標的遺伝子の染色）

(JCO 2002; 20: 941)

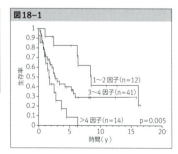

図18-1

卵巣癌

■ 疫学
- 卵巣癌は米国の婦人科癌の死因第1位
- 女性の悪性腫瘍死因の5番目である。年に約22,240症例が新規発症
- 発病は年齢とともに上昇；罹患率は70歳代女性で57/10万人
- 診断年齢の中央値は63歳；診断時進行癌>70%
- 卵管癌と原発性腹膜癌：卵巣癌と同様に分類

■ リスク因子
- 高齢，早発初潮，遅発閉経，肥満，多嚢胞性卵巣症候群，未産，不妊症，高齢初産（>35歳）
- 約10%が家族性発症；散発症例より早期に発症
- 反対に，妊娠と初産が若年（≤25歳），経口避妊薬，授乳により30〜60%の癌リスク低下

■ 病因
- 高悪性度漿液性腺癌（HGS）の原発巣は卵管采の可能性（卵管上皮内癌）(*J Clin Oncol* 2008; 26: 4160-4165)
- 淡明細胞腺癌 & 類内膜腺癌は子宮内膜症と関連（*ARID1A*）

■ 遺伝学
- ***BRCA1*または*BRCA2*遺伝子変異**：常染色体優性遺伝。特にアシュケナージユダヤ人における遺伝性卵巣癌。HGSの16〜21%で*BRCA*遺伝子変異陽性。*BRCA1*：生涯乳癌発症率85%，卵巣癌40〜60%。*BRCA2*：70歳までに卵巣癌を発症するリスク16〜27%。予後は良好：プラチナ製剤化学療法への感受性↑（*J Clin Oncol* 2012; 30 (21): 2654-2663）
- **Lynch症候群Ⅱ型**：常染色体優性遺伝。遺伝性非ポリポーシス大腸癌，子宮体癌，卵巣癌；MMR遺伝子群（*MLH1, MSH2, MLH6, PMS2*）の生殖細胞系列の変異。生涯の卵巣癌発症率5〜15%

■ 病理組織亜型
- **上皮性卵巣癌（EOC）**（95%）：漿液性腺癌（最も多く約75%，多数でWT1+あるいはPAX8+），粘液性腺癌，類内膜腺癌，淡明細胞腺癌，移行上皮癌
- **胚細胞性**（<3%，しばしば<30歳）：未分化胚細胞腫（男性のセミノーマ様），卵黄嚢腫瘍，胎芽性癌（男性のNSGCT様），奇形腫。手術＋(StageⅠの未熟奇形腫／未分化胚細胞腫除き) BEP 3〜4コース
- **性索間質性**（<2%）は不均一性があり，しばしば早期の病斑。アンドロゲンおよびエストロゲン産生：顆粒膜細胞腫（腫瘍マーカーとしてはインヒビンB，5〜10%が早期子宮体癌と関連），莢膜細胞，Sertoli細胞，Leydig細胞（*DICER1*）。主に手術±化学療法（BEPまたはT/C）。骨盤内再発で放射線治療考慮

■ 臨床所見
- 診断時，70%の上皮性卵巣癌は小骨盤外に進展（≥StageⅢ）
- 局所病変の多くは無症状
- 遷延性，非特異的：腹部／骨盤の疼痛，腫瘤，腹満感，尿意切迫感，頻尿，便秘，早期満腹感，呼吸困難，VTE（淡明細胞腺癌で↑），茎捻転（胚細胞腫），まれに性器出血または腫瘍随伴症候群（小脳変性症，多発神経炎，DM，Ca^{2+}↑〔小細胞癌〕）

■ スクリーニングと予防
- リスクが平均的で無症状の女性には卵巣癌スクリーニングを**行うべきではない**
- PLCO試験：1年ごとの経腟超音波検査を4年間とCA125を6年間スクリーニングに用いても，卵巣癌の死亡率低下はなかった（*JAMA* 2011; 305: 2295-2303）
- 高リスク女性（遺伝性症候群，*BRCA1/2*変異陽性）では多様な方法でスクリーニングを行う（経腟超音波検査 & CA125の6カ月間隔のスクリーニングを30〜35歳から，または家族内で最も早く卵巣癌に罹患した年齢より5〜10年早く開始）。リスク低減両側卵管卵巣切除（rrBSO）は卵巣／卵管癌リスクを下げる最大の手段。rrBSOは35〜40歳まで，あるいは出産を完了して以後妊娠希望のない場合に推奨。rrBSOによって閉経前*BRCA*遺伝子変異陽性女性の乳癌リスク↓
- *BRCA*遺伝子変異陽性女性で経口避妊薬の使用は，卵巣癌リスク低下と関連（約5%／年）

■ 病期分類と上皮性卵巣癌の検査

- TAH/BSOと完全な病期決定のための開腹手術(腹腔内全体を視触診,転移・播種の疑われる部位/癒着部の生検,大網切除,骨盤/傍大動脈リンパ節切除&最大限に腫瘍減量)が,確定診断,正確な腫瘍進展評価,最大の腫瘍減量のための一次段階
- 粘液性腺癌:虫垂切除&上部・下部消化管の精査
- **最大限の(optimal)腫瘍減量術➡腫瘍残存径または厚みが最大1cm未満**
- 米国では婦人科腫瘍専門医によって行われることが理想&「肉眼的残存腫瘍なし」をめざす手術
- CA125↑:上皮性卵巣癌の早期症例の20%と進行例の80%

病期	定義	5年生存率*
Stage I	卵巣に限局。A:片側卵巣;B:両側卵巣;C:被膜浸潤または洗浄/腹水細胞診陽性	85〜95%(I AまたはI Bでは90〜95%)
Stage II	骨盤内進展。A:子宮または卵管に進展して洗浄細胞診陰性;B:他の骨盤臓器に進展して洗浄細胞診陰性;C:洗浄/腹水細胞診陽性	70〜80%
Stage III	腹腔内進展。A:顕微鏡的播種;B:肉眼的播種≦2cm;C:播種>2cmあるいは所属リンパ節転移	25〜50%
Stage IV	腹腔外進展あるいは肝実質転移	5〜19%

*:予後は年齢,残存腫瘍の進展度と組織型に依存する

■ 早期上皮性卵巣癌の補助療法

- 低リスク:Stage I A/B;Grade 1➡補助療法なし;Grade 2:タキサン/カルボプラチン(T/C)静注3〜6サイクル考慮;Grade 3/淡明細胞腺癌➡T/C静注3〜6サイクル
- 高リスク:Stage I C➡T/C静注3〜6サイクル;DFSとOS改善

■ 進行期癌(II〜IV期)補助療法

- タキサン/プラチナ併用化学療法を6〜8サイクル
- **Stage II & Stage IIIの最大限の腫瘍減量術後(<1cm)**:パクリタキセル静注/腹腔内投与&CIS腹腔内投与。本レジメンはStage IIIの最大限の腫瘍減量術後症例を対象とした3週間ごとの静注レジメンとの比較試験で,PFS中央値6カ月↑(23.8 vs. 18),OS中央値16カ月↑(65.6 vs. 49.7)を示した。有害事象は腹腔内投与で↑:疲労,疼痛,神経症,腎機能障害,腹腔内投与ポート関連有害事象。約40%のみの症例が全6サイクルの静注/腹腔内投与を完遂(GOG 172 NEJM 1996; 354: 34-43)。腹腔内投与サイクル数↑で良好。3rdラインでOS改善なし(J Clin Oncol 2006; 24: 18s ASCO#5002)。BevでPFS↑(1.7〜4カ月)(NEJM 2011; 365: 2473-2483, 2484-2496)
- **残存腫瘍>1cm, Stage IV, 腹腔内投与適応外**:dose-dense静注T/C(パクリタキセル毎週投与)は,3週ごと静注投与のT/Cより有意に予後改善。Stage II〜IV(最大限の腫瘍減量術〔optimal〕とそれに及ばない減量術〔suboptimal〕)におけるdose-dense静注T/Cは3週ごと投与T/Cに比べ,PFS11カ月↑(28 vs. 17),3年OS 7%↑(72 vs. 65%)(Lancet 2009; 374 (9698): 1331-1338)
- **切除不能巨大腫瘍またはPS不良患者**:診断目的に組織生検。術前補助化学療法3〜6サイクル➡治療間隔腫瘍減量手術➡術後補助化学療法
- 低悪性度:浸潤性インプラントのあるときには上皮性卵巣癌に準じた治療を考慮

■ 再発治療

- 進行癌の多くは再発する。プラチナ不応性:プラチナ含む初回治療から6カ月以内の再発
- プラチナ感受性(プラチナ含む治療終了後6カ月以降に再発):プラチナ併用レジメン(GEM, リポソーマルドキソルビシン,パクリタキセル)±二次腫瘍減量術。初回再発➡Bev上乗せ効果,PFS 4カ月↑(12.4 vs. 8.4)(OCEANS J Clin Oncol 2012; 30 (17): 2039-2045)。プラチナ抵抗性となるまで化学療法を施行。再燃と寛解を繰り返す
- プラチナ抵抗性(<6カ月):単剤(リポソーマルドキソルビシン,GEM,トポテカン,パクリタキセル)+BevでPFS約3カ月↑(6.7 vs. 3.4)(AURELIA J Clin Oncol 2012; 30 LBA5002)
- MEK阻害薬(selumetinib):低悪性度漿液性腺癌の再発時(Lancet Oncol 2013; 14 (2): 134-140)

卵巣胚細胞腫瘍（OGCT）

疫学：0.41/10万人（米国）；全悪性卵巣腫瘍の5%；全良性卵巣腫瘍の20%；多くは10～30歳の**若年女性**が罹患，**初期段階で診断**される；白人よりもアジア/太平洋地域/ヒスパニック系で頻度高い；診断時腫瘍径は大きい傾向（中央値16cm）

	病理
良性腫瘍	**成熟嚢胞性奇形腫**：OGCTの5～25%；両側性10～20%；悪性転化1～2%；肥厚部より毛髪，歯牙発生（Rokitansky結節）
悪性腫瘍 原発性OGCT	• **未分化胚細胞腫（35～50%）**：悪性OGCTで最多；精巣セミノーマに対応する卵巣の腫瘍；75%が青年期女子&若年成人（平均19歳）；エストロゲン，テストステロン，β-hCG，LDH産生；月経不順；通常はStage I Aで診断；リンパ行性転移：放射線高感受性；10～15%が両側性；組織所見として「2細胞パターン（目玉焼き像）」；非未分化胚細胞腫より予後良好 • **卵黄嚢腫瘍/内胚葉洞腫瘍（14～20%）**：青年期に発症（年齢中央値19歳）；腹腔内進展及び血行性転移，AFP&LDH産生；組織所見としてSchiller-Duval小体 • **胎芽性癌（4%）**：最も急速進行性のOGCT；hCG±AFP産生；腹腔内播種；罹患平均年齢<30歳；組織所見としてシート&リボン状 • **多胎芽腫**：まれ，非未分化胚細胞腫と同様に治療 • **非妊娠性絨毛癌（2.1%）**：急速進行性；罹患平均年齢20歳；卵巣原発ならβ-hCG産生；思春期早発を起こす；比較的に化学療法抵抗性 • **混合型GCT（10～15%）**：非未分化胚細胞腫と同様に治療
悪性奇形腫	• **未熟奇形腫（約20%）**：悪性度は未熟神経組織を含む割合によって高分化から低分化に分類；75%は20歳までに発症；12～15%は両側性；60～70%がStage I；腫瘍マーカー産生はまれ • **単胚葉性奇形腫**：1組織亜型が優位な構成をとる奇形腫；**卵巣甲状腺腫**が最多（成熟甲状腺組織が甲状腺機能亢進症の原因）；良性のこともある。その他の組織：**カルチノイド**（1/3がカルチノイド症候群を呈する），**黒色腫，肉腫，脂腺癌，下垂体型**など；形質転換した要素に合わせた化学療法

■ リスク因子と臨床所見

- **予後不良因子**：進行癌（FIGO），非未分化胚細胞腫または未熟奇形腫Grade 2/3，術後残存腫瘍径大，術前hCGとAFP高値（*J Clin Oncol* 2006; 24: 4862-4866）
- **症状**：腹痛&触知可能な腹部腫瘤（85%），腹部膨満感（35%），発熱（10～25%），β-hCG/エストロゲン産生による性器出血（10%），まれにβ-hCG産生による思春期早発症，NMDA受容体脳炎，甲状腺機能亢進症（まれ）（卵巣甲状腺腫による）。良性嚢胞性奇形腫，未分化胚細胞腫，未分化胚細胞腫組織を含む腫瘍で両側性に認められる
- **growing teratoma症候群**：まれな合併症で，未熟奇形腫が化学療法中に増悪して成熟型になることによる；迅速な手術が必要

悪性卵巣胚細胞腫瘍の血清腫瘍マーカー			
組織型	AFP	β-hCG	LDH
未分化胚細胞腫	−	±	+
卵黄嚢腫瘍	+	−	+
未熟奇形腫	±	−	−
混合型胚細胞腫瘍	±	±	±
絨毛癌	−	+	−
胚性癌	±	+	−
多胎芽腫	±	+	−

■ 検査と病期分類
- **検査**：血清腫瘍マーカー：AFP, LDH, hCG；胸部X線, 骨盤超音波検査または腹部/骨盤CT。異形成性腺が疑われるときは核型分析。治療への反応および再発のモニターに腫瘍マーカーを使用。β-hCG↑のときは妊娠を除外
- **妊孕性温存**：胚凍結保存の説明。実行不可のとき，卵母細胞または卵巣組織の凍結保存を検討（研究段階）
- **病期分類**：Stage I：卵巣限局（**Stage I A**：片側卵巣；**Stage I B**：両側卵巣；**Stage I C**：卵巣被膜浸潤または被膜破綻）；**Stage II**：他の骨盤臓器に進展（**Stage II A**：子宮/卵管に直接進展または播種；**Stage II B**：他の骨盤臓器に直接進展または播種；**Stage II C**：他のStage II の基準＋洗浄細胞診陽性）；**Stage III**：骨盤外進展もしくは骨盤と腹腔内にとどまるリンパ節転移（**Stage III A**：骨盤外に顕微鏡的腹膜播種；**Stage III B**：骨盤外に肉眼的腹膜播種（≦2cm）；**Stage III C**：骨盤外に肉眼的腹膜播種（>2cm）または所属リンパ節転移陽性；**Stage IV**：遠隔転移または肝実質浸潤

■ 管理：低リスク群（良性OGCT；Stage I A, Grade 1 未熟奇形腫とStage I A 未分化胚細胞腫）：
- **根治手術**：妊孕性温存希望時は卵巣嚢腫核出/卵管卵巣摘出。出産を終了し，以後の妊娠希望のないときは基本手術（TAH, BSO）と最大限の腫瘍減量手術。未分化胚細胞腫のとき対側卵巣の生検（議論あり）

■ 管理：他の悪性卵巣胚細胞腫瘍：
- **初回手術**：結論に達していないが，化学療法開始前の手術で完全摘出されたとき予後↑。非未分化胚細胞腫ではより重要
- **補助化学療法**：BEP（ブレオマイシン，エトポシド，CIS）3～6サイクルが標準治療。投与開始は術後7～10日が理想的。骨髄抑制を伴っても減量せず投与することが予後に貢献（*NEJM* 1987; 316: 1435-1440, *J Clin Oncol* 1994; 12: 701-706）
- **化学療法後の腫瘍減量手術**：補助化学療法後に腫瘍マーカー陰性でも，残存腫瘍を認めるとき考慮。growing teratoma症候群や奇形腫の脱分化を抑制することができる（*Gynecol Oncol* 1994; 55: 217-223）
- **放射線治療**：以前は未分化胚細胞腫で施行されていた；現在ではプラチナベースの化学療法が主治療（*J Clin Oncol* 1991; 9: 1950-1955）

■ 管理：再発悪性卵巣胚細胞腫瘍
- 再発する患者の90%は治療終了後2年以内に再発；2年以降に再発のとき，通常は進行が緩徐で化学療法抵抗性である
- **救済化学療法**：化学療法が前治療で行われてないときにはBEP；化学療法既施行のときにはVIP（エトポシド，イホスファミド，CIS），VeIP（ビンブラスチン，イホスファミド，CIS），TIP（パクリタキセル，イホスファミド，CIS）。緩和的治療：パクリタキセル，GEM±CIS，エピルビシン±CIS
- **高用量化学療法＋幹細胞救済**：遷延性，難治性，またはプラチナ製剤抵抗性のとき考慮（*J Clin Oncol* 2000; 18: 1173-1180）

■ BEP療法による長期的有害事象
- シスプラチンによる腎機能低下，性腺機能低下，神経障害，心血管毒性。エトポシドによる二次癌（固形癌，白血病）。ブレオマイシンによる肺線維症。妊孕性温存手術後のプラチナベースの化学療法では80%の患者で月経周期が認められる（*Obstet Gyn* 2003; 101 (2): 251）

子宮内膜癌

■ 疫学
- 世界で年20万人；先進国の婦人科癌で最多；途上国で2番目の悪性腫瘍。通常は平均年齢61歳の閉経前後でエストロゲン作用による不正出血により**早期発見**。アフリカ系米国人女性ではより進行した癌や高悪性度の組織型で発見

病理	
前駆病変	Type 1：エストロゲン➡単純型過形成（低リスク）➡複雑型過形成➡複雑型異型増殖（25%リスク）➡類内膜腺癌 Type 2：エストロゲン非関連性➡萎縮➡子宮内膜上皮内病変➡漿液性腺癌
浸潤癌	Type 1：**類内膜腺癌（75〜80%）**：通常は高〜中等度分化（FIGO Grade 1〜2）で浅い筋層浸潤、エストロゲン反応性；*PTEN*遺伝子変異がよくみられる；予後良好 Type 2：**非類内膜腺癌系の組織型（20〜25%）**：通常は低分化（FIGO Grade 3）で深い筋層浸潤、ホルモン非関連性、ER/PR陰性、p53>PTEN、腹腔内進展、予後不良 ・**乳頭状漿液性腺癌（5〜10%）**：低分化、急速進行性、高齢者に発症 ・**明細胞腺癌（<5%）**：急速進行性、組織学的にhobnailパターン ・**希少型**：子宮内膜間質肉腫、平滑筋肉腫、癌肉腫、腺肉腫

■ 病因と臨床所見
- **リスク因子**：ほとんどが**非抗拮状態でのエストロゲン曝露**に関連する：外因性（タモキシフェン、HRT）または内因性（肥満、多嚢胞性卵巣症候群、早発初潮、遅延閉経、未産）。年齢、高血圧、糖尿病でリスク増加；HNPCCキャリアで子宮内膜癌の生涯発症リスク40〜60%；経口避妊薬でリスク↓
- **症状**：閉経後性器出血（75〜80%）、腹部/骨盤痛、咳、体重減少

■ 遺伝子変異の特徴
- PTEN欠失（40〜83%）、***KRAS***（10〜46%）、*p53*（20%）、MSI、ER/PR受容体、β-カテニン、MLH1
- 55歳未満で子宮体癌/結腸直腸癌、またはLynch症候群の家族歴がある場合には遺伝子変異について検索。予防的TAH/BSOに有用性の可能性（*NEJM* 2006; 354 (3): 261-269）

■ スクリーニングと予防
- **スクリーニング**：米国癌協会（ACS）は、HNPCCの患者には35歳で子宮内膜生検を行い、毎年スクリーニング検査を推奨。タモキシフェン内服例のすべての不正出血は鑑別が必要だが、それをルーチン検査として正当化するデータはない。すべての閉経後性器出血は評価すべきで、15%に子宮内膜癌を認める

■ 検査と病期分類
- **検査**：経腟超音波検査＆子宮内膜生検/吸引掻爬＋子宮内頸部キュレー。内膜生検が陰性でも強く病変を疑うときは子宮鏡；胸部X線、腹部/骨盤CT；手術適応のある場合には外科病期分類を行う。**手術病期分類**は、子宮全摘術、両側卵管卵巣摘除術、腹水洗浄細胞診、骨盤＆傍大動脈リンパ節生検/郭清、徹底的な腹腔内観察
- **FIGO病期分類**：**Stage I（80%）**：腫瘍が子宮体部に限局；**Stage I A**：筋層浸潤50%未満；**Stage I B**：筋層浸潤>50%；**Stage II（11%）**：子宮頸部進展；**Stage III（6%）**：局所＆傍子宮組織浸潤；**Stage IV（2%）**：膀胱/直腸含む他臓器に浸潤（**Stage IVA**）または鼠径リンパ節転移/遠隔転移（**Stage IVB**）

予後	
低リスク群	Grade 1, Stage I A, LVSIなし, 類内膜腺癌
中間リスク群	Stage I B 〜 Stage II
高リスク群	Stage III〜IVAまたは非類内膜腺癌の組織型またはGrade 2/3, LVSIあり, 筋層浸潤外側1/3超える • >70歳でリスク1個 • 50〜69歳でリスク2個 • >18歳でリスク3個

管理：手術病期, Grade, 組織学的サブタイプによる

■**管理：Stage I A, 低リスク群：**
- **手術**：TAH/BSOを含めた手術進行期を確定するための手術を行う。補助療法不要
- **放射線治療**：手術適応外症例に考慮
- **内分泌療法（プロゲスチンと中断）**：妊孕性温存希望のある患者で許容

■**管理：Stage I B〜Stage II, 中間リスク群：**
- **手術**：洗浄細胞診とリンパ節生検を含む正確な手術進行期を確定するための手術（TAH/BSO）を行う
- **術後補助放射線治療**：腟腔内±骨盤照射。GOG99で局所再発率↓が示された（GOG 99 *Gynecol Oncol* 2004; 92: 740）。PORTEC2で, 腟腔内小線源治療は全骨盤照射とRRとOSに差がなく, 全骨盤照射より毒性が低いことが示された
- **化学療法**：Stage I B〜Stage IIで化学療法の有効性は明らかでない。高悪性度/高リスク組織亜型で考慮（PORTEC 2 *Lancet* 2010; 375 (9717): 816）

■**管理：Stage III/IVA, 高リスク群：**
- **集学的治療**：適切な補助治療法は未確立
- **手術**：TAH/BSOを含めた手術進行期を確定するための手術を行う
- **術後補助化学療法**：プラチナベースの化学療法を残存病変<2cmの症例で考慮；ドキソルビシン（dox）/CISの補助療法は全骨盤照射に対しDFSと5年OS↑（ただし毒性↑）（GOG 122 *JCO* 2006; 24 (1): 36）。他のレジメン選択肢：プラチナ併用療法（CIS/dox：カルボプラチン/パクリタキセル）またはTAP（CIS, dox, パクリタキセル）
- **術後補助放射線治療**：腟腔内+骨盤照射。Stage III/IV期症例での腫瘍学的有効性は明らかでない
- **化学放射線療法**：手術非適応症例で同時的CIS+放射線照射の施行後にカルボプラチン/タキソール

■**管理：Stage IVと再発症例：**
- **腫瘍減量手術**：議論がある；骨盤内/腹腔内再発腫瘍が強く疑われる症例で考慮
- **化学療法**：CIS, カルボプラチン, パクリタキセル, ドキソルビシン, イホスファミド, トポテカン。RR 20〜35%。ドキソルビシン/CIS併用化学療法はRR&PFS↑であるが, OSはドキソルビシン単剤と差がなかった（*JCO* 2004; 22 (19): 3902）。CIS/ドキソルビシン/パクリタキセル/G-CSFは, ドキソルビシン/CISに対しRR&PFS&OS↑（ただし毒性↑）（GOG 177 *JCO* 2004; 22 (11): 2159）。前治療がプラチナベースの化学療法で6カ月未満の再発時には, ドキソルビシンまたはパクリタキセルの単剤考慮
- **内分泌療法**：RR 10〜30%。FIGO Grade1〜2, 長期無病期間, ER/PR受容体陽性症例で反応性良好。症状の乏しい症例に使用。進行した場合は化学療法に変更
- **実験的治療**：arzoxifene（SERM）, 血管新生阻害薬（ベバシズマブ, VEGF TRAP, cediranib, brivanib）, EGFR阻害薬/TKI（ラパチニブ, ゲフィチニブ）, MTOR阻害薬（エベロリムス/テムシロリムス）, 血管新生阻害薬が臨床試験中

予後：5年OS（%）				
Stage	I	II	III	IV
	80〜90%	60〜70%	40〜50%	10〜20%

妊娠性絨毛性疾患（GTD）

■ 定義
- 胎盤から発生する栄養膜細胞の増殖異常の異種疾患群
- 通常の母体腫瘍と異なり，妊娠に伴い絨毛（胎児組織）から発生する腫瘍
- 一般的にhCGのβサブユニットの上昇に特徴づけられる

■ 疫学
- GTDの90%は全胞状奇胎と部分胞状奇胎
  - 胞状奇胎発生頻度は10万妊娠に対し23〜1,299例
- 悪性GTDはまれ

■ リスク因子
- 母体高齢（>35歳），GTDの既往，喫煙，未産婦，不妊症，経口避妊薬の使用

■ 臨床亜型
- **胞状奇胎（全または部分）**
  - **部分胞状奇胎**：三倍体の核型，一般に一倍体の卵と2精子の受精による。妊娠8週まで胎児または胎芽の生存するGTDはこのタイプのみ
    - 早期発生：p57（KIP2）染色で鑑別（陰性は全胞状奇胎）
    - 遅発性：妊娠週数より大きい子宮，超音波検査（水腫状変性，胎芽なし），性器出血，莢膜黄体嚢胞，妊娠高血圧症候群，妊娠悪阻，甲状腺機能亢進症
  - **全胞状奇胎**：<20歳と>40歳の女性に多い。父親由来の二倍体，通常は2精子または自己複製精子と脱核卵との受精による。多くは悪性化しない
- **存続性/浸潤性妊娠性絨毛性腫瘍**：奇胎妊娠に後続，性器出血を呈することが多い
  - リスク因子：大きな莢膜黄体嚢胞（≧6cm），年齢>40歳，GTD既往，初回hCG>10万mIU/mL，妊娠日数より大きい子宮
- **絨毛癌**：最も急速進行性のGTD，絨毛性栄養膜細胞から発生。早期血管浸潤，広範に転移，しばしば分娩後の出血。奇胎から悪性形質転換または特発性に *de novo* 発生
  - 外科的吸引：子宮内容除去術（D＆C），子宮摘出
  - 吸引後のhCGの厳重なモニタリング（吸引後48時間でベースライン，正常まで毎週確認）
- **胎盤部栄養膜腫瘍**：まれ（全GTDの<0.2%），緩徐進行の悪性腫瘍，胎盤の中間型栄養膜細胞由来（*Lancet* 2009; 374: 48）。一般的に化学療法に抵抗性で，早期病期でも子宮摘出必要

■ 診断
- hCG値の測定，高値で超音波施行
- 常に尿妊娠反応を測定
  - 異好性抗体または非特異的タンパク質の干渉によるhCG偽陽性が起こることがある
- 妊娠性絨毛性腫瘍の診断基準
  - 少なくとも3週間で4回以上測定したhCG値がプラトー
  - 2週間で3回以上測定したhCG値が10%以上上昇
  - 奇胎吸引後6カ月でhCG遷延（*Lancet* 2012; 379: 130）
  - 組織学的に絨毛癌の存在

■ FIGO解剖学的病期分類
- GTDの進展に基づく
- **Stage Ⅰ**：病変は子宮に限局
- **Stage Ⅱ**：腫瘍は子宮外に進展するが、骨盤内にとどまる
- **Stage Ⅲ**：肺転移
- **Stage Ⅳ**：他のすべての転移

■ 予後スコア（GOG）
予後因子による妊娠性絨毛性腫瘍の予後分類（International Federation of Gynecology & Obstetrics：FIGO〔2000〕）

	0	1	2	4
年齢（年）	<40	≧40	—	—
先行妊娠	奇胎	流産	満期	—
先行妊娠から化学療法までの期間（月）	<4	4〜6	7〜12	>12
hCG値（IU/L）	<1,000	1,000〜10,000	10,000〜100,000	>100,000
転移病変数	0	1〜4	5〜8	>8
転移個所	肺	脾, 腎	消化管, 肝	脳
最大腫瘍径（cm）	<3	3〜5	≧5	—
前回の化学療法レジメン	—	—	単剤	多剤

- **低リスク**：スコア6点以下，化学療法に反応良好：通常単剤治療
- **高リスク**：スコア7点以上：化学療法に低反応：通常多剤併用療法

■ 管理
- 単剤治療
  - MTXが推奨
  - MTX抵抗性またはhCG低値の低リスクGTD患者にはアクチノマイシンDが有効（*JCO* 2002; 20: 1838）
- 多剤併用療法
  - EMA-CO（エトポシド，MTX，アクチノマイシン）（*JCO* 2013; 31: 280）
  - EMA-CO抵抗性が進行のとき，EMA-EP（エトポシド，MTX，アクチノマイシン，エトポシド+CIS）を考慮

子宮頸癌

■ 疫学:

女性の癌で世界3番目の罹患数＆途上国の女性癌死因として2番目の癌：米国の年間罹患数12,000人，死亡数4,200人。米国ではパップスメアによる早期発見で罹患率低下；社会経済的低所得層と医療機関受診困難層で蔓延。診断年齢中央値48歳

病理	
前浸潤病変	上皮の異形成変化に特徴づけられる子宮頸部上皮内腫瘍（CIN）（低Grade＝CIN1 vs. 高Grade＝CIN2&3）。通常，病変は扁平円柱上皮移行帯（SCJ）に存在
浸潤癌病変	• **扁平上皮癌**：最も多い組織型（80％） • **腺癌（腺扁平上皮癌含む）**：15～20％ • まれな組織型：**神経内分泌型／小細胞癌**；**横紋筋肉腫**（青年期・若年）：**原発性子宮頸部リンパ腫**；**子宮頸部肉腫**。治療は組織型による

■ 病因と臨床所見

- **リスク因子**：持続性HPV感染：初交若年，複数の性交渉パートナー，高リスクの性交渉パートナー，性感染症の既往（性器疣贅含む）で高リスク；出産数↑；喫煙↑；経口避妊薬使用者；慢性免疫抑制（HIVなど）；低所得層（スクリーニング率の低さによる）
- **症状**：通常は無症状＆スクリーニングで判明。異常な不正性器出血（閉経後，中間期，性交後），骨盤痛，消化管／泌尿器系症状，進行期で腟分泌物の原因となることがある

■ 分子生物学

- HPV遺伝子が子宮頸部細胞に侵入。E6とE7は子宮頸部細胞で産生されるウイルスタンパク質で，がん抑制遺伝子p53とRB1に結合・不活性化し発癌に寄与。15タイプの高リスクHPV亜型があると考えられている：HPV16/18が最多（子宮頸癌の70％）：他の高リスク亜型：31, 33, 35, 39, 45, 51, 52, 56, 58, 59, 68, 73, 82

■ スクリーニングと予防

- 十分にスクリーニングを受けている層で子宮頸癌罹患率は70～90％の低下
    米国産婦人科学会はパップスメアまたは液状細胞診（感度↑）を21歳より開始するよう推奨。異型扁平上皮細胞またはLSILのときHPV検査考慮
- **低リスク患者**：＜30歳は2年ごと；＞30歳＆年1回のパップスメアが3回連続陰性のときは3年ごと
- **高リスク患者（CIN2/3，HIV，胎内DES［ジエチルスチルベストロール］曝露の既往）**：1年ごと
- **＞65～70歳の患者**：3回連続スメア陰性なら中止考慮
- **子宮摘出後**：CIN2/CIN3の既往ないとき中止。CIN2/CIN3の既往あるとき3回スメア陰性で中止

■ 予防

- HPVワクチン接種で前癌状態の発症率↓；9～26歳女子に接種（HPV曝露前が理想的）（FutureⅡ NEJM 2007; 356 (19): 1915）

■ 検査と病期分類

- **検査**：子宮頸部検査で肉眼的病変を認めるとき，子宮頸部生検または内頸部キューレ；肉眼的病変はないがスメア異常のとき，コルポスコピー下にSCJを生検
- 浸潤癌＞StageⅠB：胸部X線，MRI，または腹部／骨盤のCT。膀胱／直腸浸潤が疑われるとき膀胱鏡＆直腸鏡

- **臨床病期分類**：**Stage 0**：上皮内癌；**Stage I**：腫瘍が子宮頸部に限局；**Stage I A**：顕微鏡検査により診断；**Stage I B**：肉眼的に子宮頸部に限局；**Stage I B1**：＜4cm；**Stage I B2**：＞4cm（腫瘍径大）；**Stage II**：腫瘍は子宮を超えるが，骨盤壁に達しないか腟壁浸潤下方1/3を超えない；**Stage III**：腫瘍は子宮を超え骨盤壁に達するか，腟壁浸潤下方1/3を超える，あるいは水腎症か無機能腎の原因となる；**Stage IVa**：腫瘍が膀胱または直腸粘膜に浸潤；**Stage IVb**：腫瘍が小骨盤腔を超える

■ 管理：前癌病変
- CIN1：経過観察のみで60％の病変は介入なしで消退
- CIN2/3：浸潤癌を除外するためLEEPによる切除または円錐切除を施行

■ Stage I Aで脈管侵襲（LVSI）のないときの管理
- **手術**：単純子宮摘出術のみ。妊孕性温存希望のStage I A/I B症例では子宮頸部切除術考慮
- **子宮頸部切除術のサーベイランス**：切除縁が十分に保たれ深達度＜3mmの妊孕性温存希望症例

■ Stage I Aで脈管侵襲（LVSI）陽性のとき，あるいはStage I A2/I B1の腫瘍径小のときの管理
- **手術**：広汎子宮全摘術＆骨盤リンパ節郭清±傍大動脈リンパ節生検
- **術後補助放射線治療**：再発の中間/高リスク症例（リスク因子2つ：子宮頸部間質外側1/3に浸潤，LVSI陽性，または腫瘍径＞4cm）；RFS↑（GOG 92 *Gynecol Oncol* 1999; 73（2）: 177）
- **術後補助化学放射線療法**：リンパ節転移陽性，断端陽性，または顕微鏡的傍子宮組織浸潤陽性の患者ーCIS含有レジメンの化学放射線療法は放射線治療単独よりPFS＆5年OSを改善（*JCO* 2000; 18（8）: 1606）
- **一次放射線治療±化学療法**：手術適応のない患者で密封小線源治療＋骨盤外照射。5年OSは手術と同等

■ 局所進行症例の管理（腫瘍径大＞4cmのStage I B2～IVA）
- **化学放射線療法**：腫瘍径大の局所進行癌がよい適応；一次骨盤全照射または拡張照射野照射（傍大動脈リンパ節）と化学療法後に密封小線源治療。化学療法はプラチナを含むレジメン，またはプラチナ/5-Fuレジメン；CISはプラチナ併用レジメンとほぼ同程度の効果だが毒性少
- **放射線後補助的子宮摘出術**：効果不明瞭

■ Stage IVB/遠隔転移，再発症例の管理
- **化学療法**：CIS，カルボプラチン，パクリタキセル，ドセタキセル，トポテカン，ビノレルビン，GEM，イホスファミドは奏効するが，その期間は一般的に＜4カ月。CIS/トポテカン療法はCIS単剤に比してRR/PFS/OS↑（GOG 179 *JCO* 2005; 23（21）: 4626）。CIS/パクリタキセル療法はCIS単剤に比してRR/PFS↑だが，OSは同等（*JCO* 2004; 22（24）: 5021）。**CISとの2剤併用療法（CIS＋パクリタキセル，ビノレルビン，GEM，トポテカンの併用）のOSに有意差なし。しかし，CIS＋パクリタキセルでRR，PFS，OSにおいてよい傾向**（*JCO* 2009; 27（28）: 4649）
- **緩和的放射線治療**：広範囲骨盤照射の症状緩和時に考慮
- **骨盤内臓器全摘術**：孤立性の骨盤内かつ照射野内再発の限定的症例で考慮

予後：5年OS（％）								
Stage	0	I A	I B	II A	II B	III A	III B	IV A	IV B
	93	93	80	63	58	35	32	16	15

外陰癌と膣癌

外陰癌

■ 疫学
- 婦人科癌で4番目に多い
- 米国では2012年の推定新規症例は約4,490人,死亡950人(American Cancer Society, Cancer Facts and Figures, 2013)
- 一般的に**閉経女性**で多い(診断平均年齢65歳)。しかし,おそらくは若年女性のHPVに関連した癌により診断年齢は↓(45歳未満の外陰癌例はコンジローマに関連していることが多い,p<0.001)(Obstet Gynecol 1995; 86(1): 51)
- **リスク因子**:喫煙,外陰ジストロフィー,外陰または子宮頸部上皮内新生物,HPV感染,免疫不全症候群,子宮頸癌既往

■ 臨床所見と診断
- 大陰唇の単一箇所のプラーク,潰瘍,腫瘤;10%では原発巣が確認できないほどの広範病変;22%ほどでは同時性重複癌(子宮頸癌多い)を認める(Am J Obstet Gynecol 1971; 109: 446)
- 外陰出血,排尿困難,鼠径リンパ節腫脹(進行癌を示唆)
- 診断:外陰部生検;パップスメア&コルポスコピーにより腟・子宮頸部の同時発生を除外;腫瘍≧2 cmまたは転移疑いのとき腹部/骨盤部のCT

■ 組織亜型
- **扁平上皮癌**(原発性外陰新生物の90%以上)
  角化/高分化/単純型➡最も一般的;高齢患者,硬化性苔癬と慢性感染性肉芽腫症に関連
  古典的/疣状/Bowen病➡若年患者,HPV16・18・33型,若年初回性交渉,複数性交渉パートナー,HIV,喫煙と関連
  疣状癌:SCCの亜型;緩徐発育,極めて強い局所浸潤を認めてもリンパ節転移はまれ
- **黒色腫**(5~10%):通常は色素沈着性だが無色素性のこともある
- **基底細胞癌**(2%):閉経後白人女性,局所浸潤(通常は転移なし);高頻度で先行または同時性癌
- **肉腫**(1~2%):予後不良
- **乳房外Paget病**(<1%):高齢白人,70%に搔痒症;湿疹様の所見。同時性新生物(20~30%)の評価
- **Bartholin腺癌**(<1%):固形,深部浸潤,しばしば転移

■ 病期分類
- 初回手術と同時に病期診断,**鼠径大腿リンパ節転移**の有無が最重要な予後指標(5年生存率:陰性70~93%,陽性25~41%)(Crit Rev Oncol Hematol 2006; 60: 227)

Stage 0 Tis	上皮内癌
Stage I T1N0M0	腫瘍は外陰と会陰に限局,最大腫瘍径≤2 cm,リンパ節転移なし(IA,≤1 mm間質浸潤;IB,>1 mm間質浸潤)
Stage II T2N0M0	腫瘍は外陰と会陰に限局,最大腫瘍径>2 cm,リンパ節転移なし
Stage III T3N0M0, T3N1M0, T1N1M0, T2N1M0	腫瘍径は問わない,下部尿道/腟/肛門に進展;片側所属リンパ節転移
Stage IVA T1N2M0, T2N2M0, T3N2M0, T4すべてのNM0	腫瘍が上部尿道,膀胱粘膜,直腸粘膜,骨盤骨に浸潤,または両側所属リンパ節転移
Stage IVB すべてのT,すべてのN,M1	すべての遠隔転移(骨盤リンパ節含む)

■ 治療
- **Stage I / II**:保存的手術,切除断端からの腫瘍までの距離≧1 cm必要(8 mm以下で局所再発,Gynecol Oncol 2007; 104: 636)
  選択=根治的局所切除,外陰部分切除,広汎外陰切除;IAを除き全例に鼠径大腿リンパ節郭清(Gynecol Oncol 1994; 53: 55)

切除後にフリーマージン（断端から腫瘍までの距離）＜1cmのとき，放射線治療よりも再切除が望ましい；補助放射線治療はリンパ節転移陽性の高リスク患者で有効（腫瘍＞4.1cm，切除断端陽性，脈管侵襲陽性）
- **Stage Ⅲ/Ⅳ**：多くの患者に手術施行．術後の患側鼠径部と骨盤照射を以下の場合に施行：(a) Stage Ⅳ症例，(b) 断端陽性，(c) 2個以上の顕微鏡的リンパ節転移陽性，(d) 肉眼的リンパ節転移陽性，(e) 被膜外進展の存在．術後放射線治療は局所再発を有意に低下＆リンパ節転移陽性例で疾患関連死を低下させる（*Obstet Gynecol* 2009; 114: 537）．
腫瘍が骨に固着しているときや消化管/膀胱浸潤により造瘻術が必要なときには，CIS＋放射線治療と残存腫瘍病変切除術
- **再発疾患**：＞50%の再発は会陰部．治療は再切除；鼠径部/骨盤再発の治療は放射線治療＋手術；遠隔再発は救済化学療法
- **転移症例**：5-FU＋CIS
- **外陰黒色腫**：局所疾患には切除術；転移症例に対するデータほとんどないが，皮膚黒色腫の治療を用いることができる（ベムラフェニブ，抗CTLA-4，CISベースの化学療法）

腟癌

■ 疫学
- **罹患率** 1/10万人（女性）；およそ半数が婦人科癌歴あり（*Gynecol Oncol* 1995; 56 (3): 435）
- **リスク因子**：HPV，多数の性交渉パートナー，喫煙，若年性交

■ 臨床所見と診断
- **症状**：性交後または閉経後性器出血；血性帯下，腟腫瘤，頻尿，排尿障害，テネスムス，便秘，黒色便．骨盤痛（腟外進展時）．診断時では20%は無症状
- 多くは腟後壁上部1/3に発生
- **診断**：診察時に腫瘤触知，プラーク，または潰瘍；パップスメアまたはコルポスコピー；腟組織生検で診断確定

■ 組織亜型
- **扁平上皮癌**（約84%）：年齢とともに罹患率↑（診断時平均年齢60歳）；結節，潰瘍，硬化，内向性発育，外向性発育となることがある．HPVと関連．疣状癌→まれ，高分化型；局所性には急速進行性であるが転移はまれ
- **腺癌**（約10%）：20歳未満の腟癌症例のほぼすべては腺癌；淡明細胞亜型は胎内でのDES曝露に関連．ポリープ様腫瘤は腟前壁に多い；診断時に70%はStage Ⅰ；非DES関連腟腺癌より予後良好；診断時年齢中央値19歳
- **肉腫**（約3%）：ほとんどの腟肉腫は胎児性横紋筋肉腫（ブドウ状肉腫）．多くは若年児（平均3歳），「ブドウの房」
- **黒色腫**（約3%）：平均年齢60歳．性器出血とblue-blackまたはblack-brown調の腫瘤，プラーク，または潰瘍を腟前壁遠位側1/3に認める．5年OS＜20%

■ 病期分類
- 病期分類は臨床病期分類（内診，膀胱鏡，放射線診断の結果と生検や切除による組織診情報をもとに）
- Stage Ⅰ＝腟限局，Stage Ⅱ＝傍腟組織浸潤（骨盤壁には進展していない），Stage Ⅲ＝骨盤壁まで進展，または進展していなくても骨盤または鼠径リンパ節転移を認める．Stage ⅣA＝膀胱または直腸に浸潤かつ/または骨盤外進展．Stage ⅣB＝腫瘍径やリンパ節転移の有無にかかわらず遠隔転移を認める
- 診断時に約1/4はStage Ⅰ＆Ⅲ，約1/3はStage Ⅱ，約12%はStage Ⅳ

■ 治療＆予後
- **Stage Ⅰ** — 腟上部腫瘍のとき手術（広汎子宮全摘術，上部腟切除，両側骨盤リンパ節郭清）または放射線治療（＜2cmのとき密封小線源治療，＞2cmのときEBRT＋密封小線源治療）；中部・下部腫瘍のとき放射線治療
- **Stage Ⅱ** — 臨床試験中のアプローチ：術前補助療法（パクリタキセル＋CIS）＋根治手術または＋放射線治療（*Gynecol Oncol* 2008; 111: 307）
治療合併症（10～15%）：直腸腟瘻，膀胱腟瘻；放射線性の膀胱炎，直腸炎；直腸/腟狭窄；まれに腟壊死，放射線誘発性早発閉経（特に40歳未満のとき）
- **Stage Ⅲ/Ⅳ** — 放射線治療のみの場合は予後不良；5-FuまたはCISを用いた同時化学放射線療法；Stage ⅣAのとき骨盤内臓器全摘を考慮
- **再発** — 骨盤内臓器全摘（土壌再建術）
- 5年OS：Stage Ⅰ 77.6%，Stage Ⅱ 52.2%，Stage Ⅲ 42.5%，Stage ⅣA 20.5%，Stage ⅣB 12.9%（*Int J Gynecol Obstet* 2006; 95: S29）

原発乳癌

■ 疫学
- 最も頻度の高い女性の悪性腫瘍，米国において癌死亡の第2位
- 約225,000人の新規患者（2012年），約40,000人の死亡
- 世界全体で毎年約100万人の新規患者発生
- 発症率↑，近年では死亡率↓

■ リスク因子
- **最も強い因子**：女性，年齢↑
- **エストロゲン↑**：早い初潮，遅い閉経，遅い出産歴，未産（NEJM 2006; 354: 270）；長期ホルモン補充療法（5.6年で相対的リスク1.24，JAMA 2003; 289: 3243）；低用量経口避妊薬（ピル）ではリスク上昇なし（NEJM 2002; 346: 2025）
- **良性乳腺疾患：リスク↑**：増殖性病変（乳管過形成，乳頭腫，放射状瘢痕，硬化性腺症）；異型（異型乳管過形成，異型小葉過形成）；高濃度乳房組織（マンモグラフィーでは感度↓）。**リスク上昇なし**：嚢胞，線維腺腫，円柱上皮細胞変化（columnar change）（NEJM 2005; 352: 229）
- **その他**：BMI↑，家族歴（下記参照），喫煙，飲酒，胸部照射歴
- **修正Gailモデル**：多変量ロジスティック回帰モデル（www.cancer.gov/bcrisktool/）

■ 遺伝因子（「がんの遺伝学」の章を参照）
- **BRCA1/2変異**：乳癌の生涯発症リスク56〜84%
- **その他の家族性/遺伝性乳癌**：TP53，PTEN，ATM遺伝子変異

■ スクリーニング

	NCCN	ACS	USPSTF	ACOG
年齢	40歳以上	40歳以上	50〜74歳	40歳以上
検査間隔	1年	1年	2年	1〜2年
検査	触診+MMG	触診+MMG±自己触診	MMGのみ	触診+MMG+自己触診

- **マンモグラフィー（MMG）**：乳癌の死亡率20〜30%↓（50歳未満では絶対的利益がやや落ちる）（Lancet 2001; 358: 1340 & 2002; 359: 909, Annals 2002; 137: 347, Lancet 2006; 368: 2053）
- **毎年のMRI検査**：高リスク患者に対して（BRCA変異，BRCA不明かつ第一度近親者にBRCA保因者，生涯リスク20%以上，10〜30歳での胸部照射歴，遺伝性症候群）（JAMA 2006; 295: 2375, CA 2007; 57: 75）

■ 予防
- **タモキシフェン**：43%/7年の浸潤性乳癌発症のリスク低下，しかし深部静脈血栓症/肺梗塞症↑，子宮体癌↑（NSABP P-1 (BCPT) JNCI 1998; 90: 1371, Lancet 2002; 360: 817）
- **ラロキシフェン**：タモキシフェンと比較して76%のリスク軽減効果。しかし，椎体骨折↓，脳卒中↑，深部静脈血栓症/肺梗塞症↑，タモキシフェンと比較して白内障↓（RUTH NEJM 2006; 355: 125），子宮癌↓の傾向あり（NSABP P-2 (STAR) JAMA 2006; 295: 2727）
- **予防的両側乳房切除**：高リスク女性（BRCA1/2，TP53，PTEN変異）で90%のリスク低下
- **予防的両側卵管卵巣摘除術**：卵巣癌と乳癌リスク↓（NEJM 2002; 346: 1609, JAMA 2006; 296: 185）

■ 病期分類
Stage 0：非浸潤癌；**Stage ⅠA**：T1（腫瘍径≦2cm），N0；**Stage ⅠB**：T1N1mi（リンパ節微小転移で最大径が0.2mmを超えるが，2mm以下）；**Stage ⅡA**：T2（腫瘍径2〜5cm），N0またはT1N1（腋窩リンパ節転移1〜3個）；**Stage ⅡB**：T2N1またはT3（腫瘍径>5cm），N0；**Stage ⅢA**：N2（腋窩リンパ節転移4〜9個）またはT3N1；**Stage ⅢB**：T4（胸壁and/or皮膚へ直接浸潤，炎症性乳癌）；**Stage ⅢC**：N3（腋窩リンパ節転移10個以上，または鎖骨下リンパ節，または同側鎖骨上リンパ節転移）；**Stage Ⅳ**：遠隔転移

	ER/PR	HER2	転帰
Luminal A	+	−	良好
Luminal B	+	−	中間
Luminal-HER2	+	+	中間
HER2-enriched	−	+	不良
Basal-like/トリプルネガティブ	−	−	不良

■病理
- **浸潤癌**：乳管癌（IDC）—浸潤癌のうち最多；小葉癌（ILC）
- **分子／受容体分類**（*JCO* 2010; 28: 1684）

■局所管理
- **乳房切除**＝腫瘍摘出術＋乳房照射（すなわち**乳房温存術**）とOSは同等（*NEJM* 2002; 347: 1227-1233）
- **乳房温存術**がStage ⅠとⅡでは第1選択
- **センチネルリンパ節生検**は、（1）臨床的に腋窩リンパ節転移陰性、（2）腋窩FNAやコア生検で転移陰性の症例に対して
- **腋窩リンパ節郭清**は、（1）センチネルリンパ節2個以上陽性、（2）触知するリンパ節、（3）腋窩FNAやコア生検で転移陽性に対して
- **放射線治療**：乳房切除後胸壁照射は、リンパ節転移が4個以上（リンパ節転移1～3個の場合は放射線治療医と相談）、腫瘍径＞5cm、Stage Ⅲ、切断端陽性の症例に行う：局所再発率↓と生存率↑（*Lancet* 2005; 366: 2087）
- 1～3個のリンパ節転移陽性の場合には乳房温存術後の領域リンパ節照射を考慮する（MA.20 *JCO* 2011; 29 (18_suppl): LBA1003）

■術後管理：全身化学療法を行う際に
- 高リスク患者（生物学的要因〔HER2＋、トリプルネガティブタイプ〕、組織学的要因〔リンパ節転移陽性〕）には化学療法：潜在している微小転移を駆逐する
- コンピュータベースのリスクモデル：Adjuvant! Online（www.adjuvantonline.com）で年齢、合併症、腫瘍径／悪性度、ホルモン受容体、リンパ節転移の有無に基づいて再発リスクを決定する。HER2発現状況は反映できない（*JCO* 2001; 19: 980）
- **OncotypeDX**：21遺伝子の発現シグネチャー（RT-PCRアッセイ）で再発スコア（**RS**、10年の遠隔再発率）を算出する。低（RS＜18）6.8%；中間（RS18～30）14.3%；高（RS≧31）30.5%。中間リスクにおける化学療法効果を評価する臨床試験：TAILORx試験はリンパ節転移陰性例に対して（登録終了）、RxPONDER試験は閉経後1～3個のリンパ節転移例に対して（継続中）
- 高RSの患者は補助化学療法でDFSが改善するが、ER陽性でリンパ節転移陰性かつ低RSの患者は最小限のベネフィットのみ（NSABP B20 *JCO* 2006; 24: 3726）
- **MammaPrint**：70遺伝子の発現シグネチャーを用いて予後良好と予後不良の2群に分類（ER発現状況にかかわらず）；臨床試験進行中（MINDACT *Lancet* 2005; 365: 671）

■術後補助療法：化学療法レジメン
- **CMF**（シクロホスファミド、MTX、フルオロウラシル）：術後補助化学療法なしと比較して30年フォローアップでOS↑（死亡相対リスク＝0.79、p＝0.04）（*BMJ* 2005; 330: 217）；高リスク患者には推奨されない
- アントラサイクリンを含むレジメンはCMFと比較してDFSとOS↑（EBCTCG *Lancet* 2005; 365: 1687）
- アントラサイクリンを含むレジメンにタキサンを加えることでDFSとOS↑（EBCTCG *Lancet* 2012; 379: 432, CALGB 9344 *JCO* 2003, NSABP B-28: *JCO* 2005; 23: 3686）
- 高リスク患者に対する標準的な治療選択：
  - **ddAC→T**（dose dense ドキソルビシン＋シクロホスファミド〔AC〕×4サイクル→パクリタキセル〔T〕×4サイクル2週ごと、G-CSF製剤使用）＞AC3週ごと→T（CALGB 9741 *JCO* 2003; 21: 1431）
  - **AC→wT**（毎週T）または**AC→D**（3週ごとドセタキセル）＞AC3週ごと→CまたはD（ECOG 1199 *NEJM* 2008; 358: 1663）
  - **TAC**（ドセタキセル、ドキソルビシン、シクロホスファミド）＞**FAC**（フルオロウラシル、ドキソルビシン、シクロホスファミド）（BCIRG 001 *NEJM* 2005; 352: 2302）
  - **FEC→D**（フルオロウラシル、エピルビシン、シクロホスファミド→ドセタキセル）（PACS 01 *SABCS* 2009）
  - **FEC→wT**（GEICAM 9906 *JNCI* 2008; 100: 805）
  - **E→CMF**（エピルビシン→CMF）（NEAT/BR9601 *NEJM* 2006; 355: 1851）
  - **CEF**（シクロホスファミド、エピルビシン、フルオロウラシル）（MA 21 *JCO* 2010; 28: 77）
- アントラサイクリンを含まないレジメン
  - **DC療法**を考慮：**DC＞AC**（DFSとOS向上；US Oncology 9735 *JCO* 2009; 27: 1177）、しかしアントラサイクリン→タキサンに劣る（NSABP B-30 *SABC* 2008）。DCは高リスク患者には推奨されない

■ER/PR陽性乳癌に対する補助内分泌療法
- **閉経前**：**タモキシフェン**で乳癌死亡率↓—5年で31%↓（*NEJM* 1998; 339: 1609）、10年で48%↓、深部静脈血栓症／肺梗塞症と子宮体癌の若干の増加（ATLAS *Lancet* 2012）
- **閉経後**：**アロマターゼ阻害薬（AI）**から開始、もしくはタモキシフェンから切り替え。AI：（1）非ステロイド系：**Anas**（アナストロゾール）、**Let**（レトロゾール）；（2）ステロイド系：**Exe**（エキセメスタン）

■術前補助管理：化学療法
- 腫瘍縮小（手術不能Stage Ⅲもしくは大きな腫瘍：乳房切除が必要であるが温存希望がある場合）
- DFSとOSは術後補助化学療法と同等だが、術前補助化学療法でBCS↑（NSABP B-18 & B-27 *JCO* 2008; 26: 778）

転移再発乳癌

■ 疫学
5年推定OS 24%：アフリカ系米国人は白人より生存率低い（15 vs. 25%）（CA 2013; 63; 1）

■ 予後因子
PS，病変部位（内臓転移，中枢神経転移は不良），病変数，サブタイプ（ホルモン受容体陰性，HER2陽性タイプは不良），術後無再発期間（＞2 vs.＜2），前治療歴

■ 精密検査
病歴と身体所見（KPS, 疾患に関連した症状）；検査所見（CBC, CMP, 腫瘍マーカー：CEA, CA15-3, CA27.29）；画像検査（胸部～骨盤CTと骨シンチまたはPET-CT），骨折や脳転移が疑われる場合には追加検査を考慮（X線検査，脳MRI）

生検：転移再発部位を生検し，ER/PR/HER2発現状態を評価することを強く考慮する。原発巣と転移再発部位の受容体発現状態は約20～30%で解離あり（採取バイアス，異なる細胞株の増殖，検査エラーなどによる）

■ 管理の原則事項
治療のゴール：生存↑，症状↓，QOL↑
初期治療：全身療法（内分泌，化学療法，分子標的薬）
治療選択：考慮すべき因子：病変進展，年齢，PS，ER/PR/HER2，前治療歴（種類，期間），病状増悪速度，毒性，合併症，患者意向

内分泌治療：ER/PR陽性乳癌の第1選択。著明な内臓転移，急速な病状増悪，内分泌療法抵抗性の場合には化学療法からの導入を考慮する

卵巣機能抑制/卵巣摘出（手術もしくは薬物）：閉経前の場合

逐次療法＞併用療法

併用療法：RR↑も毒性↑。著明な腫瘍量や急速増悪の場合に考慮する

標準的な逐次療法なし

選択ラインが増加するに従ってRR↓

臨床試験も考慮

局所治療（手術や放射線治療）：症状コントロールと差し迫った臓器危機的状態（骨痛，脊髄圧迫，腹水，胸水，脳転移など）

■ 全身療法
HER2タイプ─HER2の項を参照
内分泌療法

AI：（ステロイド系）アナストロゾール，レトロゾール；（非ステロイド系）エキセメスタン。閉経後，タモキシフェンと比較して若干だが効果↑

エキセメスタン＋エベロリムス（mTOR阻害薬）＞エキセメスタン：非ステロイド系AIで増悪時にPFS↑（10.6カ月 vs 4.1カ月，p＜0.05）（BOLERO-2 NEJM 2012; 366: 520）

SERM：タモキシフェン，トレミフェン

SERD：フルベストラント

500mg IM＞250mg IMでPFS↑（CONFIRM JCO 2010; 28: 4594）とOS↑（SABC oral presentation 2012）。フルベストラント vs. AI→SWOG研究：フルベストラント＋AI＞AIでPFS↑（15カ月 vs. 13.5カ月，HR=0.8，p＜0.05），サブグループ解析→前治療タモキシフェンなしでベネフィット大（NEJM 2012; 367: 435）。FACT研究：TTPに対してフルベストラント＋AI=AI（FACT JCO 2012; 30: 1919）

その他：酢酸メゲストロール，アンドロゲン，エストラジオール

卵巣機能抑制/卵巣摘出：外科的（卵巣摘出）もしくは薬物的（LHRHアゴニスト）；一般低には内分泌療法を併用。メタ解析（n=506）でタモキシフェン＋LHRHアゴニスト＞LHRHアゴニスト，死亡HR 22%↓，PFS 30%↓（JCO 2001; 19: 343）

化学療法

- **アントラサイクリン系**：ドキソルビシン，エピルビシン，ペグ化リポソーマルドキソルビシン（PLD：乳癌に対して本邦未承認）；単剤もしくは併用療法；アントラサイクリン系の前治療歴がありドキソルビシン積算投与量が300 mg/m^{2}以上の場合にはデクスラゾキサン（訳注：本邦ではアントラサイクリン系抗癌薬の血管外漏出治療薬としてのみ承認）の追加を考慮する（JCO 1999; 17: 3333）。ペグ化リポソーマルドキソルビシンは心毒性が低い
- **タキサン系**：パクリタキセル，ドセタキセル，ナブ・パクリタキセル。RR，TTP，OSに対してはパクリタキセル毎週＞3週ごと投与（JCO 2008; 26: 1642）
- **他の微小管重合阻害薬**：ビノレルビン，エリブリン。治療歴のある転移性乳癌においてはエリブリン＞「主治医選択治療群」，OS↑（13.1カ月 vs. 10.6カ月，HR＝0.81, p＜0.05）（EMBRACE Lancet 2011; 277: 914）
- **代謝拮抗薬**：カペシタビン，GEM。単剤もしくは併用
- **その他（一般的ではない）**：5-FU IV, ixabepilone，ビンブラスチン，エトポシド，CIS，シクロホスファミド，ミトキサントロン，イリノテカン
- **併用療法**：CAF/FAC, FEC, AC, EC, AT, CMF, ドセタキセル/カペシタビン，GEM/パクリタキセル，カペシタビン/ixabepilone
- NCCNガイドライン推奨：3つの逐次療法で奏効が得られない場合やECOG PS3以上の場合にはBSC

分子標的/生物学的治療

- **抗VEGF薬**：Bev（アバスチン）—遺伝子組換え型ヒト化モノクローナルIgG抗体，当初FDAに承認されたが後にとり消し。E2100, AVADO, RIBBON-1試験➡Bev＋化学療法＞化学療法でPFS↑もOSベネフィットなし（E2100 NEJM 2007; 357: 2666, AVADO JCO 2010; 28: 3239, RIBBON-1 JCO 2011; 29: 1252）
- **mTOR阻害薬**：mTOR伝達経路は内分泌抵抗性において重要。エベロリムスはAIとの併用で承認された（前述のBOLERO-2を参照）

転移再発乳癌の非内分泌療法に関連する重要な非血液毒性	
アントラサイクリン系	心筋障害，粘膜炎
カペシタビン	手足症候群，下痢，ビリルビン上昇
GEM	発熱，インフルエンザ様症状，呼吸困難，HUS，肝機能障害
ビノレルビン	神経障害，便秘，イレウス
パクリタキセル	神経障害，過敏反応
ドセタキセル	神経障害，体液貯留，多涙
エリブリン	神経障害，疲労
ixabepilone	神経障害，消化管毒性，疲労，過敏反応
トラスツズマブ	心機能障害，インフュージョンリアクション
ラパチニブ	下痢，皮疹
エベロリムス	口内炎，消化管毒性，肺臓炎，高脂血症，高血糖

Dr. Andrew Seidman, MSKCCの厚意による

■ 骨転移

- **ビスホスホネート製剤**：ゾレドロン酸（4 mg IV 3～4週ごと），パミドロン酸（90 mg IV 3～4週ごと）。骨関連事象↓もOSベネフィットなし
- **抗RANKL抗体**：デノスマブ（120 mg SC4週間ごと）は骨関連事象↓とSRE発症までの期間↑もOSベネフィットなし。デノスマブ120 mg SC4週間ごと＞ゾレドロン酸4 mg IV 4週間ごと，初回SRE発現までの期間↑，HR＝0.82，p＜0.05（JCO 2010; 28: 5132）
- **ASCOガイドライン**：骨修飾薬は骨破壊を有する転移再発乳癌に推奨；血清クレアチニン（ビスホスホネート）のモニタリング，顎骨壊死に対する予防的歯科治療，カルシウムのモニタリング（重度の低カルシウム血症がデノスマブで報告されている）；カルシウムとビタミンD製剤の推奨用量は決まっていないが，禁忌がなければ臨床試験と同等量が推奨（デノスマブ治験では毎日カルシウム500 mg以上とビタミンD製剤400単位以上）（JCO 2011; 29: 1221）

■ モニタリング

病歴と身体所見，血液検査，腫瘍マーカー；胸部～骨盤CT＋骨シンチもしくはPET-CT（NCCNガイドラインではオプション），平均的に化学療法2～4サイクルごと，もしくは必要に応じて

HER2陽性乳癌

■ 生物学的特性・疫学
- HER2（human epidermal growth factor receptor type 2）は染色体17q上に位置する遺伝子がコードするEGFRファミリーに属する膜貫通型チロシンキナーゼ受容体で、細胞増殖シグナルを伝達する
- HER2/*neu*遺伝子増幅は浸潤性乳癌の20〜30%に認められる
- 予後は不良：病状進行リスク↑、OS↓
- **IHC**：3＋＝HER2陽性、0〜1＋＝HER2陰性、2＋＝equivocal（境界域）→FISH追加で2以上ならHER2陽性

■ 抗HER2療法
- **H（トラスツズマブ（ハーセプチン））**：HER2細胞外ドメインに結合するヒト化モノクローナル抗体
- **P（ペルツズマブ）**：モノクローナル抗体、HER2の二量体化を阻害する
- **L（ラパチニブ）**：可逆的、低分子化合物。HER1/HER2を阻害する2重チロシンキナーゼ阻害薬
- **T-DM1（トラスツズマブ エムタンシン）**：HER2を標的とする抗体であるトラスツズマブ＋チューブリン重合阻害作用

■ HER2陽性転移乳癌に対する第1選択
- **抗HER2剤の併用療法が望ましい**：**DHP**（ドセタキセル/トラスツズマブ/ペルツズマブ）vs. DH（ドセタキセル/トラスツズマブ）でPFS↑とOS↑（CLEOPATRA *NEJM* 2012; 366: 109）；毎週T＋HP（ドセタキセル＋トラスツズマブ/ペルツズマブ）で代用可能（THP *JCO* 2012; suppl 27）

■ HER2陽性転移乳癌に対する第1選択以降の治療
- T-DM1＞ラパチニブ＋カペシタビン：PFS↑とOS↑（EMILIA *NEJM* 2012; 367: 1783）
- HP±細胞傷害性の化学療法は、ペルツズマブ投与歴がなく、化学療法＋トラスツズマブの前治療を有する患者で第1選択以降の治療選択肢となる（NCCN compendia listing, category 2A）
- トラスツズマブ継続＋第2選択化学療法（タキサン±プラチナ系、ビノレルビン、カペシタビン、GEM）もオプション（*NCCN* 2012）
- ラパチニブレジメン：**ラパチニブ＋カペシタビン**（*NEJM* 2006; 355: 2733）；**ラパチニブ＋トラスツズマブ**（*JCO* 2010; 28: 1124）
- 無症状のER＋/PR＋/HER2＋乳癌では内分泌療法＋抗HER2療法を考慮
  - トラスツズマブ＋アナストロゾール＞アナストロゾール、PFS↑（4.8カ月 vs. 2.4カ月、p＜0.05）。しかしOSの改善なし（TAnDEM *JCO* 2009; 27: 5529）
  - ラパチニブ＋レトロゾール＞レトロゾール、PFS↑（8.2カ月 vs. 3カ月、p＝0.02）。しかしOSの改善なし（*JCO* 2009; 27: 5538）
- 臨床試験外でのアントラサイクリン系とトラスツズマブ同時併用は避ける

■ 早期HER2陽性乳癌：補助化学療法（トラスツズマブ）
- 化学療法の時期→原発乳癌の項を参照
- 標準的化学療法＋トラスツズマブ：**AC**（ドキソルビシン/シクロホスファミド）**→TH**（パクリタキセル/トラスツズマブ）（B-31/N9831 *SABCS* 2012; Abstract S5-5）；**ddAC→TH**（心毒性の上昇なし、*JCO* 2008; 26: 1216）；**DCbH**（ドセタキセル/カルボプラチン/トラスツズマブ）（BCIRG 006 *NEJM* 2011; 365: 1273）
- **AC→TH（同時併用）＞AC→T→H**（逐次投与）（N9831 *JCO* 2011; 29: 3366）
- **補助療法のトラスツズマブは1年間投与が標準**：12カ月＞6カ月（PHARE、他試験進行中）＆24カ月＝12カ月（HERA *SABCS* 2012; Abstract S5-2）
- トラスツズマブと内分泌療法/術後補助放射線治療を併用
- 補助化学療法にトラスツズマブ追加で再発リスク40〜50%↓

術後臨床試験名 (n)	治療群	DFS HR	OS HR
HERA (5,102) (*SABCS* 2012; Abstract S5-2)	A：化学療法単独 B：化学療法→H	8年フォロー 0.76	8年フォロー 0.76
NSABP B-31 (2,101) & N9831 (1,944) (*SABCS* 2012; Abstract S5-5)	A：AC→T B：AC→TH A：AC→T B：AC→TH C：AC→T→H	統合解析 B群 vs. A群： 8年フォロー 0.60	統合解析 B群 vs. A群： 8年フォロー 0.63
BCIRG 006 (3,222) (*NEJM* 2011; 365: 1273)	A：AC→D B：AC→DH C：DCbH→H	B群 vs. A群：5年フォロー 0.61 C群 vs. A群：5年フォロー 0.67	B群 vs. A群：5年フォロー 0.59 C群 vs. A群：5年フォロー 0.66

■ 心毒性
- 転移再発治療：NYHA Class Ⅲ〜Ⅳでは2〜4%だが、アントラサイクリンとトラスツズマブの同時併用で最も高い（16%、*JCO* 2002; 20: 1215）；アントラサイクリンとトラスツズマブ併用療法は

避ける
- **補助化学療法**：NYHA Ⅲ～Ⅳまたは Grade 3～4 では心イベント発症≦4%
- 心合併症既往やアントラサイクリン禁忌の患者には，非アントラサイクリン系のレジメン（DCbH など）を考慮する
- **心イベントのリスク因子**：高齢，投与前/アントラサイクリン投与後のLVEF境界域，降圧薬使用，BMI＞25，アントラサイクリン累積投与量
- **モニタリング**：超音波検査/MUGAスキャンを開始前やアントラサイクリン投与後など適宜 ➡ 症候性のEF↓，もしくは無症状でもEFの低下が10%以上50%未満の場合にはトラスツズマブ投与を中止し3～4週間の再評価を行う

Note

星細胞腫

■ 定義
- 脳腫瘍のうち，神経膠腫（グリオーマ）のなかでは最も頻度が高い
- 病理的な程度によって分類される：Grade I（良性），Grade II（低悪性度），Grade III（未分化），Grade IV（多形神経膠芽腫）

■ 疫学/リスク因子
- Grade IV 星細胞腫は多形神経膠芽腫といわれ，脳腫瘍では最も頻度が高く，神経膠腫の50%を超える
- 神経線維腫症1型，Turcot 症候群，Li-Fraumeni 症候群と合併
- *CDKN2B*, *RTEL1* 遺伝子の多型性を有する場合には発症リスクが高い
- 電離放射線照射

■ 臨床所見
- 症状は，腫瘍自体の大きさ（mass effect）や脳実質への浸潤，水頭症，組織破壊の有無による
- 頭痛（最も多く，35%），突然発症し，午前中に症状が強い
- 悪心，嘔吐，局所性神経症状を呈することがある
- 痙攣（30%），特に低悪性度の腫瘍で多い

■ 診断
- 腫瘤はCTで造影剤により増強されることもあり，されないこともある。そのためMRIのほうが感度が高い
- 典型的にはGrade II腫瘍は造影剤で増強されず，Grade IVは増強される
- リング状の増強は多形神経膠芽腫に特徴的である
- PETとMRIスペクトロスコピーは現在も研究段階である
- 外科的生検または切除（脳幹の神経膠腫では注意深く行うべき）
- 局所に限局することが多いので，しばしば精力的な病期分類は必要ない

■ 治療法

外科手術
- 目標として，病理組織学的診断を得る，神経機能は保持しつつ腫瘍による影響を除去する，腫瘍を縮小する。良性では治癒的となることもある
- 定位的生検，切開生検（切除が神経障害を起こしうる部位に腫瘍があるときに主に使用）
- 腫瘍縮小術，亜全摘，最大切除
- 術後MRIは24〜72時間以内に，手術後の疾患の範囲の評価のために行う

放射線治療（RT）
- 体外式放射線照射（EBRT）：EBRTと脳局所照射が標準治療。全脳照射と同様の効果があり，正常の脳機能の保持＆晩期神経毒性の軽減が可能
- 再放射線治療は，最後のRT後2年間を超えて増悪がない場合，新規病変が前回のRTでの照射範囲外，再発径が小さい場合に考慮される
- 合併症：放射線性壊死（造影剤で増強される陰影を伴う局所性腫瘤または圧迫所見を呈する），放射線誘発性白質脳症（照射の数カ月後から数年後，萎縮とともにMRIでびまん性T2/FLAIRシグナル異常を呈する）

化学療法
- 最も繁用されるのは**テモゾロミド**であり，血液脳関門を通過する
- ニトロソウレア（カルムスチン，lomustine），プラチナベースの治療
- 乏突起膠腫にはプロカルバジン，lomustine，ビンクリスチン（PCV）
- 効果は限定的；外科手術または放射線治療と併用して用いられる

その他の治療薬
- コルチコステロイド，抗痙攣薬，抗凝固薬

■ 病理/Grade分類
- WHO分類は組織学上重要な4つの特徴に基づいている：細胞密度の上昇，分裂像，血管内皮細胞の増殖，壊死

Grade I

- 典型的には良性。例えば，毛様細胞性星細胞腫，多形黄色星細胞腫，上衣下巨細胞性星細胞腫がある
- 境界鮮明で，より高Gradeの星細胞腫に転化することはまれ。しばしば切除可能で，典型的な場合には手術のみで治癒可能＆完全切除が不可能でも続けての放射線療法が有効

Grade II：低Grade星細胞腫

- 細胞密度が増加しているのみの，びまん性浸潤低Grade腫瘍
- 予後不良因子：40歳以上，腫瘍径6cm以上，腫瘍が正中を越えている，切除前に神経障害がある
- 典型的にはCTおよびMRIでは造影剤による増強なし，低減衰あり。したがってT2強調およびFLAIR MRIが望ましい
- 境界不明瞭で浸潤傾向があり，高Grade星細胞腫への転化もありうる（50％の患者は5年以内に未分化型に移行する）
- 生存期間中央値は約5年
- **治療**：
  機能温存の全摘（gross-total）手術
  EBRTのタイミングについてはコンセンサスが得られていない。標準的には45〜54Gy
  術後補助療法としてのテモゾロミドのデータは限定的
  再発/増悪例で受容されているレジメン：テモゾロミド，ニトロソウレア，PCV療法（プロカルバジン，lomustine，ビンクリスチン）＆プラチナベース治療（Shaw EG Neuro Oncol 2008; 10: 884）
- フォローアップ：5年間はMRIで3〜6カ月間ごと，その後は年ごとに。ただし晩期再発も多い

Grade III：未分化星細胞腫

- 分裂像の存在から低Gradeと未分化とを区別する
- MRIでは造影剤によって増強する例も，増強しない例もある
- 多形神経膠芽腫へ高い確率で移行
- 生存期間中央値は約24カ月
- **治療**：
  最大限の外科的腫瘍減量術を行うが，機能温存する
  術後の補助放射線治療は生存期間を延長する
  術後の補助化学療法の役割はまだ不明。カルムスチン単剤＆PCVはいくつかの試験やメタ解析で生存期間延長の報告もある。他にテモゾロミド
  再発ではテモゾロミド（Yung WK J Clin Oncol 1999; 17: 2766）＆ニトロソウレアベースレジメン

Grade IV：多形神経膠芽腫

- 最も頻度が高く，最も悪性度の高い脳腫瘍
- 症状の出現は突然で，腫瘍増大の圧迫（mass effect）による
- 病理学的特徴：細胞数は多く，内皮細胞増殖，腫瘍壊死がある
- *EGFR*の増幅＆変異，または*PTEN*の欠失が特徴的である
- MRIではT1強調画像（ガドリニウム使用）でリング状の増強
- **治療**：
  外科手術に続いて術後放射線治療および術後テモゾロミド併用（Stupp R NEJM 2005; 352: 987）
  ベバシズマブ単独療法が再発例で承認されている

図21-1

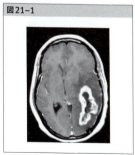

多形膠芽腫の造影後T1強調MRI。
MSKCC. Dr. T. Kaleyの厚意による

図21-2

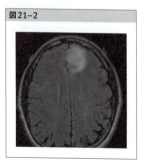

低Grade星細胞腫のT2 FLAIR。
MSKCC. Dr. T. Kaleyの厚意による

乏突起膠腫

■定義
- **オリゴデンドロサイト（乏突起膠細胞）** 由来の原発性脳腫瘍
- オリゴデンドロサイトはミエリンをつくって軸索を支持する

■疫学
- 米国では100万人あたり3人の頻度
- まれなサブタイプであり，中枢神経系の原発腫瘍の6〜10%
- 典型的には **30〜40歳代**；低Grade例はより若年でも認められる

■病因と臨床所見
- 放射線曝露，脳腫瘍の家族歴，てんかん/痙攣，変異原による病的老化など
- **遺伝性疾患に伴う**：神経線維腫症1型，結節性硬化症，RB1，Li-Fraumeni症候群，Turcot症候群
- **症状/徴候**：腫瘍の進展度と部位に依存する。痙攣が合併することが多い。発症から診断までの期間の中央値は6〜17カ月

■病理
- **形態学**：

    低Grade腫瘍：パラフィン切片では "**Fried egg像**" を示すが，凍結切片では示さない

    高Grade（未分化型乏突起膠腫）：細胞密度が高く，分裂像，核不整，微小血管増殖，壊死がある

- **分子生物学的特徴**：

    1p/19q の同時欠失が典型的な乏突起膠腫の60〜70%に認められ，この所見は他のタイプの脳腫瘍との区別に有用である。治療に対しての反応は良好で，低Grade＆未分化ともに生存期間が延長する。**すべての乏突起膠腫患者に1p/19q試験を実施すべき**

    染色体10q欠失：治療に対する反応は不良で，生存期間も短い

    MGMT過剰発現：治療に対する反応は良好

    IDH1変異：1p/19q同時欠失と同程度の予後良好因子。この変異は1p/19qと同時あるいは独立して認められる

■検査と評価
- **造影剤を用いた脳＆脊髄MRI**

    低Grade腫瘍はT2画像で造影による増強はないが，信号の増強が認められる。CTでは，これらの腫瘍は増強なしのlow density massとして認識される。石灰化は乏突起膠腫を示唆するが，乏突起膠腫に特異的な所見というわけではない

    未分化乏突起膠腫：典型的には造影剤による強調があるが，ないからといって未分化腫瘍を否定できるわけではない

予後不良因子：以下のものが3つ以上
年齢＞40歳
KPS＜70
腫瘍径＞6cm
腫瘍が正中を越える
手術前に軽度以上の神経障害がある
1p，10qの欠失がないか，どちらかのみの欠失
IDH1またはIDH2が野生型

(*JCO* 2002; 20: 2076)

■ 乏突起膠腫の初期治療
- **低 Grade 乏突起膠腫（特に非常に増殖の遅いもの）に対する最適な治療法については議論がある**
- **手術**：可能ならば安全性を考慮しながらの最大限の切除が推奨される。利用可能な後方視的解析からは、外科切除は生存期間の延長に寄与し、腫瘍の進展や再発を遅らせる可能性がある。低 Grade 腫瘍における手術群 vs. 病勢進行後の遅延手術の保存的アプローチ群を比較したランダム化試験のデータはない。術後72時間後にT2強調またはFLAIR MRIで切除程度の評価を行う
- **補助放射線治療**：術後 EBRT のタイミングに関してのコンセンサスはない。放射線治療はしばしば再発時の治療としてとっておくこともある。EORTC 22845 試験では、低 Grade 神経膠腫患者を54 Gyの術後放射線照射群と、すぐには治療を行わない群とに無作為に割り付けた。5年DFSは術後すぐの放射線照射群が良好であった（44% vs. 37%, p=0.02）が、OSには差がなかった。長期経過観察では OS のベネフィットはなかったが、手術直後に放射線治療を受けた群のほうが痙攣が少なかった（EORTC 22845 *Int J Radiat Oncol Biol Phys* 2002; 52: 316, *Lancet* 2005; 366: 985）
  放射線照射量：高用量による利益はなく、標準は45～54 Gyである
- **補助化学療法**：テモゾロミドまたはプロカルバジン、lomustine、ビンクリスチン（PCV療法）
  RTOG 9802試験では、PCV＋放射線治療を低 Grade 神経膠腫に対して行うと、2年以上の生存患者においてPFSおよびOSの改善が認められた（*JCO* 2012; 30: 3065）。ただデータはまだ議論のあるところであり、2年以上生存するであろう患者を選択する方法はない。多くの場合で標準的な術後補助化学療法としては受け入れられていない
  EORTC 26951およびRTOG 9402試験では、1p/19q同時欠失のある未分化型乏突起膠腫患者において、放射線治療単独と比較して、化学療法＋放射線治療併用がOSを改善した（42カ月 vs. 30カ月）（*JCO* 2012; 30, *JCO* 2006; 24: 2707）

■ 再発および増悪疾患の管理
- （切除可能ならば）外科手術に続き、放射線治療もしくは化学療法（患者がすでに放射線治療を受けている場合）が推奨される
- 再発には術後補助療法として使用されていなければ放射線治療
- 以前の放射線治療から2年を超えた再発、新たな病変が照射部位の外側、または小さな病変の場合には、再度の放射線治療が考慮される
- 化学療法：テモゾロミド、ニトロソウレア、PCV、プラチナベースの治療が有効。PCVとテモゾロミドは初回治療に不応であった例にも有効なことがある

■ 治療後のサーベイランス
- 低 Grade 乏突起膠腫では、MRIを3～6カ月ごと5年間、その後は1年ごと
- 未分化型乏突起膠腫では、MRIを放射線治療後2～4週間ごと、その後2～3年間は2～4カ月ごと。その後は頻度を減らす

■ 予後
- **純粋の低 Grade 乏突起膠腫**：生存期間の中央値は10年
- **未分化型乏突起膠腫**：生存期間の中央値は化学療法感受性例でも3～5年

CNS転移例

■ 疫学
- 症状のある癌の **8〜10%** は脳転移をきたす
- 最も頻度が高いのは、肺癌（20%）、悪性黒色腫（7%）、腎癌（7%）、乳癌（5%）、大腸癌（2%）、原発不明癌（*JCO* 2004; 22: 2865)

■ 臨床所見と診断
- **80%は大脳転移**、15%は小脳、5%は脳幹（*Oncologist* 2007; 12: 884)
- 灰白質−白質境界に**血行性に広がり**、血管が狭くなった場所で腫瘍塞栓を伴う
- 頭痛24〜53%、局所筋力低下16〜40%、精神状態の変容24〜31%、痙攣15%、歩行失調9〜20%
- **MRIはCTよりも鋭敏である。**MRIの単純、造影ともにゴールドスタンダードであり、特に腫瘍の辺縁が明瞭な場合には有効。高Grade病変＆髄膜転移病変では造影で強調され、低Grade（例、神経膠腫）では典型的には強調されない。閉所恐怖症、金属によるアーチファクト、例えば埋め込み式の医療器具などの患者では使用できない。CTはMRIに比較すると分解能が低く、特に後頭蓋窩が弱い
- 他の画像診断：MRスペクトスコピー（代謝測定）、MR灌流（脳血流測定）、脳FDG-PET（放射性同位元素を用いた測定）は、活性のある腫瘍と放射線照射後の壊死を鑑別できることもある
- 病変の大きさ、数、部位、浮腫の有無や程度、PSと全身合併症の状態によって切除可能かどうか、または定位放射線治療にするかどうかの決定を行う（*JNCCN* 2008; 6: 505)

■ 予後
- RTOGの後向き再帰分割分析：**RPA Class I**：65歳未満、KPS＞70%、コントロールされた原発巣、脳外転移なし→生存期間の中央値7.1カ月。**RPA Class II**：生存期間の中央値4.2カ月。**RPA Class III**：KPS＜70%→生存期間の中央値2.3カ月（*Int J Radiat Oncol Biol Phys* 1997; 37: 745)
- GPAスコアは年齢、KPS、CNS転移数、脳外転移の有無に基づく。低スコア＝予後不良、生存期間の中央値は3〜4カ月；中間スコアは生存期間の中央値は4〜7カ月；高スコアでは生存期間の中央値11〜25カ月。疾患特異的なスコアリングシステムがアップデートされている（*JCO* 2012; 30: 419)

治療と診断に基づく死亡リスクと生存期間中央値（HR/生存期間中央値）（*JCO* 2012; 30: 419-425)

	非小細胞肺癌	小細胞肺癌	悪性黒色腫	乳癌	消化器系
WBRT	HR=1 3.5カ月	HR=1 4.2カ月	HR=1 2.9カ月	HR=1 7.4カ月	HR=1 3カ月
SRS	HR=0.6 10カ月				
WBRT+SRS	HR=0.5 12.7カ月	HR=0.2 15.3カ月			
手術+SRS	HR=0.5 11.9カ月				
手術+WBRT	HR=0.5 11.6カ月	HR=0.4 14.7カ月	HR=0.6 11カ月		HR=0.3 10.7カ月
手術+WBRT+SRS	HR=0.4 12カ月		HR=0.5 13カ月	HR=0.5 29.5カ月	HR=0.4 7.9カ月

■ 管理
症状コントロール
- コルチコステロイド：短期間、少量。MSKCCでは、デカドロン8 mgを8時間ごとで開始。大きなmass effectがある患者ではX線放射線治療の前にステロイドの前投与を行うべきである
- 抗てんかん薬：無症状ならばルーチンの予防投与は推奨されない。非CYP450誘導性AED（レベチラセタム、トピラマート、バルプロ酸）など推奨。CYP450誘導性薬物（フェニトイン、フェノバルビタール、カルバマゼピン）はてんかん重積状態で必要となることがある

根治的治療
- 外科的にアクセスが可能な脳転移：手術＋WBRT。神経学的原因での死亡は減少するがOSは同等。術後補助WBRT vs. 焦点放射線治療にはまだ議論がある（*JAMA* 1998; 280: 1485）
- 安定した全身状態の患者で，癌の既往のない1〜3カ所の脳転移＆生検でアクセスが容易な部位のない場合は，大脳での再発を減らすためにSRSやWBRTを考慮（*JAMA* 2006; 295: 2483）
- 多数の脳転移：1次治療としてWBRT。命にかかわるmass effect，出血，水頭症の場合は緩和的神経外科的手術（直視下またはSRS）を考慮

放射線治療
- SRS：局所コントロール率80〜90％。薬物的あるいは手術的に処置不可能な患者への治療。開頭を不要にする。複数病変の治療が可能。組織診断なし，腫瘍径，脳浮腫の軽減ができないことなどにより制限を受ける。RTOG 90-05で腫瘍量に基づいた15〜24 Gyの最大限界用量を推奨（*Radiat Oncol Biol Phys* 2000; 47: 291）
- WBRT：SRSと比べてその後の腫瘍再発リスクが減少。OSの変化なし。用量は20〜40 Gyを5〜20分割とさまざま。標準的レジメンは30 Gyを10分割あるいは37.5 Gyを15分割。KPS不良患者では20 Gyを5分割（*Lancet* 2004; 363: 1665）

化学療法
- 全身化学療法：第1選択としての使用はまれ。転移例での治癒的全身化学療法：リンパ腫，胚細胞腫瘍，GTNでの化学療法は通常は放射線治療と併用。原発腫瘍に応じたレジメン（リンパ腫での高用量MTX，乳癌でのカペシタビン，CIS，エトポシド，高用量MTX，小細胞肺癌でのトポテカンなど）

フォローアップ：MRIを2〜3カ月ごと1年間，その後は臨床的な必要に応じて

救済治療
- 手術での予防的治療：手術，SRS，X線全脳照射，化学療法
- WBRTまたはSRSでの予防的治療：それまでの用量や場所によってはさらなる放射線治療を考慮

■ 軟膜転移
- 血行性播種，リンパ性での拡大，直接的な進展による腫瘍の軟髄膜への多部位播種
- 癌患者の5％（*Ann Onc* 2004; 15: 285）
- 最も多いのは乳癌（35％），肺癌（25％），リンパ腫（11％），白血病（8％），消化管癌（6％），悪性黒色腫（5％）（*Neurology* 2010; 74: 1449）

臨床症状＆診断
- 髄液を通した神経への**局所傷害**：神経麻痺，衰弱，感覚異常，疼痛
- 脳，脊髄組織への**直接浸潤**，局所血液供給の阻害—局所所見，痙攣
- **通常のCSF流の閉塞**：頭痛，頭蓋内圧亢進，水頭症
- **認知機能障害**：脳症
- CSF細胞診は悪性細胞で50％，反復CSFでは90％が陽性だが，**10％で陰性を維持**。凝固異常，血小板減少，頭蓋内巨大病変患者では腰椎穿刺は禁忌。CSFはタンパク質上昇，髄液細胞増加，グルコース低下
- MRIでは**軟髄膜のびまん性あるいは結節性の増強，または腫瘍のない水頭症**を示す

治療
- 化学療法：中枢神経系への浸透良好な薬物を使用した臓器特異的化学療法。脳脊髄流スキャンは髄腔内化学療法の使用決定の助けになる
- 放射線治療：**リスク良好患者**：脊髄の腫瘍／症状部位への病巣限局放射線照射，または脳WBRT。**リスク不良患者**：緩和／最良支持療法 vs. 分割EBRT

腫瘍随伴症候群

■ 腫瘍随伴症候群
- 原発巣あるいは転移巣の物理的影響とは別に発生する悪性腫瘍に関連した臨床症状
- 直接的あるいは間接的に症状を引き起こす**腫瘍由来ホルモン分泌**を伴い，正常なホルモンバランスを変化させる
- 腫瘍の治療は腫瘍随伴症候群を改善させうる

■ 内分泌
- 異所性副腎皮質刺激ホルモン/**Cushing症候群**：古典的なCushing症候群はしばしば，近位型ミオパチー，体幹肥満，赤紫皮膚線条，高血圧，K↓，グルコース↑，疲労などを伴う。古典的なCushing症状/徴候は急速な腫瘍進展ではみられないこともある。関連する癌：**小細胞肺癌＋気管支カルチノイド（50～60％）**，中皮腫，膀胱癌，子宮内膜癌，前立腺癌，Ewing肉腫，胸腺腫，リンパ腫，消化管癌，乳癌
- **抗利尿ホルモン分泌異常症（SIADH）**：ADH誘導性の水分貯留による低ナトリウム血症で，ナトリウム排泄を促す体液量増加＆正常血液量への回復を伴う。関連する癌：**小細胞肺癌（10～45％）**，神経内分泌肺癌，胸腺腫，甲状腺髄様癌，消化管癌，膵癌，副腎癌，卵巣癌
- 癌性骨軟化症：骨軟化症によりリン酸↓，尿リン酸↑，骨痛を伴うビタミンD1,25↓。FGF-23による尿リン酸喪失。関連する癌：肺癌，多発性骨髄腫，前立腺癌
- 非膵島細胞腫瘍性低血糖：非膵島細胞腫瘍，すなわち間葉＆肝癌，消化管間質腫瘍，副腎癌
- 高カルシウム血症：癌患者の10％にみられ，予後不良因子となる。メカニズム：**PTHrP分泌80％**，溶骨活性20％，ビタミンD分泌，PTH分泌。関連する癌：多発性骨髄腫，乳癌，扁平上皮癌（特に肺），腎細胞癌，HTLVリンパ腫，婦人科癌
- **カルチノイド症候群**：セロトニンあるいは血管作動性ペプチドによるフラッシング，下痢。典型的にはカルチノイドを伴う，甲状腺髄様癌や腎細胞癌などにもみられる。**Harlequin症候群**は片側のフラッシング，毛様体神経節の破壊による多汗症

内分泌性腫瘍随伴症候群の急性管理		
	診断	治療
SIADH NEJM 2007; 356: 2064	Na↓, UOsm↑	水分制限＜1L/日, デメクロサイクリン300～600mg BID, 3％生理食塩液
高カルシウム血症	Ca↑	NS 200～500mL/hr, 経鼻カルシトニン(急性)：ビスホスホネートIV(急性＆慢性治療), ステロイド, 透析
異所性ACTH起因**Cushing症候群** Pituitary 2002; 5: 77	オーバーナイトの1mgデキサメタゾン抑制試験, 午前中の非抑制コルチゾール＆ACTH；24時間尿中コルチゾール↑, 深夜唾液中コルチゾール↑, K↓	mifepristone 300mg/日 (Cushingによりグルコース↑), メチラポン250mgカプセルをコルチゾールレベルで調節, ケトコナゾール600～1200mg/日PO, スピロノラクトン25～100mg/日, カリウム補充；症状を改善させられない場合は両側性副腎摘出術

■ 皮膚（*Devita Prin & Practice of Onc* 2011; 153, *Ca Cancer J Clin* 2009; 59: 73）
- 皮膚腫瘍随伴症候群の頻度は1％未満
- **Curthの基準**（腫瘍随伴関連としてすべての基準が条件を満たす必要があるわけではない）：悪性腫瘍と皮膚疾患の同時発症，並行的な経過，悪性腫瘍と皮膚疾患の関連が一定している，悪性腫瘍と皮膚疾患との間に統計的に有意な関連がある，悪性腫瘍と皮膚疾患との間に遺伝学的な関連がある
- **後天性毳毛性多毛症**（悪性低い）：非色素性毳毛の過度な成長。疼痛性舌炎，口角びらん，舌の茸状乳頭に関連。関連する癌：消化管癌が最も多い，肺癌
- **黒色表皮腫**：屈曲部や肛門性器領域の灰褐色の非対称な斑で，悪性型では進展が早い。関連する癌：腺癌（95％），胃に多い
- **Sweet症候群**：急性の発熱，好中球増加，膨隆性の紅斑性皮膚斑（病理としては高分化好中球の真皮への高度浸潤）。20％が悪性腫瘍，急性骨髄性白血病，多発性骨髄腫，骨髄異形成症候群，さまざまな癌と合併
- **壊疽性膿皮症**：疼痛のある化膿性の非治癒性潰瘍。好中球が関与。関連する癌：MGUS，多発性骨髄腫，非Hodgkinリンパ腫。水疱性変化を伴う表在性の急性壊疽性膿皮症は骨髄性白血病に随伴することが多い

- **水疱性疾患：腫瘍随伴性天疱瘡**—有痛性口内炎，結膜潰瘍，びらん性皮膚病変，呼吸不全（30%の死亡率）。上皮蛋白と交差反応を生じる自己抗体。関連する癌：非Hodgkinリンパ腫，慢性リンパ球性白血病，Castleman病，肉腫，WMがある。瘢痕性類天疱瘡の抗epiligrinを有する亜型では，上皮基底膜に対する抗体を有していることが特徴である。**疱疹状皮膚炎**では，腸管リンパ腫を伴う激烈な掻痒性皮膚病変があり，グルテンを食事から避ける
- **DM（皮膚筋炎）**では，ヘリオトロープ発疹，Gottron小発疹，襟巻き徴候（shawl sign）がある。成人例の10～30%では悪性腫瘍を合併する。最も強く関連するのは卵巣癌
- 原因不明の**全身掻痒**は，Hodgkinリンパ腫，真性多血症，多発性骨髄腫，CNS腫瘍（特に鼻孔の掻痒が強度），消化管腫瘍，**後天性魚鱗癬**（Hodgkinリンパ腫，他のリンパ腫，多発性骨髄腫，Kaposi肉腫に合併する過角化＆偏麩落屑を伴う全身性乾燥，皮膚のひび）
- **色素性疾患**：色素脱失または色素沈着，悪性黒色腫では白斑性色素脱失がある

■ **神経学的**

80%の症例で診断に先行して腫瘍神経抗体からの症状がある。神経内分泌蛋白を産生する腫瘍（小細胞肺癌，神経芽細胞腫），神経系の構成要素を有する腫瘍（奇形腫），免疫系臓器に影響する腫瘍（胸腺腫），免疫グロブリン産生腫瘍（リンパ腫，多発性骨髄腫，WM）

神経学的腫瘍随伴症候群				
	症状	関連する癌	診断	抗体
辺縁系脳炎	気分変化，幻覚，記憶障害，日単位から月単位の視床症状（まれ）	小細胞肺癌（40～50%），精巣胚細胞癌（20%），乳癌（8%），胸腺腫，奇形腫，HL	側頭葉てんかん，代謝亢進，CSF細胞増加，蛋白増加，IgG上昇，オリゴクローナルバンド	抗Hu（小細胞肺癌），抗Ma2（精巣）
腫瘍随伴性小脳変成症	歩行失調，複視，嚥下障害，構語障害，めまい，悪心／嘔吐	小細胞肺癌，婦人科癌，HL，乳癌	PET脳検査：小脳では初期にはFDG増加→後期にはFDG低下，小脳萎縮	抗Yo，抗Hu，抗CRMP5，抗Ma，抗Tr，抗Ri，抗VGCC，抗mGluR1上昇
Lambert Eaton 筋無力症症候群（LEMS）	下肢近位部筋力低下，疲労，自律神経症状（眼瞼下垂，インポテンス，口腔乾燥）	小細胞肺癌（3%），前立腺癌，子宮頸癌，リンパ腫，腺癌	EMGでは低頻度での刺激に対する反応低下，高頻度での刺激には反応亢進	抗VGCC
重症筋無力症	随意筋の疲労性筋力低下，横隔膜筋力低下	胸腺腫（15%）	EMGでは反復神経刺激に対して反応低下	抗AchR
自律神経障害	汎自律神経障害の亜急性発症：起立性低血圧，消化管障害，慢性偽性腸閉塞，不整脈	小細胞肺癌，胸腺腫	腹部検査：バリウム併用のCTでは消化管拡張，運動低下，機械的腸閉塞なし，食道検査ではアカラジア／痙攣	抗Hu，抗CRMP5，抗nAchR，抗アンフィフィシン
亜急性感覚性神経障害	知覚異常，歩行失調，反射低下	小細胞肺癌（70～80%），乳癌，卵巣癌，肉腫，HL	神経伝導は知覚性低下の可能性	抗Hu，抗CRMP5，抗アンフィフィシン
眼球クローヌス-ミオクローヌス	早い不随意の縦／Horus眼球運動，筋肉痙攣，運動失調	神経芽細胞腫（小児），乳癌＋小細胞肺癌（成人）	臨床	抗Ri（成人），抗Hu，抗神経フィラメント
腫瘍合併網膜症	夜盲症，光受容体変性による視力低下	小細胞肺癌が最も多い	臨床	抗recoverin

（Mayo Clin Proc 2010; 85: 838より）

原発不明癌(CUP)

■概説・疫学
- **CUP**もしくはoccult primary tumorとは,組織学的に悪性腫瘍と確定するも原発巣が特定されない腫瘍のことである。CUP患者は非常にヘテロな集団であるが,一般的に予後は不良で,生存期間中央値は6〜9カ月である(*Eur J Cancer* 2003; 39: 1990)
- 米国においては年間31,000例がCUPと診断され,これはすべての癌患者の4〜5%にあたる
- 遺伝学的背景:家族に肺癌,腎癌,大腸癌の発症がない家系においても原発不明とされる患者の2.8%は家族性とされる
- CUPと診断され,のちに原発巣が判明する症例は30%未満である

■臨床所見
- 転移巣に関連した症状を呈する。50%以上の症例で多部位に転移があり,しばしば肝,肺,骨,リンパ節に転移する。転移様式で原発巣を特定することは困難である
- **予後良好**な場合の特徴は,リンパ節のみの転移,体の中心部位に存在する低分化癌,切除可能腫瘍である。逆に**予後不良**の特徴は,男性,多臓器に転移した腺癌,組織学的に乳頭様でない腹水で発症するもの,脳転移,肺・胸膜・骨に転移する腺癌である

■病理
- **5つの主なサブタイプに分けられる**:高分化もしくは中分化腺癌(60%),低分化腺癌もしくは未分化癌(29%),扁平上皮癌(5%),低分化悪性新生物(光学顕微鏡ではこれ以上分類できないもの,5%),高分化もしくは低分化神経内分泌腺癌(1%)
- さまざまな染色体異常や遺伝子過剰発現がみられる:*Ras*, *BCL2*(原発不明癌症例の40%), *HER2*, *p53*(53%)

■免疫組織化学(IHC)
- IHCは病理診断において低分化もしくは未分化腫瘍の特徴をみるのに有用であるが,むやみに多くのマーカーを免疫染色することはすすめられない
- 以下にCUPの原発推定病理診断に重要なスクリーニングマーカーを示す

腫瘍特異的なIHCマーカーと染色パターン		
マーカー	悪性腫瘍	染色パターン
TTF-1	肺,甲状腺	核
サイログロブリン	甲状腺	細胞質
GCDFP-15	乳房	細胞質
ウロプラキンⅢ	尿路上皮	細胞膜
WT-1	類上皮中皮腫 卵巣漿液性癌 線維形成性小細胞腫瘍	核
CDX2	大腸直腸,十二指腸	核
PSA, PAP	前立腺	細胞質
ER/PR	乳房,卵巣,子宮内膜	核
HepPar-1	肝細胞	細胞質
Melan-A	副腎皮質,黒色腫	細胞質
カルレチニン	中皮腫,性索間質腫瘍,副腎皮質	核/細胞質

未分化悪性腫瘍における重要なスクリーニング抗体	
抗体	悪性腫瘍
S-100	黒色腫,淡明細胞癌,神経膠腫,悪性末梢神経鞘腫
HMB45	黒色腫(高い特異性)
LCAまたはCD45	血液系リンパ系腫瘍(すべて) 非Hodgkinリンパ腫(高い特異性)
PLAP	セミノーマ(ある種のNSGCT,消化管,尿生殖器癌や肺癌でも発現)

上皮系悪性腫瘍におけるCK7とCK20の発現パターン	
CK7+ CK20+	卵巣粘液性腺癌(90%) 移行上皮癌(65%) 膵腺癌(65%) 胆管癌(65%) 胃腺癌(40%)
CK7+ CK20−	卵巣漿液性(100%) 甲状腺(3種類すべて)(100%) 乳房(90%) 非小細胞肺癌(90%) 子宮内膜(85%) 胚細胞(80%) 中皮腫(65%) 移行上皮癌(35%) 膵(30%)
CK7− CK20+	大腸直腸(80%) メルケル細胞(70%) 胃腺癌(35%)
CK7− CK20−	副腎(100%) セミノーマと卵黄嚢腫瘍(95%) 前立腺(85%) 肝細胞(80%) 腎細胞(80%) 消化管・肺カルチノイド(80%) 扁平上皮癌(70%)

■ 初期の診断のための検査

- **最初の検査**として病歴聴取と乳房,尿生殖器,骨盤内,直腸を含めた身体所見を確認する
- **臨床検査**:血算,電解質,肝機能検査,尿検査,便潜血。男性では血清PSAを考慮する。一般的な腫瘍マーカー(CEA, CA19-9, CA15-3, CA125)は診断には概して有用でない
- **画像検査**:胸部CTと,腹部と骨盤のCTもしくはMRIで病変の広がりを確認する(局所性か播種性か)。女性ではマンモグラフィーと骨盤内の画像検査を考慮する。PET/CTの役割はいまだはっきりせず,ルーチンでのスクリーニングには推奨されない
- **組織生検**:コアニードル生検のほうがFNAよりよい。詳細な病理所見の確認と,過去の生検・悪性腫瘍のレビューが必要
- これらの検査により原発巣が断定される割合は30%未満である

■ 管理

- 限局した病変では外科切除もしくは放射線治療を適応し,進行期病変では全身治療を考慮する
- 標準治療とされる化学療法レジメンはない。分類することのできない腫瘍や播種性病変があり,有症状でPS1〜2まで,もしくはPS=0で症状がなくても進行性の場合には経験的化学療法を考慮する
- 化学療法薬の選択は癌の組織のタイプにもとづく。しばしば**プラチナと新規細胞傷害性抗癌薬**(タキサン,GEM,イリノテカン)との併用療法もしくは臨床試験への参加を選択する。生存期間中央値は7〜10カ月;2年生存率は20〜25%(Semin Oncol 2009; 36: 65)
- 第Ⅱ・Ⅲ相臨床試験にもとづいた腫瘍特異的な化学療法レジメンは以下のとおりである
  1. **原発不明腺癌**:パクリタキセル+カルボプラチン±エトポシド,カルボプラチン+ドセタキセル,CIS+GEM,GEM+ドセタキセル,カペシタビン+オキサリプラチン+5-FU/ロイコボリン+オキサリプラチン
  2. **扁平上皮癌**:プラチナベースのレジメン,CIS/カルボプラチンと5-FU,パクリタキセル,ドセタキセル,GEMとの組み合わせ
  3. **神経内分泌腫瘍**:高分化型神経内分泌腫瘍はカルチノイド腫瘍として治療する;一方,高悪性度もしくは小細胞タイプのものは小細胞癌としてプラチナ+エトポシドの併用療法を施行する
- 精神社会的サポートと症状に対するマネジメントは,緩和的そしてホスピスケアも含めて重要である

病理分類にもとづいた確定診断のための検査	
組織型	確定診断のための検査
腺癌	原発不明癌の60〜70%を占める 最も頻度の高い原発巣は肺，膵，胆管，腎である 腹部CT，PETスキャンを考慮する．女性ではマンモグラフィー＆乳房MRI；腹部正中に転移がある，もしくは便潜血陽性の場合には大腸内視鏡検査；疼痛を伴う骨病変がある場合には骨スキャン 男性では血清PSA；原発不明腺癌では腫瘍マーカーはおよそ上昇している（CA19-9，CEA，CA15-3，CA125） 免疫組織化学：特異的な癌の同定に有用（例えばER/PRは乳癌） 後腹膜に腫瘍がある場合には尿細胞診±膀胱鏡
低分化型癌	原発不明癌の15〜20%を占める．別に10%は低分化型腺癌が占める 縦隔や後腹膜への浸潤が高頻度→初期検査として胸腹部CT 潜在性の胚細胞腫瘍を診断することは治療効果の高い治療法が存在するため重要である 血清β-hCGとAFPを確認→原発不明の性腺外胚細胞腫瘍
扁平上皮癌	原発不明癌の5%を占める 頭頸部リンパ節，鎖骨上・腋窩・鼠径リンパ節に扁平上皮癌は出現しやすい；初期検査には腹部・骨盤部CTを含める 転移部位による検査 **頭頸部リンパ節腫脹**：頭頸部癌のことが多い．さらなる検索として頭頸部CT，喉頭鏡，鼻咽頭鏡 **鼠径部リンパ節腫脹**：生殖器，肛門直腸が原発巣．注意深い婦人科的検査，男性では会陰と陰茎の診察，直腸鏡と肛門鏡 **他部位のリンパ節腫脹**：肺癌からの転移を考慮する：さらなる検索として胸部CTと気管支内視鏡
神経内分泌腫瘍	原発不明癌の1%を占め，頭頸部，肺，鼠径・鎖骨上リンパ節などさまざまな部位に出現する 低Grade：カルチノイドや島細胞腫で肝転移を伴うことが多い；大腸，膵を原発に考慮する 高Grade：多部位に転移することが多い 気管支原発悪性腫瘍を考慮して胸部CTと気管支鏡
低分化型新生物	原発不明癌の5%未満；光学顕微鏡では病理学的に癌，肉腫，黒色腫もしくは血液腫瘍を区別できない さらなる病理検索として免疫組織化学，電子顕微鏡，分子学的腫瘍プロファイリング，染色体分析

原発不明癌の特異的サブセットに対する推奨治療			
組織型	臨床的特徴	推奨治療
腺癌	女性で単発の腋窩リンパ節腫脹	Stage Ⅱの乳癌として治療
	女性の癌性腹膜炎	Stage Ⅲの卵巣癌として治療
	男性でPSA上昇もしくは造骨性骨転移	進行期前立腺癌として治療
	大腸癌プロファイル（CEA）	進行期大腸癌として治療
腺癌もしくは低分化型癌	単発転移	手術もしくは放射線治療による根治的局所療法
低分化型癌	若年男性で体の正中部分に転移のある腫瘍，もしくはhCG/AFP上昇	性腺外胚細胞腫瘍として治療
	その他の臨床像	経験的なプラチナ/タキサンによる化学療法
扁平上皮癌	頸部リンパ節腫脹	頭頸部癌としてリンパ節転移を含めた治療
	鼠径部リンパ節腫脹	鼠径部リンパ節郭清 同時に放射線治療もしくは化学療法を考慮しうる
低分化型神経内分泌腫瘍	さまざまな臨床像	プラチナ/エトポシド，もしくはパクリタキセル/プラチナ/エトポシドによる化学療法

Hodgkinリンパ腫

■ 疫学
- リンパ腫のうち12%程度を占める
- 米国において年間およそ8,000～9,000例の新規発症と1,300例の死亡例を認める
- 特に20～30歳代の若年者層に発症することが多いが，中年・高齢者層でも発症する

■ 生物学的・病理学的特徴
- **古典的Hodgkinリンパ腫（Classical HL：CHL）** と結節性リンパ球優位型HL（NLPHL）に大別される
- CHLの病理学的所見として，**「フクロウの目」** と評される大型かつ2～多核で**CD15・CD30陽性**の**Reed-Sternberg細胞**が特徴的である
- CHLは最も一般的な**結節硬化型**をはじめ，**リンパ球豊富型，混合細胞型，リンパ球減少型**に分けられるが，治療方針は同一である
- NLPHLは進行がより緩徐であり，病理学的には**CD15・CD30は陰性**だが**CD20陽性**のReed-Sternberg細胞バリアント，**L＆H細胞**（lymphocytic & histiocytic cell）の増生が特徴的である

■ 検査
- 初期診断には**病変部切除生検**が最も適している．不可能な場合コアニードル生検でも可能．通常はFNAは適切でない
- 画像検査（**PET/CT**）
- 病期分類確定のための**骨髄生検**
- **心臓超音波**（アントラサイクリン使用に伴い）
- **肺機能検査**（ブレオマイシン使用に伴い）

■ 病期分類
- **Ann Arbor病期分類**（Cotswolds改訂）（Lister TA, et al. *J Clin Oncol* 1989; 7: 1630)

Stage	病変部位
I	1箇所のリンパ節領域または節外性領域に病変が限局
II	2箇所以上の病変が横隔膜の同側に存在
III	横隔膜上下両側に病変存在
IV	播種性節外性病変の存在
付加事項	**説明**
B	"B"症状あり：原因不明の熱，体重減少（≧10%），多量の寝汗
A	"B"症状なし
X	巨大腫瘤（≧10cmもしくは胸郭の1/3以上）
E	節外進展：リンパ節病変近傍の臓器への限局性節外性浸潤
S	脾臓病変

■ リスク因子
- **国際予後スコア（IPS）**（*NEJM* 1998; 339: 1506）での転帰不良に関連する7つのリスク因子：
  血清アルブミン値＜4g/dL，Hb＜10.5g/dL，WBC≧15,000/μL，45歳以上，男性，StageⅣ，リンパ球減少（＜600/μLまたはWBCの8%未満）
- 他の予後不良因子：B症状あり，赤血球沈降速度上昇，巨大腫瘤，混合組織型またはリンパ球減少型，腹腔内または肺門リンパ節病変，多数の節性病変

■ 管理：限局期
- 限局期：Stage I～IIA期で巨大腫瘤なし
- 併用療法：**2～4サイクルのABVD療法＋20～30 Gy（ISRT）**
  →PFS 85%程度，OS＞90%（*J Clin Oncol* 2003; 21: 3601, *NEJM* 2012; 366: 399）
- **ABVD**：ドキソルビシン・ブレオマイシン・ビンブラスチン・ダカルバジン

- 巨大腫瘤に対しては10 Gy追加照射
- 予後不良因子を有さない限局期予後良好群に対しては，2サイクルのABVD＋20 Gy（IFRT）治療でも同等の効果が得られるという報告がある（*NEJM* 2010; 363: 640）
- 治療終了後に再度PETにて治療評価を行う

■ **管理：進行期**
- 進行期：Stage Ⅲ～Ⅳ．いかなる病期でも巨大腫瘤を有する場合，もしくはStage Ⅱ Bで予後不良因子を伴う場合も進行期とするグループもある
- 北米では6サイクルの**ABVD療法**が標準療法である．巨大腫瘤病変を伴う場合は30～36 GyのISRTを追加する
- **増量BEACOPP療法**により予後不良群（例．IPS≧4）においてFFTFやOSの改善を認めたが，ABVD療法と比較し毒性が高い（*NEJM* 2003; 348: 2386）
- 地固め療法としての放射線治療の効果を証明する報告は限られているが（*J Clin Oncol* 2004; 22: 62），救済化学療法の成績が改善している現在においても巨大腫瘤病変に対しては施行されていることが多い
- 治療終了後にPETにて治療評価を行う．化学療法2サイクル施行後の**interim PET**が予後予測になると報告されているが，いまだ臨床研究レベルである（*J Clin Oncol* 2007; 25: 3746）

■ **副作用**
- ブレオマイシンによる肺毒性：咳・息切れ・肺機能障害（DLCO↓）・肺障害を示唆する画像所見
- 定期的もしくは臨床所見に応じた肺機能検査の施行で経過観察を行う
- ブレオマイシン肺障害のリスク因子：
  ABVD療法・高齢・顆粒球増殖因子（G-CSF）使用（*J Clin Oncol* 2005; 23: 7614）
- G-CSF製剤を使用せず好中球減少の状態にあっても感染リスクは低率であるため，可能であれば**治療を延期することは避けるべきである**．好中球減少による治療薬減量もしくは投与延期は必須ではない

■ **再発時の治療（古典的Hodgkinリンパ腫）**
- 多くの場合は標準救済化学療法（**ICE**または**DHAP**）を行い（TLI/STLI併用と追加照射も考慮しうる），反応性を認めた場合，地固めの**自家幹細胞移植**を行う（*J Clin Oncol* 1993; 11: 1062）
- 再発時予後不良因子（*Blood* 2001; 97: 616）：
  寛解期間＜12カ月，B症状，節外性病変
- 同種移植に関してはいまだ一定の見解はない
- 自家移植後再発症例に対し，**ブレンツキシマブ ベドチン**使用により75％程度の奏効が得られる
- 多剤併用療法は，頻回再発症例に対しても効果が得られると報告されている

■ **治療方針―結節性リンパ球優位型Hodgkinリンパ腫**
- 古典的Hodgkinリンパとは自然経過と治療法が異なる．緩徐進行性および再発性の腫瘍である
- 多くが限局期である．そのため古典的Hodgkinリンパ腫より予後良好である
- **放射線治療**単独もしくは化学療法併用が限局期に有効である
- R-CHOPなどの**リツキシマブ**ベース治療が進行期に有効である

■ **晩期毒性へのマネジメント**
- 治療後約20年間の死亡率においては**二次発癌**が原病よりも問題となる
- 40歳までに乳房領域に放射線照射を受けた女性に対しては，放射線治療後8～10年後より**年1回の乳房検診**を施行すべきである．10～30歳の間に放射線治療を受けた女性には，MRIとマンモグラフィーでのスクリーニング（乳癌発症リスクの高い女性と同等）が標準的である
- 肺癌発症リスク（喫煙者・アルキル化剤使用歴有・胸部への放射線治療歴有）を有する患者に対しては**年1回の胸部画像評価**が推奨される
- **心血管リスク因子の有無**を評価し，認める場合は治療介入する
- 頸部に放射線治療を受けた患者には年1回の**TSH**評価を施行する

濾胞性リンパ腫（FL）

■ 疫学
- 低悪性度リンパ腫で最も頻度が高い。リンパ腫全体では2番目であり、非Hodgkinリンパ腫の約25％を占める
- 人種では白人に多く、加齢とともに発病率は増加。性差はなし

■ 生物学的・病理学的特徴
- 主に小型でくびれを有するリンパ球で構成された濾胞構造を呈し、二次リンパ組織での濾胞構造に似た形態をとる
- 大型の類円形核を有する細胞（中心芽細胞〔centroblast〕）がさまざまな程度で存在し、Gradeが上がるにつれ割合が増加する
- **Grade I～ⅢAまでの治療は治療戦略（後述）の項目に記載。GradeⅢBはDLBCLと同様の治療を行う**
- 免疫表現型：濾胞性リンパ腫（FL）細胞はB細胞性抗原である**CD19/20**と、濾胞中心細胞抗原である**CD10**、抗アポトーシス蛋白である**BCL-2**が陽性である。T細胞性抗原（CD3、CD5）は陰性である（CD5はしばしばCLL/SLL、MCLでは陽性となる）
- 抗アポトーシス蛋白である**BCL-2**の過剰発現は、大半はIgHと*BCL-2*遺伝子が並ぶ**t(14;18)**によって生じるが、この転座だけではFLの確定診断にならない
- 他のリンパ腫同様に、診断時に切除・摘出生検施行が望まれる
- 「濾胞構造をもつ胚中心性のリンパ腫」は特異的所見ではなく、FLとDLBCLで認められる

■ 病期分類・検査
- HL同様、Ann Arbor病期分類（Cotswolds改訂）を用いる（*J Clin Oncol* 1989; 7: 1630）
- 病気診断には胸部～骨盤部±頸部までの**CT**もしくは**PET**を行う
- **形質転換**や早期限局病変を確認する場合にはPETは非常に有用である
- 身体診察により表在リンパ節所見を確認する
- **骨髄生検**は病期確定に必要ではあるが、経過観察もしくはすでに進行期と診断されているケースに標準治療を施行する場合には延期も可能である
- 患者背景の確認、CBC、LDH、HIVとB型・C型肝炎ウイルス検査は必要である

リスク因子	
FLIPI	FLIPI2
年齢＞60歳	年齢＞60歳
病期≧StageⅢ	節性病変＞6cm
Hb＜12	Hb＜12
節性病変＞4	骨髄浸潤あり
LDH上昇	β2MG上昇

■ 予後モデル
- 他のリンパ腫同様に病期だけでは予後因子としては不十分である
- 2種類の予後モデルが代表的である：**FLIPI**（*Blood* 2004; 104: 1258）、**FLIPI2**（*J Clin Oncol* 2009; 26: 4555）

転帰				
FLIPIスコア	5年OS（％）		FLIPI2スコア	5年PFS
0～1	90.6	低リスク	0	79.5
2	77.6	中間リスク	1～2	51.2
3～5	52.5	高リスク	3～5	18.8

■ 管理：限局期（Stage I～Ⅱ）
- ISRTのみではStage I では10年RFSは40％程度であり、StageⅡより良好である（*J Clin Oncol* 1996; 14: 1282）。現在の推奨線量は2,400 cGyである
- 経過観察も症例によっては選択肢であり、StageⅢ～ⅣのようにNCCN/GELF基準で治療介入が示唆される際には全身治療あるいは局所治療を行う

■ 管理：無症候性 Stage Ⅲ～Ⅳ（もしくは腹腔内病変 Stage Ⅱ）

- 一般的に標準治療では治癒不能であり，治療の早期介入をしても治療成績に差はない
- 多くの無症候性症例においては**経過観察**が推奨される
- 経過観察患者には通常，定期的な検査（採血など）やCTによる画像評価（PETではない）を行う。画像評価時期に関しては明確な期間設定はなく，症例ごとにさまざまである
- 治療介入までの中央値は経過観察群で3年程度である
- リツキシマブ単剤治療は次回治療までの期間は延長するが，生存期間延長には寄与しない（*ASH Annual Meeting* 2010; 116: Abstract 6）

■ 管理：症候性 Stage Ⅲ～Ⅳ（もしくは巨大腫瘤病変を伴う Stage Ⅱ）における初回治療

- 臨床試験があれば積極的に考慮する
- **治療介入基準**としては以下の要素が挙げられている：
  → GELF規準（*J Clin Oncol* 1998; 16: 2332）：節性・節外性に限らず最大長径＞7cmの病変，長径＞3cmのリンパ節病変が3つ以上，B症状あり，血球減少，胸水・腹水貯留，臓器障害，白血化
- **初回治療の選択肢はさまざまである**。治療方法の選択に関しては，患者と原病の状態（腫瘍量，疾患の広がり，年齢，PSや臓器障害，迅速な治療効果を得る必要性，形質転換〔後述〕の可能性）を考慮する必要がある
- **リツキシマブ**はB細胞性抗原であるCD20に対するモノクローナル抗体である。単剤でも併用療法でも治療効果を認める
- **リツキシマブ単剤治療**（週1回投与を4回施行）は低腫瘤量FLに対する第1選択の治療法である。未治療患者に対する成績はORR 70～75％，CR 40～45％である（*J Clin Oncol* 2005; 23: 1103）
- 多くの場合は，リツキシマブに他の化学療法を併用する。標準療法としては，**R-CHOP，R-CVP，R-ベンダムスチン**や**R-フルダラビン**が考慮される。リツキシマブ併用により，化学療法のみに比べRR，PFS，OSの改善を認める。どの治療法が最適ということはなく，患者要素を鑑みて決めるべきである

■ 地固め療法・維持療法

- 初回治療終了後の**リツキシマブ**維持療法はPFSを改善する（*J Natl Cancer Inst* 2011; 103: 1799）
- 病勢増悪時でのリツキシマブ再投与でも同様のTTTFであるが，維持療法よりもリツキシマブ投与回数を少なくする（*ASH Annual Meeting* 2011; 118, Abstract 6）
- 放射線免疫療法もPFSは改善するがOS改善までには至らない。ある程度のPR症例がCRに到達する（*J Clin Oncol* 2008; 26: 5156）

■ 再発・難治例への治療方針

- 形質転換の有無はPET，再生検を施行し確認すべきである
- 無症候性再発の患者には，未治療患者の場合と同様に経過観察も考慮される
- 初回治療の反応性・奏効期間・奏効率を鑑みて第2選択の治療を選択すべきである。もし初回治療が長期間奏効している場合は，再度同様の治療施行を考慮してもよい
- **リツキシマブ**レジメンは再発症例でも有効である。単剤治療でのORRは45％程度であるが，通常は化学療法との併用が選択される
- **ごく低線量の放射線治療**（400cGy）は，再発難治性症例の70％において局所制御・症状緩和に非常に有効である

■ 放射性免疫療法

- 治療奏効期間が短期の症例では，第2選択もしくはそれ以降の治療後に地固め療法として**造血幹細胞移植**も考慮されうる
- 地固め療法として**自家移植**と**同種移植**のどちらを施行するかに関しては症例ごとに検討すべきである。通常は年齢・合併症・移植に適格なドナーの有無・リンパ腫の性質（進行速度や予後因子など）を鑑みて選択する

■ 形質転換

- **年3％程度**にFLからDLBCLの形質転換を認める。特徴として，病変部の急速な増大およびLDH上昇を伴う。身体症状に関しては症例による
- 形質転換の診断には再生検施行が望まれる。PETも生検部位同定に有用であり，SUVmax＞10～13の病変部位は形質転換が疑われる（*Ann Oncol* 2009; 20: 508）
- 現状，形質転換を抑制するような明確な治療介入はない
- 検討した結果ISRTを選択する場合を除いて，形質転換例には基本的には *de novo* DLBCLに準じた治療を行う

辺縁帯リンパ腫（MZL）

■ 定義
- 低悪性度リンパ腫であり、脾臓やリンパ節、リンパ節組織のリンパ濾胞辺縁帯に存在する胚中心後の成熟B細胞から派生したものである
- **節性MZL、節外性MZL（ENMZL：MALTリンパ腫**とも呼ばれる）、**脾臓MZL**の3種類に分類される（*JNCCN* 2006; 4: 311）

■ 病理
- 感染症や、自己免疫疾患を含むその他の慢性炎症による持続的な抗原刺激により発症すると考えられている
- さまざまな染色体転座の結果、非抗原依存性に**NF-κB経路**（B細胞生存・増殖における重要なシグナル伝達経路）が刺激されている
- 脾臓MZLの全ゲノムシークエンスでは、NOTCH、NF-κB、MYD88経路のクロマチン修正酵素や蛋白をコードする責任遺伝子における頻回の体細胞変異が同定されている（*JEM* 2012; 209: 1537, *NEJM* 2012; 367: 826）

■ 疫学
- 全非Hodgkinリンパ腫の約10%を占める

■ 臨床所見
- MZLは**さまざまな臓器に生じる**ため、症状も多彩である
- 局所症状：心窩部痛（胃病変）、腹痛や腸閉塞（腸管病変）、咳（気道病変）、眼窩腫瘤、唾液腺腫瘤、甲状腺腫瘤、乳房腫瘤、皮膚結節や皮疹、脾腫による腹部膨満や満腹感（脾臓MZL）、リンパ節腫脹（節性MZL）
- 全身症状：B症状（10%以上の体重減少、発熱、寝汗）はまれ。疲労、紫斑

MZLの分類

分類	病変部位	関連因子
節外性/MALTリンパ腫	胃（1番多い）	*Helicobacter pylori*
	腸管	*Campylobacter jejuni*
	眼窩・眼球	*Chlamydia psittaci*
	唾液腺・涙腺	Sjögren症候群
	甲状腺	橋本病
	関節/滑膜組織	再発性多発性軟骨炎
	皮膚	*Borrelia afzelii*
	肺	不明
脾臓MZL	脾臓	HCV

■ 診断的評価
- 生検：摘出・切除生検か針生検+FNA、フローサイトメトリーも提出する。脾臓MZLはしばしば脾臓摘出検体で診断される
- 組織学的特徴：小リンパ球や胚中心細胞類似B細胞や形質細胞など多彩な**細胞浸潤**を認める。反応性濾胞構造や**リンパ上皮性病変（LEL）**を認める（上皮内に腫瘍細胞が浸潤する）
- 免疫表現型：CD19+、**CD20+**、CD22+、軽鎖制限あり、細胞表面Ig+、しばしば細胞質内Ig+、CD5-、CD10-、CD23-/+、CD43-/+、CD103-、サイクリンD1-
- 細胞遺伝学/FISH：最も一般的なのは**t(11;18)（BIRC3：MALT1）**→*H. pylori*感染陰性の胃の節外性MZL。t(1;18)、t(14;18)（IgH：MALT1）、t(3;14)、del13q、del7qを認める
- 分子生物学的診断：クローナルなIgH再構成の確認（存在すれば悪性）
- 検査所見：血算（分画含む）、CMP、LDH、HBs抗原・HBc抗体、**HCV抗体、HCV PCR**、HIV、血清タンパク質電気泳動/免疫固定法（しばしば異常蛋白を呈する）、グロブリン定量
- 骨髄穿刺・針生検：フローサイトメトリーを提出する。脾臓MZLでは「**類洞内リンパ球浸潤**」が典型的所見として認められる
- 画像診断：胸部～骨盤の造影CT。眼窩（眼球）もしくは頸部（唾液腺）病変にはMRIも必要となる可能性あり。FDG-PETは必須ではない
- 胃ENMZLには：
  → 内視鏡検査（超音波内視鏡も考慮）施行と生検も行う。*H. pylori*検出用の組織染色も行う
  → 組織染色にて*H. pylori*陰性の場合は、便中抗原検査・尿素呼気試験・血清抗体検査を施行する

■ **病期分類**
- **Ann Arbor病期分類**（節性MZL・脾臓MZL・胃病変以外の節外性MZL）：
  - Stage Ⅰ＝単一領域のリンパ節病変もしくは節外性病変（ⅠE）
  - Stage Ⅱ＝多発リンパ節病変が横隔膜の同側に存在する
  - Stage Ⅲ＝多発リンパ節病変が横隔膜の両側に存在する
  - Stage Ⅳ＝リンパ節病変と節外性病変の存在や，多発する節外性病変の存在
  - A＝B症状なし（B症状：発熱，寝汗，10%以上の体重減少）
  - X＝腫瘍径＞10cm
- **Lugano分類**（胃ENMZL）（*Ann Oncol* 1994; 5: 397）：
  - Stage ⅠE＝消化管のみに限局する病変
  - Stage ⅡE＝腹腔内リンパ節病変や直接隣接臓器への浸潤
  - Stage ⅢE〜Ⅳ＝播種性節外性病変や横隔膜より頭側のリンパ節病変の存在

■ **治療方針**
- 基礎疾患の治療によりMZLへの治療効果が得られる場合がある
  - → 胃ENMZLでの*H. pylori*除菌（t(11;18)を認めるケース，もしくは粘膜筋層・胃周囲に病変がある場合は無効）
  - → 脾臓MZLに対するHCV治療
  - → 眼・皮膚ENMZLに対するドキシサイクリン療法
- MZL病変は限局期であることが多く，放射線治療（通常は**IFRT**）も治療選択肢として重要である
- 限局期であれば治癒の望める疾患であり，無症候性患者でも治療の妥当性がある
- 進行期MZLは慢性疾患であり（治療抵抗性），**GELF規準**を1つ以上満たす場合に治療介入する（FL同様）：
  GELF規準：節性・節外性に限らず最大長径＞7cmの病変，長径＞3cmのリンパ節病変が3つ以上，B症状あり，肝脾腫あり，胸水・腹水貯留，血球減少（WBC＜1,000，PLT＜10万），白血病化（末梢血中に腫瘍細胞＞5,000）
- **形質転換**：5〜10%の患者に認められ，大細胞型リンパ腫へと進展する（指標：急速なリンパ節増大，B症状の出現，LDH増加，再生検結果・PETでSUVmax増加）。治療はDLBCLに準じる（例，R-CHOPなど）

治療のアプローチ			
分類	病期	状態	治療
節性MZL	Ann Arbor ⅠまたはⅡ	NA	IFRT
	Ann Arbor ⅢまたはⅣ	GELF−	経過観察
		GELF＋	FLに準じた治療（例，リツキシマブ，R-CHOP，R-CVP，BR）
脾臓MZL	Ann Arbor Ⅳ（通常）	HCV＋	HCV治療（無症候性でも）
		無症状，血球減少なし	経過観察
		有症状あるいは血球減少あり	脾臓摘出
			リツキシマブ
胃ENMZL	Lugano ⅠEまたはⅡE	*H. pylori*＋	*H. pylori*除菌
		H. pylori−あるいは除菌効果なし	IFRT
	Lugano ⅢEまたはⅣ	GELF−	経過観察
		GELF＋	FLに準じた治療
胃以外のENMZL	Ann Arbor ⅠまたはⅡ	NA	IFRT
			外科的切除（特定の症例）
	Ann Arbor ⅢまたはⅣ	GELF−	経過観察
		GELF＋	FLに準じた治療

R：リツキシマブ，C：シクロホスファミド，V/O：ビンクリスチン，H：ドキソルビシン，P：prednisone，B：ベンダムスチン。MZLにおけるBR療法は他の低悪性度リンパ腫と比較して奏効率が低い可能性が指摘されている：StiL研究参照（*JCO* 30,2012; suppl; abstr 3）

■ **支持療法**
- **ワクチン接種**：肺炎球菌・髄膜炎菌ワクチンを**脾摘2週間前**に接種
- **内視鏡検査**：胃ENMZLに対し*H. pylori*除菌後にEGD（病変部生検）検査を行う。IFRT後の評価は必須ではない（*Ann Oncol* 2009; 20 Suppl 4: 113）

マントル細胞リンパ腫（MCL）

■ 疫学
- リンパ腫の約6％を占める
- 加齢で頻度↑，男性（男女比3：1），白人に多い

■ 生物学的・病理学的特徴
- 成熟，ナイーブB細胞もしくは胚中心後B細胞由来である。MCLは核の切れこみを有する小リンパ球浸潤が特徴的所見である
- さまざまな組織亜型があり，**芽球様**や**多形性様所見**を呈する場合は予後不良である。小型細胞様所見はCLL/SLLに類似している
- 典型的にはB細胞抗原（CD19＆20）やT細胞抗原（**CD5**：異常発現であり，CLL/SLLでもみられる）を認めるが，CD10/CD23（それぞれFLやCLL/SLLに代表的）は陰性である
- 特徴的な**細胞遺伝学的変化**としては**t(11;14)（q13;q32）**が挙げられる。**サイクリンD1遺伝子**（*CCND1*）と免疫重鎖遺伝子領域の転座である
- 多くの場合でFISH，**核型解析**によりt(11;14)が同定される。**免疫化学染色（BCL-1）**も診断の一助となる
- まれではあるがCCND1陰性症例も存在し診断が困難であるが，サイクリンD2またはD3陽性の場合がある。CD23陰性CLLとの鑑別が必要である
- 病勢としては中悪性度リンパ腫に相当する
- Ki-67による**細胞増殖指標**（＜30％または≧30％）がMCLでは予後因子として最も重要である（*Ann Oncol* 2010; 21: 133）

■ 病期分類
- Ann Arbor病期分類（Cotswolds改訂）（*J Clin Oncol* 1989; 7: 1630）

Stage	病変部位
I	1箇所のリンパ節領域，または節外性領域に病変が限局
II	2箇所以上の病変が横隔膜の同側に存在
III	横隔膜上下両側に病変存在
IV	播種性節外性病変の存在
付加事項	説明
B	B症状あり：原因不明の発熱，体重減少（≧10％），多量の寝汗
A	B症状なし
X	巨大腫瘤（≧10cmもしくは胸郭の1/3以上）
E	節外進展：リンパ節病変近傍の臓器への限局性節外性浸潤
S	脾臓病変

■ 検査
- 他のリンパ腫同様，初発時は病変部切除・摘出生検が望まれる
- 胸部〜骨盤部CTもしくはPET施行。身体診察による末梢リンパ節評価
- **骨髄浸潤**もしくは白血化も多い。骨髄検査は最初の病期分類時に必要である
- **消化管病変**も有することが多く，病変の広がりの確認のため上部下部内視鏡検査を施行することが望ましいが，無症状の場合は延期も考慮される
- 芽球様変化を呈する場合や中枢神経系症状を有する場合は，CNS浸潤確認のため腰椎穿刺を行う

■ 治療方針：限局期
- **限局期MCLはまれである（＜5％）**。内視鏡検査による消化管精査（視診上明らかな病変なくとも消化管粘膜の生検を行う），両側骨髄生検（もしくは単一生検≧2cm），PET施行により進行期である可能性を否定する必要あり
- 限局期病変に対する治療は定まっていない。多くの場合は**IFRT単独**もしくはIFRTと4〜6サイクルの化学療法併用（R-CHOPなど）が行われる
- 局所治療のみ施行し，再発時の治療選択肢を残しておくことも検討される

■ 治療方針：無症候性患者
- IPI低リスクやPS良好患者では**経過観察**のみのほうが良好な成績である可能性が報告されている（*J Clin Oncol* 2009; 27: 1209）
- 経過観察群の多くの場合は約9カ月以内に治療が必要となるが，約15％で緩徐な経過をたどる
- Ki-67スコアが低値（＜10％）や*SOX11*陰性の場合は緩徐な経過をたどる可能性があるが，さらなる検証が必要である

■ 初期治療：移植適応患者
- 標準治療はないため，臨床試験があれば積極的に考慮する
- 治療適応かつ忍容性良好な場合，前向きランダム化試験の結果として**upfront ASCT**施行が推奨される。さまざまなプロトコルがあるが，ほぼ同様の形である：

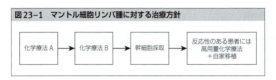

図23-1 マントル細胞リンパ腫に対する治療方針

- A＆Bレジメンともに交互に数回施行する（例えば**R-Hyper CVAD**〔*J Clin Oncol* 2005; 23: 7013〕& **Nordic MCL-2**〔*Blood* 2008; 112: 2687〕）。もしくは連続法（例えばR-CHOP→R-ICE〔*Ann Oncol* 2010; 21: 133〕）などさまざまな治療レジメンがある
- AレジメンではR-CHOP様レジメンが用いられる
- **高用量シタラビン療法**の単独もしくは併用療法により奏効率改善が認められている
- リツキシマブは典型的にはA/Bレジメンの双方で併用される

■ 初期治療：移植非適応患者
- 標準治療はないため，臨床試験があれば積極的に考慮する
- 経過の中で再発を繰り返すことが多い
- 化学療法とリツキシマブの併用療法施行（R-CHOP，R-ベンダムスチン，R-CVP，R-EPOCH，R-クラドリビン）
- R-CHOPと比較すると，R-ベンダムスチン療法は副作用も許容範囲内であり，PFSを延長する（*ASH Annual Meeting* 2009; Abstract 405, ASH Annual Meeting 2012; Abstract 902）
- **リツキシマブ維持療法**はR-CHOP療法奏効群に施行することによりOSを延長させる（R-FC後では維持療法による恩恵なし。ゆえにすべてのレジメン後に効果があるわけではない）（*NEJM* 2012; 367: 520）

■ 治療方針：再発
- 標準治療はないため，臨床試験があれば積極的に考慮する
- 初発治療時に使用していない前述のレジメンがある場合は，通常は再発時でも有効である。フルダラビンベースの化学療法も奏効する
- **ボルテゾミブ**単剤治療は再発症例に対しORR 33％/CR 8％と有効な治療であり，救済化学療法での使用が承認されている（*J Clin Oncol* 2006; 24: 4867）。他剤との併用試験も実施されている
- **レナリドミド**（±リツキシマブ）は再発MCLを含むさまざまなリンパ腫に対し有効なレジメンである（*ASH Annual Meeting* 2012; Abstract 905）
- 同種幹細胞移植により病勢の長期コントロールが可能である。自家移植と比較して忍容性は低いが治療効果は勝る

■ 予後
- **標準治療のみでは治癒は困難である**と考えられていたが，upfront SCTにより長期寛解がかなう可能性がある
- 生存期間中央値は4～5年。近年の臨床研究により各種治療でのOS延長が認められるようになっている
- 再発/難治症例では各種化学療法にも**抵抗性**であり，予後不良である
- MCLにおいては，IPIよりも**MIPI**のほうがより正確な予後予測が可能である（*Blood* 2008; 111: 558）。MIPIの予後因子：年齢，ECOG PS，LDH，WBC。加えて細胞増殖指数（MIB-1 index）も予後指標として重要である。MIPIの計算は煩雑であるため計算機を使用して算出する

びまん性大細胞型B細胞リンパ腫（DLBCL）

■ 定義
- 成熟B細胞由来であり，さまざまな亜型のある悪性新生物の不均一な集団である。病理所見上びまん性に異型大細胞が出現することが特徴的である

■ 疫学
- 最も頻度の高いリンパ腫であり，リンパ腫の約30%を占める。年間24,000例程度の新規発症を認める
- 加齢で増加，白人に多い。男性若干に多い

■ 臨床病理学的分類

DLBCL, 非特異型	T細胞/組織球に富むB細胞リンパ腫
原発性体液性リンパ腫	血管内大細胞型B細胞リンパ腫
中枢神経原発DLBCL	**縦隔原発大細胞型B細胞リンパ腫**
ALK陽性大細胞型B細胞リンパ腫	皮膚原発DLBCL, 足型
老人性EBV陽性DLBCL	慢性炎症に伴うDLBCL
HHV8関連多中心性Castleman病に続発した大細胞型B細胞リンパ腫	リンパ腫様肉芽腫, Grade 3
グレイゾーンリンパ腫：	
分類不能型B細胞リンパ腫（DLBCLとCHLの中間型）	分類不能型B細胞リンパ腫（DLBCLとBurkittリンパ腫（BL）の中間型）

■ 分子遺伝学的分類
- GEP（遺伝子発現プロファイル）により2つの型に分類される：GCB-likeとABC-like（*NEJM* 2008; 359: 2313）
- ABCタイプは高齢者に多く予後不良
- **免疫組織化学的な分類**も行われているが，正確性についてはまだ検証が必要である。管理のガイドのためにルーチンには使用しない
- *MYC*（BLに典型的である）やさまざまな遺伝子の転座を認め，予後不良因子となる
- FISHにて ***MYC/BCL-2*** 両者の転座を認める「**ダブルヒットリンパ腫**」は予後不良である。免疫組織化学検査で認められる「ダブルヒットリンパ腫」はFISHで同定されるタイプより予後良好である（*J Clin Oncol* 2012; 30: 3460）
- FLに多いt(14;18)のBCL-2/Ig$_H$転座もDLBCLの約30%に存在する。免疫組織化学でのBCL-2陽性はこのような転座あり・なしのどちらの症例でも認められる

■ 病期
- HL同様Ann Arbor病期分類（Cotswolds改訂）を用いる

■ 予後モデル
- IPIスコア（予後不良因子：年齢＞60歳，ECOG PS≧2，LDH上昇，節外性病変＞1，病期StageⅢ～Ⅳ）（*NEJM* 1993; 329: 987）

  リツキシマブ併用での治療成績が提示されている（*J Clin Oncol* 2010; 28: 2373）

リスク因子数	リスク	3年PFS	3年OS
0～1	低	87%	91%
2	低～中間	75%	81%
3	高～中間	59%	65%
4～5	高	56%	59%

■ 管理
- 進行期DLBCLでも化学療法により**治癒する可能性がある**
- 進行期の標準治療は6～8サイクルの**R-CHOP療法**（リツキシマブ，シクロホスファミド，ドキソルビシン，ビンクリスチン，prednisone）である
- ドキソルビシンにより生じうる心機能障害のため，心臓超音波検査もしくはマルチゲート収集スキャン（MUGA）にて**左室機能評価**を行う
- 左室機能障害のある場合は，**リポソーマルドキソルビシンもしくはエトポシド**をドキソルビシンの代替として用いてもよい。効果は同じでないことがある
- **dose-adjusted EPOCH**のような持続点滴レジメンは心機能障害が少ない
- 2～4サイクル施行後に**中間評価**を行い，PRに至らなければ治療変更を検討する

- **放射線治療**は局所コントロール，特に**巨大腫瘤**に対して良好な効果を示す。ISRTがIFRTにかわり現在の標準治療となっている（*NCCN Guidelines* V 1.2013, pg NHODG-D）
- 中枢神経再発高リスク群には**髄腔内もしくは高用量MTX予防療法**を施行する
- 治療終了後，再度PETにて評価を行う

■ 管理：限局期
- DLBCLの約1/3の症例が，1領域の照射野で収まるStage Ⅰ～Ⅱの限局期である
- IFRTと3サイクルのR-CHOP療法の集学的治療により，4年PFS 88%，OS 92%が得られている（*J Clin Oncol* 2008; 26: 2258）。ISRTは今，IFRTにとってかわられている
- 放射線治療はせず6～8サイクルのR-CHOP療法のみも選択肢である（進行例）
- 画像評価（中間評価など）による治療戦略変更に関しては現在データが限られているものの，いくつかの有効性を示す結果が提示されている

■ 管理：中枢神経系原発DLBCL
- 無治療ではOSは1.5カ月程度である
- HIV（AIDS）との関連有（AIDS指標悪性腫瘍）
- R-CHOPは血液脳関門の透過性不良である。そのためCNS病変には使用すべきでない
- 治療の詳細は中枢神経系原発リンパ腫の項に記載

■ 管理：精巣原発DLBCL
- 不十分な治療では高率に再発する。早期病変であっても6サイクルのR-CHOPを施行すべきである
- 両側精巣治療を行う（局所治療：患部外科的切除または体側放射線治療）
- 中枢神経系病変・再発に対する予防

■ 管理：グレイゾーンリンパ腫
- まだ標準治療が定まっていない
- 縦隔原発DLBCL同様，R-CHOP＋IFRTがDLBCL/HLの初期治療に用いられている
- DLBCL/BLは多くの場合ダブルヒットリンパ腫の形をとり，予後不良である。dose adjusted EPOCH療法やCODOX-M/IVAC療法が，R-CHOP療法よりも治療効果が高い可能性がある（引用可能なデータは少ない）

■ 管理：CR到達後の治療
- **経過観察**が推奨される。寛解後療法に関して効果を示したその他の明確なエビデンスなし
- 初回治療でリツキシマブを使用していない患者群でのみ，リツキシマブ維持療法が転帰を改善する
- ASCTがOSを延長するデータはなく，かつ治療毒性が高い

■ 再発/難治：移植適応
- 治療により治癒する可能性あり
- 第2選択の化学療法（**R-ICE/R-DHAP**など）に**反応性良好**であれば，地固め療法としてASCT施行を考慮する
- ASCT前にCRに到達していることが望ましい。巨大腫瘤病変の再発もしくは救済化学療法の効果不十分な部位には移植前放射線治療（ISRT）を検討する
- R-ICE/R-DHAPによる治療効果が少ない場合，GEMを含むレジメンが効果的なケースがある
- 再発/難治ケースでの予後不良のリスク因子は，CR期間＜12カ月，リツキシマブ使用歴あり，IPI＞1である（*J Clin Oncol* 2010; 28: 4184）

■ 再発/難治：移植非適応
- 治癒を期待できる治療法はない；緩和目的の治療を行う
- 治療法は初期治療種類とその反応性をみて選択する
- 2ライン以上の化学療法に抵抗性である場合は，その他のレジメンを施行しても効果は期待できない
- 症状のある病変には緩和的放射線治療を行う

Burkittリンパ腫（BL）

■ 定義・病理学的特徴
- **高悪性度**のB細胞性非Hodgkinリンパ腫であり、特徴として**MYC転座**を有する（85%がt(8;14)(q24;q32)を呈する。その他はバリアント転座を有する）
- 細胞起源＝**胚中心細胞**もしくは胚中心後B細胞由来
- DNA変異は、免疫グロブリンのクラススイッチもしくは体細胞超変異を生じている胚中心細胞に生じる
- DNA変異の修復ができない結果として、MYCが免疫グロブリン遺伝子のエンハンサーの制座下に入ることによって発現が異常となるような転座が生じる
- 全ゲノムシークエンスにより、*TCF3*（E2A）、*ID3*、*CCND3*（サイクリンD3）に反復して体細胞変異が生じていることが明らかになった（*Nature* 2012; 490: 116）

■ 疫学
- 3種類の臨床病型が存在する：流行地型、非流行地型、免疫不全関連型
- **流行地型**：赤道付近の**アフリカ地方**に多く（小児癌の30～50%を占める）、男女比は2：1であり、**EBV感染**との関連性が強い
- **非流行地型**：米国、西欧で認める。小児リンパ腫の30%を占める（好発年齢は11歳）。成人NHLでは＜1%である（好発年齢30歳）。男女比は4：1
- **免疫不全関連型**：HIV患者。通常はCD4細胞＞200。HAART療法介入による発症の差異はない

■ 臨床所見
- **腫瘍増殖速度は速く、24時間以内に2倍に増殖**。B症状（発熱・寝汗・体重減少）を呈する
- 好発部位としては流行地型→下顎、非流行地型→腹部、HIV関連→節性＋節外性病変
- **節外性病変**の好発部位として、消化管、腸間膜、精巣、卵巣、腎臓、乳房、鼻咽頭、中枢神経系、骨髄、胸水、腹水が挙げられる

臨床所見まとめ			
分類	地域	EBV感染	好発部位
流行地型	アフリカ	＋	下顎
非流行地型	米国・欧州	－/＋	腹部
免疫不全関連	地域特異性なし	－/＋	節性＋節外性病変

■ 診断的評価
- 病変切除・摘出生検→中型異型リンパ球のシート状増生、広範な壊死病変、豊富な細胞分裂（Ki67 ＞95%）、古典的「**starry sky所見**」、**細胞質の空胞性変化**が病理組織所見で認められる
- 免疫表現型：CD19＋、**CD20＋**、**CD10＋**、**Bcl6＋**、軽鎖制限あり（κ＞λ）、細胞表面IgM＋、CD43＋、CD5－、**Bcl2－**、**TdT－**、CD23－
- 核型、細胞遺伝学的所見。FISH：一般的には**t(8;14)＝（Myc：Ig重鎖）変異**が多い。t(2;8)＝（κ鎖：Myc）、t(8;22)＝（Myc：λ鎖）の変異は少ない
- 検査所見：血算（分画含む）、CMP、リン、尿酸、LDH、β2MG、HIV、HBs抗原/HBc抗体（HBV）
- **骨髄生検**：骨髄病変は約70%に認められる
- **腰椎穿刺**：中枢神経系浸潤の除外のため髄液細胞診とフローサイトメトリー提出
- 病変の広がりの確認で**胸部・骨盤部造影CT**施行
- アントラサイクリン導入前に**心臓超音波検査**・心電図検査を施行
- 妊孕性温存：男性では**精子保存**をすすめる。女性も卵保存も検討するが、病変進行が早く排卵日まで治療を待てないため保存を逸することが多い

■ 病期分類・リスク階層化
- **Ann Arbor病期分類**：
    Stage Ⅰ＝1領域に限局する節性病変もしくは節外性病変（ⅠE）
    Stage Ⅱ＝横隔膜の片側に限局する多発節性病変
    Stage Ⅲ＝横隔膜を隔てて両側に存在する節性病変
    Stage Ⅳ＝節性＋節外性病変もしくは多発する節外性病変
    A＝B症状なし
    B＝B症状（発熱、寝汗、＞10%の体重減少）
    X＝＞10cmの巨大腫瘤
- **リスク階層化**：
    低リスク：LDH正常かつ単一病変＜10cm
    高リスク：低リスク以外の要素

■ 治療原則
- Burkitt リンパ腫は**強力な化学療法による治療で治癒が期待できる**疾患であり，現在の標準治療（後述）により2年OSは＞70%である。しかし高齢者（＞60歳）ではOSは劣る
- **治療介入は可及的速やかに行う。** 48時間以内の介入が理想である
- 治療強度は高いため，入院管理下での経過観察が望まれる
- Burkittリンパ腫のレジメンには基本的には**中枢神経系浸潤の予防効果**を狙った治療内容が含まれている
  → 中枢神経への移行が良好（脳血管関門透過性良好）：高用量MTX＆シタラビン
  → MTX＆シタラビンの髄腔内注射（IT）＝CNS病変予防
  → 軟膜病変が存在する場合は頻回のITが必要である（Ommayaチューブを留置しての投与も考える
- 基本的にすべての患者に対し**腫瘍崩壊症候群の予防**を行う。IVF＋アロプリノール＋リン吸着剤±ラスブリカーゼ
- リツキシマブの併用によりさらに奏効率が改善する傾向にある
- 放射線治療に関しては緩和的使用以外には明確なコンセンサスはない

治療レジメンの例		
リスク	レジメン	薬物
低リスク	CODOX-M×3サイクル	シクロホスファミド ビンクリスチン ドキソルビシン MTX（高用量） ＋リツキシマブ ＋MTX/シタラビン髄腔内注射
高リスク	CODOX-M/IVAC×2サイクルごと施行	CODOX-M（上述） 交互療法でIVAC イホスファミド エトポシド シタラビン ＋リツキシマブ ＋MTX/シタラビン髄腔内注射
	HyperCVAD×6サイクル	大量分割投与 シクロホスファミド ビンクリスチン ドキソルビシン デキサメタゾン 交互療法でメトトレキサート（高用量） シタラビン ＋リツキシマブ ＋MTX/シタラビン髄腔内注射
	da-EPOCH-R×6サイクル（臨床研究）	薬物量調整 エトポシド prednisone シクロホスファミド ビンクリスチン ドキソルビシン ＋リツキシマブ ＋MTX/シタラビン髄腔内注射

(*Ann Oncol* 2002; 13: 1264, *Cancer* 2006; 106: 1569, *Ann Oncol* 2011; 22: 1859)

■ 治療抵抗性
- 臨床試験への参加を推奨
- 上記表で使用していないレジメンでの治療，もしくはDLBCL治療で用いるような救済化学療法施行後に高用量化学療法＋自家幹細胞による救済

■ 支持療法
- 必要時に赤血球＆血小板輸血
- 好中球減少性発熱予防のためG-CSF投与
- 帯状疱疹／ニューモシスチス肺炎予防
- HIV患者：HAART療法施行中の患者では化学療法との相互作用に注意する

末梢性T細胞リンパ腫 (PTCL)

■ 定義
- 末梢性T細胞リンパ腫 (PTCL) は，成熟T細胞/NK細胞由来であり，原発が皮膚以外（例：リンパ節・末梢血・内臓器の原発）のしばしば**急速進行性**のリンパ腫の総称である
- 前駆T細胞性リンパ芽球性リンパ腫はPTCLとは独立して考え，治療はT細胞性ALLに準じる

■ 疫学
- 非Hodgkinリンパ腫の約10%を占める．男性に多い

■ 臨床所見
- **症状/徴候**：B症状あり（>10%の体重減少，発熱，寝汗），掻痒感，リンパ節腫脹，肝脾腫，皮疹
- **節外性病変を伴うことが多い（リンパ腫の種類により特徴的な病変をとる）**：骨髄，末梢血，皮膚，肝臓，消化管，鼻咽頭，精巣，中枢神経系

末梢性T細胞リンパ腫 (PTCL)	
分類	特徴
末梢性T細胞リンパ腫，非特異型 (PTCL-NOS)	臨床：**PTCLで最も多い**．除外診断であり，遺伝学的にはヘテロな疾患である
	病理：しばしば**CD30+**
未分化大細胞型リンパ腫 (ALCL)	臨床：予後良好な**ALK+**と予後不良な**ALK−**に分けられる
	病理：CD30強陽性，**大型細胞**，しばしば**t(2;5)**を認める
血管芽球性T細胞リンパ腫 (AITL)	臨床：発熱，皮疹，掻痒感，関節炎，肝脾腫，自己免疫性の病態合併，Coombs試験陽性，好酸球上昇，免疫グロブリン上昇
	病理：CD10+，Bcl6+，CXCL13+，PD-1+，ヘテロな免疫細胞浸潤，EBV+B細胞（EBV+DLBCL合併はまれ）
節外性NK/T細胞リンパ腫，鼻型	臨床：特にアジアに多い．鼻中隔・口蓋に腫瘤形成する．**EBV感染**と関連する（EBV関連の血球貪食症候群の合併はまれ）
	病理：**CD56+**，パーフォリン+，グランザイム+，**EBER ISH+**
成人T細胞リンパ腫/白血病 (ATLL)	臨床：カリブ海・日本に多い．**カルシウム上昇**，**溶骨性病変**，**HTLV-1感染**．タイプにより進行度が異なる
	病理：CD25+，FoxP3+，「**クローバー様**」細胞
腸症関連T細胞リンパ腫 (EATL)	臨床：**セリアック病**やHLA-DQ1*0501またはHLA DQB1*0201と関連している．**腸管内病変**，穿孔の危険性あり
	病理：CD103+，9q34増幅
肝脾T細胞リンパ腫 (Hepatosplenic TCL)	臨床：**若年男性**，**高悪性度**，**炎症性腸疾患に随伴する**
	病理：**CD4−/CD8−**，**CD16+**，TCR発現γ/δ≫α/β，**類洞内浸潤**（肝・脾・骨髄），7qの染色体の孤立異常

頻度の高い順に記載；ALK：未分化リンパ腫キナーゼ（*Blood* 2006; 107: 1255, *JCO* 2008; 26: 4124）

■ 診断的評価
- **生検**：リンパ節の切除・摘出生検，浸潤がある場合は皮膚，消化管の生検
- **組織学**：しばしば診断が困難，ヘテロな免疫細胞浸潤
- **免疫表現型：さまざまなT細胞マーカーの発現を認める**（一般的なT細胞ではCDマーカー<10）．CD2，CD3，CD4，CD5，CD7，CD8，CD25，CD30，CD56，グランザイム，パーフォリン，TCR発現α/β≫γ/δ，EBER ISH
- **細胞遺伝学/FISH**：**t(2;5)(ALK：NPM)**：他の特異的変異は少ない
- 分子生物学的には**TCR β&γの再構成**を認める
- 検査所見：血算（分画含む，**好酸球増加**を認めることがある），CMP，LDH，免疫グロブリン定量，Coombs試験，HBV/HCV，HIV，**HTLV-1 (ATLL)**，血清**EBV-PCR (NK/T)**
- 骨髄穿刺・コア生検：時に血球貪食を認める
- 腰椎穿刺：臨床所見もしくは画像から中枢神経系浸潤を疑う場合に考慮する
- 画像検査：胸部〜骨盤部CT（FDG-PETも可能であれば），アントラサイクリン使用前の心臓超音波検査施行
- もし可能であれば治療前に妊孕性温存を行う

■ 病期分類・リスク階層化

- **Ann Arbor病期分類**：詳細は前出のリンパ腫の項を参照。**多くのPTCL患者が進行期である（Stage ⅢまたはⅣ）**
- **IPI**："**A**ge-**P**S-**L**DH-**E**xtra nodal-**S**tage（**A-P-L-E-S**）"詳細は228ページ参照。**ほとんどのPTCL患者が高〜中間または高IPIである**。併用療法（CHOPなど）後の5年OSは低74％，低〜中間49％，高〜中間21％，高6％である（*Br J Haem* 2005; 129: 366）

■ 治療戦略

- **定められた標準治療はない**。基本的にはB細胞リンパ腫に準じた治療を施行するが、PTCLでは奏効率は低く奏効期間は短い。そのため**参加可能な臨床試験があれば積極的に組み入れる**
- **導入療法**：年齢60歳未満ではCHOEP療法（*Blood* 2010; 116: 3418）
  年齢60歳以上ではCHOP療法
  その他にはda-EPOCH，CHOP/ICE，hyperCVAD療法が挙げられる
- **高用量化学療法／ASCR**：忍容性良好な患者には**第1寛解期**で地固め療法として高用量化学療法＋自己幹細胞による救済を検討する（例外に関しては下記の「特別な治療シナリオ」を参照）
- **放射線治療**：限局性病変に対し化学療法後に地固め療法として施行することで、治癒を見込める可能性がある（特に**限局性のNK/T細胞リンパ腫**）。その他には緩和的照射が挙げられる
- **再発/治療抵抗性**：併用療法もしくは単剤治療施行（下表参照）
- **同種幹細胞移植**：再発／治療抵抗例に可能であれば施行
- **特別な治療シナリオ／病型別治療戦略**：
  - ➡ ALK＋ALCL＝CHO（E）Pのみでも良好な成績である（*Blood* 2008; 111: 5496）
  - ➡ 限局期（StageⅠ/Ⅱ）PTCL（IPI低または低〜中間）＝CHO（E）Pのみで良好な成績である（*Br J Haem* 2005; 129: 366）
  - ➡ 急速進行性ATLL＝ジドブジン＆IFNα＋併用化学療法→第1寛解期で同種幹細胞移植を検討（*NEJM* 1995; 332: 1745, 1749, *JCO* 2011; 29: 4696）
  - ➡ 肝脾TCL＝CHOP療法以外を選択。第1寛解期に同種幹細胞移植を検討
  - ➡ 限局期節外性NK/T細胞リンパ腫，鼻型（StageⅠE/ⅡE）＝連続もしくは同時での放射線併用化学療法を施行（*JCO* 2009; 27: 5594, *JCO* 2009; 27: 6027）
  - ➡ 進行期節外性NK/T細胞リンパ腫（StageⅣ）＝SMILE療法（*JCO* 2011; 29: 4410）
  - ➡ EATL＝Newcastleレジメン：IVE/MTX（イホスファミド，エトポシド，エピルビシン/MTX）後に高用量化学療法/ASCR（*Blood* 2010; 115: 3664）

効果のある薬物／治療

種類	薬物名	特徴
アルキル化剤	ベンダムスチン	単剤でAITL，PTCL-NOSに奏効
抗体薬	アレムツズマブ	抗CD52抗体（一般的なリンパ球抗原）
抗体-薬物複合体	ブレンツキシマブ ベドチン	抗CD30抗体に微小管阻害作用を有するアウリスタチンが結合している
代謝拮抗薬	pralatrexate	葉酸代謝拮抗薬
	L-アスパラギナーゼ	血中Lアスパラギン分解
サイトカイン-トキシン複合体	denileukin diftitox	ジフテリア毒素をIL-2に結合
エピジェネティック修飾薬	romidepsin	HDAC阻害薬
免疫抑制薬	シクロスポリン	単剤でAITLに奏効することがある
プロテアソーム阻害薬	ボルテゾミブ	まだ臨床試験段階
ステロイド	prednisone	単剤でAITLに奏効することがある
TKI	クリゾチニブ	ALK阻害薬，まだ臨床試験段階

（NCCNガイドライン；*NEJM* 1995; 332: 1745,1749, *NEJM* 2010; 363: 1812, *NEJM* 2011; 364: 775, *JCO* 2009; 27: Abstract 8561, *JCO* 2012; 30: 2190, *JCO* 2013; 31: 104）

■ 支持療法

- **中枢神経系予防**：副鼻腔・精巣・硬膜外病変を有する高リスク患者にはMTX/シタラビンの髄腔内投与を検討する
- **腫瘍崩壊症候群予防**：IVF＋アロプリノール＋リン吸着剤±ラスブリカーゼ
- **感染症予防**：帯状疱疹，ニューモシスチス肺炎予防；影響を受けた箇所の皮膚ケア
- **増殖因子支持療法**：好中球減少性発熱予防／治療に対し**G-CSF製剤**使用

皮膚T細胞リンパ腫（CTCL）

■ 疾患概略
- 成熟T細胞／NK細胞由来の**皮膚原発**のリンパ腫であるが，末梢血・骨髄・リンパ節・内臓にも病変が及ぶことがある
- 皮膚原発T細胞リンパ腫の大半は菌状息肉腫やSézary症候群が占めるが，その他に関しては後述の表を参照

■ 疫学
- 非HodgkinリンパEまの約4～5%を占める．男性優位である

■ 臨床所見
- **紅斑**：隆起や硬結を伴わないさまざまなサイズの皮膚病変（低色素または色素沈着・落屑・痂皮・皮膚変形を伴うこともある）
- **局面**：隆起や硬結を伴う皮疹（時に潰瘍形成）
- **腫瘤**：直径≥1cmのかたい結節様病変で，垂直方向に進展する
- **紅皮症**：全身の皮膚表面に形成される紅斑と似たような病変
- **全身症状／徴候**：掻痒感，脱毛，リンパ節腫脹，肝脾腫，B症状（寝汗，発熱，10%以上の体重減少）

皮膚T細胞リンパ腫	
分類	特徴
菌状息肉腫（MF）	臨床：原発は**皮膚**であり，通常は**緩徐進行性**．まれに進行性の大細胞型へ形質転換する．皮膚原発T細胞リンパ腫の約50～70%を占める
	病理：**上皮内リンパ球浸潤**：Pautrier微小膿瘍：周囲をハローで囲まれたリンパ球の浸潤
Sézary症候群（SS）	臨床：**進行性，紅皮症性**で，しばしば**MFからの白血化**と考えられている
	病理：「**脳回様**」の核をもつ腫瘍細胞が末梢血内に認められる
皮下脂肪組織炎様T細胞リンパ腫（SPTCL）	臨床：結節・局面様病変で潰瘍は伴わない．女性＞男性．しばしば自己免疫疾患が先行する
	病理：TCR α/β＋，**CD8＋**，パーフォリン＋，グランザイム＋，**脂肪小葉への浸潤**，表皮／真皮には浸潤しない
皮膚原発γ-δ T細胞リンパ腫	臨床：所見はSPTCLに類似も予後不良である．皮膚潰瘍，**血球貪食症候群を合併することが多い**
	病理：TCR γ/δ＋，**CD56＋**，表皮／真皮に浸潤
皮膚原発未分化大細胞型リンパ腫（PCALCL）	臨床：かたい大型の**結節病変**を呈し，潰瘍を有することもある．**緩徐進行性**で，経過中に再発・寛解を繰り返す．**病変が皮膚以外にびまん性に出現することはまれ**
	病理：**CD30＋，IRF4/MUM1遺伝子再構成あり，ALK－**（ALK遺伝子再構成なし）
リンパ腫様丘疹症	臨床：**自然軽快する頻発する丘疹・結節病変**．PCALCLやMF，その他のNHLと随伴する
	病理：ALCL様，**CD30＋**，IRF4/MUM1もしくはALK遺伝子再構成なし（**ALK－**）

(NEJM 2004; 350: 1978, Blood 2005; 105: 3768, Blood 2011; 117: 5019)

■ 診断的評価
- 身体診察：**皮膚所見の確認．病変が体表面積の何割を占めるのか評価**
- 生検：**皮膚生検**（リンパ節病変あればリンパ節生検）
- 免疫表現型（免疫組織化学もしくはフローサイトメトリー）：**T細胞性マーカー**，CD2，CD3，CD4，CD5，CD7，CD8，CD25，CD26，CD30，CD45RO，CD56，グランザイム，パーフォリン，TCR α/β/γ/δ
- 細胞遺伝学/FISH：**診断に必須ではない**．IRF4/MUM1再構成はPCALCLに認める．ALK転座は陰性 [t(2; var)]
- 分子生物学的診断には**クローナルなTCR βもしくはγ再構成**
- 検査所見：血算（分画含む），末梢血スメア，CMP，LDH，HBs抗原/HBc抗体（HBV），HCV抗体，HIV，HTLV-1/2，**末梢血フローサイトメトリー**
- 骨髄穿刺／コア生検：MF/SSには必須ではない．しかし血球減少や皮膚以外の病変が疑われる場合は検討する
- 画像診断：**胸部から骨盤CT＋全身の病変評価のためFDG-PETも行う**

■ 病期分類・リスク階層化
- **TNMB病期分類（MF/SS）**（*Blood* 2007; 110: 1713）
  T＝皮膚，N＝リンパ節，M＝内臓病変，B＝血液
  T1＝体表面積の10％未満に限局した紅斑・局面・平坦病変，T2＝体表面積の10％以上，T3＝腫瘍形成，T4＝体表面積の80％以上を占める紅皮症
  N0＝リンパ節腫大なし，N1～N3＝リンパ節腫大あり
  M0＝内臓病変なし，M1＝内臓病変あり
  B0＝血液中に腫瘍細胞なし（Sézary細胞がリンパ球の5％未満），B1＝低腫瘍量（Sézary細胞がリンパ球の5％以上），B2＝高腫瘍量（Sézary細胞が1,000/μL以上）
  進行期（ⅡB～ⅣB）はT3，T4，B2，N3，M1である
- **予後不良MF/SSの特徴：T3，T4，血液病変あり（腫瘍量関係なし），LDH上昇，大細胞型への形態転換，濾胞性構造を呈する場合**（*JCO* 2010; 28: 4730）
- その他の皮膚原発リンパ腫に対してはAnn Arbor病期分類（前述）か，かわりにTNM分類を用いる（*Blood* 2007; 110: 479）

■ 治療戦略
- **限局した表皮病変に対しては皮膚局所療法を行う**：通常皮膚科医のみで治療，もしくは腫瘍内科医が治療する場合は皮膚科医と併診する
- **進行期もしくは治療抵抗性皮膚病変に対しては全身療法を行う**

皮膚局所療法		
分類	薬物	特徴
化学療法	ナイトロジェンマスタード	アルキル化剤外用局所療法
電子線照射治療	TSEBT	局所単発または数箇所までの病変；T2またはT3期などの全身性病変には全身電子線照射も検討
免疫調整薬	イミキモド	局所TLR7作動薬（Th1リンパ球促進）
光線療法	NB-UVB	紅斑・薄い局面病変に対し施行
	PUVA	NB-UVB治療で効果が得られなかった後に施行
レチノイド	bexarotene	ビタミンA誘導体炎症反応改善作用
	isotretinoin	
ステロイド	さまざまな製剤あり	有効性高い

（NCCNガイドライン，*NEJM* 1989; 321: 1784）

全身療法		
分類	薬物	特徴
抗体薬	アレムツズマブ	抗CD52抗体（一般的なリンパ球抗原）
抗体-薬物複合体	ブレンツキシマブ ベドチン（臨床試験）	抗CD30抗体に微小管阻害作用を有するアウリスタチンを結合している
代謝拮抗薬	pralatrexate	葉酸代謝拮抗薬
	MTX	
抗癌薬	リポソーマルドキソルビシン	アントラサイクリン
	GEM	ヌクレオシドアナログ
サイトカイン	インターフェロンα	免疫調節に高い活性をもつ
サイトカイン-トキシン複合体	denileukin diftitox	ジフテリア毒素をIL-2に結合
エピジェネティック修飾薬	romidepsin	HDAC阻害薬
	ボリノスタット	
フォトフェレーシス	体外循環式光化学療法	体外にWBCのみ抽出。WBCに光化学療法を行い体内に戻す
プロテアソーム阻害薬	ボルテゾミブ	臨床試験中
レチノイド	bexarotene	全身性，有効性高い

（NCCNガイドライン，*JCO* 2007; 25: 3109,4293, *JCO* 2010; 28: 1870,4485, *JCO* 2011; 29: 1182）

■ 支持療法
- **皮膚ケア**：皮膚原発T細胞リンパ腫に対しては積極的な皮膚ケアが必要。広範囲にわたる皮膚剥離を伴うような患者には，**熱傷患者と同様の処置**施行
- **皮膚癌スクリーニング**：紫外線療法を長期間受けた患者は皮膚癌（非黒色腫）発症率が上がる可能性があるため
- **予防内服**：皮膚病変が広範囲に及ぶ場合には感染症予防投与を行う
- **掻痒感**：保湿剤，抗ヒスタミン剤，局所ステロイド塗布など

中枢神経系原発リンパ腫（PCNSL）

■ 定義
- 中枢神経系（脳，髄膜，脊髄，眼）に発症する非Hodgkinリンパ腫である

■ 疫学
- 非Hodgkinリンパ腫のなかでは頻度はまれ（<1%）
- 中枢神経系原発腫瘍のなかでも頻度は低い（約3%）
- 年齢調整発症率は年0.47/100,000人である
- 免疫不全患者に発症することが多く，発症年齢中央値は60歳

■ リスク因子
- **先天性免疫不全**：毛細血管拡張性運動失調症，Wiskott-Alrdich症候群，他さまざまな重症免疫不全
- **HIV感染**：CD4<500 cell/μL
- **医原性免疫抑制**：移植（臓器移植・造血幹細胞移植）
- **自己免疫性疾患**：関節リウマチ，全身性エリテマトーデス，Sjögren症候群，重症筋無力症，サルコイドーシス，血管炎

■ 病理
- まだ十分に解明されていない
- **EBV感染**の関与が考えられているが，すべての患者に認められるわけではない

■ 組織学的所見
- 中枢神経系原発リンパ腫（PCNSL）の95%は**びまん性大細胞型B細胞リンパ腫（DLBCL）**である
- 血管中心性の腫瘍であり，典型的には血管周囲に分布する
- **免疫表現型**：B細胞性マーカー陽性（CD19，CD20）。多くの場合でBCL-6，MUM1，BCL-2が陽性であるが，CD10は陰性である
- T細胞リンパ腫はPCNSLの約2%と少ない
- **分子生物学的検査**：IgH遺伝子再構成陽性

■ 臨床的亜型分類
- 多くの場合はさまざまな場所（多領域）に亜型が重複して発症する（>50%の症例で）：
  脳実質病変：単発または多発性病変（>90%）
  髄膜もしくは脳室周辺病変：実質病変を伴うもしくはびまん性に発症（30%）
  眼球：硝子体，網膜，脈絡膜，視神経に浸潤（10〜20%）
  脊髄病変：低位胸髄から高位胸髄に好発する（頻度はまれ）
  神経リンパ腫症（神経へのリンパ球浸潤）：末梢神経，脳神経，脊髄神経，神経節への病変浸潤（頻度はまれ）

■ 臨床所見
- 病変の部位により徴候と症状は異なる。神経巣症状（70%），精神症状（43%），頭蓋内圧亢進徴候（33%），痙攣（14%），視覚障害（4%）(*J Neurosurg* 2000; 92: 261)

■ 診断と初期評価
- **造影頭部MRI**：病変はT1またはT2強調画像では低吸収あるいは等吸収領域。多くの場合，造影剤で造影効果が得られる。PCNSLは60～70%の症例で頭蓋内（特に大脳半球，大脳基底核，脳梁や脳室周囲領域）に孤立性病変を呈する
- **MRIが使用できない場合には造影頭部CTを施行する**
- **病理診断確定が必要**：多くの場合は定位脳針生検が行われている。その他，硝子体生検や髄液細胞診で診断をつけることもある。神経リンパ腫症のみの場合は神経生検が必要である
- **もし可能であるならば病理診断確定がつくまでステロイド剤使用を控える**：PCNSLはステロイド治療に呈する反応性が良好であり，画像上病変が縮小して生検が困難になる可能性がある。腫瘍圧迫/脳ヘルニアのような治療介入が急がれる場合以外は，少なくとも生検の7～10日前はステロイド使用を控える
- **その他の初期検査**：両眼細隙灯検査，脊髄MRI，腰椎穿刺・髄液検査（頭蓋内圧亢進がなければ施行可能），HIV，胸部～骨盤CT。症例によっては骨髄生検，精巣超音波検査やFDG-PET施行

■ 予後不良因子
- **IELSG（International Extranodal Lymphoma Study Group）予後スコア**：年齢>60，PS ≥2，LDH上昇，CSF蛋白上昇，深部病変（*JCO* 2003; 21: 266）

■ 病期分類
- 適用可能な分類なし。基本的に病変は中枢神経系のみに限局（Ann Arbor Stage ⅠE）
- 全身性のリンパ腫病変の除外と病変の広がりを確認する

■ PS良好群（PS>40%）
- **抗癌薬放射線治療併用療法**：施行可能な患者に対する標準療法。高用量MTX療法±全脳照射の第Ⅲ相非劣性試験の結果はネガティブで，OSにおいて有意差なし（放射線治療を省略することによりOS低下なし）（*Lancet Oncol* 2010; 11: 1036）
- **放射線前治療（化学療法）**：
  高用量MTXを含むレジメン：第Ⅱ相ランダム化試験で高用量MTX療法±高用量AraC療法を比較。CRR 46% vs. 18%（p=0.006），3年OS 46% vs. 32%（p=0.07）（*Lancet* 2009; 374: 1512）
  高用量MTX単剤療法：至適量はMTX 3.5 g/m^2
- **放射線治療**：全脳照射。眼内病変には同部位にも放射線治療を施行する。全脳照射は25～35%で重度な神経毒性を伴う（白質脳症など）（*J Clin Oncol* 1998; 16: 859）

■ PS不良群（PS<40%，ステロイド療法にもかかわらず）
- **全脳照射**：単独で治癒することはまれ。生存期間中央値は10～18カ月（*J Neuro Oncol* 1999; 43: 241）
- **MTXを含まない化学療法**

■ 臨床試験
- **リツキシマブ**：効果はまだ明確ではない
- **髄腔内/脳室内抗癌薬注入療法**：効果はまだ明確ではない
- **高用量化学療法＋自家幹細胞移植**：エビデンスレベルは低い

■ HIV陽性のPCNSL
- HAART療法と高用量MTX療法もしくは全脳照射併用

MGUSと多発性骨髄腫（MM）

■ 定義
- **意義不明の単クローン性γグロブリン血症（MGUS）**：
  クローナルな形質細胞増殖を伴う前癌状態。他のBリンパ球性疾患の証拠を有さない。骨髄中の形質細胞の割合＜10%、血清M蛋白＜3g/dL。多発性骨髄腫に関連する臓器障害や症候を有さない
- **多発性骨髄腫（MM）**：クローナルな形質細胞の悪性新生物。ほとんど常に骨髄に発症し、免疫グロブリンもしくは軽鎖産生→血清／尿中M蛋白が存在。MGUSより進展
- **形質細胞性白血病**：多発性骨髄腫のまれな病型（MMの2～4%）で、より進行性に経過。MMの白血化期で、一次性と二次性（MMからの進展）がある。OS↓↓
- **関連する臓器あるいは組織の障害（ROTI）：CRAB症状**。**C**＝血清カルシウム↑（＞11.5 mg/dL）；**R**＝腎障害（Cr＞2mg/dL）；**A**＝貧血（Hb＜10g/dLもしくは正常下限から2g/dL以上の低下）；**B**＝骨病変（溶骨病変／病的骨折／重篤な骨粗鬆症）。その他、繰り返す感染症、血液粘稠度↑、アミロイドーシス

MGUS	骨髄腫			形質細胞性白血病
	くすぶり型無症候性MM	症候性MM	孤立性形質細胞腫	
骨髄中のクローナルな形質細胞割合＜10% & 血清M蛋白＜3g/dL & ROTIなし	骨髄中のクローナルな形質細胞割合≧10% AND/OR 血清M蛋白≧3g/dL BUT ROTIなし	骨髄中クローナルな形質細胞割合≧10% AND/OR 血清M蛋白3g/dL & ROTI≧1	骨髄中のクローナルな形質細胞増殖なし & 1つの形質細胞腫 & その他のROTIなし	末梢血形質細胞＞2,000/μL OR 末梢形質細胞割合＞20% & ±ROTI

■ 疫学
- **MGUS**：加齢とともに発症率↑＆西欧では50歳以上成人の3%、および85歳以上成人7.5%で認める。年間0.5～3%がMMに進行
- **MM**：全悪性新生物の1%。造血器腫瘍の13%（西欧では2番目に多い造血器腫瘍。年およそ5.6人/100,000人）。全悪性腫瘍による死亡の2%
  2012年の米国実績：新規診断約21,700人、死亡数約10,710人、全症例およそ63,000人
  年齢中央値65歳。無症候性MMから症候性MMには10～20%／年が進行。アフリカ系米国人、アフリカ系カリブ人、太平洋諸島の人で発症率↑。家族性素因の可能性。環境因子の可能性（殺虫薬／除草剤）

■ 生物学・病理 (NEJM 2011; 364: 1046)
- **病期進行**：MGUS➡無症候性（くすぶり型）MM➡症候性MM➡形質細胞性白血病
  遺伝学的＆骨髄微小環境の多段階的な進展
  遺伝子異常➡MM形質細胞の接着分子の発現／微小環境刺激因子に対する反応が変化➡サイトカイン／増殖因子（GF）／細胞周期制御蛋白／抗アポトーシス蛋白↑➡病期、細胞の生存、転移、薬物抵抗性↑
- **MGUS**：胚中心後B細胞（post-GCB）由来のモノクローナルな形質細胞の無症候性の増殖
  細胞遺伝学的所見：50%は**高二倍体**（48～74染色体）、50%は**非高二倍体**。**IgHスイッチ領域**の転座：14q（32.33）➡免疫グロブリン遺伝子のエンハンサー／プロモーター領域ががん遺伝子の近傍に並置➡悪性進行↑を伴う免疫グロブリン遺伝子転座の有病率↑。MGUS➡MM。転座のパートナーは主に3種類：**MAF**➡t(14;16)(q32.33;q23), **MMSET**➡t(4;14)(p16;q32.33)（MMSET＆FGFR3の脱制御）, **CCND1**➡t(11;14)(q13;q32.33)
  分子学的病態：サイクリン（**D1、D2、D3**）＆転写因子の発現↑
- **MM**：**細胞遺伝学的所見**：高二倍体＆非高二倍体（低二倍体、ほぼ四倍体、偽低二倍体）＆IgH転座がみられる
  二次的転座：**MYC**（8q24）、**MAFB**（20q12）、**IRF4**（6p25）↑MMに多く、まれにMGUSにも認める。Del18p、Del17p13、Del1p、1q増幅、Del13➡MMのみ
  分子学的病態：NRAS＆KRAS活性化／FGFR3＆TP53変異／MMにおける**CDKN2A＆CDKN2C**の活性低下
  MM骨髄微小環境：**血管新生↑**（VEGF↑）＋**骨吸収**（Wntシグナル↓➡骨芽細胞活性↓；RANK／MIP1α↑➡破骨細胞活性↑）

■ 症状
- **M蛋白**：97%，**貧血**：70%（CKD，慢性疾患，骨髄浸潤），**溶骨病変/骨量減少/病的骨折**：80%，**腎障害**：20～40%（M蛋白→尿細管障害；脱水；Ca↑；腎毒性をもつ薬物）

■ 検査
- 初期病歴聴取と身体所見，血算，基礎代謝検査，肝機能検査，電解質（特に血清Ca），血清蛋白電気泳動，尿中蛋白電気泳動，免疫グロブリン定量，尿中蛋白固定法，血清蛋白固定法，血清遊離軽鎖検査，24時間尿蛋白定量，β₂ミクログロブリン，アルブミン，骨髄穿刺＆生検（免疫組織化学，形態学，フローサイトメトリー＋細胞遺伝学的分析〔核型＋FISHを含む〕），単純X線による骨サーベイ。骨症状を有するが骨サーベイで所見を認めなければMRIもしくはPET
- 鑑別診断：MGUS，MM，形質細胞性白血病，リンパ形質細胞性リンパ腫（LPL）/WM，NHL，原発性アミロイドーシス，重鎖病，軽鎖病，クリオグロブリン血症，特発性寒冷凝集素症

■ 病期分類
- **Durie-Salmon（DS）分類**：予後（化学療法の反応と全生存期間）とMM細胞量は相関
  5つの基準（貧血，血清Ca値，骨病変，M蛋白，血清Cr値）。MM細胞量＆予後と有意に相関。DS分類は**診断時**に実施。**3つの予後分類**：低（Stage Ⅰ），中間（Stage Ⅱ），高（Stage Ⅲ）

Durie-Salmon MM病期分類 (*Cancer* 1975; 36: 842)		
Stage Ⅰ	**Stage Ⅱ**	**Stage Ⅲ**
以下のすべてを満たす Hb>10g/dL 血清Ca正常（<12mg/dL） X線：正常骨構造または孤立性骨形質細胞腫 M蛋白産生割合↓ IgG<5g/dL IgA<3g/dL 尿中軽鎖<4g/24 hr	Stage Ⅰ，Stage Ⅲの基準のいずれも満たさない	以下の1つ以上を満たす Hb<8.5g/dL 血清Ca>12mg/dL 進行した溶骨病変 M蛋白産生割合↑ IgG>7g/dL IgA>5g/dL 尿中軽鎖>12g/24 hr
亜分類 A：血清Cr<2mg/dL B：血清Cr≧2mg/dL		

ISS病期分類 (*J Clin Oncol* 2005; 23: 3412)		
Stage	β₂ミクログロブリン（β2-MG）＆アルブミン	OS中央値（月）
Ⅰ	β2-MG<3.5 mg/L ＆ アルブミン≧3.5 g/dL	62
Ⅱ	Stage Ⅰ，Ⅲの基準を満たさない	44
Ⅲ	β2-MG≧5.5 mg/L	29

- **国際病期分類システム（ISS）**：**β₂ミクログロブリン（β2-MG）**と**アルブミン（Alb）**を採用。**治療開始時**からの予後を規定

■ 治療
- **MGUS＆無症候性MM**：治療は不要。3～6カ月おきに外来，検査にてモニタリング
- **孤立性骨形質細胞腫**：IFRT≧4,500 cGy
- **孤立性骨外性形質細胞腫**：IFRT≧4,500 cGy±切除
- **症候性MM**：治療適応。治療アルゴリズムは下記の通り。移植適応 vs. 移植非適応にて適応する治療を選択。**幹細胞採取前**にアルキル化剤は避ける（2回の移植を考慮する場合）。細胞遺伝学的分析，分子学的検査の結果により奏効率は異なる：t(4;14)＆p53欠失/変異はOS↓に関連。免疫調整薬（IMID；サリドマイド/レナリドミド）＆プロテアソーム阻害薬（ボルテゾミブ）と高用量化学療法併用自家移植によりRR，TTP，PFS，OS↑↑。ASCR後の骨髄非破壊的同種造血幹細胞移植には議論がある（*NEJM* 2007; 356: 1110；*IFM 99-03*；*BMT CTN0102*）

図24-1

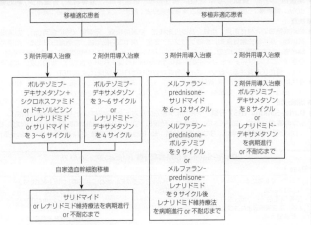

Palumbo A, et al. *NEJM* 2011; 364: 1046

- **高用量化学療法→自家幹細胞による救済（ASCR）後の維持療法**：
  以前のステロイド&メルファランの報告では，毒性↑&効果↓↓。最近の報告/試験はボルテゾミブ，サリドマイド，レナリドミドによる。レナリドミド維持療法はTTP，PFS，無イベント生存期間↑。OS↑の可能性あり。二次発癌（MDS/AML，Hodgkinリンパ腫，固形癌）↑の可能性（CALGB 100104 *NEJM* 2012; 366: 1770, IFM 05-02 *NEJM* 2012; 366: 1782）。特に高用量アルキル化剤併用ASCR早期の維持療法にて

- **補助/支持療法**：
  貧血：化学療法に反応しない場合，ESA（エリスロポエチン刺激薬）。**骨痛**：鎮痛薬（腎毒性を有する薬物は用いない），ステロイド，IFRT，ビスホスホネート（MRC Myeloma IX試験にてゾレドロネートはクロドロネートと比較してOS↑）(*Lancet* 2010; 376: 1989)，ボルテゾミブ（抗腫瘍効果と独立して骨吸収↓），骨形成術，椎体形成術。**感染症予防**：ワクチン，抗微生物薬（ウイルス感染，ニューモシスチス肺炎，細菌感染，真菌感染に対して），免疫グロブリン点滴静注，顆粒球コロニー刺激因子（G-CSF）。**血栓症予防**：IMID投与時（アスピリン vs. 抗凝固薬）。**血液粘稠度↑**：血漿交換。**Ca↑**：高カルシウム血症の治療。**腎障害**：輸液，Ca管理，尿酸管理，腎毒性薬物/造影剤を避ける，血漿交換，血液透析，治療によりM蛋白/アミロイド蛋白↓

  治験：carfilzomib（プロテアソーム阻害薬）&ポマリドミド（IMID）。高リスク患者に対する高用量化学療法→ASCR→骨髄非破壊前処置によるTリンパ球除去同種移植が進行中

Note

Waldenströmマクログロブリン血症（WM）

■定義
リンパ形質細胞の骨髄浸潤および**IgM型**のモノクローナルなγグロブリン血症を伴うB細胞性腫瘍。
髄外病変を有することもある（リンパ節，肝臓，脾臓，腎臓など）
2008年度版WHOリンパ系腫瘍によるリンパ形質細胞性リンパ腫の項目を参照

■疫学
全発症率：年間約3/100万人
米国では年間1,500人の新規患者が診断
強力な家族要因：ほとんどの症例は散発性。約20％の症例でWM患者はB細胞性腫瘍を有する第一度近親者を少なくとも1人は有するとの報告あり（*Ann Oncol* 2006; 17: 488, *Clin Cancer Res* 2007; 13: 5063, *Blood* 2008; 112: 3052）
HCV：特にⅡ型（混合型）クリオグロブリン血症を有する症例で関連性の報告あり
IgM MGUS：WMへの進展の相対的リスクが46倍↑（*Blood* 2010; 115: 4464）

■生物学的特徴 (*Curr Opin Hematol* 2011; 18: 260)
- 体細胞超変異後かつ形質細胞への最終分化前の段階の，胚中心の**B細胞**由来。VH遺伝子の体細胞超変異を有するが，免疫グロブリンのクラススイッチは認めない
- **Del6q**：最も多い染色体異常（約55％）
  予後不良の徴候：$β_2$-MG↑，M蛋白↑，貧血＆低アルブミン血症。**BLIMP-1 (6q21)** は形質細胞への分化を制御
- WMはトリソミー4，トリソミー5，モノソミー8，Del20qを有することあり
- **3p22**に存在する**MYD88遺伝子**との関連が報告されている
  MYD88アダプター蛋白➡**TLR-4**＆**IL-1**受容体シグナルの伝達を仲介する
  約90～95％のWM患者にて**MYD88エキソン5のL265P**変異を認める（*NEJM* 2012; 367: 826）
  90％以上のWM患者にて3p22に存在するMYD88が関与：L265P変異もしくは3p22獲得（*Blood* 2013）➡IRAKを介した**NF-κB**シグナル↑＆**JAK/STAT3**シグナル↑
  NF-κBの慢性的刺激は最も早期に生じる発癌性イベントの可能性あり
- 特異的な活性化遺伝子変異を有さない。**PI3K/Akt/mTorr経路**の活性化
- 骨髄微小環境を介した外部刺激も強力な役割を果たすと考えられる
  サイトカイン↑＆ケモカインの上方制御（BLyS，IL-6，CD40リガンド，BAFF，APRIL，SDF-1）
- 骨髄血管新生因子↑
- プロテアソーム阻害薬によるNF-κB阻害が前臨床＆臨床的に有効

■症状
- WM細胞**浸潤**かつ/または**IgM**の**生化学的または免疫学的な性質**と関連
- WM細胞量は**骨髄中**の細胞が大部分。＜15％の症例が有意なリンパ節腫脹または臓器腫大を有する。骨髄浸潤➡**血球減少**

  IgMの生化学的または免疫学的な性質（*Blood* 2009; 114: 2375）

  血液粘稠度上昇：IgMの五量体構造が関与➡頭痛，脳神経麻痺/神経損傷，視野のぼやけ，網膜出血，鼻出血，頭蓋内出血，AMS（異常な精神状態），下肢痙攣

  末梢神経障害：以下に対するIgM自己抗体（1）MAG，（2）GM1，（3）神経髄鞘のスルファチド部分➡感覚運動性神経障害，疼痛性神経障害，失調性歩行，下垂足

  1型クリオグロブリン血症（20％まで；有症状は5％）：寒冷刺激によるIgM沈降➡Raynaud徴候，先端チアノーゼ，指潰瘍，紫斑，寒冷蕁麻疹

  2型クリオグロブリン血症：IgG Fcに対するIgM➡紫斑，関節痛，腎不全，感覚運動性神経障害

  寒冷凝集素（約10％）：赤血球抗原に対するIgM➡自己免疫性溶血性貧血，Raynaud症状，先端チアノーゼ，網状皮斑

  多臓器障害：IgMの無定形な凝集＆組織沈着➡皮膚（水疱，紫斑，Schnitzler症候群）；消化管（下痢，吸収↓，消化管出血）；腎臓（蛋白尿，軽鎖沈着病［LCDD］，腎不全）

  多臓器障害：アミロイド沈着➡疲労，体重減少，浮腫，臓器腫大，巨舌，末梢/自律神経障害，慢性心不全，不整脈，蛋白尿，腎不全，肝機能障害

  その他の症候（review of system：ROS）（*Blood* 2009; 114: 2375）

  再発する**気道感染症**（IgGおよびIgA↓）

  血栓症（APLA症候群）

  紫斑/出血傾向（血小板↓，後天性vWD）

■ 検査
- **必須**：現病歴＆身体所見，血算（分画含む），代謝系＋肝機能検査，免疫グロブリン定量（クリオグロブリン＋であれば温めた後IgMを測定），血清蛋白電気泳動，血清免疫固定法，SFLC，β_2-MG，血清粘稠度，HBVおよびHCV検査，片側骨髄穿刺＆生検（血液像，フローサイトメトリー，細胞お遺伝学的分析），胸部～骨盤CT
- **必要に応じて**：状況により考慮する検査→クリオグロブリン，寒冷凝集素，APLA症候群抗体，抗MAG抗体＆抗GM1抗体，筋電図，神経学的診察，網膜検査（血清粘稠度↑の所見／症状があるとき），脂肪吸引生検のコンゴレッド染色orアミロイド沈着精査目的の骨髄生検，脳MRI±抗Hu抗体／抗hsp70抗体（聴力消失時）

■ 病理
- IgM型リンパ形質細胞性リンパ腫として定義。ほとんどの症例でリンパ形質細胞のクローナルな集団のほとんどが骨髄中に存在
  形質細胞様／形質細胞への分化を伴う小リンパ球が特徴
  IgM型M蛋白を分泌。ほとんどのLPLはWM（IgM）である。IgAまたはIgG型は＜5％
- 免疫表現型（免疫組織化学＆フローサイトメトリー）：CD19＋，CD20＋，CD22＋，CD79＋，sIgM＋。WMの20％：CD5＋，CD10＋，CD23＋ (*Clin Lymphoma* 2005; 5: 246)

■ 病期分類
- 骨髄浸潤のためAnn Arbor病期分類はほとんど用いられない
- ISSWMは生存期間中央値＆病期進展を予測しうる。治療に対する独立した指標ではない (*Blood* 2009; 113: 4163)

ISSWM基準
年齢＞65歳
Hb≦11.5g/dL
Plt≦100×10⁹/L
β_2-ミクログロブリン＞3mg/L
モノクローナルなIgM＞7g/dL

ISSWM分類		
スコア	リスク	OS中央値（月）
0～1（高齢は含まない）	低	142.5
2（もしくは高齢）	中間	98.6
≧3	高	43.5

■ 治療
- WMは緩徐なリンパ腫→症状がある場合のみ治療適応：
  症状：血球減少，過粘稠症候群，神経症状，臓器腫大，巨大リンパ節腫脹，寒冷凝集素症，クリオグロブリン血症，アミロイドーシス
- 従来の治療では治癒は期待できない（化学療法または高用量化学療法→ASCR）
- 他の緩徐進行性リンパ腫と同様，同種造血幹細胞移植により治癒の可能性あり。しかしWMでは疾患リスク上昇のため臨床試験以外は推奨できない
- 過粘稠による症状↑，血清粘稠度＞3.5cP，またはIgM＞5g/dL→化学療法前に緊急で血漿交換（2～3コース→IgM30～60％↓）
- **自家幹細胞による救済（ASCR）** の適応があるかにより初期化学療法レジメンを選択
  ASCRの適応→ヌクレオシドアナログを避ける（幹細胞採取が困難になる＆MDS/AML/病期進行のリスク↑）＆アルキル化剤内服
- **抗CD20モノクローナル抗体**（リツキシマブ／オファツムマブ）はほとんどの化学療法レジメンと併用しうる。しかし，一過性IgM↑（**IgMフレア現象**，約40～50％）→症状↑の可能性あり
- **ボルテゾミブ**→実際の腫瘍細胞↓による蛋白合成↓による実際の腫瘍細胞↓に不相応なIgM↓。多剤併用することで高効果。**神経障害**悪化に注意
- R-CP，R-CVP，R-CHOP→効果は同等だがR-CPにて毒性↓ (*Clin Lymphoma Myeloma* 2009; 9: 62)。ベンダムスチンは効果↑
- 高用量化学療法→ASCR：5年DFS 45～65％。治癒は期待できない。化学療法感受性の再発例にもしばしば実施
- その他の高い効果を持つ分子標的薬：エベロリムス（mTorr阻害薬），ibrutinib（BTK阻害薬）

形質細胞

アミロイドーシス

■ 定義
- 全身性アミロイドーシスは、**βシート**の形成、組織沈着、臓器障害をきたす**アミロイド線維**への転換を伴った蛋白の存在により特徴づけられる
- 少なくとも27種類の蛋白がアミロイド線維の前駆体として知られている。最も多いサブタイプは**原発性全身性軽鎖（AL）アミロイドーシス**である

アミロイドーシスの分類

アミロイドの種類	アミロイド蛋白	標的臓器
AL（「原発性」）	単クローン性のκまたはλ軽鎖	腎臓、心臓、消化管、神経、皮膚、肝臓、肺、筋骨格、造血器
慢性疾患に伴うAA（「二次性」）	SAA	腎臓、消化管、肝臓、神経、皮膚
遺伝性	変異型TTR	神経、心臓
老人性全身性	野生型TTR、ANP	心臓、動脈、消化管
Aβ_2M 透析関連	β_2ミクログロブリン	筋骨格
臓器特異的	さまざま	さまざま：中枢神経系、膀胱、皮膚など

■ 原発性アミロイドーシス（AL）：
- 欧米では年に1/100,000とまれな疾患とされるが、正確な発症率は不明
- 細胞起源は**クローナルなB細胞性疾患**、98%が免疫グロブリン軽鎖由来のアミロイド蛋白を伴う形質細胞性疾患による（クローナルな軽鎖比率κ：λ＝1：4）。**MGUS**または**MM**を基礎疾患として発症しうる
- MM患者の10～20%が病期を通じてALを発症する
- 患者の2%は、LPLまたはその他の成熟B細胞リンパ腫で産生されたFLCによる

ALの臨床所見

臓器系	所見
腎臓	蛋白尿（70%）、ネフローゼ症候群
心臓	心筋症－浸潤性＆拘束性、慢性心不全（ほとんどが拡張障害）、伝導障害、AF、起立性低血圧
消化管	出血（血管脆弱性による）、胃痙攣、便秘、細菌過増殖、吸収不良、蠕動障害による偽腸閉塞 巨舌→嚥下障害
神経	混合性（感覚性＆運動性）末梢神経障害（知覚障害、疼痛）、手根管症候群 自律神経障害→膓管・膀胱機能障害、蠕動障害、起立性低血圧
皮膚	蝋様皮膚、無掻痒性丘疹；眼窩周囲の紫斑（"アライグマ様眼〔raccoon eyes〕"）、斑状出血
肝臓、脾臓	肝脾腫
筋骨格	骨格筋への浸潤→巨舌 関節痛、アミロイド沈着による関節炎、"shoulder pad sign"
造血器	凝固第X因子欠乏（2.5%）

■診断

- **モノクローナル蛋白の評価**：SPEP&UPEP&免疫固定法，免疫グロブリン定量，血清FLCアッセイ
- **脂肪パッド生検**または浸潤臓器生検：コンゴレッド染色によりβシートの存在を同定，および偏光顕微鏡にて古典的なアップルグリーンといわれる緑色複屈折を確認。アミロイド蛋白のサブタイプ同定目的で追加検査を実施
- **心臓**：NT-proBNP, Tn, EKG（低電圧，伝導障害），心臓超音波検査（心室中隔壁＞12mm，両心室肥厚，両心房拡張，拡張障害，心臓内血栓）
- **骨髄生検&穿刺**（軽度の形質細胞↑，しばしば5〜10%）
- **細胞遺伝学的分析**：通常みられる染色体異常：t(11;14), del(13q14), 1q21獲得
- 遺伝性アミロイドーシスが疑われた場合，**遺伝子検査**（*TTR*遺伝子など）

■ALアミロイドーシスの診断基準 (*Am. J. Hem* 2011; 86: 57)

- アミロイドーシス関連の全身障害の存在
- いずれかの組織の**コンゴレッド染色**によるアミロイド沈着の証拠
- アミロイドに関連した軽鎖の直接的な検査による証拠（免疫組織化学，免疫金による電子顕微鏡的検査，レーザーマイクロダイセクション/質量分析）（モノクローナル蛋白の証明&その他サブタイプが疑われない場合は不要）
- モノクローナル形質細胞増殖性疾患の証拠

■心アミロイドーシス病期分類と予後 (*J Clin Oncol* 2004; 22: 3751)

病期	定義	生存期間中央値
Stage I	NT-proBNP＜332 pg/mL&心筋Tn-T＜0.035 ng/mL	26.4カ月
Stage II	Stage I, Stage IIIのいずれの基準も満たさない	10.5カ月
Stage III	NT-proBNP＞332 pg/mL&心筋Tn-T＞0.035 ng/mL	3.5カ月

- t(11;14), CCND1に関連した症例は予後不良（*Clin Lymph Myel Leuk* 2012; 12: 49）。その他の高リスク細胞遺伝学的異常：17p, 1q
- 最多の死因は不整脈や左室不全の進行による心血管障害，または突然死

■治療

- **目標**：免疫グロブリン軽鎖の産生低下のためにクローナルな形質細胞を減少させる
- **標準治療は存在しない。臨床試験の参加を検討**
- **メルファラン&高用量デキサメタゾン**（*Blood* 2004; 103: 2936）
- **高用量メルファラン&ASCT**：軽度臓器障害&良好なPSの選択された若年患者が対象（*Blood* 1996; 88: 2801, *Ann Intern Med* 2001; 134: 746, *Ann Intern Med* 2004; 140: 85）
- **新規薬物**：サリドマイド，レナリドミド，ボルテゾミブ
- **レジメン**：ボルテゾミブ，シクロホスファミド，デキサメタゾン（CyBorD），ボルテゾミブ，メルファラン，デキサメタゾン（BMDex），レナリドミド&デキサメタゾン（LenDex）。第II相臨床試験にてこれらのレジメンの有効性が示されている
- **治療効果判定**：血清FLCの減少により測定（*JCO* 2012; 30: 4541）。臓器障害の改善は血清学的奏効後に認められる

本態性血小板血症（ET）

血小板が増えるクローナルな造血性疾患

■ 疫学
- **発症率**：診断年齢中央値は60歳。1/5の患者は40歳以下

■ 徴候と症状
- 疾患による**症状**は以下のとおり：紅斑，疼痛，焼けるような痛みがあり，場合によっては手や足にチアノーゼ（**皮膚紅痛症**）がある。血管運動神経性症状（失神，意識の朦朧状態を伴う非定型的な胸痛），視covered症状（一過性黒内障）
- 二次性イベント：動脈と静脈のどちらにも認められる**血栓症**が初期症状のことがある。**出血**は特に血小板値が100万以上の患者には初期症状となりうる

■ 臨床所見と検査
- 一般的な身体所見：臓器腫大（脾腫大，肝腫大）はまれである
- **検査所見**：血小板値が持続的に45万以上である

■ 診断
- 診断にあたり，血小板増多を引き起こす他の疾患は除外されなければならない
- 血小板増多を引き起こす他の疾患：反応性血小板増多（鉄欠乏性，炎症，感染症，悪性腫瘍），MDS（JAK2V617F陽性のRARS-Tは血小板増多を引き起こす），MF（骨髄線維症），PV（真性多血症）
- **WHOの診断基準（表1）**：診断には4つの基準すべてを満たす必要がある。細網線維の上昇を認めればETを除外する
- 血小板増多の家族歴があれば家族性本態性血小板血症の可能性を考慮する（まれな常染色体優性疾患）

本態性血小板血症の診断のためのWHO基準
1. 血小板値が持続的に45万以上である
2. 骨髄における巨大成熟巨核球の増加；顆粒球の左方移動がない，あるいは網赤血球が増えている
3. PV, PMF, CML, MDSや他の骨髄性悪性腫瘍のWHO診断基準にあてはまらない
4. クローナルマーカーの変異があるか，反応性の血小板血症の原因がないこと

(Blood 2011; 117: 1472より)

■ 遺伝学的特徴
- JAK-STAT経路の変異が主な原因である。***JAK2*V617F**：ET患者の約50%に認められる。しかしながら，他の骨髄増殖性腫瘍でも起こるため，ETの特異的な診断基準にはならない
- ***MPL***（トロンボポエチン受容体）のエキソン10の変異が残りの患者の4%までに認められる
- エピジェネティック調整因子である*TET2*の変異は頻度が低い。この変異は疾患に関連していそうだが，病理遺伝的な役割は不明である
- 8，9トリソミーや，20qもしくは13qの欠損といった染色体変化が起こりうる

■ 疾患の余病
- **血栓イベント**：血栓症の臨床的なリスク因子は完全にはわかっていない。しかしながら，60歳以上，血栓症の既往，白血球数が11×10^9/L以上，心血管イベントのリスク因子（肥満，喫煙）があることがリスク因子として挙げられる。JAK2V617F変異を有することもリスク因子である
- **出血イベント**：血小板値が100万以上，もしくはアスピリンを325mg/日以上内服していることがリスク因子である。血小板値が異常高値の場合は**後天性vWD**のリスクもある（リストセチン・コファクター活性を確認する）

- **疾患の進行**：本態性血小板血症後線維化期（post-ET）に進行する

    MF（骨髄線維症）もしくはAML（急性骨髄性白血病）。病勢増悪のリスク因子は完全にはわかっていない。単施設の研究で，ヘモグロビン低値（女性<12，男性<13.5），年齢，血小板値100万以上が白血化する因子であると示す報告がある（*Leukemia* 2007; 21: 270）

本態性血小板血症における疾患の余病	
血栓症	報告では約10～20％の患者に認められる
出血	報告では約5～35％の患者に認められる
MFへの転換	疾患に長期間罹患すると↑；診断から最初の10年間で3～10％に，その次の10年間で6～30％に生じる
AMLへの転換リスク	疾患に長期間罹患すると↑；診断から最初の10年間で1～2.5％に，その次の10年間で5～8％に生じる

ETにおける血栓症イベントリスクの階層化	
リスク分類	リスク因子
高リスク	>60歳 血栓症イベントの既往 血小板値が150万以上
中間リスク	40～60歳
低リスク	40歳未満

（*Blood* 2011; 117: 1472より）

■ 治療

- **細胞減少性治療**：白血球数，血小板数，脾臓の大きさの減量，疾患に関連する症状の改善，血栓症のリスクを下げることを目的に行われる。血小板値が100万以下の低リスク患者にどのタイミングで細胞減少性治療を行うかの明確なコンセンサスはない

    ヒドロキシカルバミドはETで血栓症のリスクを減らすことが明らかになっている（*NEJM* 1995; 332: 1132）。臨床的な治療効果や血液データにより用量を調節する。妊婦には禁忌

    アナグレリドは第2選択の治療として用いられる。血栓症の予防としてアナグレリドとアスピリンの併用は，ヒドロキシカルバミドとアスピリンの併用療法には劣る（*NEJM* 2005; 353: 33）

    αインターフェロンもしくは**ペグインターフェロンα2a/2b**は第1選択薬として用いられる（甲状腺疾患やうつ病の既往がある場合は禁忌である）。JAK阻害薬の最適な役割については研究中である

    アルキル化剤である**ブスルファン**は高齢者で血小板値のコントロールに用いられうる。しかし白血化のリスクが高まる

    放射線リン酸もまた高齢者に使われる。しかし同様に白血化のリスクが高まる

    pipobromanもまた高齢者に用いられる。しかし同様に白血化のリスクが高まる

- **抗血小板療法**：後向きデータにおいては，アスピリンがETにおいて血栓症リスクを下げることが示唆されている。出血のリスクもあるため血小板値が100万以上の患者においては注意が必要である。後天的なvWDを除外し，<100mg/日の量で使用する
- **症状コントロール**：皮膚紅痛症はアスピリンに反応しうる
- **リスク因子の軽減**：禁煙，体重の減量はET患者の血栓症リスクを下げる

真性多血症(PV)

クローナルな造血性疾患で赤血球の量が増加する

■ 疫学
- **発症率**:診断時の年齢中央値は60歳。1/3の患者は50歳未満である
- 生存率は年齢、白血球数や血栓症の既往の有無による

■ 徴候と症状
- 疾患による**症状**は以下のとおり:典型的にはシャワーや入浴後に現れる**掻痒感**。紅斑、疼痛、焼けるような痛み、しばしば手や足に現れるチアノーゼ(**皮膚紅痛症**)、胃腸症状(胃十二指腸潰瘍や*Helicobacter pylori*陽性)、視覚症状(一過性黒内障)
- 二次性のイベント:動脈・静脈の**血栓症**が疾患の初期症状になりうる。腸間膜、門脈、脾臓の静脈血栓症を含む。**Budd-Chiari症候群**も初期症状になりうるうえ、その場合は直ちに骨髄増殖性腫瘍の可能性を考えなくてはならない。特に若い患者には**痛風性関節炎**も起こりうる

■ 所見と検査
- 共通した身体所見:臓器腫大(脾腫大、肝腫大)、過去に血栓症、関節炎、痛風結節があったという証拠
- **検査所見**:Hb値、Hct値、白血球値(変動しうる)、血小板値の上昇(ETと混同されることがある)。多くの患者において貯蔵鉄の枯渇を反映する

■ 診断
- 反応性の多血症を除外する。反応性多血症は、喫煙、エリスロポエチン産生腫瘍、腎臓または肺疾患、睡眠時無呼吸、エリスロポエチンの外的投与から二次的に生じる
- **WHOの診断基準(表1)**:診断のためには2つの大基準と1つの小基準、または最初の大基準と2つの小基準が必要である
- 赤血球増多症の家族歴を評価する。原発性の家族性&先天性多血症(常染色体優性疾患でエリスロポエチン値が低い)、またはチアノーゼ性先天性心疾患もしくは肺疾患、ヘモグロビン酸素親和性の異常、またはメトヘモグロビン血症を反映していることがある

真性多血症診断のためのWHO基準	
大基準	**小基準**
男性:ヘモグロビン値>18.5g/dL 女性:ヘモグロビン値>16.5g/dL または赤血球容積が増加していることが証明できる	骨髄生検で過形成髄であり、三系統の骨髄増殖を認める
*JAK2*V617Fか*JAK2*エキソン12変異の存在	血清エリスロポエチン値が正常下限以下
	*in vitro*で内因性赤芽球コロニー形成

(*Blood* 2012; 120: 275より)

■ 遺伝学的特徴
- 多くの場合JAK-STAT経路の変異によって発病する。***JAK2*V617F**:PV患者の95%に認める。しかしながら他の骨髄増殖性腫瘍でも起こるため、PVの診断に特異的というわけではない。***JAK2*エキソン12変異**は残りの患者の4%に認められる
- JAKの負の調整因子の変異:***LNK***、***SOCS***。少数の患者に認められる

- エピジェネティック調整因子である*EZH2*，*TET*の低頻度変異が発病に関与している可能性があるが，病理遺伝的な役割は不明である。しばしばJAK変異とともに起こる
- 染色体の変化が半数の患者で認められる。20q染色体欠失が最も一般的である

PVにおける血栓症イベントのリスク階層化	
リスク分類	リスク因子
高リスク	年齢＞60歳 血栓症の既往あり
低リスク	年齢＜60歳かつ血栓症の既往がない

(*Blood* 2012; 120: 275より)

■ 疾患の余病
- **血栓症イベント：PVの最も一般的な臨床的結果である。**血栓症のリスク因子は完全にはわかっていないものの，以下の因子を含む：年齢，血栓症の既往，白血球＞$15×10^9$/L，喫煙（*Blood* 2007; 109: 1）
- **疾患の進行**：真性多血症後線維化期（post-PV MF）（**消耗期もしくは多血後線維化期**），MDS，またはAMLに進行しうる。病勢増悪のリスク因子は完全にはわかっていない。白血球＞$15×10^9$/L，JAK2V617F変異アレル比＞50％，骨髄線維症の存在が増悪のリスク因子である

PVにおける疾患の余病	
血栓症	年間3.4/100症例（*Ann Intern Med* 123: 656）
MFや急性白血病への進行	年間1.3/100症例（*J Clin Oncol* 23: 2224）

■ 治療
- **瀉血**：ヘマトクリット値を45％未満に減らし，血栓症リスクを減らす（*NEJM* 2013; 368: 22）
- **細胞減少性治療**：白血球数，血小板数を減らし，脾臓を縮小させる。疾患関連の症状を改善する。血栓症リスクを減らす
  ヒドロキシカルバミド：初期治療に用いられる。臨床的な治療効果や血液データにより用量を調節する。妊婦患者への使用は禁忌とされている
  インターフェロンもまた第1選択治療に用いられる（甲状腺疾患や**うつ病**の既往がある患者への使用は禁忌）
  ヒドロキシカルバミドに抵抗性の高齢者にはpipobromanやブスルファンで治療が可能である。リン32も高齢者に使用可能である。白血病誘発性の問題があるため若年者には使用しない
  PVにおけるJAK阻害薬の役割については検証中である
- **抗血小板治療**：PV患者においてはプラセボ群と比較して，低用量アスピリン（100 mg/日）で心筋梗塞，卒中，肺塞栓，静脈血栓症発症のリスクが下がった。禁忌がない限り開始されるべきである（*NEJM* 2004; 350: 114）
- **症状コントロール**：皮膚紅痛症のような症状はアスピリン治療に反応する。搔痒症は光化学療法（ソラレン長波長紫外線療法），インターフェロン，ルキソリチニブに反応する
- **リスク因子の軽減**：禁煙。PVにおけるその他の心血管系リスク因子軽減の役割は明らかになっていない

骨髄線維症

■ 疫学
- 発症の年齢中央値は60歳代半ば
- 原発性骨髄線維症，真性多血症後線維化期（post-PV MF），本態性血小板血症後線維化期（post-ET MF）が含まれる

■ 徴候と症状
- **全身症状**：疲労，発熱，寝汗，体重減少，皮膚掻痒感
- **臓器腫大**：肝腫大，**脾腫大**（巨脾になりうる）

■ 身体および検査所見
- **白血球**：白血球減少もしくは白血球増加がみられる
- **ヘモグロビン**：約半数の患者にさまざまな理由によって貧血が現れる
- **血小板**：血小板増加もしくは血小板減少がみられる（一般的には病勢増悪に伴う）
- **その他**：LDH，ALP，尿酸値の上昇を認めることがある
- **血液像**：**白赤芽球症**を認めうる（有核赤血球，涙滴赤血球，骨髄系の左方移動）

■ 鑑別診断
- **骨髄線維症を起こす他の疾患**：他の骨髄系腫瘍，リンパ系腫瘍，転移性悪性腫瘍，感染症，ループス（狼瘡）のような結合組織疾患
- **WHO診断基準**：3つの大基準と少なくとも2つの小基準を満たす必要がある

骨髄線維症診断のWHO診断基準

大基準	小基準
巨核球の増加と細網線維化かつ/またはコラーゲンの線維化がある 線維化がない場合，骨髄過形成，顆粒球の増加，赤芽球系細胞の減少	白赤芽球症
PV，CML，MDSや他の骨髄腫瘍のWHO診断基準には該当しない	LDH値の上昇
JAK2V617Fのようなクローナルマーカーがあるか，ない場合は反応性線維化を否定できる	貧血
	触知可能な脾腫大

(*Blood* 2011; 117: 3494より)

■ 遺伝学的特徴
- **JAK/STAT経路の変異**：大部分が*JAK2*V617F（患者の約50%），*MPL*，*LNK*変異である
- **その他の変異**：*TET2*，*ASXL1*，*IDH*，*IKZF1*，*CBL*，*EZH2*の変異もまたさまざまな頻度で起こる。病因への寄与があるかどうかは不明
- **白血化**：同様の変異が白血化にもみられる。*TP53*変異が白血化に高頻度にみられる。また白血化する症例においては*SRSF2*スプライシング因子の変異が高頻度に認められる（そしてOSが低下する）

■ 疾患の余病
- **急性白血病への形質転換**：大変に予後不良であり，生存期間の中央値は2.7カ月である。白血化の（リスク）因子は芽球≧3%，血小板＜100,000，予後不良染色体があることである
- **髄外造血**：脊椎の近傍，リンパ節やその他の部位といった肝・脾臓外にて起こりうる。その結果，臓器腫大や体液貯留，脊髄圧迫を生じる

- **血栓症イベント**：動脈および静脈の血栓症リスクが上昇
- **骨と関節の変質**：骨粗鬆症，痛風性関節炎（尿酸産生過剰による），他の事象を含む

■ 予後
- **国際予後スコアリングシステム（IPSS）**：診断時からの予想生存期間（表2）（*Blood* 2009; 115: 392）
- **Dynamic IPSS（DIPSS）**：疾患が存在している間は常に使用できる。IPSSと同じ因子であるが，Hb＜10g/dLが2ポイントになる（*Blood* 2010; 115: 1703）
- **Dynamic IPSS plus**：核型，輸血依存，血小板減少が予後予測因子に加えられる（*J Clin Oncol* 2011; 29: 392）
- **Lille分類**：Hb値と白血球減少もしくは白血球増加があるかどうかによる

IPSS：リスク因子とスコアリング		生存期間	
リスク因子	ポイント	ポイント数	生存（月）
全身症状	1	0（低リスク）	135
年齢＞65	1	1（中間-1リスク）	95
Hb＜10g/dL	1	2（中間-2リスク）	48
白血球数＞25,000	1	≧3（高リスク）	27
末梢血芽球数≧1%	1		

(*Blood* 2011; 117: 3494より)

■ 治療と適応
- **同種幹細胞移植**：現時点で唯一の治癒が見込める治療介入。骨髄破壊的もしくは強度減弱前処置にて行われる。移植前に脾腫大が存在することの影響は不明である
- **JAK阻害薬**：ルキソリチニブ（JAK1/2阻害薬）が2つの第Ⅲ相RCTの結果に基づいて中間リスク群と高リスク群MFに承認された（**COMFORT Ⅰ**：ルキソリチニブとプラセボの比較試験，*NEJM* 2012; 366: 799。**COMFORT Ⅱ**：ルキソリチニブと最善と思われる治療法の比較試験，*NEJM* 2012; 366: 787）。試験では**脾臓サイズが著明に縮小し，症状スコアが著明に低下した**。線維化の改善や分子的寛解は得られなかった。副作用として貧血，血小板減少があった。投薬を中止すると症状の再燃を招き，全身性の炎症性反応を引き起こした。そのため薬物の漸減が必要である
- **ハイドレア**：血小板減少，白血球減少をコントロールでき，全身症状に影響を与える
- **脾摘**：有症状の腫大した脾臓を縮小させ，血小板減少や門脈圧亢進症といった脾腫があることによって起こる症状を軽減させる
- **アンドロゲン**：アンドロゲンとprednisoneを組み合わせて投与，もしくはアンドロゲン単剤の投与が緩和的な治療法として使用される
- **インターフェロンα**：血小板減少や白血球減少を改善し，脾サイズを縮小する
- **放射線治療**：脾腫の治療のため，また髄外造血部位を治療するため，脾臓の一部に放射線照射を行い，疾患の症状をコントロールする
- **免疫調整薬**：サリドマイド＋prednisone，もしくはレナリドミド±prednisone治療によって，一部の患者で貧血，血小板減少，脾サイズの縮小といった反応がみられる。レナリドミドは特に，5q−の細胞遺伝学的特徴をもつMF患者に有効である

肥満細胞症 / 好酸球増加症候群

肥満細胞症

■ 分類
- **皮膚肥満細胞症**：皮膚への浸潤に限局。**色素性蕁麻疹**（最も一般的），恒存発疹性斑状血管拡張症，びまん性皮膚肥満細胞症，孤立性肥満細胞腫を含む
- **全身性肥満細胞症**：皮膚外の臓器への浸潤（皮膚への浸潤もありうる）。無痛性全身性肥満細胞症（ISM，最も一般的）のほか，くすぶり型の全身性肥満細胞症（SSM），血液学的な非肥満細胞系疾患に随伴する肥満細胞症（MDS，MPN，リンパ増殖性疾患の可能性），侵襲的な全身性肥満細胞症（臓器不全を伴う），肥満細胞白血病がある

■ 徴候と症状
- **症状**：多くは肥満細胞メディエーターの放出により，多様な症状を生じうる：皮膚の充血，悪心，下痢，低血圧，搔痒感，失神。**アナフィラキシー**もある。その他の症状としては疼痛症候群や精神神経症状
- **徴候：Darier徴候**：肥満細胞の浸潤により皮膚の擦過で紅斑や蕁麻疹を生じる

■ 診察と検査所見
- **身体所見**：脾腫大，肝腫大，斑状丘疹状皮膚病変
- **検査所見**：貧血，好酸球増加，血小板減少，**血清トリプターゼの上昇**

■ 診断
- 肥満細胞が増加するその他の疾患を除外する必要がある：慢性好酸球性白血病や好酸球高値を示す骨髄増殖性亜型（*FIP1L1-PDGFRA* や *PRKG2-PDGFRB* で区別される）
- 皮膚肥満細胞症の診断のため，皮膚生検を行うべきである
- 成人患者や，皮膚浸潤がなく全身性の肥満細胞症やトリプターゼ上昇を認める場合は骨髄生検を行うべきである
- **D816V *KIT* 変異**（多くの患者がもっている）の評価を行う
- 血清トリプターゼと尿中ヒスタミンの評価を行う（上昇を確認する）
- "B" 症状と "C" 症状があることを確認する（表1）

肥満細胞症関連の症状

"B" 症状	"C" 症状
骨髄に肥満細胞の浸潤が>30%，もしくは血清トリプターゼが>200 ng/mL	好中球<1,000，もしくはヘモグロビン<10 g/dL，もしくは血小板<100,000/μL
骨髄造血異常か骨髄増殖性変化がある	肝機能不全を伴う触知可能な肝腫大
臓器障害を伴う肝腫大，脾腫大，もしくはリンパ節腫大	骨浸潤：骨溶解または骨粗鬆症
	触知可能な脾腫大
	吸収不良と体重減少

(Leuk Res 25: 603)

■ 管理
- アナフィラキシーに対してはエピネフリンが有効である
- 肥満細胞メディエーターの放出に関連する症状に対する管理を行う

- イマチニブはたいてい *KIT* **D816V** 変異がある症例には無効である
- 進行性全身性肥満細胞症:治療にはインターフェロンα-2b,クラドリビン,ハイドレア,グルココルチコイドがある。それぞれ反応性は異なる

全身性肥満細胞症に対する支持療法	
治療	適応
HR1拮抗薬	メディエーター関連の症状
HR2拮抗薬	消化器症状
PPI	消化器症状
クロモリンナトリウム	消化器症状
ビスホスホネート	骨溶解,Tスコア<-2
グルココルチコイド	HR1/HR2拮抗薬や肥満細胞安定薬に反応しないメディエーター関連の症状
アレルゲン免疫療法	アレルギー
エピネフリン・ペン	アナフィラキシーショック

(*Blood* 2010; 116: 5812より改変)

全身性肥満細胞症	
分類	診断基準
ISM	全身性肥満細胞症の診断基準を満たすが"C"症状がない
SSM	上記に加えて2つ以上の"B"症状がある
SM-AHNMD	全身性肥満細胞症の診断基準を満たし,非肥満細胞のクローナルな血液疾患がある
ASM	全身性肥満細胞症の診断基準を満たし,1つ以上の"C"症状がある
MCL	骨髄内に20%かそれ以上の幼若な肥満細胞がある

(WHO診断基準2008分類に基づく)

好酸球増加症候群を伴う骨髄増殖性疾患の亜型

■ 診断と分類
- **血中好酸球≧1,500/μL**であり,他の病因がない
- **骨髄増殖性亜型**:上記に加えて貧血,血小板減少もしくは血小板増多,臓器腫大がある

■ 遺伝学的特徴
- 患者の一部でFIP1L1-PDGFRAとPDGFRBの再構成を認める(*NEJM* 2003; 348: 1201)

■ 管理
- **末端器官障害**を観察する:特に心臓と肺
- **PDGFRA再構成:イマチニブが第1選択薬になる**(FIP1L1-PDGFRAは特にイマチニブに感受性がある)。**その他のチロシンキナーゼ阻害薬(ダサチニブ,ニロチニブなど)は第2選択薬としての位置づけである**
- **非FIP1L1-PDGFRA**:ステロイド,ハイドレア,インターフェロンα
- **同種幹細胞移植**は再発した場合に考慮される

骨髄異形成症候群（MDS）

■疫学
- 米国で年間およそ10,000人の症例が診断
- 発症率は70歳を超える成人で>20/10万人→高齢者では合併症などのためにMDSと診断されない症例があるので実際はおそらくもっと発症率は高いと推測される
- 発症年齢中央値は≧65歳。50歳未満はまれであり、男性優位（およそ2：1）
- **リスク因子**：細胞傷害性の化学療法（特に**アルキル化剤**や**アントラサイクリン/エトポシド**），放射線治療／曝露，ベンゼン

■疾患の生物学的特徴と病理 （NEJM 2009; 361: 1872）
- MDSは造血幹細胞の**クローナル**な疾患で，後天性のグループからなる
- 無効造血→**骨髄前駆細胞や循環末梢血細胞における血球減少と異形成変化**
- いくつかの**細胞遺伝学的異常**はMDSの特徴である→+8番染色体、5番あるいは7番染色体の欠失・消失、20q欠失
- **RNAスプライシング機構**にかかわる遺伝子の反復変異が最近同定され、MDS症例のサブセットに関与していることが示された（環状鉄芽球に関連するSF3B1など）
- **白血病への形質転換**：AMLへの進展はサブタイプによって大きく異なる→RAEB-2（>50%），RARS（<5%）

■臨床所見
- **貧血**（85%），**好中球減少**（50%），**血小板減少**（25%）に起因する疲労，感染症や出血のような非特異的症状
- **顆粒球機能障害**と同様に好中球減少の結果として起こる感染症が多くみられる
- 時に自己免疫現象（例えば血管炎やITP）と関連
- **進行性の血球減少**（臨床経過はサブタイプにより大きく異なる）
- AMLへの形質転換のリスク

■診断
- 鑑別疾患：AML，骨髄増殖性腫瘍（重複しうる），再生不良性貧血，PNH，ウイルス感染（HIV，肝炎，パルボウイルス），栄養失調（ビタミンB12欠乏，葉酸欠乏，**銅欠乏**），アルコール，薬物，ヒ素や鉛中毒
- ほとんどの患者は貧血で，しばしば**大球性である（患者の1/3）**。加えて他の1系統以上の血球減少を有する
- 末梢血スメア：**卵円形大球性細胞**，低分葉好中球（**偽Pelger-Huët奇形**），低顆粒好中球＆血小板
- 骨髄：典型的には過形成；**1以上の系統につき≧10%の異形性**（好中球，赤芽球，巨核球）；骨髄系の成熟障害；小巨核球や低分葉巨核球
- 骨髄検査では通常，芽球の割合を定量し，環状鉄芽球の有無を調べる（特に不応性貧血のみかどうかと関連）
- **細胞遺伝学的検査**（核型検査）は必須；FISHは任意→通常の染色体異常に対するルーチンのFISH検査の有用性はMDSにおいては不明瞭

■WHO分類（2008）
FAB分類はもはや使用されていない

分類		病理学的特徴
単一系統の異形成を伴う不応性血球減少：不応性貧血（Hb<10g/dL），好中球減少（ANC<1,800/μL），血小板減少（血小板数<10万/μL）	<5%	影響を受けた細胞系統における≧10%の異形成 骨髄での芽球<5%；末梢血で芽球≦1% 環状鉄芽球<15% Auer小体なし，単球増加症なし
環状鉄芽球を伴う不応性貧血（RARS）	<5%	環状鉄芽球≧15%の存在がある不応性貧血 芽球<5%
複数血球系異形成を伴う不応性血球減少（RCMD）	70%	2つかそれ以上の細胞系統における≧10%の異形性 芽球は<5%；環状鉄芽球はあってもなくてもよい
芽球増多を伴う不応性貧血-1（RAEB-1）	25%	芽球5～9%，Auer小体なし
芽球増多を伴う不応性貧血-2（RAEB-2）	5%	芽球10～19%，Auer小体をもつこともある
5q欠失を伴うMDS（5q-症候群）	5%	芽球<5%；5q欠失
分類不能型のMDS（MDS-U）	<5%	細胞遺伝学的異常があるが，異形成<10%で芽球<5%

t(15;17)，t(8;21)，inv(16)/t(16;16)などの構造的な細胞遺伝学的異常やMLL遺伝子再構成は，骨髄芽球カウントにかかわらずAMLの診断を考慮

■ MDSの特異なサブタイプ

5q-症候群
- 特徴として**進行性の貧血**，血小板数の保持/増多．**単一の細胞遺伝学的異常として5q-**
- 女性優位；古典的には**AMLへの形質転換のリスクは低く**良性の経過
- 赤血球造血不全に加えほとんどの症例（80%）で微小巨核球が存在
- **レナリドミド**への反応が非常に良好で，ほとんどの患者は赤血球輸血非依存となり，一部の症例では細胞遺伝学的CRを達成（*Blood* 2011; 118: 3765）

低形成性MDS
- まれであり，治療は同様であるが**再生不良性貧血**との鑑別が難しいものとなりえる（細胞遺伝学的所見が役立つ）

MDS/MPN重複症候群（MPNの項も参照）
- 現在MDSとは別個に分類
- 患者は異形成と増殖両方の特徴を有す：芽球<20%；*BCR-ABL*，*JAK-2*，*PDGFRα/β*のような特異的な遺伝子異常がない
- **CMML**：末梢血の**単球数増加**（>1,000/μL），貧血および血小板減少，異形成のある好中球，しばしば**巨脾**を呈する
- **RARS-T**（RARSと血小板増多）➡RARS＋血小板数>45万/μL；しばしば*JAK-2*変異が陽性

■ 予後
- **IPSSスコア**が最も汎用されており，最も適格な予後スコアリングシステム
- OSと**AMLへの進展**には相関がある（*Blood* 1997; 89: 2079）

国際予後スコアリングシステム（IPSS）スコア					
	0	0.5	1	1.5	2
骨髄芽球（%）	<5	5〜10		11〜20	21〜30[a]
核型[b]	良好	中間	不良	—	—
血球減少	0または1	2または3	—	—	—

a：2008年のWHO分類では現在AMLとみなされる
b：良好=正常核型，Y染色体単独の欠失，5q単独の欠失，20q単独の欠失；不良=3個以上の染色体異常を含む複雑核型か7番染色体異常；中間=その他の染色体異常

リスクグループ	トータルスコア	生存期間中央値
低	0	5.7年
中間-1	0.5〜1	3.5年
中間-2	1.5〜2	1.2年
高	≥2.5	0.4年

- **修正IPSS（IPSS-R）スコア**：細胞遺伝学的異常がより大きな予後因子となるように割り当て，3つのサブグループでなく5つのサブグループに分類．血球減少の閾値として芽球<5%を芽球≤2%と芽球3〜4%の2群に細分化（*Blood* 2012; 120: 2454）
- 高齢，PS不良，血清フェリチン↑，LDH↑は**生存率↓**と関連するが，AMLへの形質転換とは関連しない

■ 治療
- 年齢，PS，IPSSスコアなどのリスク状態と移植の適応を考慮すべき
- IPSS低/中間-1リスク：ESA（エポエチンαまたはダルベポエチン：特にEpoレベル<500 IU/L）を含む支持療法：RARSに対してはESA＋G-CSF併用；レナリドミド（特に5q-症候群）；進行する場合➡メチル化阻害薬（アザシチジンまたはdecitabine）
- IPSS中間-2/高リスク：**メチル化阻害薬**➡最良支持療法と比較して生存利益が得られ，9〜17%がCR達成（*Lancet Oncol* 2009; 10: 223, *Cancer* 2006; 106: 1794）；寛解導入化学療法を考慮（"7+3"のようなAMLレジメン）
- **同種移植**が治癒の可能性がある唯一の戦略で，通常はHLA合致の血縁もしくは非血縁ドナーがいる場合に施行
- 低形成性MDS➡**ATG**や**シクロスポリン**による再生不良性貧血に準じた治療
- **支持療法**（リスクや治療戦略にかかわらず）：**ESA**，**G-CSF**，赤血球や血小板輸血，必要なら鉄キレート療法（特に移植候補），抗真菌薬（アゾール系）を含む好中球減少性予防に対しての抗菌薬治療

急性骨髄性白血病（AML）

■ 疫学
- 発症率：2012年に米国で推定13,800例の新規症例（10,200例が死亡）
- 成人に最も多くみられる骨髄性悪性腫瘍
- 発症の年齢中央値：約70歳
- **リスク因子**：細胞傷害性化学療法，放射線照射，ベンゼン曝露，トリソミー21，まれな先天異常症候群（Fanconi貧血，Klinefelter症候群，先天性角化不全症など）

■ 疾患の生物学的特徴と自然経過
- 造血幹細胞（「芽球：blast」）のヘテロでクローナルな疾患
- 多くの遺伝子変異がある（多くは予後と関連）
- **無治療**：骨髄や末梢血の芽球↑と好中球/Hb/血小板↓；典型的には骨髄不全（感染，出血）や臓器浸潤により数週から数カ月で致死的

■ 臨床所見／緊急性
- 血球産生↓を反映した徴候と症状を呈する：最もよくみられるのが疲労と感染症
- 多くの患者が診断時に循環する芽球を伴う汎血球減少を呈する→約50%はWBC↓か正常；約20%はWBC>100,000/μL
- **白血球停滞**はWBC>50,000/μLで起こりうる→血管閉塞/出血（特に微小循環の）→視野障害/網膜炎，**呼吸困難**/肺浸潤，心筋梗塞，**TIA/CVA**→補液，**ヒドロキシカルバミド**，白血球除去による治療
- **DIC**：**APL**でよくみられ，しばしば早期死亡の原因（脳出血）→APLが第1に疑われる場合まず最初に緊急避難的なATRAの早期内服（緊急的処方）
- **腫瘍崩壊症候群（TLS）**（ALLでより多くみられるがAMLでも起こりうる）：補液とアロプリノールによる予防治療，利尿促進，ラスブリカーゼ，重篤である場合はHDを含む治療
- CNS浸潤は症例の2〜3%（リスク因子：WBC↑，再発性APL）；眼科検査，CT/MRIを行う．症状出現がなければ通常はCR1まで腰椎穿刺は保留する（CNS播種の理論上のリスク）

■ 診断
- 骨髄穿刺と生検によるフローサイトメトリー，細胞遺伝学的検査，分子遺伝学的検査（*KIT*，*FLT3*，*NPM1*，*CEBPA*）が標準的
- AMLは骨髄か末梢血で≥20%の骨髄芽球を確認するか**反復性の細胞遺伝学的異常**を確認し診断
- ALLの除外→形態学（**Auer小体**がAMLには特徴的；N/C比はALLでしばしば高い）；免疫組織化学やフローサイトメトリーによる免疫表現型検査；細胞遺伝学的/分子遺伝学的検査
- 共通骨髄系抗原：**CD13**，**CD33**，**CD34**，**CD117**，**MPO**

■ AMLのWHO分類（*Blood* 2009; 114: 937）
FAB分類はもはや使われていない

反復性遺伝子学的異常を伴う	コア結合因子（CBF）白血病→t(8;21)，inv(16)/t(16;16)；t(15;17)；*MLL*遺伝子/11q23異常：t(6;9)；inv(3)/t(3;3)[a]；t(1;22)[b]
多系統の異形成を伴う	確認された先行する血液学的疾患（MDS/MPN）や，2系統以上の造血系（好中球，赤芽球系前駆細胞，巨核球）において≥50%の異形成の存在
治療関連（AMLのおよそ10〜15%）	放射線照射やアルキル化剤→5番，7番染色体のモノソミーや欠失；発症は曝露から5〜10年後に起こる；より多くみられるタイプはトポイソメラーゼII阻害薬（エトポシド，アントラサイクリンなど）→11q23異常．t(15;17)，t(8;21)；典型的には曝露1〜5年後
分類不能型	成熟を欠くもの，低分化であるもの，成熟したもの，骨髄単球性・単球性・単球性分化 まれ→赤芽球，巨核芽球，好塩基性白血病；骨髄線維症を伴う急性汎骨髄症（まれ）
顆粒球性肉腫（緑色腫）	髄外性病変が骨髄病変に先行する（より多くみられるのは単球性分化を伴ったもの）

a：3q21q26症候群/*EVI1*遺伝子再構成→血小板増多や予後が非常に悪いことと相関
b：非常にまれであり巨核芽球性表現型，幼児白血病

■ 予後
- 主に**年齢**と**細胞遺伝学的／分子遺伝学的リスク**により決定
- 年齢>60歳は独立した予後不良因子
- PS不良，白血球数高値，先行する血液疾患の存在，治療関連AML→予後不良
- 予後良好因子：**APL**（全AMLの10〜15%），**コア結合因子＋**（約12%）
- ほとんどの患者は診断時に中間か不良リスクに分類

■ AMLの遺伝学的特徴とリスク（*Blood Rev* 2004; 18: 115, *Blood* 2010; 116: 354）
約45%の患者は細胞遺伝学的所見が正常

	核型	分子的変異
予後良好	t(15;17); t(8;21); inv(16)/t(16;16)	*NPM1* (*FLT3*−); *CEBPA* (両アレル性)
予後中間	正常；−Y；+8	*CEBPA*
予後不良	inv(3)/t(3;3); −5/del(5q); −7/del(7q); t(6;9); 11q23; 複雑核型 (≥3の関連のない異常)	*FLT3*-ITD

- 予後良好核型異常は他の細胞遺伝学的異常にかかわらず予後良好とみなされる
- *c-KIT* 変異はt(8;21) 転座をもつ患者において予後不良の前兆となる（しかしおそらくinv(16)/t(16;16) を伴う患者においては当てはまらない）
- *NPM1* と *IDH* 両方の変異は非常に予後良好であり、*FLT3*-ITDは新たに発見された「不良リスク」変異（*TET2*, *ASXL1*, *DNMT3A*など）の存在下で特に予後不良であるといういくつかのデータが存在する（*NEJM* 2012; 366: 1079）
- **モノソミーを伴う核型**（2つ以上の染色体のモノソミーもしくは他の構造異常を伴う1つの染色体のモノソミー）は極端に予後不良

■ 治療
- **寛解導入化学療法（"7+3"）**：7日間の**シタラビン**投与と3日間のダウノルビシンあるいはイダルビシンの投与；RCTは**高用量dauno療法**（90 mg/m²）が標準量（45 mg/m²）と比較して有意に優れる（**生存利益**）ことを裏づけている（*NEJM* 2009; 361: 1235）；PS良好な高齢者には60 mg/m²のダウノルビシンを使用することができる
- 末梢血細胞数が回復したうえで骨髄生検でCRの確認（**芽球＜5%**）；化学療法後＞28日で血球減少が持続する場合は白血病細胞残存が疑われる
- CRでない場合、"5+2"の寛解導入療法をもう1コース繰り返すか代替レジメンを行うことができる
- **寛解後療法（地固め療法）**：高用量シタラビン（**HiDAC**）➡ 至適投与量は議論中；若年患者においては現在は標準的に3 g/m²×6を3〜4サイクル行う（**小脳毒性**はまれだが副作用の可能性；高齢者には用量調節）
- HiDACを多コース行う有益性は特に高齢者や非CBF白血病では証明されていない
- マッチしたドナーがいて適当な患者には**同種SCT**（予後不良や中間リスクなら強く考慮）（＞50〜60歳の患者には骨髄非破壊的前処置）
- 自家移植を行うことはあまりないが、予後良好群や高用量ダウノルビシン療法を受けた中間リスク群では患者利益があるかもしれない（*Blood* 2011; 117: 5306）
- AMLでの維持化学療法の役割は証明されていない（多くの研究があるけれども）
- 再発した場合➡**救済化学療法**（例、MEC➡ミトキサントロン、エトポシド、シタラビン）vs. 臨床試験やCR2達成をゴールとし同種SCTで地固めを行う
- HLA一致非血縁者ドナー（MUD）と適合血縁者ドナー（MRD）のSCTは現在同等の転帰が出ている；臍帯血移植は広大なドナープールをもつ（*Blood* 2010; 116: 4693）
- **メチル化阻害薬**（5-aza, decitabine）は、強力な化学療法の候補でない高齢者において有益（*J Clin Oncol* 2010; 28: 562）
- **支持療法**：輸液、発熱性好中球減少症に対しての抗菌薬投与、好中球減少が遷延した場合の抗真菌薬予防投与、アロプリノールでの腫瘍崩壊症候群予防（尿酸↑で腫瘍崩壊のリスクが高い場合ラスブリカーゼ）、赤血球輸血、血小板輸血、WBC↑の場合はヒドロキシカルバミド（白血球除去がまれに必要）

■ 転帰（*Blood* 2005; 106: 1154, *J Clin Oncol* 2009; 27: 61）
- 若年患者（＜60歳）のおよそ70〜80%と高齢患者（＞60歳）の約40〜50%は寛解導入化学療法でCRを達成（年代が高い率に関連）
- OSは若年成人において約35〜40%で、APLやCBF白血病ではより予後良好
- 高齢患者は医学的合併症や基礎疾患の生物学的／遺伝学的特徴（例えば先行するMDSのリスク↑やモノソミーを伴う核型など）のために予後不良（OSは約10%）

■ 急性前骨髄球性白血病（APL）
- **きわめて予後良好で異なった生物学的特徴をもつAMLの独特なサブタイプ**
- **異型のある前骨髄球**（芽球と同等のもの）により特徴づけられる
- RAR遺伝子の転座（t(15;17)）によって発症／定義づけられる➡異常な融合蛋白 **PML-RARα** ➡前骨髄球の段階で正常な骨髄球系細胞の分化を阻害
- 特徴的な**DIC**から高い早期死亡率➡早期にATRA開始し、新鮮凍結血漿とクリオプレシピテートで凝固異常を急速に是正する
- ほとんどの患者は現在**ATRA**と**ATO**のような分化誘導薬で治療される➡ほとんどすべての患者がCRを達成し、OSは約90%である
- **標準治療**：ATRAとイダルビシン（あるいはダウノルビシン＋シタラビン）での寛解導入療法➡ATRAとATOによる地固め療法➡ATRA、6-MP、経口MTXでの維持療法；再発した場合は**自家SCT**
- ATRA/ATOのみで治療（化学療法なし）された患者は非常に優れた転帰をもつことが明らかとなっている➡イダルビシンはWBCが増加した際に白血球増加症（治療導入に関わる死亡率や再発リスクを上昇させる）になるのを防ぐ場合にまだ使用されている（*J Clin Oncol* 2009; 27: 504）
- **分化症候群**：発熱、浮腫、漿膜炎、ARDS、低血圧➡高用量ステロイドによる治療とATRA/ATOの一時的な中止（生命を脅かす可能性）

急性リンパ芽球性白血病/リンパ腫（ALL）

■ リンパ芽球性腫瘍は白血病あるいはリンパ腫として存在
→ ALL：骨髄芽球≧20%
→ 急性リンパ芽球性リンパ腫（LBL）：骨髄芽球＜20%＋腫瘤病変
- ALLとLBLは本質的に同一の疾患であり、類似した治療が行われる
- ALL/LBLは系統によりさらに分類→ 前駆B細胞かT細胞性ALL
- 米国において年間6,070例（すべてのリンパ系腫瘍の2%）；小児によくみられる；成人では発症年齢中央値39歳；ヒスパニックで高頻度

■ 臨床所見
- 汎血球減少や循環芽球を伴ったAMLと類似した急速進行性の悪性腫瘍；よくみられる徴候と症状→ 疲労、顔面蒼白、感染症、出血
- リンパ節腫脹と肝脾腫はALL＞AMLでよくみられる
- 前縦隔腫瘤→T細胞性ALLを示唆
- 患者は骨痛を有することがある
- **中枢神経系浸潤（15%）**：通常は脳神経障害/白血病性髄膜炎を呈するが、腫瘤病変を呈することもある；T-ALLにおいてよくみられる
- 腫瘍崩壊症候群（TLS）はALL＞AMLにおいてより多くみられる；細胞の急速なターンオーバーで自然発生したり化学療法開始で↑；最初の徴候はCa↓、LDH↑、引き続いてK↑、P↑、尿酸↑→合併症は腎不全や不整脈を含む（AMLの項も参照）
- DIC（凝固系、フィブリノーゲンのチェック）と白血球停滞は特にWBC＞10万/μLの場合にALLにおいて起こりうる

■ 診断と疾患の生物学的特徴
- 骨髄形態学：過形成骨髄は通常リンパ芽球で置換（LBL以外）→ 顆粒/Auer小体の**欠損**：フローサイトメトリーや細胞遺伝学情報を得る
- 組織化学的染色/フローサイトメトリー：ALLの95%でTdT（＋）である

ALLのWHO分類		
サブタイプ	頻度（成人）	免疫組織化学
前駆B細胞	75%	TdT（＋）、CD19（＋）、CD10、CD20の発現は変動
前駆T細胞	20%	TdT（＋）、CD2、CD3、CD5、CD7（＋）；CD10（−）；CD4/CD8（＋）または（−）
Burkitt白血病	5%	TdT（−）：表面免疫グロブリン（＋）

- **B-ALL**はさらに細分類される：
  → early pre B-ALL：CD19（＋）、CD79a（＋）、cCD22（＋）、CD10（−）
  → common pre B-ALL：CD10（＋）
  → late pre B-ALL：CD20（＋）、細胞質型μ重鎖（＋）
- **T-ALL**はさらに細分類される：
  → early/pro T-ALL：CD2（＋）、CD7（＋）、CD38（＋）、cCD3（＋）
  → common T-ALL：CD1a（＋）、CD3（＋）、CD4/CD8（＋）
  → late T-ALL：CD4（＋）またはCD8（＋）
- *NOTCH*遺伝子変異はT-ALLにおいて重要な役割
- CNS病変を疑った患者に腰椎穿刺（sanctuary siteにも可能）；神経学的徴候/症状をもった患者ではまず考慮；**髄注化学療法**は通常診断的腰椎穿刺とともに施行（よくみられるCNS浸潤予防として、また循環芽球/traumatic tapからの播種を予防するため）
- さらに精果精査（sanctuary siteも陽性）
- 胸部CTを施行し、縦隔腫瘤の除外（T細胞性の場合）
- アントラサイクリン系での治療開始前の経胸壁心エコー

■ 予後は小児でより良好
- ほとんどの患者でCRを達成→ 成人の＞90%
- ALLの多くの患者は化学療法単独で治癒しうる
- 寛解後治療としての同種SCTの役割は十分に定義されていない
- 成人ALLの治癒率は35〜40%のままであるが、予後に関する特徴により変動する→ 予後不良リスクの特徴を有する場合は治癒率10〜30%、予後良好リスクの特徴を有する場合の治癒率は50〜70%である
- 予後良好リスクの特徴：**小児/若年者/若年成人**；pre B-ALLではWBC＜30,000/μL、T-ALLではWBC＜100,000/μL；急速なCRの達成；高二倍体（＞50染色体）；t(12;21)→ 小児ALLでより多くみられる
- 予後不良リスクの特徴：乳児（＜1歳）と**年長の成人**；t(9;22)／**Ph染色体**（TKIの登場でこれは変化していくかもしれないが）；t(4;11)あるいは**MLL/11q34**遺伝子を含む転座や再構成（*NEJM* 2004; 351: 533）

■ Ph-ALLの治療 (*NEJM* 2006; 354: 166)

- **寛解導入**：多くの多剤併用化学療法レジメンが公表されているが標準治療は明らかでない➡NCCNは第1選択オプションとして臨床試験を考慮することを推奨している
- **寛解後の化学療法**（地固め療法/強化化学療法）を6～8カ月以上繰り返し、引き続き**維持化学療法**（1～2年）を行う
- 通常は成人に使用されるレジメンは**Hyper-CVAD/MA療法**で、Part AとBを交互に行う
  ➡Part A：シクロホスファミド分割投与、ドキソルビシン、ビンクリスチン、デキサメタゾン
  ➡Part B：HD-MTXとHD-シタラビン
- 他の成人レジメンはBerlin-Frankfurt-Munster (**BFM**) **モデル**に準じたもので、若年者と中年成人に安全であることが示されており（本来は小児に対するものを発展させたもの）、**生存率を改善させるかもしれない**
- BFMモデルベースのレジメンは、アントラサイクリン、シクロホスファミド、シタラビン、ビンクリスチン、ステロイド、**アスパラギナーゼ**を含む；2相の寛解導入療法&計画された「再寛解導入療法」
- 小児の治療戦略は現在成人ALLにおいても活用されている➡ステロイド、ビンクリスチン、アスパラギナーゼ（長期にわたるアスパラギンの喪失）のような非骨髄抑制的薬物をより多く使用、髄注化学療法でのより頻回なCNS予防、全身HD-MTX療法（CNSに移行する）、長期の維持療法

成人ALLにおける最近のフロントライン臨床試験					
研究	年	症例数	治療	CR率 (%)	DFS (%)
UCSF 8707	1987～1998	84	強化VPDA*	93	52
Hyper CVAD	1992～2000	288	上記参照	92	38
GMALL05/93	1993～1999	1,163	BFM様レジメン	87	35
MRC/ECOG-UKALLXII/E2993	1993～2006	1,913	BFM様レジメン±同種移植	90	39 (OS)
CALGB 19802	1999～2001	163	BFM様レジメン	78	35
L-2レジメン	2000～2006	78	HD-ミトキサントロン&シタラビン	85	34

*：VPDA＝ビンクリスチン、predonisone、ダウノルビシン、アスパラギナーゼ

- CNS病変がある場合には**CNS照射**
- 第1寛解期での同種造血幹細胞移植に関しては明らかな役割は定義されていないが、t(4;11)転座などの不良リスク因子を伴う患者には考慮されるべきである
- 再発した場合は、もし適応であれば救済化学療法に引き続き同種造血幹細胞移植を行う
- B-ALLにおける**blinatumomab**（抗CD19BiTE抗体）やT-ALLにおける**NOTCH阻害薬**のような新しい薬物に関し、再発/治療抵抗性ALLにおける研究が行われている
- **CAR改変T細胞**もALLにおける研究が行われている
- **支持療法**：TLS（尿酸↑↑に対する補液、アロプリノール、ラスブリカーゼ）とDIC（新鮮凍結血漿、クリオプレシピテート、血小板輸血）の管理、発熱性好中球減少症に対しての広域抗菌薬投与、遷延する好中球減少症に対する抗菌薬による予防を含む

■ Ph+ALLの治療（成人ALLの25%）

- 高齢者に多く、不良リスク
- **t(9;22) 転座を伴うフィラデルフィア染色体**は通常**p190サブタイプ**（p210＝CML）
- **イマチニブ**（*Blood* 2004; 103: 4396）や**ダサチニブ**のようなTKIを化学療法に追加することで予後が改善➡寛解導入療法とともにTKIを開始し、無期限に内服継続（寛解導入療法後に血球回復が遷延すれば一時休薬）
- Ph+ALLにおけるOSはTKIの登場により≥50%に改善
- Ph+ALLにおける同種SCTの役割やTKI治療の期間（移植の有無にかかわらず）に関してはまだ調査中である
- 高齢者や化学療法が不適当な患者において、ステロイドとTKIの併用（±ビンクリスチン）療法は良好な忍容性を示し、高い寛解率を保ちながら使用することができる

慢性骨髄性白血病（CML）

■ 疫学
- 骨髄増殖性腫瘍 ➡ 正常な分化を伴う成熟／成熟中の顆粒球の産生調節異常と非制御性増殖
- **成人白血病の15〜20%を占めており**，米国では年間約5,000例の発症，年齢中央値は55〜60歳でリスク因子は放射線への曝露を含む
- 特徴：成熟／成熟中の顆粒球の制御されない産生

■ 病理
- WBC>100,000/μL（50〜70%），貧血（40〜60%），血小板>60〜70万/μL（15〜30%）
- **末梢血スメア**：骨髄球形態の全範囲，分画はしばしば好塩基球や好酸球の絶対数増加を示す
- **骨髄生検**：骨髄過形成，顆粒球系の過形成，低分葉核を伴った小巨核球，芽球

■ 臨床的特徴
- 症状：脾腫（早期満腹感），体重減少，出血／あざができやすい
- 3相か2相の段階を通して進行する

段階	特徴（WHO*）
慢性期（pre-TKI 3〜5年）	患者の85%は診断時にこの段階。無症状，移行期や急性期の基準を満たさない
移行期（pre-TKI 12〜18カ月）	次のうち1つ以上満たすもの：末梢血か骨髄で**芽球10〜19%**，末梢血好塩基球≧20%，血小板数<10万/μL（治療と関係なく），血小板数>100万/μL（治療に反応なし），進行性の脾腫と白血球増加（治療に反応なし），クローン性の進展の細胞遺伝学的証明
急性転化期（pre-TKI 3〜9カ月）	急性白血病に類似：骨髄系やリンパ系の芽球が無秩序に増殖；末梢血または骨髄有核細胞の≧20%，骨髄生検で芽球の大きな巣／塊，髄外性の芽球浸潤（骨髄性／顆粒球性肉腫など）

*：WHO基準（WHO Classification of Tumors, IARC Press: Lyon 2008）

■ 生物学的特徴
- **フィラデルフィア（Ph）染色体**：**BCR-ABL1**融合遺伝子，9番染色体（*ABL1*）と22番染色体の相互転座 t(9;22)(q34;q11)➡CMLの発症に関連する脱制御型チロシンキナーゼをコードする➡さらなる分子遺伝学的変化の獲得により移行期や急性期へ進行；TKI抵抗性は高頻度に**BCR-ABL1**融合遺伝子の点変異に関連している
- 融合蛋白の2つのタイプ：
  - **p210**：古典的切断点（患者の95%）
  - **p190**：別の切断点，ALLによくみられる（Ph+の70%）
- 患者の少数（<5%）は異なる転座をもつ➡それゆえ，細胞遺伝学的検査やPCRなどの分子遺伝学的検査を行う

■ 分子遺伝学的診断
- **骨髄生検**：診断＆TKI治療中での進行の際に行われる
- **細胞遺伝学的検査**：Ph染色体（＆いくつかの付加的な染色体異常を決定する），もし定量PCRで有意に↑なら繰り返す
- **FISH**：*BCR-ABL*遺伝子に対して，診断がついてから分子遺伝学的寛解が得られるまで3カ月ごとに行う
- **定量的PCR**：TKI治療の際に3カ月ごとに融合mRNA量を測定する
- **変異解析**：診断でなくTKI無効例のみに行われる

■ 予後
- 診断時の疾患の病期：最も強力な予後因子
- さまざまなスコアリングシステムが転帰を予測するために考案されている：
  Sokalスコア分類：低リスク，中間リスク，高リスクが，末梢血の芽球割合，血小板数，脾臓の大きさ，年齢から算出される（*Blood* 1984; 63: 789）
  EUTOSスコア（低リスク群 vs. 高リスク群の5年PFSは90% vs. 82%。好塩基球の割合と脾臓の大きさに基づき，イマチニブで治療された患者から得られたデータを用いた新しいシステム）

■ フロントライン治療
- 慢性期のCML患者の大多数：初回TKIに対する反応は非常に良好，ほとんどの症例が治療から1年以内に寛解に到達する
  イマチニブ：フロントライン治療として1日400 mg→（副作用に注意しながら最適の効果を得るために1日800 mgまで用量↑可能）（*NEJM* 2003; 348: 994）
  ニロチニブ（*NEJM* 2010; 362: 2251）**&ダサチニブ：フロントライン治療として**，あるいは**イマチニブで奏効しなかった場合**に用いられ，より速く細胞遺伝学的寛解に達する。ただし重度の糖尿病や膵炎の既往がある患者にはニロチニブの使用は避ける。COPD，CHF，高血圧患者にはダサチニブは避ける

■ TKI使用中の疾患の進行
- *BCR-ABL* の変異チェック
- 異なるTKIへの切り替えを考慮する（副作用に注意しながらイマチニブを800 mgまで増量することができる）
- 新しいTKI：ボスチニブ（*JCO* 2012; 30: 3486），ponatinib
- **同種SCT**：イマチニブの登場前は将来的な治療をめざした治療として広く行われていた。現在でもTKI非奏効例において行われる

■ 治療に対する反応の評価
- 反応のタイプ：**血液学的評価**（血算），**細胞遺伝学的評価**（骨髄検査により評価し，Ph+を判定するための核型評価），**分子遺伝学的評価**（末梢血における *BCR-ABL* の定量PCR評価）

反応	定義
血液学的完全寛解	未熟な顆粒球の出現なくWBC<10,000/μLかつ好塩基球<5%；血小板数<45万/μL
細胞遺伝学的寛解 Major（**MCgR**） 　完全寛解（**CCgR**） 　部分寛解（**PCgR**） Minor（**mCgR**） 寛解なし（**noCgR**）	**核型/FISHにおけるPh+細胞の割合** 0〜35% 0% 1〜35% 36〜65% >95%
分子遺伝学的寛解 Major（**MMolR**） 完全寛解（**CMolR**）	定量PCRにより評価 *BCR-ABL* の国際スケールで≧3 logの減少 *BCR-ABL* の転写産物が検出されない＆2回連続の血液サンプルで少なくとも4〜5 logの範囲の検出感度で定量できない

■ 維持療法に関する推奨

追跡期間	反応	推奨治療
3カ月	・*BCR-ABL/ABL* 比≦10%（国際スケール）または PCyR ・*BCR-ABL/ABL* 比≧10%（国際スケール）または<PCyR	・同じTKI継続 ・別のTKIに切り替え
12カ月	・CCyR ・PCyR ・Minor/No CyR ・細胞遺伝学的再発	・同じTKI継続 ・第2世代TKIに切り替え ・第2世代TKIに切り替え ・第2世代TKIに切り替え
18カ月	・CCyR ・PCyRか細胞遺伝学的再発	・同じTKI継続 ・第2世代TKIに切り替え

1回のPCR結果の変化は治療を変更させるものではない

慢性リンパ性白血病（CLL）

■ 定義
- 機能不全の成熟Bリンパ球のモノクローナルな慢性の腫瘍
- **MBL**（モノクローナルBリンパ球増多症）＝60歳を超える成人のおよそ5％にみられるクローナルB細胞の前癌病変としての増殖；末梢血中のクローナルB細胞が＜5,000/mm^3、リンパ節↑、脾臓↑、あるいは血球減少、1年におよそ1％の割合でCLLに進展する
- **CLL**＝末梢血中に＞5,000/mm^{3}の悪性細胞（下記参照）、±骨髄、±リンパ節
- **SLL**＝CLLと同質であるがリンパ節に限局した疾患である

■ 疫学
- 米国で年間16,000症例の発症があり、発症年齢中央値70歳、男女比は1.7：1

■ 臨床所見
- 症状：無痛性リンパ節腫脹、疲労、反復性感染症、出血、あざができやすい、B症状（＞10％の体重減少、発熱、寝汗）は多くない、およそ25％は無症状
- 身体所見：リンパ節腫脹、肝脾腫、蒼白、発疹（皮膚白血病）

■ 診断的評価
- 血算（分画あり）→ **リンパ球絶対数＞5,000**；"smudge cell"＆クロマチン濃縮と乏しい好塩基性細胞質を伴う小型で成熟したリンパ球
- 付加的検査所見：CMP、リン酸、尿酸、LDH、β2-MG（＞ULN＝予後不良因子）、Coombs試験、網赤血球、ハプトグロビン、内因性免疫グロブリン定量、HIV、HBs抗体、HBc抗体、HCV抗体
- 末梢血**フローサイトメトリー**→CD19＋、**CD20**＋（dim）、**CD5**＋、**CD23**＋、κ/λ軽鎖拘束性、表面免疫グロブリン＋（dim）、CD10－；免疫組織化学で**CCND1**－
- 骨髄生検は進行性の血球減少が出現するまでは必ずしも必須でない；典型的には**間質性かびまん性の分布**を伴った悪性リンパ球の集積を示す
- **核型、細胞遺伝学的検査、FISH検査**（表参照）；新規に治療を開始する前に繰り返す
- **免疫グロブリン可変領域（IGHV）変異**に対する分子遺伝学的診断
- CTスキャンは付加的なものであり、機能低下/危機的な臓器不全や治療前の状態を評価するために行う以外は重要でない；FDG-PETは形質転換が疑われる症例以外は推奨されず、典型的には形質転換した症例が＞SUV10であるのに対し、SUVが3～7の範囲を示す

分子遺伝学的予後指標		
検査	予後不良	予後良好
細胞遺伝学的検査/FISH	del17p（p53）＝最も不良 Bulky病変を伴ったdel11q（ATM）	del13q（Rb）（最も頻度が高い核型異常） トリソミー12（中間）
分子遺伝学的診断	IGHV変異なし（≦2％）	IGHV変異あり（＞2％）
フローサイトメトリー	CD38＋（≧30％） Zap70＋（≧20％）	CD38－（＜30％） Zap70－（＜20％）
遺伝子シークエンス、マイクロアレイ	NOTCH経路やRNAスプライシング、DNA損傷反応に関わる遺伝子の反復性変異；異なったmiRNAプロファイル；さまざまな予後的意義	

(NEJM 2003; 348: 1764, NEJM 2000; 343: 1910, NEJM 2005; 353: 1793, JCO 2006; 24: 969, NEJM 2011; 365: 2497, Nature 2011: 475: 101)

病期分類					
Rai	詳細		Binet	詳細	生存期間（年）
0	リンパ球増多		A	＜3領域の浸潤	約12年
I	リンパ節腫脹＋		B	≧3領域の浸潤	約6～8年
II	脾腫＋				
III	貧血＋*（Hgb＜11）		C	貧血＊（Hgb＜10）または血小板減少＊（Plt＜10万）	約2年
IV	血小板減少＋＊（Plt＜10万）				

＊：貧血と血小板減少はCLLの進行による（Blood 1975; 46: 219, Cancer 1981; 48: 198）

■ 疾患の合併症
- **免疫不全**：免疫グロブリン↓やB/T細胞機能の異常により、CLL/SLL患者の死因の50％は感染症で、通常は洞肺感染がよくみられる；不活化**ワクチン**での予防、治療＝**抗菌薬**、反復性感染やIgGが＜500の場合は**月に1回のIVIg**
- **自己免疫性溶血性貧血**：疾患の進行に伴って合併し、プリンアナログにより増悪することがある；検査所見ではHgb↓、網赤血球↑、ハプトグロビン↓、Coombs＋；治療＝ステロイド

- **赤芽球癆**：まれで<1%の患者；検査所見でHgb↓，網赤血球↓；骨髄生検で赤芽球の消失；鑑別診断としてパルボウイルス/CMV/EBV；治療=シクロスポリン
- **特発性血小板減少性紫斑病（ITP）**：およそ5%の患者に合併，疾患の状態とは無関係，**骨髄生検で巨核球数が正常/↑**；ITPに対する標準治療=ステロイド，IVIg，リツキシマブ，脾摘，トロンボポエチンアナログ
- **形質転換**：5～10%の患者にみられ，通常は急速進行性の大細胞リンパ腫に転化する（**Richter症候群**）。徴候として急速なリンパ節↑，新たなB症状，LDH↑↑。SUV↑を伴いFDG-PETやリンパ節生検で診断される；治療はDLBCLに準じてR-CHOP療法などが行われる；また**PLL**に転化することもある；まれにHodgkinリンパ腫や骨髄腫に転化する
- **その他**：**無顆粒球症**；傍腫瘍的な**膜性増殖性糸球体腎炎**；まれにWBC>40万の白血球停滞

■ **治療指針**
- **CLLは治療不能である**（同種造血幹細胞移植を除いて）→**すべての患者に対して治験を考慮する**
- **治療開始の適応**：Rai分類で高リスク/Binet分類C，あるいは6カ月以内にリンパ球数が2倍以上になるRai分類中間リスク/Binet分類B，疾患関連症状，進行性/治療抵抗性の血球減少
- **経過観察**：CLLのおよそ1/3の患者は治療を必要としない；ルーチンの癌検診を受けさせ，身体所見，血算，合併症のモニタリングを行う；早期治療の生存利益はない（*JNCI* 1999; 91: 861）
- **放射線照射：IFRT**：Ann Arbor Stage IのSLLに対して治療を目的として行われる；またリンパ節腫脹による圧迫症状を緩和的に軽減する目的でも行われる
- **同種SCT**（骨髄非破壊的）：寛解期間が短い患者，del17pの患者に考慮する；いくらかの患者は寛解に達する；ASCTは必要としない

現在用いられる薬物		
分類	薬物	注記
プリンアナログ	フルダラビン（F）	骨髄，免疫抑制に大きな影響
	ペントスタチン（P）	
アルキル化剤	シクロホスファミド（C）	del11qに対するレジメンにおいて特に重要
	ベンダムスチン（B）	
	chlorambucil	高齢者/虚弱患者に使用される
抗体	リツキシマブ（R）	抗CD20抗体（B細胞共通抗原）
	オファツムマブ（O）	抗CD20抗体（リツキシマブとは異なるエピトープ）
	アレムツズマブ	抗CD52抗体（リンパ球共通抗原）
ステロイド	メチルプレドニゾロン	高用量
新規製剤	レナリドミド	サリドマイド誘導体
	ibrutinib	BTK阻害薬（Bruton型チロシンキナーゼ）
	CAL-101	PI3K δ阻害薬

■ **特異的治療レジメン：**
- **FCR**：PS良好な比較的若い患者（<70歳）に対する第1選択のレジメンとして推奨される，OR 95%，CR 70%，PFS 80カ月（*Lancet* 2010; 376: 1164）
- **FR**：毒性の低い第1選択レジメン，OR 90%，CR 47%，PFS 42カ月（*JCO* 2011; 29: 1349）
- **PCR**：FCRの代替治療，耐用性はより良好であるが効果はより小さい
- **BR**：第1選択もしくはそれ以降；有望な治療であるが効果の比較試験が進行中である
- **アレムツズマブ**：del17pに有効（*Blood* 2004; 103: 3278）；巨大病変には無効
- **chlorambucil**：高齢者やPS不良患者に用いられる
- **レナリドミド**：高齢者に対する第1選択（*Blood* 2011; 118: 3489）；再発性/治療抵抗性に対してリツキシマブとともに用いられる（*JCO* 2013; 31: 584）；「**腫瘍フレア**」を引き起こすことがある
- **新規製剤**：ibrutinibとCAL-101はまだ開発過程であるが，不利な予後的特徴をもつ症例でも明らかな効果がある

■ **治療合併症：**
- **TLS**：WBC↑↑またはリンパ節↑↑でリスク上昇；検査所見は尿酸↑，リン酸↑，カルシウム↓；予防としてIVF+アロプリノール+リン吸着剤±ラスブリカーゼ
- **感染症**：洞ır感染，発熱性好中球減少症/敗血症，特にプリンアナログ治療後
- **CMV再活性化**：アレムツズマブによる治療でリスク上昇；治療=ガンシクロビル/ファムシクロビルやホスカルネット
- **治療関連MDS/AML**：アルキル化剤による治療後により多くみられる

■ **支持療法：**
- **癌スクリーニング**：皮膚（急速進行性）/大腸/肺を含む2次性の原発癌リスク↑
- **ワクチン**：1年に1回のインフルエンザワクチン，5年に1回の肺炎球菌ワクチン；**不活化ワクチン**
- **感染症予防**：VZVやニューモシスチス肺炎の予防；特にプリンアナログやアレムツズマブ治療後

ヘアリー細胞白血病（HCL）と前リンパ球性白血病（PLL）

■ ヘアリー細胞白血病（HCL）
- 全白血病のおよそ2％；米国では年間600〜800症例
- 発症年齢中央値は52歳；男性に多く（男女比およそ4：1），白人に多い

■ 病理と疾患の生物学的特徴
- HCLは**緩徐進行性のB細胞性リンパ増殖性疾患**である
- 共通**成熟B細胞抗原**（CD19，**CD20**，**CD22**，**CD25**，単一型の表面免疫グロブリン）を発現し，CD21（未成熟B細胞マーカー）を発現しない
- 非B細胞マーカーである**CD11c**，**CD103**，**CD123**の異常発現により特徴づけられる
- 患者のおよそ2/3に細胞遺伝学的異常（5番染色体が多い）がみられる
- **BRAF V600E変異**：古典的HCLに特異的であり，症例の≧80％にみられる

■ 臨床所見
- 全身症状，**巨大な脾腫**による腹満感/不快感，症候性あるいは無症候性の**血球減少**（出血，容易にあざができる，反復性の感染症）
- ほとんどすべての患者（≧80％）が触知可能な脾腫を呈する；リンパ節腫脹は通常認めない
- 多くの患者に**汎血球減少**を認め，しばしば重篤である；白血球増加症（循環ヘアリー細胞からくる）がおよそ10％の症例にみられる

■ 診断
- 末梢血スメア：偏在性の核を有した小型〜中型単核球で，核小体を欠き指状の**細胞質突起**をもち，境界不明瞭である（「**ヘアリーセル**」）
- 骨髄生検：通常は浸潤したヘアリー細胞で過形成；核周囲の豊富な細胞質が"**目玉焼き**"様を呈する；しばしば豊富な肥満細胞を有する；レチクリン線維↑がよくみられ，骨髄は**吸引不能な「ドライタップ」**を呈することがある
- 免疫表現型（フローサイトメトリー）：CD11c，CD19，CD20，CD22，CD25，CD103，CD123
- **HCLバリアント**：HCLとPLL両方の形態学的特徴（細胞質突起と明瞭な核小体など）；WBC↑；CD25/CD123の発現欠損，CD27（＋）；BRAF野生型；治療計画にはしばしばリツキシマブを含む；プリンアナログ単剤に抵抗性となりうる

図26-1 古典的ヘアリー細胞を示している末梢血スメア

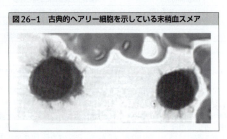

■ 治療
- 治療の適応：有意な血球減少（Hb＜11g/dL，絶対好中球数＜1,000/μL，血小板数＜10万/μL）；脾腫の症状；全身症状（体重減少，夜間寝汗現象）
- **プリンアナログ**，特に**クラドリビン**（2-CdA）はHCLの革新的治療である
- クラドリビン：**1サイクル**➡血液学的CRは≧90％に達する；長い寛解期間（通常年単位）；きわめて良好なOS（5年生存率は≧95％）；再治療は再発時にも有効である（J Clin Oncol 2003; 21: 891）
- クラドリビンは7日間にわたる持続点滴として投与される（0.1mg/kg/日）；代替治療として5日間にわたる1日1回のボーラス投与（0.14mg/kg/日を2時間以上かけて）する
- 最もよくみられる副作用は**発熱**（40％）で，入院が必要であったり，発熱性好中球減少症に対して広域の経口抗菌薬治療が必要になることがある
- 治療後の骨髄生検の有用性は不明瞭である➡多くの患者は治療3〜6カ月後に微小残存病変があっても非常に長い期間の寛解を得る
- 微小残存病変はリツキシマブで根絶できるが，再発率↓や生存率↑のエビデンスはない（Blood 2006; 107: 4658）

- **再発時**：クラドリビン1サイクルの再治療がしばしば有効で，CR2はCR1と同等の期間を得る；ペントスタチン（多数のサイクルを必要とする）；**リツキシマブ**；BRAF阻害薬や抗CD22抗体複合体（HA22，BL22）による臨床試験（*J Clin Oncol* 2012; 30: 1822）
- 疾患は緩徐進行型の特徴があり，クラドリビンが有効である．多くの患者は正常か正常に近い生存期間をもつ

■ 前リンパ球性白血病（PLL）
→B細胞性とT細胞性が存在する；共にまれで，急速進行性の悪性腫瘍である

■ B細胞性前リンパ球性白血病（B-PLL）
- 成熟した活性化B細胞（「前リンパ球」）のクローナルな疾患；p53の欠失/変異は＞50%の症例で発症に関与
- 非常にまれでB細胞性白血病の＜1%であり，通常は高齢者に発症
- 患者は典型的には**白血球増加症**（通常＞10万/μL）と貧血を伴い，その他の血球減少を呈することがある．**脾腫＋＋，B症状**（全身疲労，発熱，夜間寝汗現象），まれにリンパ節腫脹

■ 診断（B-PLL）
- **B細胞性前リンパ球が末梢血リンパ球の≧55%を占める**
- 末梢血スメア：多数の"前リンパ球"→中等度に濃縮されたクロマチンと**明瞭な核小体**を伴った中型の細胞
- 診断を確認するために骨髄穿刺＆生検でフローサイトメトリーや細胞遺伝学的検査，分子遺伝学的検査を行う
- 鑑別疾患にはCLLやMCLの白血化のようなより頻度の高いB細胞性悪性腫瘍が含まれる
- HCLやT-PLLのバリアント（類似した形態学的所見と臨床所見）との鑑別は，**免疫表現型や免疫グロブリン遺伝子のクローナルな再構成**によりなされる
- 免疫表現型：軽鎖拘束性を伴った表面免疫グロブリンの**高発現，CD20の高発現**：CD19，CD22，CD79a，FMC7発現；CD5，CD23は弱いか発現しない
- 細胞遺伝学：マントル細胞リンパ腫との鑑別が重要→t(11;14)

■ 予後/治療（*Mayo Clin Proc* 2005; 80: 1660）
- 臨床経過はさまざまであるが，しばしば化学療法抵抗性で**OS中央値はおよそ3年**
- WBC高値と貧血は化学療法に対する反応性不良と生存率不良を予見するようである
- **標準治療はない**が，通常はFCR（フルダラビン，シクロホスファミド，リツキシマブ）やアレムツズマブを含んだCLLに準じたレジメンで治療される
- 治療抵抗性/症候性脾腫に対しては**摘脾**/脾臓への放射線照射を検討する
- PS良好の若年患者では，適合ドナーがいれば**同種SCT**が強く検討される

■ T細胞性前リンパ球性白血病（T-PLL）
- 胸腺を出た後の成熟したT細胞（「前リンパ球」）のクローナルな疾患；ほとんどの症例で14番染色体異常/*TCL1*遺伝子の関与がみられる
- まれであり，成熟リンパ性白血病のおよそ2%．通常高齢者に発症する
- **毛細血管拡張性運動失調症**の患者で発症率↑↑．発症年齢は20〜30歳である
- 臨床症状は白血球増加症（しばしば＞10万/μL），血球減少，脾腫を伴ったB-PLLと類似しているが，肝腫大とリンパ節腫脹はT-PLLにより多くみられる．また**皮膚浸潤**と漿膜炎がみられる

■ 診断
- **形態学**：単一型で中型のリンパ球で，明瞭な核小体と細胞質突起を有する；小細胞バリアント（20%）；まれにSezary細胞様バリアント（脳回状核）
- 免疫表現型→**CD52の高発現**，汎T細胞マーカー（CD2，CD3，CD7）
- クローナルなTCR遺伝子再構成
- 菌状息肉症，T細胞性LGL白血病，成人T細胞性白血病/リンパ腫（**HTLV-1ウイルス関連**）と鑑別

■ 予後/治療（*Blood* 2012; 120: 538）
- B-PLLより**予後不良**であり，OS中央値は＜1年である
- **アレムツズマブ**（抗CD52抗体，Campath）が選択される治療である→良好な奏効率（CRはおよそ60%，その他のほとんどの患者はPR）であるが再発はほとんど常に起こりうる
- アレムツズマブはT細胞ニッチを枯渇させ，**非常に免疫抑制が強い**（CMV感染などの高リスク）
- 治癒のチャンスがある適した候補者には**同種SCT**での地固めをすべきである
- 典型的には化学療法に反応せず，ペントスタチンがいくらか活性を有する（ORR＜50%）

自家幹細胞移植（ASCT）

■ 定義
- 高用量化学療法 / 放射線療法に引き続き，自家末梢血多能性造血幹細胞を輸注
- 高用量化学療法 / 放射線療法の後にASCRを行って骨髄の再構築を行う，造血腫瘍に対する治療法

■ 適応

疾患	詳細
多発性骨髄腫（MM）	化学療法に対する初期治療効果が得られたら行う地固め療法，または再発 / 難治性症例に対する治療（*NEJM* 2007; 356: 1110）
Hodgkinリンパ腫（HL）	化学療法に感受性のある再発症例に対する治療。治癒をめざす（*Lancet* 2002; 359: 2065）
びまん性大細胞型B細胞リンパ腫（DLBCL）	化学療法に感受性がある再発症例に対する治療。治癒をめざす（Parma Trial *NEJM* 1995; 333: 1540）
濾胞性リンパ腫（FL）	化学療法に感受性がある早期再発症例，または臨床的に活動性が高い組織像（例：DLBCL）に対する治療
末梢性T細胞リンパ腫（PTCL）	第1寛解期に行う地固め療法，または化学療法に感受性がある再発例に対する治療
マントル細胞リンパ腫	第1寛解期に行う地固め療法，または化学療法に感受性がある再発例に対する治療
急性骨髄性白血病（AML）	第1寛解期に行う寛解後治療。地固め療法のみでは生存率延長に寄与しない
Ig軽鎖（AL）アミロイドーシス	化学療法に対する初期治療効果がみられたら行う地固め療法，または再発症例に対する治療
Waldenströmマクログロブリン血症（WM）	化学療法に感受性がある早期再発例に対する治療

■ 移植前評価
疾患の広がりを評価し，併存症を評価するため，以下の評価を行う
- **現病歴**：PS，治療歴，薬物アレルギー，感染症罹患歴，社会的援助
- **身体所見**：口腔内・皮膚の感染源になりうる病巣，中枢神経系の検査，リンパ節腫脹の評価
- **検査所見**：血算，肝機能，腎機能，24時間クレアチニンクリアランス
- 胸部X線もしくは胸部CT検査
- 心電図および**心機能**検査（超音波検査もしくはMUGA）
- DLco（一酸化炭素拡散能）を含む**肺機能検査**
- **病期を再評価するための疾患特異的な検査**
  骨髄穿刺 / 生検
  リンパ腫が確定的である患者に対してはCTもしくはCT/PET
  骨髄腫の患者に対しては，免疫固定を伴う血清蛋白電気泳動および尿蛋白電気泳動，血清フリーライトチェーンアッセイと骨病変の評価

■ 幹細胞ソース
- 幹細胞は経口メルファラン，ナイトロジェンマスタード，プリンアナログやフルダラビンといった**アルキル化剤投与前に採取する**（これらは幹細胞に対して毒性がある）
- 幹細胞採取はG-CSFによる治療に引き続き，**骨髄ハーベスト**もしくは**末梢血幹細胞のアフェレーシス**により行う
- 採取された幹細胞は移植時まで凍結保存される

■ 前処置療法
- 原病を根絶するため，**化学療法**もしくは**放射線治療**が移植前に行われる
- すべての前処置療法は**骨髄破壊的**であり，自家幹細胞移植後の治療効果は高用量化学療法と放射線治療による

- **メルファランベースの治療法**は，形質細胞機能障害やリンパ腫の移植前処置として用いられる（BEAM〔BCNU，エトポシド，シタラビン，メルファラン〕で治療される）

■ **生着**
- 血球数の正常化と免疫機能の回復とともに，骨髄に造血幹細胞が広がる
- **生着までの日数**は，前処置療法の種類，幹細胞移植グラフトやその他の条件による
- 幹細胞移植グラフトや細胞数が少ないことにより，生着までの時間が長くかかる

■ **移植合併症と転帰**
- 主な合併症は，移植前処置治療による毒性，感染症，VOD（静脈閉塞症），粘膜炎，新たな悪性新生物の発症や再発
- **心毒性，肺毒性**が最も頻繁にみられる

合併症	記述
感染症	生着までの時間が短いため，同種幹細胞移植と比較すると少ない。しかしながら生着までの期間は感染リスクが高い
肝中心静脈閉塞症	細胞傷害や肝静脈洞の閉塞による重篤な肝障害。ビリルビン値の上昇，肝腫大，体液貯留が特徴になる **治療**：抗凝固薬，defibrotideが肝中心静脈閉塞症の重症度を下げる ウルソジオールが肝中心静脈閉塞症を予防する
粘膜炎	前処置治療の毒性によって口咽頭粘膜の障害が起こる **治療**：疼痛コントロールとIVF/完全静脈栄養
生着症候群	発疹，発熱，毛細血管漏出，肺水腫，腎不全など（Spitzer et al. *BBMT* 2001; 7: 604）
移植片対宿主病（GVHD）	自家幹細胞移植後にはほとんど起こらない。たいていは軽度で自然に治癒する
二次性悪性腫瘍	**皮膚悪性腫瘍**，他の固形癌，急性白血病，骨髄増殖性疾患の発症頻度が上がる TBIをベースにした前処置による部分が大きい 移植後の**口腔咽頭癌**は，移植関連ではない口腔咽頭癌と比較して活動性が高く予後不良である

- **再発**：再発を除外するため，臨床所見および検査データ上のフォローを厳密に行うことに加えて，一般的には骨髄穿刺と骨髄生検を移植後一定の間隔で行う

■ **移植後維持療法**
- 移植後の化学療法や放射線治療は，例えば多発性骨髄腫に対するレナリドミドやボルテゾミブといったように，症例を選んで行う
- 移植後維持療法としてのリツキシマブは，第Ⅲ相RCTの結果から有益性は示されていない（CORAL *Ann Oncol* 2006; Suppl 4: iv31）

■ **予後**
- 予後は以下のようないくつかの要素により異なる：
    病型，病期，幹細胞ソース，HLA一致状態，前処置治療
- 幹細胞移植の死亡率については**HCT-CI**スコアを使って評価する

同種移植

■ 定義
- 治療のゴール:**移植片対腫瘍効果**による疾患の根絶 ➡ ドナーTリンパ球がレシピエントの悪性腫瘍に対して治療的な免疫反応をもたらす ➡ 治癒もしくは長期間寛解を維持する可能性 (*NEJM* 1957; 157(11): 491)
- 化学療法,場合によっては化学療法と放射線治療による治療(前処置)➡ 引き続き,**ドナー造血幹細胞**を輸注する (*Stem Cells* 2001: 9; 108)
- 一般的には悪性・非悪性の状態にかかわらず,他の標準的療法から治療効果が得られなかったり,化学療法に抵抗性を示す疾患に対して必要とされる (*JAMA* 2010; 303: 1617)

同種移植	
適応	**悪性腫瘍を選択**:慢性・急性白血病,Hodgkin・非Hodgkinリンパ腫,形質細胞疾患,骨髄増殖性疾患/骨髄異形成症候群(MDS)(*BBMT* 2006; 12: 1047) その他の疾患:再生不良性貧血やその他の骨髄不全状態,夜間発作性ヘモグロビン尿症,サラセミア,鎌状赤血球症,重症複合免疫不全症(SCID)
移植前評価	- **現病歴**:PS,治療歴,薬物アレルギー,感染症罹患歴,社会的援助 - **身体所見**:口腔内・皮膚の感染源となりうる病巣,中枢神経系の検査,リンパ節と肝脾腫の評価 - **検査所見**:血算,肝機能・腎機能血清学を含んだ生化学検査 - **画像検査**:胸部X線もしくは胸部CT検査,心電図と**心機能検査**(超音波検査やMUGA),DLco(一酸化炭素拡散能)を含む**肺機能検査**。骨髄穿刺・生検や画像検査といった疾患特異的な病期再評価も必要
幹細胞ソース	- **骨髄**:全身麻酔下でドナーから採取する - **末梢血**:G-CSF投与後にドナーから採取する - **臍帯血**
ドナー	- ドナーは血縁か非血縁になる。非血縁の場合は,国立骨髄ドナープログラム/臍帯血登録からドナーを選定する(米国の場合)
HLA適合	3座位におけるドナーとレシピエントの組織型の一致。HLA遺伝子はClass IとClass IIに分類される。HLA不適合の数が増えると拒絶や**GVHD**のリスクが高まる - **Class I**:HLA-A,HLA-B,またはHLA-C - **Class II**:HLA-DR,またはHLA-DQB1。Class II遺伝子の不適合はGVHDのリスクを高める

■ 前処置治療法
移植に先立って行われる化学療法や放射線治療によってレシピエントの疾患が根絶され,移植前に免疫抑制状態になる(移植片拒絶のリスクを減らす)

- **骨髄破壊的前処置**:骨髄中の造血幹細胞を破壊することが期待される。その結果,長期間に及ぶ汎血球減少に至り,しばしば不可逆的であり,造血機能が造血幹細胞の輸注により回復しない限りたいていの場合致命的になる
- 例:TBI1回量≧5 Gy,もしくはPOによるブスルファン>8 mg/kg
- **骨髄非破壊的前処置**:血球減少は最小限であるが,リンパ球減少は強く出現する。同種造血幹細胞の投与が行われ,ドナー由来のT細胞が結果的にレシピエントの造血幹細胞を除去し,ドナーの造血幹細胞を生着させる (*JCO* 2005; 23: 1993)
- 例:フルダラビンとシクロホスファミド±抗胸腺細胞グロブリン,またはTBI≦2 Gy±プリンアナログ製剤

- **強度減弱前処置**：強度が中等度だと血球減少期が遷延し，その結果重篤な病的状態と死亡に至る
- 例：≦9mg/kgのブスルファンをPO，もしくは≦140mg/m^{2}のメルファラン投与

■ **生着**
- 造血幹細胞がレシピエントの骨髄に広がることで，(1) 血球数が正常化，(2) ドナー由来の免疫系が回復する
- **生着までの期間**は前処置レジメンによる．骨髄破壊的か骨髄非破壊的か，造血幹細胞の細胞ソースや特徴（臍帯血移植片だと生着までの時間が長くかかる）

■ **同種移植の合併症と転帰** *

合併症	特徴
臓器毒性	通常は前処置治療法と関連する：心毒性・肺毒性が最も一般的である
感染症	免疫抑制薬の長期使用（移植後最低6カ月は必要で，GVHDの治療が必要な場合は長くなる）や骨髄破壊後の好中球減少によって感染のリスクが上がる．生着の前には**抗ウイルス薬，抗真菌薬，抗菌薬**による予防が必要；獲得免疫の喪失により**再度のワクチン接種**が必要
SOS（類洞閉塞症候群）	肝細胞傷害と肝静脈洞の閉塞であり，ビリルビン値上昇，肝腫大，体液貯留が特徴である．抗凝固剤とdefibrotideによりSOSの重症度が下がる．またSOSを防ぐためにウルソジオールを内服する
粘膜炎	一般的に前処置治療の毒性に伴い生じる口腔内および食道粘膜の障害．疼痛コントロールを行い，IVF/完全静脈栄養にて治療する
GVHD	ドナー由来のTリンパ球がレシピエントのMHCに発現している抗原に反応し，正常な皮膚，筋肉や骨，消化管，肝細胞を攻撃する．**急性GVHD**は通常移植後3カ月以内に起こり，大量コルチコステロイドにて治療する．**慢性GVHD**は，GVHD治療もしくは予防のために使っていた免疫抑制薬の治療後に起こる． • コルチコステロイド：プレドニゾロン，ヒドロコルチゾン • **カルシニューリン阻害薬**：シクロスポリン，タクロリムス • **免疫抑制薬**：ミコフェノール酸 • **mTOR阻害薬**：シロリムス
口腔・皮膚腫瘍	移植後口腔内癌は非移植後口腔内癌と比較して病勢が強く，予後不良である
PTLD（移植後リンパ増殖性疾患）	**EBV感染後の**Bリンパ球のコントロール不能な増殖→カルシニューリン阻害薬がコントロール不能なB細胞の増殖を抑えることができる．移植拒絶反応の予防および治療として**抗T細胞抗体**（抗胸腺グロブリン〔ATG〕，抗リンパ球グロブリン〔ALG〕，ムロモナブCD3〔OKT3〕）でT細胞を除去すると，PTLDのリスクが上昇する．免疫抑制薬を減量および中止することで自然に消失することがある．また**抗ウイルス薬**や**リツキシマブ，ドナーリンパ球輸注（DLI）**で治療できる
移植片拒絶	移植片の細胞性免疫拒絶

＊：*Blood* 2009; 113: 3604

■ **予後**
- **再発**：頻繁に臨床所見および検査で経過を追うことに加えて，骨髄穿刺・生検を移植の1，3，6，12，18カ月後に行い，キメリズムと再発の有無を確認する
- **DLI**が混合キメリズムと再発に対して行われる
- 予後は，疾患の種類，病期，幹細胞ソース，HLA適合状況，前処置治療法によって変わる
- 同種幹細胞移植の予後はHCT-CIスコアによって評価する（*Blood* 2005; 106: 2912）

造血細胞の生物学

- **造血の定義**：血液細胞の形成
- **造血の部位**
  - 骨髄（BM）は成人の造血の主要部位である。主に骨盤骨，椎骨，肋骨，胸骨，頭蓋骨
  - 胎児期では，卵黄嚢➡肝臓➡脾臓➡骨髄
- **幹細胞ニッチ**
  - 骨髄において，**造血幹細胞（HSC）**は間質細胞（線維芽細胞，平滑筋細胞，内皮細胞，脂肪細胞，骨芽細胞，破骨細胞とマクロファージ）と細胞外基質による複合的な微小環境において成熟する
  - 骨髄におけるニッチと呼ばれる特有の環境の中で，HSCの自己増殖と分化が適切に行われている
- **骨髄の形態学**
  - 骨髄は造血組織と脂肪細胞が血管洞に囲まれるように形成されている
  - 成人では，**脂肪細胞と造血巣の比率は1：1**である
  - 薄い壁を有する洞様構造が血管内皮細胞に裏打ちされており，成熟した血液細胞は内皮の間を通り循環へ遊出する
- **造血細胞の発生段階**
  - **造血幹細胞**：2つの基本的な特徴をもつ：(1) 多能性（すべての成熟血球に分化する能力を有する），(2) 自己増殖能
  - 造血幹細胞は血液の構成要素すべてへ分化する－赤血球，顆粒球，単球，血小板，リンパ球
  - 造血幹細胞から**リンパ系共通前駆細胞（CLP）**と**骨髄系共通前駆細胞（CMP）**の2種類の多分化能性前駆細胞が産生される
  - CMPからは**コロニー形成細胞（CFU）**と呼ばれる前駆細胞が発生し，各成熟細胞へ分化する

図28-1

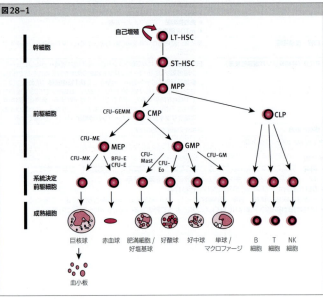

Cantor, A. B. et al. *ASH-SAP* 2010; 2010: 331-372

- CLP＝リンパ系共通前駆細胞，CFU＝コロニー形成細胞，CMP＝骨髄系共通前駆細胞，GMP＝顆粒球マクロファージ前駆細胞，LT-HSC＝長期再増殖造血幹細胞，MEP＝巨核球-赤芽球前駆細胞，MPP＝多分化能性前駆細胞，NK＝ナチュラルキラー細胞，ST-HSC＝短期再増殖造血幹細胞

■ 血球の分化と産生の調整
- 生理学的な必要性や成熟血液細胞の産生に応じ，さまざまな因子がBMにおける反応を調整している
- サイトカイン（IL-1, IL-2, IL-3, IL-5, IL-6, IL-7），ケモカイン
- 血液増殖因子：Epo，GM-CSF，G-CSF，Tpoなどが骨髄系前駆細胞に作用する

■ 骨髄検査
- **部位**：最適な部位は後腸骨棘である．代替となるのは前腸骨棘および胸骨である
- **骨髄穿刺**：検査針を骨皮質から骨髄まで穿刺する．シリンジを用いて髄液を吸引し，スライドグラスに塗抹標本を作製する．細胞遺伝学的検査（核型検査やFISH），フローサイトメトリー，分子遺伝学的検査（例：FLT-3やJAK-2の変異）のためにも検体は採取される．造血細胞の形態学的評価のために骨髄穿刺は施行する
- **骨髄生検**：より長い検査針（Jamshidiニードルなど）を用い，骨髄を円筒形に切り取る．骨髄生検は骨髄の構造，細胞充実性，鉄の蓄積や細胞の系統を評価するために行う
- **リスク**：出血，感染症

■ 骨髄穿刺，骨髄生検の解釈
- **細胞充実性**：100−患者年齢＝正常％
- **骨髄系／赤血球系比**：正常値1.2：1〜5：1➡生検もしくは穿刺により評価．＞5：1は生理学的にストレス状態（感染），＜1.2：1は貧血に対する赤芽球系の反応（溶血）
- **巨核球**：細胞数および形態を評価する．正常では大型で，多分葉・形状不整の核を有する
- **骨髄球系，赤芽球系の成熟**（後述）：芽球の増加や分化の停止は白血病を示唆する
- **異型性**：核，細胞質の空胞，核異型
  赤血球系の異形性：多核赤芽球前駆細胞，核-細胞質成熟乖離，環状鉄芽球
  白血球系の異形性：過分葉好中球，低分葉好中球（Pseudo-Pelger-Huet），無顆粒好中球，Auer小体，二形性顆粒（好塩基性と好酸性顆粒をもつ好酸球）
  巨核球の異形性：過分葉／低分葉巨核球，小型巨核球（サイズが小さい）
- **リンパ球，形質細胞**：正常ではT細胞がB細胞よりも上回るが，例えば単一のB細胞の増加はリンパ腫を示唆する．形質細胞は正常な成人では骨髄細胞中＜2％である．形質細胞性疾患では比率が上昇する
- **鉄貯蔵**：ヘモクロマトーシスで増加，鉄欠乏性貧血では低下
- **その他の細胞**：腫瘍の骨髄浸潤，線維化（骨髄癆）

■ 血球の成熟
- **赤血球の成熟**：核は徐々に小さくなりクロマチンは凝集する＆細胞質はRNAによる青色を徐々に失いピンク色のヘモグロビンと置き換わる
  成熟段階：前赤芽球，好塩基性赤芽球，多染性赤芽球，正染性赤芽球（正赤芽球），多染性赤血球（網赤血球），赤血球
- **白血球の成熟**：顆粒球は白血球の前駆体＆成熟型で，細胞質には好中性，好酸性もしくは好塩基性の顆粒をもつ
  成熟段階：骨髄芽球，前骨髄球，骨髄球，後骨髄球，桿状核球，成熟顆粒球（好塩基球，好中球，好酸球）

産生低下による貧血

■ 定義（*ASH-SAP* 2010; 1: 109）
赤血球数↓：ヘモグロビン＜13g/dL（男性），＜12g/dL（妊娠していない女性），＜11g/dL（妊娠中の女性），および**RI（網赤血球指数）＜2**もしくは貧血の程度に見合わない**網赤血球**の絶対数
小球性貧血（MCV＜80fL）；**正球性貧血**（MCV80〜100fL）；**大球性貧血**（MCV＞100fL）

メカニズム	例
必要因子の不足	鉄↓，葉酸↓，Cu↓，ビタミンB₁₂↓，ビタミンA↓，ビタミンB₆↓，ビタミンE↓；亜鉛↑（銅↓）
機能的な必要因子の不足	**慢性炎症による貧血**；薬物（巨赤芽球様の変化/大赤血球症）
鉄芽球性貧血	先天性：後天性（MDS，鉛毒性，薬物，銅↓）
異常ヘモグロビン症（無効造血）	αサラセミア；βサラセミア（異常ヘモグロビン症の章を参照）
内分泌異常	↓甲状腺ホルモン，↓アンドロゲン，↓コルチゾール；↑PTH
EPO欠乏/抵抗性	CKD, ESRD, EPO自己抗体，EPO/ESA抵抗性，↓↓↓蛋白
感染症→±赤芽球癆/再生不良性貧血	パルボウイルス，HIV, CMV, EBV, HHV-6, HBV, HCV, 敗血症
薬物→±赤芽球癆/再生不良性貧血	クロラムフェニコール，フェニトイン/抗てんかん薬，金塩（抗リウマチ薬），INH, リファンピシン，EPO, リンデーン（殺虫薬），SMX-TMP, 細胞傷害性化学療法薬，スルファサラジン
赤血球に対するIgG自己抗体→赤芽球癆	一過性赤芽球減少症
骨髄浸潤/骨髄癆性貧血	固形癌の骨髄浸潤，骨髄系/リンパ系腫瘍，MF, 血球貪食性リンパ組織球症，大理石骨病，Gaucher病
免疫による赤芽球癆/再生不良性貧血	特発性，胸腺腫，LPD, リウマチ関連/自己免疫疾患，ABO-不一致同種移植
原発性骨髄不全/異常	PNH, Diamond-Blackfan貧血，先天性角化異常症，Fanconi貧血，Shwachman-Diamond症候群，無巨核球性血小板減少症
毒物	アルコール，ベンジン
酵素病	遺伝性オロチン酸尿症，Lesch-Nyhan症候群

■ 鉄欠乏性貧血（*ASH-SAP* 2010; 1: 109）
世界的にも最も頻度の高い貧血．途上国↑．12歳〜49歳の米国女性の7%
先進国：閉経前の女性：月経による失血．成人男性：GIB．乳児期：摂取不足（牛乳/母乳↑↑〔鉄分のサプリメントなし〕）．小児期：摂取不足．途上国：GIB（寄生虫感染）
失血，瀉血↑，HD，ヘモグロビン尿を伴う血管内溶血
乳幼児期の急激な成長，**妊娠/授乳**（鉄需要↑），**摂取不足，吸収不良**（Celiac病，消化管バイパス，*H. pylori*，無酸症〔加齢により↑〕，胃/十二指腸浸潤や切除），**トランスフェリン機能異常**
- **症状と徴候**：一般的な貧血症状，異食症（多くはない），口内炎，舌炎，匙状爪，食道ウェブ：Plummer-Vinson症候群（まれ）
- **末梢血スメア**：正球性RBC（早期）もしくは小球性RBC（進行期）．低色素性，不同変形赤血球症，RDW↑，シガー/棒状赤血球，±反応性血小板増多（EPOのTPO受容体への交差反応↑）
通常検査：フェリチン↓↓（＜15μg/L確定的；＞100μg/L否定的），TIBCは正常上限〜↑．鉄飽和度↓↓（＜10%）．正常MCV（早期）→MCV↓〜↓↓（進行期）．RDW↑．**試験的検査**：ヘプシジン↓．血清トランスフェリン受容体↑．鉄の補充により貧血/鉄関連数値は改善する

治療：合併症がない/軽度の鉄欠乏：鉄剤内服．第一鉄塩は溶解度&吸収率↑だが，消化器症状↑．アスコルビン酸→吸収率↑．吸収率低下：制酸薬，過剰な食事，全粒穀物，タンニン，Caサプリメント．硫酸鉄1錠325mg中にFeは66mg含有

合併症がある鉄欠乏性貧血：非経口鉄剤投与は，真の吸収障害，胃十二指腸切除後，重篤な鉄欠乏状態，経口鉄剤不耐例，慢性出血の症例に行う

鉄-デキストラン：コスト↓↓。1回の投与で鉄の補充が可能。過敏症のリスク↑(11.3/1,000,000)→少量で試験投与を行う。スクロース鉄＆グルコン酸鉄：過敏症の頻度↓↓↓→試験投与不要。関節痛／筋肉痛。コスト↑↑

治療に対する反応：網赤血球は4〜7日、Hbは1〜2週間後に上昇する。貧血の改善には数週間以上を要する（治療は貯蔵鉄の回復まで継続する）。フェリチン〜貯蔵鉄

■ 慢性炎症による貧血（AOCI）(*NEJM* 2005; 352: 1011)

- 慢性炎症による産生低下による貧血（機能的な鉄の欠乏）：結合組織病，他の自己免疫疾患，慢性感染症，悪性疾患
- 外傷／術後，重症疾患でも起こりうる。院内で最も頻度の高い貧血
- 軽度／中等度の貧血（Hb<7g/dLは稀）。しばしばESR/CRP↑
- **病理**：サイトカイン上昇（TNFα，IL-1，IL-6，IFN）→赤血球成熟過程におけるEPOに対する反応性低下，貧血の程度に応じたEPOの相対的低下，赤血球寿命の中等度短縮

  鉄代謝の変化（*Blood* 2003; 102: 783）：IL-6上昇，→ヘプシジン上昇→消化管における鉄吸収低下／細網上皮からの放出低下→血漿鉄↓，鉄欠乏
- **診断**：正色素性。MCVは正常／↓。RDWは正常〜↑。Feは↓〜正常。↓〜正常下限 TIBCは↓〜正常下限。鉄飽和度は↓。フェリチンは正常〜↑↑。**試験的検査**：可溶性トランスフェリン受容体正常／ヘプシジン↑
- **治療**：鉄欠乏が存在するときには補充（フェリチンが低値のとき）。多くの軽症例は原疾患の治療を行う。重症例ではEPOの投与

■ 巨赤芽球性貧血（*ASH-SAP* 2010; 1: 109, *NEJM* 2013; 368: 149）

DNA合成障害：通常，他の血球以前に赤血球系細胞に影響が認められる

血液スメア：MCV↑が初期の徴候。過分葉PMN（≥5%，5分葉＋一部は≥6分葉）。大楕円赤血球。Cabot環。Howell-Jolly小体。前巨赤芽球。MCV↑↑だが小球性貧血合併下では↑〜正常を示す

骨髄：M：E比低下。±RS上昇。**他の検査**：LDH↑，間接ビリルビン↑，尿酸↑

- **葉酸欠乏**：十二指腸／近位空腸における吸収。神経障害と関連しない

  病因：摂取量↓，吸収↓，消費↑（慢性的な溶血），薬物性
  リスク↑：アルコール依存症，高齢，葉酸サプリメント未使用のTPN，十二指腸あるいは空腸切除／浸潤病変，Celiac病，慢性溶血
  診断：↓血清葉酸±RBC葉酸（より葉酸欠乏を反映するがB₁₂欠乏でも↓），ホモシステイン↑，メチルマロン酸（MMA）正常。B₁₂↓では葉酸欠乏同様の所見あり
  治療：B₁₂↓を除外。葉酸：葉酸内服↑（1〜5mg／日）。予防投与：出産前／妊娠中

- **B₁₂欠乏**：食物中のB₁₂は回腸末端で複数の過程を経て吸収される

  摂取↓（動物性食品非摂取／菜食主義）。**HCL低下**（高齢，PPI，萎縮性胃炎）。**膵プロテアーゼ↓**。**結合型B₁₂＆内因子↓**（細菌増殖，裂頭条虫属，悪性貧血，胃切除）。**薬物による吸収↓**（コレスチラミン，コルヒチン，メトホルミン）。**回腸切除／機能障害**（Celiac病，NHL，Crohn病など）

  神経学的症状を伴う：振動覚↓，痙性麻痺，精神障害／認知症
  貯蔵B₁₂が欠乏するまでには葉酸よりも長期を要する：およそ数年
  診断：**無症状のB₁₂欠乏**（高齢者で↑）：B₁₂正常下減，ホモシステイン↑，MMA↑
  症候性B₁₂欠乏：B₁₂↓，ホモシステイン↑↑，MMA↑↑
  治療：葉酸の補充は貧血を改善するが，神経症状は改善しない。B₁₂ 1mg／日 IM×14日→貧血改善まで1mg／週→1mg／月。B₁₂内服が奏効する症例もある。内服が奏効しない場合は速やかに非POに変更する

- **その他の巨赤芽球性貧血**：ピリミジンアナログ（5-FU），プリンアナログ（AZA），DNA合成阻害薬（シタラビン），葉酸拮抗薬（MTX），RNA還元阻害薬（ヒドロキシカルバミド），PPI，NO，抗てんかん薬，ジドブジン

- **形態的にも同様な変化を伴う大球性貧血**：骨髄異形成症候群，赤白血病，Lesch-Nyhan症候群，遺伝性オロチン酸尿症

■ その他の必要因子の欠乏症（表参照）

飢餓／拒食症↑：正色素性正球性貧血→BM壊死

Cu↓：栄養不良児／成人±TPN。肥満外科手術後／胃切除後。Zn摂取上昇→Cu吸収低下→**可逆性**骨髄異形成症候群／鉄芽球性貧血

■ 内分泌疾患

通例：多くは軽度の貧血で無症状

- **甲状腺機能低下**：悪性貧血を伴う（B_{12} 低下を確認）。MCVは正常〜↑。T3↓，T4↓，rT3↓→EPO刺激性赤血球群形成↓
- **アンドロゲン↓**：Hb低下1〜2g/dL。アンドロゲン→EPO産生/反応性↑
- **コルチゾール↓**：RBC数↓，しばしば血漿量↓にマスクされる
- **PTH↑**：潜在的なPTHの骨髄毒性＆骨再形成/骨髄硬化症と関連

■ EPO欠乏

- CRI/ESRD→腎皮質尿細管毛細血管内皮細胞↓&尿毒症↑↑→EPO↓
- CKDによる貧血は他に合併症がなければ正常MCV/正染性
- CKD↑↑では**棘状赤血球**。骨髄は正形成性（低形成性：長期の二次性PTH↑→線維性骨炎）。**治療**：Fe飽和度/フェリチン＆貯蔵鉄の回復をフォロー。ESAによる治療：目標Hb値は近年変更された。QOLの上昇と，致死率/CV/血栓症リスク上昇とのバランスをとる→特に固形癌合併の場合。TREAT（*NEJM* 2009; 361: 2019），CHOIR（*NEJM* 2006; 355: 2085），EPO-CAN-20（*J Clin Oncol* 2007; 25: 1027）
- **EPO抵抗性**：約25%のHD患者で何らかのEPO抵抗性。炎症↑と関連（IL-6↑）

■ 発作性夜間ヘモグロビン尿症（PNH）

クローン性のHSC異常＋Coombs陰性血管内溶血＆血栓症リスク↑→汎血球減少→再生不良性貧血。血球は活性化された補体に対する感受性が高い。診断：フローサイトメトリーにおいてCD55（DAF）↓ & CD59（MIRL）↓。体細胞性の*pig*-A変異。治療：エクリズマブ（抗C5モノクローナル抗体）→後期補体活性化反応阻害

溶血性貧血

■ 総論 (ASH-SAP 2010; 1: 133)
- **定義**：RBC破壊の亢進 ➡ **RBC生存期間↓**（正常では約120日）
  RBC機能不全：**内因性** vs. **外因性**。**血管内** vs. **血管外**（ほとんどの溶血では両者の中間の所見を示す）
  網内系でのマクロファージによる食食に続発する血管外溶出，脾臓 ≫ 肝臓
  先天性 vs. **後天性**。**代償性** vs. **非代償性**
- **症状**：一般的な貧血の症状：$CaO_2 \downarrow DO_2 \downarrow$ ➡ 疲労，労作性呼吸困難，**CP**，**CNS**症状
- **徴候**：血色不良，黄疸，Hb↓（非代償性），間接ビリルビン↑，LDH↑，網赤血球↑（RI>2，骨髄の正常な反応下では絶対数↑），ハプトグロビン↓，ウロビリノーゲン↑
  血管外—脾腫，色素性胆石症
  血管内—LDH↑↑，ハプトグロビン↓↓，間接ビリルビン↑↑，血漿Hb↑➡NO↓（遊離Hbによる捕捉）➡食道攣縮&血管収縮➡難治性潰瘍（特に下肢），ヘモグロビン尿↑，ヘモシデリン尿↑

溶血性貧血	部位	病因	発症
サラセミア（α，β）	内因性	量的異常ヘモグロビン症	遺伝性
鎌状赤血球症（Hb SS, SB⁰, SB⁺, SC）	内因性	質的異常ヘモグロビン症（HbS）±量的異常ヘモグロビン症（βサラセミア）	遺伝性
Hb E, C, D	内因性	質的異常ヘモグロビン症	遺伝性
Hb H	内因性	量的異常ヘモグロビン症	遺伝性 / 後天性
不安定ヘモグロビン血症	内因性	質的異常ヘモグロビン症	遺伝性
メトヘモグロビン血症	内因性	質的異常ヘモグロビン症	遺伝性 / 後天性
HS, HE, HPP, Rh欠乏（Null）	内因性	膜異常	遺伝性
有棘赤血球増加症，口唇状赤血球症	内因性	膜異常	遺伝性 / 後天性
PK / その他の糖分解酵素↓	内因性	酵素異常	遺伝性 / 後天性
G6PD / その他のHMP短絡酵素↓	内因性	HMP短絡酵素異常	遺伝性
AIHA，薬物性	外因性	免疫因性	後天性
発作性夜間ヘモグロビン尿症	内因性	膜異常	後天性
微小血管症性溶血性貧血	外因性	細血管傷害	遺伝性 / 後天性
大血管性 / 人工物	外因性	大血管傷害	後天性
毒物：鉛，銅，薬物，クモ毒 / ヘビ毒	外因性	毒物による影響	後天性
マラリア，バベシア症	外因性	細胞内感染	後天性
クロストリジウム，グラム陰性桿菌，グラム陽性球菌	外因性	毒素による影響	後天性
マイコプラズマ，EBV，CMV，HSV	外因性	免疫因性；冷式AIHA	後天性
脾機能亢進	外因性	捕捉 / 網内系	後天性

■ 生殖細胞系列の異常ヘモグロビン症（Hbopathy）：異常ヘモグロビン症の章を参照
MDS関連後天性αサラセミア：α遺伝子クラスターのクローナルな欠失 / 体細胞性の不活性化変異：**ATRX**（Blood 2005; 105: 443）➡ B₄（**Hb H**）は Hb H のおよそ 5〜40%。表現型の相違

■ G6PD欠損 (ASH-SAP 2010; 1: 133, Lancet 2008; 371: 64)
G6PD：X染色体上の遺伝子。>300以上のバリアント ➡ 男性でG6PD↓。X染色体不活性化パターンは女性における表現型のバリアントを決定する
最も頻度の高い酵素異常。HMP経路の最初の酵素：G6PD↓ ➡ NADPH↓ ➡ 還元グルタチオン再生↓ ➡ RBC/Hb酸化ストレス感受性↑ ➡ 血管外+血管内溶血↑↑，酸化体↑↑+G6PD↓↓。DAT−。スメア：偏奇性赤血球，半月状赤血球，Heinz小体
酸化誘発：DKA，肝障害，薬物，感染症，ナフタレン，ソラマメ中毒症

多型現象（Class I～V）。**G6PDレベルのバリアント**：ほぼ正常➡ ↓↓↓↓。**G6PD B=正常**
- **G6PD A⁻**：アフリカ系米国人の男性の10～15%。酵素の安定性低下➡**古い赤血球**における機能低下。網赤血球正常。網赤血球↑↑では活性酸化物持続
- **G6PD 地中海性貧血**：Bバリアント。**網赤血球/成熟赤血球**両者が影響を受ける➡重症度↑↑↑。酸化剤/酸化過程は避ける
- **その他のバリアント**：G6PD活性↓+著しい不安定性/産生↓➡**成熟赤血球&網赤血球に影響。重症度↑↑。アジア、地中海地域に認められる**
  偽陰性：急性溶血では網赤血球補正↑↑のため、G6PD酵素レベルは偽陰性。酸化剤の投薬前や、急性後溶血の既往ではスクリーニング
  制限酵素分析/電気泳動パターンにより**バリアント**が決まる

■ **その他の赤血球にかかわる酵素異常**（*ASH-SAP* 2010; 1: 133）

その他のHMP経路：**まれ**ーホスホグルコン酸デヒドロゲナーゼ・グルタチオンレダクターゼ

解糖系：解糖系異常を伴う溶血性貧血の>80%でPK↓。北欧&東欧↑。浸透圧脆弱性試験/MCV正常。量的赤血球酵素分析により診断
  治療は重症度に応じて。葉酸補充、脾摘を検討

Wilson病➡**銅によるヘキソキナーゼ阻害↑↑**➡後天性ヘキソキナーゼ欠乏

ヌクレオチド代謝異常：ピリミジン-5′-NT↓（鉛毒）&ADA↓

■ **赤血球膜異常**（*Br J Haematol* 1999; 104: 2）

膜蛋白異常によりさまざまな臨床像を呈する：↓もしくは機能障害➡赤血球の形態異常/変形能の異常➡血管外溶血、脾腫/胆石症
- **遺伝性球状赤血球症（HS）**は北欧で↑：約1/2,000。さまざまな浸透度。75%は常染色体優性遺伝。**病因**：30～45%アンキリン&スペクトリン↓、30%スペクトリン↓、20% band3の変異、Protein4.2 ↓
  異常蛋白/膜の不安定性=二重膜↓/表面積↓➡球状赤血球
  症状の範囲：無症状/症状のある重症型。再生不良性/巨赤芽球性/高度の溶血症状
  診断：球状赤血球、DAT-、MCHC↑、**浸透圧脆弱性試験+**、EMA結合試験
  治療：溶血↑では葉酸を考慮。重症度↑↑の際は最終的治療手段として脾摘
- **遺伝性楕円赤血球症（HE）**と**遺伝性熱変性赤血球症（HPP）**：
  スペクトリン二量体化/スペクトリンとProtein4.1の相互反応の欠損➡細胞骨格の脆弱性➡せり応力による変形➡膜の正常性↓
- **有棘赤血球症**：肝疾患➡RBC膜の非エステル化コレステロール➡形態異常➡脾でのリモデリング。Zieve症候群
  無βリポ蛋白血症：RBC膜の脂質構造異常
  McLeod症候群：Kx蛋白欠損（X連鎖）➡RBCのKell抗原↓
- **口唇状赤血球症**：遺伝性：赤血球の陽イオン透過性異常。後天性：CA、アルコール依存症、肝胆系疾患。脾摘後血栓症！
- **Rh欠損/Null**：無もしくは↓↓↓ Rh（RhCE、RhD、Rh50）。常染色体劣性遺伝➡Δ陽イオンエクスポーター/RBC脱水➡球状赤血球/口唇状赤血球

■ **自己免疫性溶血性貧血（AIHA）**（*Blood* 2010; 116: 1831, *ASH-SAP* 2010; 1: 133）

自己抗体はRBC結合に適した温度により分類される。特発性 vs. 二次性
- **温式AIHA**：成人のAIHAの80～90%。**IgG**がRBCに結合する至適温度は37度。±補体結合。凝集反応なし。IgGが結合したRBC➡**脾臓にてFc受容体をもつマクロファージにより食食。二次性温式**：HL、NHL、結合組織病（SLE）、固形癌（卵巣）、慢性炎症、（UC）&薬物（αメチルドパ）
  治療：**特発性**：第1選択はステロイド。第2選択は脾摘/リツキシマブ。第3選択はシクロホスファミド、AZA、MMF、CsA、ダナゾール、アレムツズマブ。免疫グロブリン投与の効果↓↓。**二次性**：**SLE**：第1選択はステロイド。第2選択はリツキシマブ。脾摘の効果↓↓。**CLL**：ステロイド、R-CVP、R-CD、chlorambucil、リツキシマブ、CsA、脾摘、アレムツズマブ。**NHL**：原病治療。脾MZLに対し脾摘。**薬物性**：投薬中止、ステロイド
- **寒冷自己抗体**：ほとんどは**IgM**。RBC結合の至適温度は<37度。凝集反応あり
  RBCの破壊は補体C3b結合により仲介➡脾臓のマクロファージおよび肝臓のKupffer細胞により食食される。+終末補体による血管内溶血
  寒冷凝集素症：B細胞性LPDに合併（炭水化物IもしくはI抗体に対するモノクローナルIgM）。二次性冷式AIHA（IgM）に合併する寒冷凝集素：マイコプラズマ&EBV
  寒冷（溶血素）AIHA：特発性：**発作性寒冷ヘモグロビン尿症**（IgG）。二次性：**Donath-Landsteiner溶血性貧血**（1/3小児AIHA；ウイルス感染、抗P-system IgG）。**先天性/三次性梅毒**寒冷AIHA（IgG）
  治療：寒冷刺激の回避；リツキシマブ。ステロイドや免疫グロブリン投与は効果なし。血漿交換によるIgM急速化↓。LPDの治療。Donath-Landsteiner：通常は自然軽快。**?**エクリズマブ、**?**ボルテゾミブ
- **混合性AIHA**：IgM+IgG（重症度↑）またはIgA+IgG。特発性もしくは結合組織病（特にSLE）に伴う二次性
  診断：多くはDAT+。必ずしもCooms反応レベル≠溶血反応レベル。ELISA感度↑

DAT:**IgG**:温式AIHA,ハプテン介在/薬物吸着もしくは真の自己抗体。**C3d**:温式AIHAでは IgG結合↓,寒冷凝集素,発作性寒冷ヘモグロビン尿症または三成分/免疫複合体。**IgG+ C3d**:温式AIHAもしくは真の自己抗体

Xfusionは複合的な病態 ➔ 自己抗体が同種抗体をマスク(潜在的に重篤)➔ 血液銀行で相互性のあるユニットの検索を行う。妊娠/流産/Xfusionの病歴を確認

■ 薬物関連溶血性貧血(ASH-SAP 2010; 1: 133)

真の自己抗体産生:いくつかの薬物(αメチルドパ)➔ IgG自己抗体産生 ➔ 薬物の存在なしに溶血反応。**ハプテン介在/薬物吸着**:薬物がRBC膜蛋白に結合(PCN)➔ IgGは,薬物に結合したRBCが存在する場合薬物エピトープに反応 ➔ 溶血。**三成分/免疫複合体**:薬物/代謝産物+RBC膜蛋白の複合体に対するIgG/IgM抗体 ➔ 溶血

■ PNHは「産生低下による貧血」の章を参照

■ 外傷性溶血:MAHAと大血管性溶血(macrovascular hemolysis)

MAHA:HUS,TTP,DIC,HELLP,AFLP,Kasabach-Merritt症候群,足の打撲

典型的HUS(*NEJM* 2009; 361: 1676):MAHA,血小板↓&ARF。↑↑小児<5歳&前駆症状に下痢がある場合。*E. coli* O157: H7もしくは他の菌による志賀毒素。非典型的だがその他の感染症(肺炎球菌)。治療:支持療法

非典型的HUS:MAHA,血小板↓&ARF。HUSの10%。下痢の合併はない。補体副経路活性↑。予後不良。治療:血漿交換検討,免疫抑制療法,エクリズマブ(抗C5モノクローナル抗体)

TTP(*Blood* 2010; 116: 4060):五徴—発熱,MAHA,血小板↓,ARF,神経症状。MAHAと血小板↓を認めた場合疑う。遺伝性vs.後天性&特発性(自己抗体によるクリアランス/抑制を↑)vs.二次性ADAMTS13↓。すべてのTTPがADAMTS13↓に関連しているわけではない。二次性の原因:薬物(キニーネ,カルシニューリン阻害薬,チエノピリジン,GEM,MMC),SLE,HIV,HSCT後,播種性悪性疾患。緊急血漿交換:OS 10% ➔ >80%。補助治療:ステロイド,リツキシマブ,免疫抑制薬

大血管性溶血:弁置換,人工血管,動脈瘤,IABP,悪性高血圧,強皮症腎クリーゼ

異常ヘモグロビン症

■ 生理学
- Hb＝2本のグロビン鎖の2つのペアから構成。例：正常成人で多いHbA＝$\alpha 2\beta 2$；HbA2＝$\alpha 2\delta 2$；HbF＝$\alpha 2\gamma 2$
- グロビンの変異→$\alpha \neq \beta$もしくは形態変化→RBC変化→発症；マラリアに対する耐性（Nature 1986; 321: 744）
- 命名法：α°もしくはβ°＝重度の変異；α^+もしくはβ^+＝軽度の変異
- 診断：末梢血塗抹，Hb電気泳動（最近の輸血がない場合），遺伝学的検査

■ αサラセミア
- **遺伝学**：16番染色体の2座位；$\alpha\alpha/\alpha\alpha$＝正常。変異：$\alpha-/\alpha-$＝トランス，$\alpha\alpha/--$＝シス
- **疫学**：南・東南アジア（シス欠失），サハラ以南のアフリカ地域（トランス欠失），地中海地域，中東。米国においては移民で頻度が高い
- **αサラセミア（0）**，ホモ接合性＝$-/-$＝Hb Barts（$\gamma 4$四量体）→**胎児水腫**，子宮外では生存不可。アジアではシス欠失↑のため頻度↑
- **αサラセミアMajor**＝$\alpha-/--$→HbH病＝HbF欠損のため**新生児黄疸**，HSM，溶血性貧血，慢性下肢潰瘍
- **αサラセミアTrait**＝$\alpha-/\alpha-$または$\alpha\alpha/--$→軽度の小球性貧血，MCH低下
- **αサラセミアMinima**＝$\alpha\alpha/\alpha-$→無症候性キャリア，血液学的な所見なし

■ βサラセミア
- **遺伝学**：11番染色体の1座位；β/β＝正常。常染色体劣性遺伝
- **疫学**：地中海地域で最も高頻度，北アフリカ，中東，西アジア
- **βサラセミアMajor**，β°/β°＝**クーリー貧血**。HbF↓後>6カ月の黄疸，無効造血→**重篤な骨形成異常**，発育不全；血管外溶血→HSM，胆石。**輸血依存**＝同種抗体＆鉄過剰。エルシニア属への感受性，パルボウイルスB19→骨髄無形成発作。慢性低酸素→肺高血圧症，心毒性
- **βサラセミアMinor/Trait**，例：β/β°もしくはβ°/β^+＝重度の低色素を伴う軽度の貧血＆小球性貧血。MCV/RBC比<13。**RDW正常**（鉄欠乏性貧血との相違）。典型例では重篤な症状は認められない
- **βサラセミアIntermedia**，例：β^+/β^+＝さまざまな程度の貧血＆輸血依存，発育，HSM
- **治療**：脾摘，輸血，鉄キレート剤，葉酸補充。根治的治療は同種幹細胞移植のみ

■ ヘモグロビンC症
- **遺伝学**：βグロビン遺伝子：6番目のアミノ酸Glu→Lys。常染色体劣性遺伝
- **疫学**：アフリカ系米国人で↑（キャリア2%，ホモ接合体1：6,000）
- **診断**：ビリルビン上昇を伴う軽度の溶血性貧血；スメアは小球性，標的赤血球，HbC結晶の封入体を伴う赤血球

異常ヘモグロビン症における電気泳動のパターン					
	HbA ($\alpha 2\beta 2$) (%)	HbA2 ($\alpha 2\delta 2$) (%)	HbF ($\alpha 2\gamma 2$) (%)	HbH ($\beta 4$) (%)	Hb Barts ($\gamma 4$) (%)
正常	>95	2〜3	<1	0	0
αサラセミア（0）	0	0	0	<10	>90
αサラセミアMajor	60〜90	2〜3	0	5〜30	2〜5
αサラセミアTrait	95	3〜4	<1	0	0
βサラセミアMajor	0〜5	0〜5	>90	0	0
βサラセミアIntermedia	5〜90	0〜5	10〜90*	0	0
βサラセミアMinor	90〜95	3〜10	2〜3	0	0

＊：変異の重症度によりさまざま

■ 鎌状赤血球症
- **遺伝学**：βグロビン–6番目のアミノ酸：グルタミン→バリン=HbS。常染色体劣性遺伝。他の異常ヘモグロビン症と共遺伝の場合、通常はHbF↑（例、HbSC、HbS/β^+）では重症度↓
- **疫学**：アフリカ系米国人では1：400～600で有症状。キャリアは8%＝鎌状赤血球症形質を示す→無症候性

■ 血管閉塞性発作（VOC）
- **誘発因子**：感染症、外傷、その他のストレス
- **疼痛**—治療：酸素投与、IVF、鎮痛薬
- **急性胸部症候群**：主要な**死因**
  疼痛、頻呼吸、低酸素症、意識障害、発熱を伴う浸潤の所見により診断
  誘因：VOCの合併もしくは最近の既往、最近の発症、感染、脂肪塞栓
  治療：部分交換輸血もしくは輸血（HbS＜30%）、酸素投与、正常血液量、広域抗菌薬

■ 急性貧血
- **異常ヘモグロビン症の増悪**：溶血性貧血→LDH↑、間接ビリルビン↑、ハプトグロビン↓、網赤血球↑。DAT−。しばしばVOCを合併
- **遅発性溶血性輸血反応（DHTR）**：輸血後5～15日後に**同種免疫反応**により発症；最大50%はマイナー血液型抗原に対する抗体（Blood 2012; 120: 528）。診断：**DAT（＋）**、抗体検出。予防：最小限の輸血、広域の抗原一致の輸血（Rh、Kell、Duffy、Kidd、MNS）
- **急性溶血発作**：患者自身の赤血球に対するDHTRによる溶血↑↑。網赤血球↑（骨髄無形成発作と相違）
- **脾臓における赤血球捕捉**：特に若年症例に認める。重篤なHSM、致命的かつ急激なHb低下→ショック
- **骨髄無形成発作**：活動性の溶血があっても網赤血球＜1%；しばしば**パルボウイルスB19**が誘因となる

■ 後遺症、慢性的な合併症
- **循環器・呼吸器系**：心肥大、肺高血圧（主要な**死因**）
- **内分泌系**：性的発育の遅延、発育遅延、低身長
- **尿生殖器系**：持続勃起症→勃起障害；治療は海綿体吸引、フェニレフリン
- **造血器系**：貧血、慢性的な同種免疫＆鉄過剰→多臓器不全（特に肝臓、内分泌系、心臓）
- **肝胆道系**：色素性胆石；しばしば**胆嚢摘出術（CCY）**を要する
- **感染症**：機能的無脾症→莢膜を有する細菌感染リスク↑↑（S. pneum、H. flu、Neisseria；Salmonella、S. aureus骨髄炎）
- **筋骨格系**：乳児期の指炎（**ソーセージ指**）、大腿・上腕のAVN、骨髄炎
- **神経系**：CVAリスク↑↑；小児には経頭蓋ドプラ超音波法によるスクリーニング（NEJM 1992; 326: 605）；異常があれば↓HbS＜30%まで単純輸血（STOP NEJM 1998; 339: 5）、リスク＞90%の低下
  緊急治療：交換輸血；継続治療：単純輸血＆キレート化がヒドロキシカルバミドよりも優れる（SWiTCH Blood 2012; 119: 3925）
- **眼**：増殖性網膜症→網膜剥離、**HbSC**疾患のリスク↑↑
- **腎臓**：血尿、乳頭壊死、CKD、RTA、腎性尿崩症
- **皮膚**：慢性的な下腿潰瘍、創傷治癒遅延

■ 継続的な管理
- **予防接種**—CDC推奨：13価肺炎球菌ワクチン×1、肺炎球菌多糖体5年ごと×2（13価接種から＞8週おいて追加）、髄膜炎菌、インフルエンザ；HAV、HBV考慮、小児期施行なければH. flu
- **維持療法**：ヒドロキシカルバミドでHbF↑、VOCリスク↓（NEJM 1995; 332: 1317）；死亡率改善の可能性（JAMA 2003; 289: 1645）。葉酸補充でRBCターンオーバー↑；慢性的な鉄過剰に対する鉄キレート剤（例、デフェロキサミン、デフェラシロクス）
- **単純輸血**：HbA補充→HbS希釈。CVA、急性胸部症状、重篤な臓器障害がない限り最小限とし、Hb値を目標としない。可能であれば広域の抗原一致検体を使用することで同種免疫リスクを軽減
- **交換輸血**：ドナーのHbAを補充し、患者のHbSを排除する（目標＜30%）；アフェレーシス用カテーテル挿入、ICU管理をしばしば要する。CVA、重症の急性胸部症状、難治性持続勃起症、終末臓器不全を対象に施行
- **根治的治療**：骨髄非破壊的HLA合致血縁者間同種SCT（NEJM 2009; 361: 2309）

凝固亢進状態

■ 凝固亢進状態
- **定義**：先天性もしくは後天性異常→血栓症リスク↑；"血栓形成傾向"として知られる
- **後天的要因**：手術，悪性腫瘍（次ページ参照），非活動性，肥満，ホルモン異常（例，妊娠，経口避妊薬，HRT，タモキシフェン），自己免疫疾患（例，SLE，PNH），ネフローゼ症候群，薬物（例，レナリドミド）

■ 第V因子Leiden変異
- **疫学**：白人の5〜8％，北欧＞南欧。＜2％のアジア系，アフリカ系，ヒスパニック系
- **遺伝**：第V因子–506番アミノ酸アルギニン→グルタミン；常染色体優性遺伝
- **病態生理**：APCによる不活性化作用部位の変異→APC抵抗性→凝固↑，抗凝固↓
- **血栓症リスク**：**VTE** 一例：DVT/PEのリスクはヘテロ接合体で正常の7〜10倍 (*Lancet* 1993; 342: 1503)，ホモ接合体で＞80倍 (*Blood* 1995; 85: 1504)。難治性VTE (*NEJM* 1999; 341: 801) や動脈血栓症については不明
- **診断**：血漿検査によるAPC抵抗性＝疑い；PCRによる第V因子Leiden変異＝確定

■ プロトロンビンG20210A変異
- **疫学**：白人の2〜7％。アジア系，アフリカ系，ヒスパニック系ではまれ
- **遺伝学**：プロトロンビンの遺伝子；3' 非翻訳領域のグアニン→アデニンの点変異。常染色体優性遺伝
- **病態生理**：変異→mRNA半減期↑→プロトロンビンレベル30％↑
- **血栓症リスク**：**VTE**は正常のおよそ3倍 (*Blood* 1996; 88: 3698)；動脈血栓症リスク増加なし
- **診断**：PCRによる特異的変異の検出

■ プロテインC欠損症
- **疫学**：1：200〜1：500。人種や地理的な相違なし
- **遺伝学**：常染色体優性遺伝，まれにホモ接合体。複数の変異＝質的もしくは量的欠乏
- **病態生理**：プロテインC変異もしくは後天的欠損（肝不全，敗血症性ショック，ARDS）→APCによるFVa，FⅧaを分解↓→線溶系↓→血栓症↑
- **血栓症のリスク**：VTEのリスクは正常のおよそ10倍，動脈血栓のリスク上昇はない。**ワルファリンによる皮膚壊死**のリスク↑。ホモ接合体→新生児期の電撃性紫斑病，あるいは死産
- **診断**：血漿プロテインCレベル（活性，抗原量），典型的にはく55％；血栓症，血中ワルファリン濃度低下などによる

■ プロテインS欠損症
- **疫学**：非常にまれ；1：1,000〜1：3,000。人種や地域的な差はみられない
- **遺伝学**：常染色体優性遺伝，ごくまれにホモ接合体
- **病態生理**：プロテインS変異→APCによるⅤa，Ⅷaを分解↓→線溶系↓→血栓症↑
- **血栓症のリスク**：VTEリスクは正常のおよそ30倍。発症の年齢中央値は20歳代。動脈血栓のリスク増加はない。**ワルファリンによる皮膚壊死**，電撃性紫斑病，死産はプロテインC欠損症と同様
- **診断**：血漿プロテインS抗原＆活性レベル；ワルファリン投与によるプロテインの低下に注意

■ アンチトロンビン（ATもしくはATⅢ）欠損症
- **疫学**：まれ；1：2,000〜1：5,000。人種や地域的な差はみられない
- **遺伝学**：常染色体優性遺伝；複数の変異があり，浸透率も変化する
- **病態生理**：ATの変異もしくは後天的な欠損（肝不全，DIC，骨髄移植後のVOD）→凝固系酵素（トロンビン，Ⅹaなど）阻害活性↓；ヘパリン抵抗性
   - Type 1：抗原量，活性ともに低下；Type 2：抗原量正常，活性低下
- **血栓症リスク**：VTEリスクは正常のおよそ15〜20倍，**ヘパリン抵抗性**（AT製剤を投与）
- **診断**：血漿AT活性＆抗原量低下

■ メチレンテトラヒドロ葉酸レダクターゼ（MTHFR）多型
- **疫学**：集団の10％程度までがMTHFR遺伝子に多型をもつ
- **遺伝学**：最も頻度の高い多型はC677TとA1298Cである
- **病態生理**：遺伝子多型→MTHFR活性↓。ホモ接合体＆葉酸欠乏→ホモシステイン↑→血管内皮損傷
- **血栓症のリスク**：結論はでていない；ホモシステイン↑においてリスク↑

■ 抗リン脂質抗体症候群（APS）
- **定義**：**(＋) 抗リン脂質抗体**＆静脈あるいは動脈血栓症の**臨床症状**，その他の続発症を認める臨床病理学的症候群（表参照）。二次性APS＝自己免疫疾患との合併（特にSLE）；このような素因がない場合には原発性APS
- **疫学**：1～5％が抗体をもつが，有症例はずっと少ない。高齢者に多い
- **病態生理**：蛋白，リン脂質に対する自己抗体➡**静脈血栓，動脈血栓**のリスク↑；検査ではこれに矛盾したPTT延長。血栓準備状態を生じるメカニズムの詳細は未解明
- **臨床症状**：VTE（DVT/PE，動脈血栓，CVA），胎盤機能不全，習慣性流産；網状皮斑；弁膜症；**劇症型APS**＝1週間以内に3つ以上の臓器不全を伴う血管性微小血管障害＋抗体陽性；致死率およそ20％
- **診断**：疑わしい所見として，<40歳の血栓症，非典型的発症部位（PV，脳の静脈など），誘因がない，SLE合併；流産＆PTT↑（速攻性活性阻害薬）。検査：**抗原**：β2-GP1，ELISA法によるACL抗体。**活性**：LA（希釈Russell蛇毒時間，カオリン凝固時間）。FP：梅毒，ライム病，EBV，HIV，水痘，薬物

APS確定診断の基準		
臨床基準	**血栓症**：静脈，動脈，微小血管	病理学的検索で血管壁の炎症所見は認めない
	流産：妊娠10週未満3回以上，もしくは妊娠10週以降1回	染色体異常，胎児奇形，その他の要因を除く
	胎盤機能不全：早産<34週，子癇，子宮内胎児発育遅延	
検査基準	**βグリコプロテインⅠ**：IgG, IgM ACL LA	>12週あけて2回施行

J Thromb Haemost 2006; 4: 295

■ ヘパリン起因性血小板減少症・血栓症（HITT）
- **定義**：血栓症，血小板減少症もしくは皮膚壊死を認め，ELISA法によるHITT抗体（＋）の臨床病理学的症候群。セロトニン放出解析で確定
- **疫学**：術後患者に多い。UFH＞LMWH
- **病態生理**：血小板第4因子とヘパリン複合体に対する抗体➡血小板の活性化➡血栓症
- **臨床症状**：**静脈，動脈血栓**（四肢虚血，MI，副腎壊死）または**血小板減少**（＞30～50％は5～15日目に血小板低下）。100日以内のヘパリン投与歴のある場合には，**ヘパリン投与後**により急速な血小板減少もしくは**皮膚壊死**が起こることがある
- **診断**：臨床的な疑い➡ELISA法によるHIT抗体検査もしくはセロトニン放出解析（＋）
- **治療**：**ヘパリン製剤の中止**➡トロンビン阻害薬による**抗凝固療法開始**（lepirudin, bivalirudin, アルガトロバン）もしくはFⅩa阻害薬（フォンダパリヌクス），**血小板が正常化するまで継続**➡INR＞2を目標にワルファリン開始。24時間は併用

■ 悪性腫瘍に関連した血栓症
- **疫学**：患者1人につき年約1％（*PLoS Med* 2012; 9: e1001275）；最も高頻度なのは膵癌，脳腫瘍，肺癌；比較的高頻度であるのは化学療法，XRT，術後，転移
- **病態生理**：複数の素因による；炎症性サイトカイン↑，患者の可動性↓，粘稠度↑（例．Waldenströmマクログロブリン症，急性白血病）
- **治療**：**LMWHはワルファリンよりも難治性VTEの改善に優れている**（CLOT *NEJM* 2003; 349: 146）

■ 静脈血栓塞栓症（VTE）に対する治療
- 凝固亢進の病態の有無に応じて対応する
- 治療開始時UFH，LMWHもしくはフォンダパリヌクス➡経口維持療法＝ワルファリンもしくはリバーロキサバン（*NEJM* 2010; 363: 2499）。**妊婦**やプロテインC/S欠損症にワルファリンは投与しない；**悪性腫瘍**にはLMWHを推奨；**腎障害時**にはLMWH，フォンダパリヌクス，リバーロキサバンは投与しないもしくは用量調整が必要
- **治療期間**：規定はない；VTEの再発 vs. 出血のリスク／利益を考慮して判断。一般的には初発VTE＝6～12カ月；術後VTE：3カ月（*Chest* 2012; 141: e419s）

ポルフィリン症

■ 定義
- ヘム生合成経路にかかわる酵素異常による代謝異常であり，ポルフィリンおよびその前駆物質の蓄積が生じる
- 酵素遺伝子の遺伝的な変異によるものがほとんど
- ヘム生合成経路＆ポルフィリン症（*Lancet* 2010; 375: 924）

図28-2

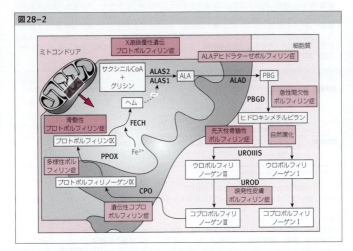

■ ヘム生合成の背景
- ヘムは全身あらゆる臓器で合成されているが，BM（1日量の＞80％）＆肝臓がヘム生合成の主要部位

■ 疫学
- まれな疾患。米国においては20,000人以下
- **最も多いポルフィリン症はPCT**だが，10,000人に1人

■ ポルフィリン症の分類
- 肝性か造血性かの相違は，代謝経路の中間物質の蓄積が肝臓で生じるか，骨髄で生じるかによる
- 初期症状によって急性ポルフィリン症と皮膚ポルフィリン症に分類される
  - 急性ポルフィリン症：
    - 内臓症状あるいは致命的な神経症状（*J Clin Neurosci* 2011; 18: 1147）
    - δALA前駆物質，ポルホビリノーゲンの上昇
    - AIP，δALA欠乏ポルフィリン症（ADP），HCP，VPでみられる
  - 皮膚ポルフィリン症：
    - 皮膚に蓄積したポルフィリンがUV-Aに曝露することにより活性化し，皮膚光線過敏症を引き起こす
    - 慢性的な水疱様皮膚病変
- 上記症状が複合的に生じることがある

■ 遺伝学
- 各ポルフィリン症はそれぞれ多くの異なる変異を有する
  - 特定の家系で病因となっている変異はしばしばその家系のみ，あるいは数家族でのみ認められる
- PCT, URODにおける肝酵素欠乏は後天性であることが多い
  - PCTの患者の約20%はこの酵素の変異のヘテロ接合体である
- ヘム合成経路の酵素は環境や代謝因子によっても影響を受ける

■ ポルフィリン症分類
- 8つの分類がある：
- **急性間欠性ポルフィリン症（AIP）**：常染色体優性，欠乏酵素はPBGD，遺伝子異常をもつ多くの人で無症状。しばしば思春期以降に発症（*J Clin Pathol* 2012; 65: 976）
- **δALA欠乏ポルフィリン症（ADP）**：常染色体劣性，きわめてまれ
- **遺伝性コプロポルフィリン症（HCP）**：常染色体優性，AIPと同様の肝性ポルフィリン症だが一部の患者で皮膚光線過敏症を呈する点が異なる
- **多様性ポルフィリン症（VP）**：常染色体優性，白人系南アフリカ人に多く認められる肝性ポルフィリン症
- **晩発性皮膚ポルフィリン症（PCT）**：肝性ポルフィリン症，UROD欠乏，基本的に後天性疾患，多くの患者は皮膚症状で発症
  - 散発性のPCTはC型肝炎と強く関連している（*Liver Int* 2012; 32: 880）
- **骨髄性プロトポルフィリン症（EPP）またはプロトポルフィリン症**：フェロキラターゼ遺伝子（FECH），δアミノレブリン酸シンターゼ2遺伝子（ALAS2）の変異。ALAS2遺伝子がX染色体上に存在するためX連鎖プロトポルフィリア（ALP）ともいわれる。幼児期に発症，皮膚光線過敏症が特徴
- **先天性骨髄性ポルフィリン症（CEP）**：常染色体劣性，きわめてまれ，皮膚光線過敏症を伴う
- **肝骨髄性ポルフィリン症（HEP）**：常染色体劣性，非常にまれなポルフィリン症，UROD欠乏，通常乳児期から皮膚水疱症がみられる

■ 診断
- 腹部症状があって他に疑わしい疾患がない症例においてポルフィリン症を考慮
- ポルフィリン前駆物質ALA＆PBGの測定，尿中ポルフィリン，血漿ポルフィリン，赤血球中ポルフィリン，便中ポルフィリン
- PBG上昇をきたす3つのポルフィリン症：AIP, HCP, VP
  - 遺伝子変異解析，赤血球中PBGD，尿中ポルフィリン，便中ポルフィリン，血漿ポルフィリンで鑑別

■ 治療
- 急性ポルフィリン症は緊急でヘミンおよびグルコース投与による治療を施行しなければ遷延性あるいは致死的となる
- 日光曝露の回避を推奨
  - CEP, EPPなどの皮膚光線過敏症を認める患者
  - VP, HCPなどの水疱症を認める患者
- PCTは鉄除去に速やかに反応する

出血傾向

■ 定義：
- 自然出血，過剰な出血，創傷後遅発性の出血
  - 局所的な病理的異常
  - 血管の統合的／機能的異常
  - 血小板の量的／機能的異常
  - 凝固因子の遺伝的もしくは後天的異常
  - 線溶系↑

■ 初期評価
- 出血の既往，家族歴，薬物歴＆身体所見を確認
- 初期検査：
  - PT
  - 活性化部分トロンボプラスチン時間（aPTT）
  - フィブリノーゲン
  - CBC

■ 血管の異常
- 血管の形成異常もしくは機能異常により出血，紫斑を呈する
- 遺伝性
  - 出血性毛細血管拡張症：（Osler-Weber-Rendu症候群），常染色体優性。血管の脆弱性と毛細血管拡張症により出血を繰り返す，特に消化管，口咽頭
  - Ehlers-Danlos症候群：コラーゲン合成異常により脆弱で弾性異常の血管となり，損傷を受けやすい状態となる。病型により常染色体優性，常染色体劣性いずれもみられる
- 後天性
  - アレルギー，感染症，腎不全，慢性的なグルココルチコイド曝露，ビタミンC欠乏（壊血病）

■ 血小板異常
- 量的異常（*NEJM* 2008; 359: 1261）：
  - ITP：血小板破壊↑（±小板産生阻害），特異的自己抗体産生による
  - 薬物関連血小板減少症：さまざまなメカニズム
  - その他：敗血症，肝硬変，再生不良性貧血，DIC
- 質的異常
  - 遺伝性
    - Glanzmann血小板無力症 — 血小板凝集不全（GPⅡb/Ⅲa欠乏）
    - Bernard-Soulier症候群 — 血小板付着不全（von-Willebrand受容体/GPⅠb/Ⅴ/Ⅸ欠乏）
    - 貯蔵プール病 — 血小板顆粒放出不全
  - 後天性：尿毒症，骨髄異形成症候群，薬物

■ 診断：
- CBC，末梢血スメア，凝固検査（PT，PTT），フィブリノーゲン，血小板機能，阻害因子とのミキシング検査。初期PT，PTTに応じた特定因子のレベル評価

■ 凝固因子欠損もしくは機能不全
- 遺伝性:
  - vWD:数種類の病型が存在し,ほとんどが常染色体優性遺伝。重症型/(Type Ⅲ,常染色体劣性)。vW因子の産生低下もしくは機能低下による損傷血管における血小板付着の低下＆失血↑(NEJM 2004; 351: 683)
  - 血友病A (FⅧ↓)＆B (FⅨ↓):X連鎖劣性遺伝。出血の持続,筋肉内出血。関節血症 (関節内出血) が最も多い症状。治療は血液製剤による因子の補充
  - 第Ⅺ因子欠乏:常染色体劣性遺伝。AJで頻度が高い
- 後天性:肝疾患 (NEJM 2011; 365: 147),ビタミンK欠乏,DIC,肝不全,凝固因子阻害薬投与,抗凝固薬

■ 凝固異常診断のアプローチ

異常	第Ⅴ因子	第Ⅶ因子	第Ⅷ因子	第Ⅹ因子
肝不全	↓	↓	正常または↑	↓
ビタミンK欠乏	正常	↓	正常	↓
DIC	↓	↓	↓	↓

■ 線溶系亢進
- 先天性もしくは後天性のプラスミノーゲンアクチベーター阻害活性の亢進による線溶系亢進。PCや急性前骨髄性白血病の症例で認められる

■ 臨床所見
- **一次止血 (血小板/血管) 異常**:典型的には粘膜出血。点状出血,月経過多,斑状出血,紫斑,容易に紫斑を形成する
- **二次止血 (凝固因子異常) 異常**:出血の持続。臓器,筋肉,頭蓋内,関節内出血

■ 治療
- **ITP**:急性:IVIg,グルココルチコイド。慢性:リツキシマブ,脾摘,Tpo受容体作動薬
- **血小板減少,薬物性**:薬物の中止。必要時は血小板輸血
- **腎不全**:EPOもしくはHb↑>10g/dLを目標に赤血球輸血。急性の場合デスモプレシン (DDAVP)
- **vWD**:軽度の出血や小手術の場合はDDAVP。重度の出血や大手術前にはHumate-P (濃縮凝固因子製剤にvW因子混合)。TypeⅡbのvWDではDDAVPにより血小板減少をきたすため禁忌である。TypeⅡbか否かについて投与前に鑑別する必要がある
- **血友病A,B**:濃縮凝固因子製剤
  - 第Ⅷ因子製剤:1単位/kg→2%↑。1日2回
  - 第Ⅸ因子製剤:1単位/kg→1%↑。1日1回
- **第Ⅺ因子欠乏**:血漿を投与。外科手術や重度の出血時は2〜3単位

血小板機能異常

■ 正常な血小板機能 — 止血
- **産生**：肝臓から分泌されるTpoにより調整されている；1日に1×10^{11}産生され，体内を7～10日間循環する
- **粘着**：血管内皮損傷→血小板活性化＆vWF＆GPⅠb-Ⅸを介し内皮へ粘着
- **凝集**：活性化したGPⅡb-ⅢaがvWF＆フィブリノーゲンと結合し塊を形成→ADP＆セロトニンが顆粒から分泌→さらなる血小板誘導
- **偽性血小板減少症**：血小板凝集により誤って血小板数のカウント↓；非EDTA管，クエン酸塩もしくはヘパリン含有採血管で採血
- **病因**：

■ 血小板減少（血小板数＜150,000/μL）

産生低下	末梢における破壊	その他
骨髄不全：再生不良性貧血, 薬物, アルコール, 放射線, 感染症後（例, HCV, EBV, パルボウイルス, 水痘, 流行性耳下腺炎, 風疹）, MDS, 白血病, 骨髄癌腫症, MF, 肉芽腫性疾患, ビタミンB$_{12}$↓, 葉酸↓ **先天性疾患**：Fanconi貧血, MYH9 -関連疾患	**免疫機序** 一次性：ITP 二次性：薬物（キニーネ, バンコマイシン, GPⅡb-Ⅲa阻害薬）, 感染症（HIV, HCV, EBV, *H. pylori*）, SLE, CD, APLA症候群, リンパ増殖性疾患, 輸血後紫斑病, IgA欠乏, 分類不能型免疫不全症, 自己免疫性リンパ増殖性症候群, 新生児同種免疫 **非免疫機序** MAHA（DIC, HUS, TTP）, 血管炎, 子癇前症, HELLP症候群, HD, 心バイパス術, IABP	**捕捉**：脾機能亢進 **感染症**：エールリッヒ症, バベシア症, RMSFなど **その他**：希釈, 低体温症, vWD Type 2B

■ ヘパリン起因性血小板減少症（HIT）
- **非免疫学的（TypeⅠ）**：一時的な血小板減少；血小板最低値＞100,000/μL，ヘパリン開始後およそ1～4日後に出現；ヘパリン投与を継続する場合には，直近3カ月以内にヘパリン投与歴があると急速な血小板減少をきたす免疫学的機序によるHITとの鑑別が重要
- **免疫学的（TypeⅡ）**：血小板最低値中央値50～60 K，ヘパリン開始後5～7日後に出現，3カ月以内のヘパリン投与歴がある場合にはより急速に血小板減少をきたす。ウシ＞ブタUFH＞LMWH。PF4/ヘパリン複合体に対する抗体→血小板減少＆血栓形成亢進状態，致死的＆四肢の壊死を伴う動脈血栓や静脈血栓
- **検査**：HIT抗体＋（PF4/ヘパリンELISA, 特異度約90％）；血小板機能的アッセイ（セロトニン放出）（特異度＞90％）
- **免疫学的機序のHITの治療**（*NEJM* 2006; 355: 809）：**すべてのヘパリン製剤を中止**；代替抗凝固療法（アルガトロバン）を血小板数が正常化するまで継続
  - 血小板数が正常化したのちには，アルガトロバンからCoumadin（経口抗凝固薬）に変更可能。INR＞4が目標
  - 治療期間＝DVTに準ずる
  - 血栓症が認められない場合には6週間（血栓症のリスクが高い期間）～3カ月（抗体が存在する期間）

免疫機序によるHIT疑いの4T's臨床スコアリングシステム				
ポイント	血小板減少	血小板減少の発症時期	血栓症	他の原因
2	>50%↓&最低値≥20 K	ヘパリン投与後5~10日(30日以内のヘパリン投与歴がある場合には1日)	新たな血栓症,皮膚壊死,IVB後の急性反応	なし
1	30~50%↓もしくは最低値10~19 K	ヘパリン投与後5~10日後の不明確な発症,または10日以上,または1日以内の発症(ヘパリン投与歴がある場合)	再発,進行性,もしくは疑い;壊死には至っていない皮膚病変	疑い
0	>30%↓もしくは最低値<10 K	ヘパリン投与後<4日の発症(ヘパリン投与歴なし)	なし	明らかにあり
スコア:低(0~3);中間(4~5);高(6~8)				

(*J Thromb Haemost* 2006; 4: 759)

■ 免疫機序による血小板減少症(ITP)

- **特発性**の免疫機序による血小板の破壊;診断は除外診断による
- **徴候**:種々の程度の出血症状,無症状のこともある
- **診断**:二次性病因の鑑別(特にHIV);CBC:血小板のみ↓,末梢血スメアの巨大血小板;骨髄生検:ルーチンでは推奨されない;>60歳以上の成人症例ではMDSの鑑別のために実施,また治療抵抗例では推奨
- 無症候性&血小板数>30×10^9/Lでは**経過観察**を考慮;血小板数<20×10^9/Lや出血の場合は治療を要する
- **出血時の緊急対応**:血小板輸血+IVIg 1 g/kg/日×2~3日+メチルプレドニゾロン1 g/日×3日;±アミノカプロン酸(プラスミン活性化を阻害&血栓の安定化);難治例には緊急の脾摘を検討する

成人ITPの治療		
状況	治療	注意点
初発	**ステロイド**(prednisone 1 mg/kg/日 PO 6~8週間以上かけて漸減,もしくはデキサメタゾン40 mg PO×4日)	50~75%は反応する。長期の副作用あり。<20%奏効維持 マクロファージ上のFc受容体(FcR)↓ 抗血小板抗体産生↓
	抗Rh(D)Ig 50または75μg/kg/日 IV	Rh(D)+症例に対して 抗体が結合した赤血球がマクロファージFcRを上回る
	IVIg 1 g/kg/日IV×2~3日	**出血**を認める症例や**ステロイド抵抗性**の症例 マクロファージ上のFcR↓ 抗血小板抗体産生↓
慢性期	**脾摘**	血小板クリアランス↓ 約65%は長期奏効
	リツキシマブ(抗CD20抗体)	血小板クリアランス↓ デキサメタゾン併用
	ダナゾール,ビンクリスチン	血小板クリアランス↓
	AZA,シクロホスファミド	免疫抑制薬 抗血小板抗体産生↓
	ロミプロスチム,AKR-501,エルトロンボパグ	血小板産生促進

Pocket Medicine; Lippincott Williams & Wilkins © 2011より許諾を得て改変

■ 血栓性微小血管障害
- 血小板減少と赤血球破壊を引き起こす閉塞性循環障害,いわゆるMAHA
- **HUS**:腸管出血性大腸菌により惹起&通常小児では血便;志賀毒素が腎血管内皮&血小板に結合/活性化➡腎内の微小血栓症。**HUS三徴**:血小板減少＋MAHA＋腎障害
- **TTP**:ADAMTS13欠乏➡超高分子量vWF多量体が血小板と結合&血栓形成;多くは特発性/免疫機序もしくは薬物(キニーネ,チクロピジン,クロピドグレル,シクロスポリン,タクロリムス,MMC,GEM),妊娠,HSCT,HIV,自己免疫疾患,家族性
  TTP五徴:血小板減少＋MAHA±腎障害±発熱±精神的な変化;MAHA&血小板減少を認めた場合,他の所見を伴わなくともTTPの診断は可能である
- **診断**:血小板↓(通常＜20K)＋MAHA(**分裂赤血球**,LDH↑↑,間接ビリルビン↑,ハプトグロビン↓↓);Cooms試験−,PT/PTT&フィブリノーゲン正常;ADMSTS13欠乏
- **鑑別疾患**:DIC,血管炎/結合織障害,強皮症腎,APS,悪性高血圧,子癇前症/HELLP症候群,播種性悪性疾患
- **TTPの治療:緊急血漿交換**(1〜1.5血漿量),血小板数＞150K&LDH正常化&溶血症状改善まで連日施行(*NEJM* 1991; 325: 393);速やかな血漿交換が難しい場合にはFFPの輸注;抵抗性の場合にはグルココルチコイド投与
- **HUSの治療**:大腸菌関連の場合には支持療法,抗菌薬投与は避ける;非典型的なHUSでは血漿交換を考慮;2011年の欧州におけるHUS大流行の重症例ではエクリズマブ投与が報告(*NEJM* 2011; 364: 2561)

■ 重症患者における血小板減少
- さまざまな要因;ICU患者の約5%に生じる
- 血小板輸血による血栓リスクの増加(*J Crit Care* 2005; 20: 348)
- 出血,手術もしくは＜20Kでなければ血小板輸血を施行しない

■ 質的血小板異常

後天的血小板機能異常	
粘着障害	尿毒症,後天性vWD
肺凝集障害	薬物:チクロピジン,クロピドグレル,GPⅡb/Ⅲa拮抗薬,高用量のβラクタム系抗菌薬,SSRI,ハーブ 蛋白異常血症:骨髄腫,アミロイド
放出障害(顆粒障害)	MPD,急性白血病,肝疾患,心肺バイパス 薬物:ASA,NSAIDS,SSRI

遺伝性血小板機能異常		
血小板異常	遺伝様式	所見
粘着障害		
Bernard-Soulier症候群	常染色体劣性遺伝	GPⅠb-Ⅸ-Ⅴ複合体異常
DiGeorge症候群	22q11.2欠失	血小板↓&巨大血小板;複数の先天異常
凝集障害		
Glanzmann血小板無力症	常染色体劣性遺伝	GPⅡb/Ⅲaの質的または量的異常
放出障害(顆粒障害)		
Chediak-Higashi症候群	常染色体劣性遺伝	δ顆粒↓,免疫不全
Hermansky-Pudlak症候群	常染色体劣性遺伝	δ顆粒↓,眼皮膚白色症

■ von Willebrand病(vWD)

- 最も頻度の高い遺伝性出血性疾患(人口の1%);後天性のものもある
- vWFは血小板の粘着と血漿中での第Ⅷ因子輸送に重要
- **診断:vWF抗原↓**(Type2Nを除く);Type1, 2A, 2M, 3ではvWF活性↓(**リストセチンコファクターアッセイ**);Type2BではvWF活性↑;Type2NではvWF活性正常;**第Ⅷ因子↓**±PTT↑;±血小板↓;Type特定には**vWF多量体検査**が有用

vWD分類		
病型	遺伝	所見
Type1(症例の70%)	常染色体優性	vWFの量的欠損;vWF多量体↓
Type2 – vWFの質的異常		
Type2A(症例の15%)	常染色体優性または劣性	切断酵素(ADAMTS13)機能異常による大型多量体↓ または集合&輸送の異常
Type2B(症例の5%)	常染色体優性	高分子量多量体のGPⅠb結合↑→循環大型多量体↓
Type2M(まれ)	常染色体優性または劣性	GPⅠbのvWF結合↓→すべてのvWF多量体の一様な↓
Type2N(まれ)	常染色体劣性	第Ⅷ因子の結合異常, vWF多量体&活性は正常
Type3(まれ)	常染色体劣性	vWF↓↓↓または検出感度以下→重篤な出血
後天的:自己免疫, 悪性疾患, 薬物, 甲状腺機能低下;複数の機序(抗vWF抗体, 合成↓, クリアランス↑)		

- 治療:
  デスモプレシン(DDAVP):点鼻またはⅣ;Type1に有効, Type2では効果不定, Type3には無効;処方前に試験投与が望ましい
  vWF濃縮製剤:術前&術後に投与;投与間隔と量は,出血/欠損の重症度&術式による
  抗線溶薬(アミノカプロン酸):粘膜出血を認める場合に補助的治療として有用
  緊急対応:クリオプレシピテート(クリオ製剤), 第Ⅷ因子濃縮製剤

輸血

輸血製剤

種類	適応	
赤血球製剤	貧血有症状時の赤血球数↑	1単位のRBCでHgb約1g/dL↑．Hgb目標値：血行動態が安定している患者では7g/dL．血行動態が不安定な患者では10g/dL（*Ann Intern Med* 2012; 157: 49, *NEJM* 1999; 340: 409, *NEJM* 2013; 368: 11-21）
血小板製剤	血小板減少時または血小板機能異常による出血	血小板数目標値：出血症状のない患者では>10,000/μL．出血症状のある患者もしくは周術期患者では>50,000/μL 1単位の輸血で血小板数↑30〜60,000/μL 禁忌：TTP/HUS，HIT，HELLP，血行動態に影響する出血のないITP（*Lancet* 1991; 338: 1223, *NEJM* 2010; 362: 600, *Transfus Med Rev* 2004; 18: 153）
新鮮凍結血漿	出血によるあるいは周術期の凝固因子欠損，または凝固異常	すべての凝固因子を含む 遺伝性凝固因子欠損症，消耗性の凝固異常症，肝障害による二次性凝固異常やワルファリンによる抗凝固状態の治療などに用いる（*Transfusion* 2006; 46: 1279, *Transfusion Therapy: Clinical Principles & Practice* 3rd ed. 2011: 1-35）
クリオ製剤	出血を伴うあるいは侵襲性の高い手術前の凝固異常または凝固因子欠損	フィブリノーゲン，vWF，第Ⅷ＆ⅩⅢ因子を含む 低フィブリノーゲン血症に主に用いられ（フィブリノーゲン<100），血小板機能異常症，第Ⅷ因子やⅩⅢ因子欠乏にも用いられる
免疫グロブリン製剤	低または無γグロブリン血症，自己免疫疾患，予防	主にIgG，わずかだがIgA，IgMを含む．半減期18〜32日 禁忌：IgA欠損症
アルブミン製剤	血管内ボリューム維持	主にアルブミンを含むがα＆βグロブリンも含有する

輸血製剤の調製

方法	適応
アフェレーシス	1種類もしくはそれ以上の血液成分を選択的に分離除去する
白血球除去	<$5×10^6$の白血球を含有する：白血球はHLA同種免疫反応，発熱を引き起こし，またCMV感染を誘発する 造血幹細胞移植予定者や輸血依存状態の患者が適応になる
放射線照射製剤	ドナーのT細胞増殖＆輸血関連GVHDを予防する 著しい免疫抑制状態の患者（例，血液悪性疾患，先天性免疫不全症，HSCT）において第1の適応となる
CMV-陰性製剤	CMV陰性ドナーによる血液製剤．HSCT予定のCMV陰性患者，先天性免疫不全症，CMV陰性HIV患者で適応

(*AABB Tech. Manual* 17th ed. 2011)

■ABO適合
- **血液型＆スクリーニング**：ABO式およびRh式血液型＆臨床的に重要な同種抗体のチェック
- **血液型＆交差試験**：患者と血液製剤の適合性について最終確認
- **血小板抗体の管理**：血小板抗原に対する同種抗体（抗HLA抗体＆抗血小板抗体）が形成されると，血小板輸血に対して不応性になる
  - 診断：輸血後15分〜1時間で血小板が増加しない×2
  - 治療：HLA適合もしくは交差試験が適合した製剤を輸血

■輸血後反応
- **急性溶血反応**：RBC抗原不適合により発症；発熱，低血圧，AKI，側腹部痛，ヘモグロビン尿
- **遅発性溶血反応**：同定困難な同種抗体によるもので，輸血後5〜7日後に発症；特別な治療を要しない
- **発熱**：ドナーの白血球に対する抗体や，保存中に発生したサイトカインによる；輸血0〜6時間後に発熱＆悪寒を認める；アセトアミノフェンにより治療する；溶血反応と感染症を鑑別
- **アレルギー**：製剤中の血漿蛋白成分に対する反応
  - 軽度：蕁麻疹＆掻痒感；抗ヒスタミン剤により治療
  - 中等度〜重度：蕁麻疹，呼吸困難，低血圧，アナフィラキシー；古典的にはIgA欠乏症でみられた；エピネフリン＆ステロイドにより治療
- **輸血関連急性肺障害（TRALI）**：ドナー抗体が白血球に結合，肺における血管透過性亢進を引き起こす；輸血後にARDSに似た病態を呈する；ARDSに準じて治療する
- **輸血によるすべての反応に対して**：輸血を中止，静脈内へのアクセスを確保，適正な製剤が投与されたか確認，血液バンクに連絡
  - 中等度〜重度の場合：尿検査の実施，輸血後の検体および当該輸血製剤について血液バンクでの検索依頼

輸血による有害事象			
症状	リスク（1単位あたり）	症状	リスク（1単位あたり）
発熱	1：100	CMV	1：50
アレルギー症状	1：100	Hep B	1：205,000
アナフィラキシー	1：20,000〜1：50,000	Hep C	1：1,390,000
急性溶血反応	1：76,000	HIV	1：2,135,000
TRALI	1：1,200〜1：190,000	HTLV I / II	1：2,000,000
TACO	1：100	輸注に伴う敗血症	1：500,000（RBC），1：5,000〜1：75,000（血小板）

(*AABB Tech. Manual* 17th ed. 2011, *Arch Pathol Lab Med* 2007; 131: 702, *Blood* 2003; 101: 4195)

止血に関連するスクリーニングテスト

■ 異常出血を認めた場合に疑われる疾患:
- **一次止血**: 粘膜皮膚出血(粘膜出血,月経過多,点状出血,斑状出血)は,血小板減少,血小板機能異常,vWDもしくは血管異常を示唆する
- **二次止血**: 深部出血や止血困難は凝固因子異常を示唆する

■ プロトロンビン時間(PT)
- 外因系(第Ⅶ因子)&共通系(Ⅹ,Ⅴ,Ⅱ&フィブリノーゲン[Ⅰ])
- **INR**: 検査機関によるPTアッセイの相違を代償する;INRはワルファリンによる治療中の患者においてのみ使用するべき

■ PT単独の延長の原因
- **ビタミンK欠乏**—第Ⅱ,Ⅶ,Ⅸ,Ⅹ因子&プロテインC&プロテインSの合成に必要;**原因**—低栄養,吸収不良&長期抗菌薬投与;欠乏はまず第Ⅶ因子に影響する。より重症化するとPTTにも影響する
- **肝疾患**—凝固因子は肝臓で合成されている(重篤な肝疾患はPTTにも影響する)
- 薬物
  ワルファリン—凝固因子のビタミンK依存性のγカルボキシル化を阻害
  その他の抗凝固薬—リバーロキサバン&アピキサバンは第Ⅹa因子,ダビガトランはトロンビンを阻害
  抗菌薬—消化管内の腸内細菌叢を変化させることでビタミンKの吸収が阻害される

■ 活性化部分トロンボプラスチン時間(aPTT)
- 内因系(第Ⅻ,Ⅺ,Ⅸ,Ⅷ因子,プレカリクレイン,高分子量キニノーゲン)&共通系(第Ⅹ,Ⅴ,Ⅱ,Ⅰ因子)の測定

■ aPTT単独の延長の原因
- **凝固因子欠損**,特に内因系
- **特定の阻害因子**—Ⅷ(血友病A)&Ⅸ(血友病B)
- **非特異的な阻害因子**—抗リン脂質抗体,後天的な阻害因子(MM,リンパ増殖性疾患,腫瘍),ヘパリン

■ PT,aPTT両者の延長の原因
- 共通系の因子もしくは複数の因子の欠乏や阻害,DIC,抗リン脂質抗体,進行した肝疾患(第Ⅷ因子以外に影響),異常フィブリノーゲン血症,ワルファリンの過剰投与,重篤なビタミンK欠乏(*Mayo Clin Proc* 2007: 864-873)

■ フィブリノーゲン
- **低値**—出血により引き起こされる。DIC(凝固因子&血小板の消費↑),血栓融解治療,肝疾患(合成↓),L-アスパラギナーゼによる治療(逆説的に血栓傾向↑)(*Leukemia* 2012)。(注意:ダビガトラン&他の直接的なトロンビン阻害薬はフィブリノーゲンアッセイの偽性低値を招く)
- **高値**—年齢↑,妊娠,経口避妊薬,播種性悪性疾患

■ D-ダイマー
- プラスミンを介したフィブリンの溶解による分解物
- 今日ではD-ダイマーはフィブリン産生を示唆する非常に特異的なバイオマーカーと考えられている(血栓形成など);凝固系の活性化においては感度は高いが特異的ではない
- D-ダイマー陰性は深部静脈血栓症を除外するのに有用(深部静脈血栓症の診断には有用ではない)

■ 一般的な抗凝固薬

薬物	PT	PTT	半減期	作用機序	代謝	拮抗薬
UFH	−	↑	60〜90分	ATⅢ阻害	肝	プロタミン
エノキサパリン	−	↑ (軽度の影響)	4.5時間	Xa阻害	腎	確立された拮抗薬なし
フォンダパリヌクス	−	↑ (軽度の影響)	17〜21時間	Xa阻害	腎	確立された拮抗薬なし
ワルファリン	↑	なし	>24時間	ビタミンKアンタゴニスト		下記参照
ダビガトラン	↑	↑	12〜17時間	トロンビン阻害	腎80%、P-gp誘導因子/阻害薬	確立された拮抗薬なし
リバーロキサバン	↑	↑	9〜13時間	Xa阻害	腎66%、CYP3A4、P-gp誘導因子/阻害薬	確立された拮抗薬なし
アピキサバン	↑	↑	9〜14時間	Xa阻害	腎25%、CYP3A4、P-gp誘導因子/阻害薬	確立された拮抗薬なし

(*Thromb Hemost* 2012: 625-632より改変)

■ ワルファリン拮抗
- **出血を認めない場合**：
  INR6〜10では経過観察あるいはビタミンK 2.5 mg PO（SCやIVよりもよい）
  INR>10ではビタミンK 5mg
- **出血を認める場合**：ビタミンK 10 mg IV & FFP 2〜4単位、6時間〜8時間ごと（*Annals Int Med* 2009; 150: 293）

■ その他の検査
- 上記ようなPT&PTT延長の理由を伴わない原因不明のPTあるいはPTTの延長を認めた場合、**トロンビン時間**を確認、異常の場合には混合試験を行う
- **混合試験**（患者血漿と正常人の血漿を混合）：補正される＝凝固因子欠乏、補正されない＝凝固阻害因子
- **凝固阻害因子のタイプ**：(1)即時活性をもつ阻害因子（多くは**LA**〔ループス抗凝固因子〕、抗凝固因子の混入）、(2) 37℃·60分の瞬置が必要な阻害因子（特定の因子の阻害因子が疑われる）、(3)続いてLA検査、特定の凝固因子アッセイ、特定因子の阻害因子の検索を行う（*Clin Lab Med* 2009: 229-252）。注意：活性の弱い阻害因子は正常血漿の影響を受けて補正され、誤った結果となることがある

■ PT/aPTT正常における異常出血
- **vWD**：軽度の第Ⅷ因子欠乏を伴うことが多いが、aPTT延長で判断できるほどの低下ではない
- **PT/aPTT正常時のまれな異常出血**：
  第ⅩⅢ因子欠乏（フィブリン架橋形成不全）
  a2-アンチプラスミン欠乏（線溶系亢進）

末梢血スメアと骨髄穿刺／生検

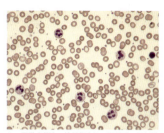

1. 正常末梢血：塗抹標本は，顆粒球，相対的に均一の赤血球，血小板を含む

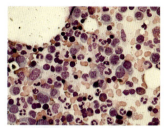

2. 正常骨髄穿刺：種々の系統および成熟度の血球が混合して存在する

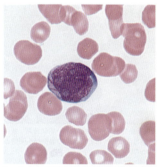

3. Auer小体を有する骨髄芽球：核／細胞質比率（N/C比）が高く，独特な細胞質の構造物を有する未熟な血球

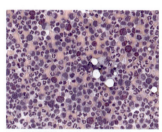

4. 慢性骨髄性白血病－骨髄穿刺：M：E比上昇と好酸球増加を伴う過形成性骨髄

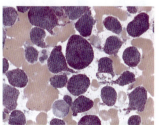

5. 脂肪細胞性白血病－骨髄穿刺：メタクロマジーに染まる顆粒を有する不規則，未熟な細胞

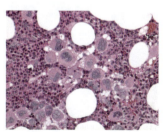

6. 本態性血小板血症－骨髄生検：巨核球が増殖し，クラスターを形成する

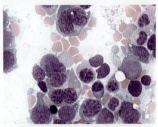

7. 骨髄異形成症候群－骨髄穿刺：異形成を有する赤芽球系が増加し，核-細胞質解離を認める

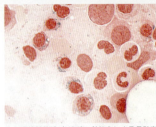

8. 環状鉄芽球（MDS）－鉄染色による骨髄穿刺：鉄染色は核周囲のミトコンドリアの異常な配置を示す

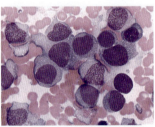

9. 急性単球性白血病－骨髄穿刺：芽球は均一で豊富な細胞質を有する

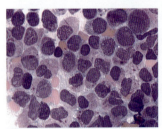

10. 急性前骨髄球性白血病－骨髄穿刺：多くの顆粒のため，核と細胞質の境界が不明瞭となっている

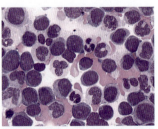

11. 骨髄異形成に関連した変化を有する急性骨髄性白血病－骨髄穿刺：他系統への異形成性変化を有する芽球が増加している

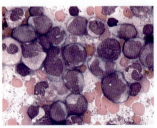

12. 急性骨髄単球性白血病－骨髄穿刺：好塩基球，好酸球増加を背景に，未熟な単球系と顆粒球系の血球を認める

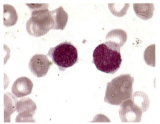

13. 急性巨核球性白血病—骨髄穿刺：芽球は未分化で，細胞質にブレブを有する

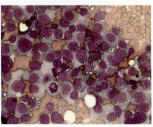

14. 純赤白血病—骨髄穿刺：前赤芽球が大部分を占める骨髄

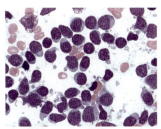

15. 芽球性形質細胞様樹状細胞腫瘍—骨髄穿刺：骨髄性白血病に分類されるまれな疾患である

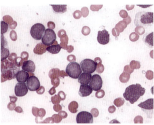

16. 急性リンパ芽球性白血病—骨髄穿刺：乏しい細胞質と平滑な核クロマチン構造を有する芽球を認める

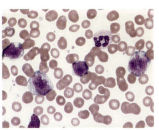

17. 成人T細胞性白血病/リンパ腫—末梢血：「花弁様細胞」と表現される血球を認める

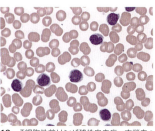

18. T細胞性前リンパ球性白血病—末梢血：不明確な核小体と不規則的な輪郭の核を有する腫瘍細胞をしばしば認める

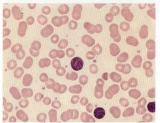

19. Sézary症候群−末梢血：折りたたまれたような不規則な核を有する細胞

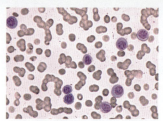

20. 形質細胞性白血病−末梢血：形質細胞はしばしば赤血球の連銭形成を伴っている

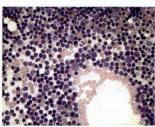

21. 慢性リンパ性白血病−骨髄穿刺：高度分化型リンパ球が骨髄を占めている

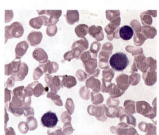

22. ヘアリー細胞白血病−骨髄穿刺：細胞質の突起が特徴の細胞

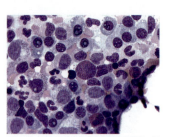

23. Dutcher小体を有する多発性骨髄腫−骨髄穿刺：特徴的な核内封入体を有する形質細胞がシート状に増加している

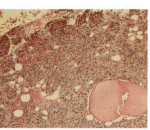

24. 転移性乳癌−骨髄生検：腫瘍細胞が正常な骨髄構造を破壊している

抗癌薬による皮膚有害事象

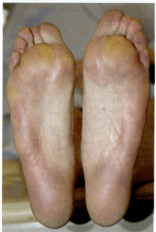

25. ドキソルビシン療法による手掌足底発赤知覚不全症候群（PPE）Grade 2。治療は，角質溶解作用を有する外用皮膚軟化剤（6%サリチル酸/10〜40%尿素），強力コルチコステロイド外用（クロベタゾール，ベタメタゾン），Grade 3の症例に対してはNSAIDSやコルチコステロイドの内服

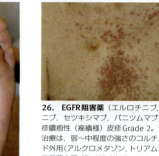

26. EGFR阻害薬（エルロチニブ，アファチニブ，セツキシマブ，パニツムマブ）による丘疹膿疱性（座瘡様）皮疹 Grade 2。予防および治療は，弱〜中程度の強さのコルチコステロイド外用（アルクロメタゾン，トリアムシノロン），抗菌薬内服（ミノサイクリン100 mg/日/ドキシサイクリン100 mg bid）。Grade 3の症例に対してコルチコステロイド内服（prednisone 0.5 mg/kg/日を7日間）。二次感染が疑われた場合には細菌培養検査が推奨され，適切な抗菌薬治療を決定する

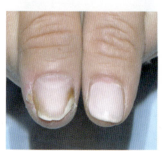

27. EGFR阻害薬（アファチニブ，ラパチニブ，エルロチニブ，セツキシマブ，パニツムマブ）による爪囲炎 Grade 2。治療は抗菌薬外用（ムピロシン，polysporin）/消毒薬（ポビドン/ヨード）軟膏，硝酸銀による焼灼，二次感染が疑われる場合や培養検査で感染が確定した場合には抗菌薬内服

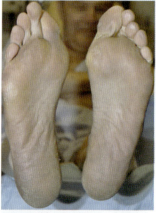

28. マルチターゲット型キナーゼ阻害薬（ソラフェニブ，スニチニブ，レゴラフェニブ，アキシチニブ，パゾパニブ）による水疱と過角化を伴う手掌足底発赤知覚不全症候群 Grade 2。保湿皮膚軟化剤の外用（6%サリチル酸または40%尿素）による予防，強力コルチコステロイド外用（ベタメタゾン，クロベタゾール），および麻酔薬（リドカイン，prilocaine）。Grade 3のPPE症例に対しては経口鎮痛薬（NSAIDS，オピオイド）

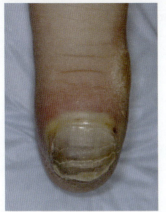

29. タキサン（パクリタキセル，ドセタキセル）による爪甲消失（爪甲離床症）Grade 2。消毒液（白酢：冷水＝1：1の溶液に15分/日）に浸す，培養結果に従い抗菌薬内服，膿瘍を巻き込む爪の近位部における切開＆ドレナージ；化学療法実施中の凍結手袋＆靴下による予防

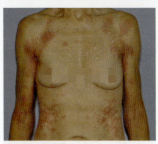

30. BRAF阻害薬（ベムラフェニブ）による斑丘様皮疹Grade 3。コルチコステロイド外用/内服，掻痒に対して経口抗ヒスタミン薬（日中にロラタジン，セチリジン，フェキソフェナジン，夜間にヒドロキシジン，ジフェンヒドラミン）

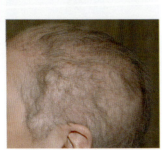

31. タキサン（パクリタキセル，ドセタキセル）投与後に出現し持続した脱毛Grade 1。ミノキシジル2～5%1日2回とビオチン2.5 mg/日。脱毛に関連するその他の異常所見（血清TSH，ビタミンD，フェリチン，亜鉛）を評価し治療する

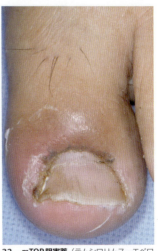

32. mTOR阻害薬（テムシロリムス，エベロリムス）による爪囲炎Grade 2。治療は抗菌薬外用（ムピロシン，polysporin）/消毒薬（ポビドン/ヨード）軟膏，爪剥離。mTOR阻害薬による薄く壊れやすい爪には，ポリ尿素ウレタンゲル（Nuvail）または水溶性爪スプレー（Genadur）およびビオチン2.5 mg/日内服

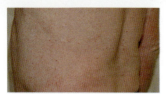

33. イピリムマブによる斑丘疹様皮疹 Grade 3。中間〜強力コルチコステロイド外用，コルチコステロイドおよび抗ヒスタミン薬内服

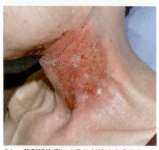

34. 放射線治療による放射線性皮膚炎 Grade 2。頭頸部，乳腺，尿生殖器癌の治療中に化学療法や標的治療と放射線同時併用療法においてより高頻度かつ重篤。予防としてコルチコステロイド（モメタゾン，ベタメタゾン）外用または抗菌薬（乳腺に対してスルファジアジン銀，肛門癌に対してシルバーリーフナイロン保護）。放射線性皮膚炎を発症すると二次感染を発症することが多いため，適切な抗菌薬内服治療を実施するために細菌培養検査が推奨される

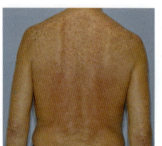

35. 造血幹細胞移植後の斑丘疹様皮疹 Grade 2。治療はコルチコステロイドと抗ヒスタミン薬の外用／内服

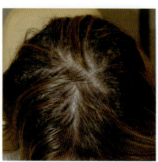

36. ホルモン剤（タモキシフェン，アロマターゼ阻害薬）による脱毛 Grade 1。ミノキシジル2〜5% 1日2回とビオチン 2.5 mg／日。脱毛に関連するその他の異常所見（血清TSH，ビタミンD，フェリチン，亜鉛）を評価し治療する。

37. 上口唇の**基底細胞癌（BCC）**。最多の非黒色腫の皮膚癌で，年間200万人以上が診断される。顔面，頭部，頸部，体幹上部などの光が当たる部分，放射線照射歴がある部位に高頻度に発症。通常，表面的なBCCに対しては外用薬（例：イミキモド，tazarozene）または局所療法（例：レーザー照射）；その他のBCCには手術もしくは放射線照射が最も一般的な治療法である

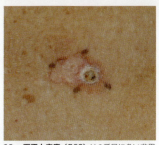

38. **扁平上皮癌（SCC）**は2番目に多い非黒色腫の皮膚癌で，年間およそ30万人が診断される。通常，上皮の浸潤を伴わないSCC（日光角化症またはBowen病）に対しては外用薬（イミキモド，tazarotene）または切除；上皮内または浸潤性SCCには手術もしくは放射線照射が最も一般的な治療法である

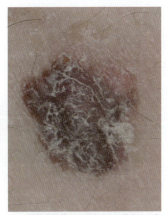

39. **悪性黒色腫**は皮膚癌の8％程度であるが，皮膚癌による死亡の約80％をしめる。診断にはダーモスコピーが重要であり，外科的切除が一般的な治療法である。腫瘍の厚さ，分裂細胞割合，潰瘍が最も重要な予後因子である

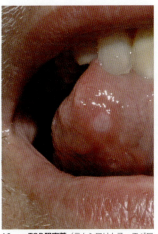

40. **mTOR阻害薬**（テムシロリムス，エベロリムス）による口腔粘膜障害（アフタ性口内炎様）Grade 2。デキサメタゾン含嗽液またはクロベタゾール軟膏により治療する

パフォーマンスステータスの測定

■ **パフォーマンス・スケール**

- **Karnofsky**：スコアは100〜0で規定され，100が「完全に」健康，0が死亡である．このスコアリングシステムの1番の目的は患者が化学療法に耐えうるかを評価することである
- **ECOG**：WHOスコアあるいはZubrodスコアとも呼ばれ，0〜5で規定され，0が完全な健康，5が死亡を示す

Karnofsky パフォーマンスステータススケール (KPS)	Eastern Cooperative Oncology Group (ECOG) パフォーマンスステータス	緩和的なパフォーマンスステータススケール第2版（PPSv2）					
		PPS レベル	歩行	活動性 & 臨床症状	セルフケア	栄養摂取	意識レベル
100―正常；臨床症状なし	0―無症状で社会活動ができ，制限を受けることなく発病前と同等に振る舞える	100	完全	正常の活動＆作業；臨床症状なし	完全	正常	完全
90―軽い臨床症状はあるが，正常な活動可能	1―軽度の症状あり，強めの肉体運動は制限を受けるが，歩行・軽作業・座業はできる	90	完全	正常の活動＆作業；軽度の臨床症状	完全	正常	完全
80―かなり臨床症状があるが，努力して正常の活動可能	2―歩行や身の回りのことはできるが，作業はできない．日中の50%以上は起居している	80	完全	軽度の努力による正常の活動；何らかの臨床症状あり	完全	正常または減少	完全
70―自分自身の世話はできるが，正常の活動・作業を行うことは不可能	3―身の回りのことはある程度できるがしばしば介助がいり，日中の50%以上は座位／就床している	70	減少	通常の労働／作業はできない；明らかな臨床症状あり	完全	正常または減少	完全
60―自分に必要なことはできるが，ときどき介助が必要	4―身の回りのこともできず，常に介助がいり，終日座位／就床している	60	減少	趣味／家事ができない；明らかな臨床症状あり	ときどき支援が必要	正常または減少	完全または混乱
50―病状を考慮した看護および定期的な医療行為が必要	5―死亡	50	主に座位／就床	すべての作業ができない；顕著な臨床症状あり	かなりの支援が必要	正常または減少	完全または混乱
40―動けず，特別な医療および看護が必要		40	主にベッド上	ほとんどの活動ができない；顕著な臨床症状あり	主に支援が必要	正常または減少	完全または傾眠±混乱
30―まったく動けず，入院が必要だが死は差し迫っていない		30	完全にベッド上	すべての活動ができない；顕著な臨床症状あり	完全な支援が必要	正常または減少	完全または傾眠±混乱
20―非常に重症，入院が必要で精力的な治療が必要		20	完全にベッド上	ほとんどの活動ができない；顕著な臨床症状あり	完全な支援が必要	最小限，飲み物のみ	完全または傾眠±混乱
10―死期が切迫している；急速に病状進行		10	完全にベッド上	ほとんどの活動ができない；顕著な臨床症状あり	完全な支援が必要	口腔ケアのみ	傾眠または昏睡±混乱
0―死亡		0	死亡	―	―	―	―

Ma C, Bandukwala S, Burman D, et al. Interconversion of three measures of performance status: An empirical analysis. *Eur J Cancer* 2010; 46 (18): 3175-3183.

画像診断による治療効果判定

■ 背景
- 客観的な治療効果判定基準の開発の動機は、癌に対する治療効果の客観的な計測と、臨床試験において評価される治療の厳密な比較の基礎としてそのような測定法が必要なことである
- 臨床的に用いられる画像検査技術が進歩しているのと同時に、治療効果判定法も進歩してきている

■ WHO分類
- WHOにより発行され、最初に標準化された腫瘍評価基準である（*WHO Handbook For Reporting Results for Cancer Treatment* 1979）
- 臨床経過とX線による評価により判定する
- **測定可能病変**：皮膚病変は2方向の評価、測定に適切な病変が1つだけの場合（肝腫大など）は1方向、もしくは同一臓器に多発病変を有する場合は直径の総和が測定できること

CR	4週以上で連続した2回の測定においてすべての病変が消失
PR	4週以上で連続した2回の測定において腫瘍面積の総和が50%以上↓、かつ新規病変や進行した病変を1つも認めない
変化なし（NC）	50%の腫瘍径↓を認めない＋個々の病変で25%以上の腫瘍径↑を認めない
PD	1病変以上で25%以上の腫瘍径↑または新規病変の出現

- **測定不能病変**：例としては、肺リンパ管症、乳癌における皮膚浸潤、触診可能であるが測定できない腹部腫瘤

CR	4週以上で連続した2回の測定においてすべての病変が消失
PR	4週以上で連続した2回の測定において推定で50%以上↓、かつ新規病変や進行した病変を1つも認めない
NC	4週間以上で有意な変化なし；50%の腫瘍径↓を認めない＋個々の病変で25%以上腫瘍径↑を認めない
PD	新規病変の出現または存在する1病変以上で25%以上の腫瘍径↑

- **骨病変**：X線で評価

CR	4週以上の間隔で実施した画像検査で、すべての病変が消失
PR	4週以上の間隔で実施した画像検査で、溶骨性病変の部分的な腫瘍径↓、溶骨性病変の再石灰化、または造骨性病変の密度↓
NC	治療開始後8週間以上の有意な変化なし
PD	存在する病変の腫瘍径↑または新規病変の出現

■ RECIST：Response Evaluation Criteria In Solid Tumors（version 1.1）
- WHO基準を更新したもの→画像検査機器の進歩に合わせて、より広く用いることができるようにRECIST第1版は作成された（*J Natl Cancer Inst* 2000; 205: 216）；更新は元々のRECIST基準に従った測定データに基づいたもので、現在では標的病変の数と大きさの変化、リンパ節の病理学的評価、PET検査の評価も考慮するようになっている（*Eur J Cancer* 2009; 228: 247）

- **測定可能病変**：CTまたは臨床検査で10mm以上の病変；X線で20mm以上の病変．CTにて短軸径15mm以上のリンパ節病変．なお，X線による測定は推奨されない
- **測定不能病変**：長軸径10mm未満の腫瘍性病変，短軸径10mm以上15mm未満のリンパ節病変．軟膜髄膜病変，腹水，胸水または心膜液，炎症性乳癌，皮膚または肺のリンパ管症，指診・触診では認識できるが再現性のある画像検査にて測定不能である腹部腫瘤，腹部臓器腫大．一般に既治療の病変も測定不能病変
- **標的病変**：ベースラインスキャンで同定された病変（臓器ごとに最大のもの2つ，合計5つまで）．これらは先々にもスキャンでフォローされ，最大病変であると同時に，再現性の高い測定が期待できる病変を優先すべきである

CR	すべての標的病変が消失．標的病変としたすべてのリンパ節病変の短軸径が10mm未満に縮小
PR	ベースライン径和を基準として，標的病変の径和が30%以上↓
SD	経過中の最小径和と比較して，PRに相当する縮小およびPDに相当する増大を認めない
PD	新規病変の出現，または経過中の最小径和を基準として標的病変の径和が20%以上↑かつ絶対値で5mm以上↑

■ 免疫学的効果判定（Immune-related Response Criteria：irRC）

癌標的治療の進歩がRECISTによる治療効果判定基準の更新のきっかけとなった．大きな変更点は，一時的なフレア現象と考えられる分子標的治療による一過性の腫瘍量↑に対する許容と評価のタイミングについて追加されたことである（*Clin Cancer Res* 2009; 7412: 7420）

- **測定法**：
  SPD：腫瘍の長径とそれに直行する短径の積の総和
  腫瘍量＝SPD index＋SPD new, measureable lesions
- **Index lesion**：ベースラインの画像検査にて決定；1臓器あたり5病変，10の臓器病変，5つの皮膚病変まで
- **新規測定可能病変**：継続した画像検査にて決定；≧(5×5mm)，1臓器あたり5つの新規病変，5つの新規皮膚病変，10の新規臓器病変まで

CR	4週以上で連続した2回の測定において，すべての病変が消失
PR	4週以上で連続した2回の測定において，腫瘍量が50%以上↓
SD	腫瘍量の50%↓を認めない，かつ最小腫瘍量から25%以上↑を認めない
PD	4週以上で連続した2回の測定において，最小腫瘍量（測定時期を問わない）から25%以上↑

QOLの評価

■ イントロダクション

- **HRQoL（health related quality of life）**は，患者の症状に対する肯定的および否定的な側面の認識を含む概念を多角的に表現している
- 疾患による症状や治療による合併症と同様に，身体的，感情的，社会的，認知的な機能も含む
- HRQoLは癌患者における**重要な帰結の評価項目**であるが，特に**転移病変を有する患者**においては症状緩和＆QoLの最適化はしばしば治療の目標となる
- QoL研究の重要性に関する認識が増していることは，過去10年において**エンドポイント**の一部としてQoLの測定を含む臨床試験の数が上昇したことを反映している
- QoL測定において高得点であることは，長期生存を予測できるかもしれない（*BMC Cancer* 2011; 11: 353）
- 最近のRCTでは，転移病変を有するNSCLC患者において，早期の緩和治療＆うつ様症状に対する注意は生存期間延長を支持することが報告された（*J Clin Oncol* 2012; 30: 1310）

■ 腫瘍のQoL評価の形式

下記のいずれかである：

- **一般的な**指標（さまざまな癌に対して適応できる）
- **特異的な**指標（疾患，部位，治療様式により限定される）

■ 一般的なQoL評価

主に2つの一般的な指標が存在する：

FACT-G（functional assesment of cancer therapy-general）（*JCO* 1993; 11: 570）
- 身体的，社会的，感情的，機能的な健康状態についてのサブスケールを含む
- Likertスケールの0（まったくない）から4（とても多い）まで，「生活を楽しむことができる」や「よく眠れる」などの記述に患者が回答することで数値化する
- より高いスコアがQoLがよりよいことを示している

EORTC QLQ-C30（european organization for research and treatment of cancer QoL core questionnaire 30）（*JNCI* 1993; 85: 365）
- サブスケールは存在しない
- スケールの0（まったくない）から4（とても多い）まで，「長い距離を歩くことに支障がありますか？」などの質問に患者が回答することで数値化する
- より低いスコアがQoLがよりよいことを示している

癌に関連したQoLを測定するために，FACT-GとEORTC QLQ-C30から選択する：

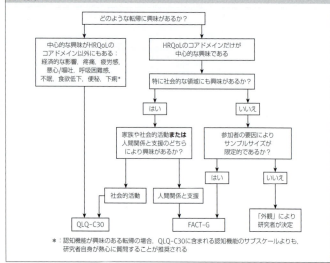

図：付録-1

＊：認知機能が興味のある転帰の場合，QLQ-C30に含まれる認知機能のサブスケールよりも，研究者自身が熱心に質問することが推奨される

Ann Oncol 2011; 22: 2179。Oxford University Pressの許諾を得て掲載

癌患者におけるその他のHRQoLの一般的な指標：
HADS（*Br J Psychiatry* 1991; 158: 255）
- 身体的な症状と独立して，不安＆抑うつ感を同定するためにデザインされた；初期は外来患者に適応されていたが，最近癌患者においても有効性が示された

IES-R（*Psychosom Med* 1979; 41: 209）
- 外傷性ストレスを自己測定する目的で広く用いられる

■ 疾患，治療，症状に特異的な QoL 評価

- EORTCとFACTの双方には，特定の疾患関連症状もしくは治療の副作用（乳癌患者の脱毛，ホットフラッシュ，リンパ浮腫など）に焦点を絞った質問である**疾患特異的調査票**（例えば乳癌患者におけるEORTC-BR23またはFACT-B）がある

その他のFACTのスケール

- 26の疾患特異的な症状項目（その一部はNCCNと共同である）は，それぞれの癌種で一般的に経験する症状と特に関連のあるQoLに関して評価することが目的である；これらは疾患特異的調査票より簡便化されている
- 10の治療特異的な症状項目は，治療の種類（例えばタキサン系，EGFR阻害薬），もしくは疾患と治療に関連した問題点（例えば経腸栄養，神経障害）を評価することが目的である
- 17の症状特異的な項目（例えば悪液質，貧血／疲労，下痢）
- EORTCは，疾患，予後，治療選択について知らされた情報に対する患者の満足度の測定基準を有する

■ 臨床研究の解釈：QoL 評価の限界

- 研究ごとにさまざまな方法，測定機器が採用され，異なる部位や病期の患者が含まれているため，比較検討は困難である
- 機能レベルの低下を疾患や治療に関連した影響として評価するには**ベースラインデータ**が必要であるが，そのようなデータはしばしば利用できない；喫煙やアルコール消費に関連した癌（肺，頭頸部，膀胱など）においては，ベースラインの機能はすでに低下しているかもしれない

■ 一般臨床における QoL 評価の使用法

- 臨床腫瘍学における日常臨床において，標準化されたHRQoLの評価を組み入れることは可能である。さらに，医師が患者のHRQoLの問題点に気づきやすくなり，ディスカッションも円滑になる（*JAMA* 2003; 289: 987, *Eur J Cancer* 1998; 34: 1181）
- 286人の癌患者を，介入群（EORTC-QLQ-30とHADSを実施し，医師にフィードバックする），アテンション-対照群（アンケートを実施するが，フィードバックをしない），対照群（HRQoLの評価を実施しない）に割りつけ，FACT-Gにより継時的なHRQoLの転帰を評価する前向き臨床研究が報告された（*JCO* 2004; 22: 714）
  - 調査を実施した患者は，対照群と比較してHRQoLが有意に良好であった；介入群は，疼痛，日常役割機能，慢性的な症状について，より高頻度に医師とディスカッションすることができた
- 迅速，簡便，臨床的に有意義なHRQoLの評価法として，**FACT-G7** が開発された（*Ann Oncol* 2012; 00: 1）
  - 癌患者の症状の評価にもとづくFACT-Gの簡易版（Rapid version）として，癌治療を実施するとき最も重要とみなされている
  - すべての調査を実施することが困難な場合にも有用である可能性がある

腫瘍マーカー

■ 定義
古典的には，腫瘍マーカーは，悪性腫瘍存在のサロゲートマーカーとなりうる血液やその他体液において測定できる物質である．しばしば治療効果判定や再発の評価として用いられる．特異度が高く，癌の診断やスクリーニングに用いることのできる腫瘍マーカーが存在する一方，ほとんどの腫瘍マーカーは特異度が高くなく，その他の情報と組み合わせて使用しなければならない

■ 部位別の腫瘍マーカー

- **乳腺**
    CA125
    CA15-3，CA27-29（これらは同一の血清抗原により測定される）
    CEA
    カルシトニン

- **消化器**
    AFP（肝臓）
    CA19-9（膵臓，結腸直腸，胆管，胃）
    CA125（膵臓，結腸直腸）
    CEA（膵臓，結腸直腸，肝臓）
    DES（肝細胞）
    hCG（胃，膵臓）
    NSE（膵内分泌）

- **尿生殖器**
    BTA（膀胱；尿検査にて）
    CEA（前立腺）
    PAP（前立腺）
    PSA（前立腺）
    PSMA（前立腺）
    NMP22（膀胱；尿検査にて）

- **胚細胞腫瘍**
    AFP（卵巣，精巣）
    hCG（絨毛性疾患，絨毛癌，卵巣，精巣）
    LDH

- **女性器**
    CA125（卵巣）
    CEA（子宮頸）
    hCG（子宮頸）
    HE-4（卵巣）

- **肺**
    CA15-3
    カルシトニン（小細胞癌）
    カルレチニン（中皮腫）
    CEA
    hCG
    NSE（小細胞癌）
    PAP
    SMRP（中皮腫）
    TTF-1（腺癌＆小細胞癌）
    Napsin A（腺癌）

- **リンパ腫**
    B2M（多発性骨髄腫，リンパ腫）
    モノクローナル免疫グロブリン（Waldenström，多発性骨髄腫；血液＆尿検査）
    FLC（多発性骨髄腫）
    LDH
    PAP（多発性骨髄腫）

- **黒色腫**
    LDH
    NSE
    S100 / pH中性の硫酸アンモニアにおいて100％可溶性である
    TA-90 / 90 kDaの腫瘍関連抗原
- **神経内分泌**
    カルレチニン（副腎皮質癌）
    CgA（神経内分泌，カルチノイド）
    LDH（神経芽腫）
    NSE（神経芽腫，カルチノイド）
- **甲状腺**
    カルシトニン（甲状腺髄様癌）
    CEA
    NSE（甲状腺髄様癌）
    サイログロブリン
- **原発不明癌（サイトケラチン染色と上記の腫瘍マーカーの所見を合わせて，原発巣を推定する）**
    CK7＋CK20－（肺，乳腺，甲状腺，内分泌，子宮頸部，唾液腺，膵腺癌，胆管癌）
    CK7－CD20＋（直腸結腸＆メルケル細胞癌）
    CK7＋CD20＋（尿路上皮，卵巣，膵腺癌，胆管癌）
    CK7－CD20－（肝細胞癌，腎細胞癌，前立腺，肺扁平上皮癌，肺小細胞癌，頭頸部癌）

■ 腫瘍マーカーの特異度

腫瘍マーカーの感度＆特異度は，他の生物学的なプロセスと関連するため限界がある

腫瘍マーカー	腫瘍以外の上昇に関わる原因
AFP	妊娠
B2M	Crohn病，肝炎
CA15-3	良性乳腺疾患
CA19-9	膵炎，炎症性腸疾患
CA125	子宮内膜症
カルシトニン	悪性貧血，甲状腺炎
CEA	肝炎，腸炎，膵炎，喫煙
hCG	妊娠，精巣機能不全
PSA	前立腺肥大，前立腺炎
PSMA	加齢
PAP	前立腺炎

■ 参考文献

Merck Manual of Diagnosis and Therapy. 19th ed. 2011, online edition chapter, 123.
Delmar's Guide to Laboratory and Diagnostic Tests. 2nd ed. 2010, online edition appendix C.
Lab Tests Online, http://labtestsonline.org/understanding/analytes/tumor-markers/ 12/15/12.
American Cancer Society, http://www.cancer.org/treatment/understandingyourdiagnosis/ examsandtestdescriptions/tumormarkers/index, 12/15/12.
Pavlidis N, Fizazi K. Cancer of unknown primary (CUP). *Crit Rev Oncol Hematol.* 2005; 54 (3): 243-250.

骨髄生検・穿刺の方法

■ 一般的な適応症例の選択
- 血球減少（特発性）または汎血球減少（MDS，AML），リンパ増殖性疾患（NHL，MM，ALL），沈着（鉄沈着，アミロイドーシス，Gaucher病），不明熱（FUO），末梢血液像の異常（MPN，MDS），骨髄癆（固形腫瘍の浸潤）

■ 器材
- 滅菌ドレープ＆滅菌器材
- 炭酸水素ナトリウムを含むリドカインバッファー，25G注射針＆5mLシリンジ
- 骨髄穿刺針＆骨髄生検針（Jamshidi針）
- 30mLシリンジ2本，硫酸ヘパリン，滅菌ガーゼ＆固定用テープ

■ 部位
- 腸骨稜（後腸骨稜がよい，膝を固定したうえで，腹臥位または側臥位➡まれに前腸骨稜も使用する）；胸骨は腸骨を用いることが困難な症例に限り，骨髄穿刺だけを実施する

■ 手順
- インフォームドコンセントを得る；タイムアウト期間（ICには有効期間があるので注意する）を確保して実施前に再度の確認を行う（施設の規則に従う）
- 体位を整える（腹臥位または側臥位）➡穿刺部位を同定する（後腸骨稜）➡消毒する（クロルヘキシジンまたはヨード溶液）
- 局所麻酔（リドカイン1％または2％）
  - 皮下に円状に膨隆を作成するように緩徐に穿刺し，星型に分布するように投与し，骨膜をやさしくつき麻酔の効果を確認する
- **骨髄を穿刺する**（イリノイ針）
  - 抗凝固剤（EDTA）をチューブに満たしておく
  - 針を点検して機能異常がないことを確認し，プラスチックカバーをはずす
  - 針を水平にもつ➡後腸骨稜より穿刺し，骨までで進める➡圧力をかけながら時計回り，反時計回りに針をやさしく回転させる➡骨皮質を通過し，骨髄に到達すると抵抗↓
  - スタイレットを抜く＆30mLシリンジを取り付ける（ヘパリンなし）➡骨髄液を採取する（疼痛が起こり得る）➡スライドを作製するためにサンプルを使う（骨片が存在していれば適当），最後の手順はアシスタントが行うこともある
  - シリンジを取り付ける（ヘパリン）➡診断的検査
  - 穿刺針を抜き，圧迫止血する
- **骨髄生検**（Jamshidi針）
- 機能異常がないことを確認する
- 穿刺針と同じ部位からより大きな骨髄生検針を挿入する（皮膚の切れこみを大きくする必要がある）➡スタイレットを進める➡骨に固定されたらスタイレットを抜く
- 骨髄に到達するために外筒を回転させながら針先を1～2cm進める（1.5cm以上外筒を進めることが好ましい；スタイレットは組織検体の長さに応じて再挿入する）➡360°時計回り，反時計回りに回転させ，周囲の骨髄から切り離すように外筒を前後に動かす➡回転させながら針を抜く➡滅菌されたプローブで検体を外筒からスライドグラス/ガーゼに押し出す

骨髄穿刺：液体成分	
検査	スメア標本，フローサイトメトリー，分子生物学的検査，その他
骨髄生検：骨髄髄質	
検査	形態学的検査，免疫化学染色，その他
特殊な場合	ドライタップの場合，スタンプ標本

Malempati S, Joshi S, Lai S, et al. Videos in clinical medicine. Bone marrow aspiration and biopsy. *NEJM* 2009; 361: e28. DOI: 10.1056/NEJMvcm0804634.

増殖因子製剤による治療

■ 推奨される臨床的な使用法
- **予防的投与**：予測される血球減少期間の短縮が目的（骨髄球系，赤血球系＆巨核球系）
- **治療的投与**：好中球減少の正常範囲以下からの上昇，赤血球＆血小板輸血量の減少が目的

■ 骨髄球系の増殖因子

顆粒球コロニー刺激因子（G-CSF－Neupogen）

成人に対する投与量	**化学療法後**：5 μg/kg SC 1日1回 　期間：ANC＞1×10^3 となるまでと最低値の血球減少期またはレジメンにより規定 **骨髄移植後**：10 μg/kg SC 1日1回 　期間：施設ごとのガイドラインに従う **幹細胞採取**：10 μg/kg SC 1日1回 　期間：施設ごとのガイドラインに従う **重症慢性好中球減少**：5 μg/kg SC 1日1回/隔日投与 　期間：必要に応じて
投与量の調整	**腎障害**：規定されていない **肝障害**：規定されていない

ペグ化G-CSF（ペグフィルグラスチム）

成人に対する投与量	**化学療法後**：6 mg SC 　期間：1サイクルに1回
投与量の調整	**腎障害**：規定されていない **肝障害**：規定されていない

■ 赤血球増殖因子

エポエチンα製剤（Epogen/Procrit）

成人に対する投与量 （透析/非透析患者）	開始投与量：50～100単位/kg SC/IV 週3回 　期間：目標Hb＞10 g/dL；投与頻度＆期間は添付文書に従い変更可能。最大効果は約6週間で得られる 警告：死亡率↑と関連，腫瘍進行または再発，重篤な心血管障害＆血栓塞栓症を合併する可能性がある 限定分布：さらなる情報はwww.esa-apprise.com

ダルベポエチン（Aranesp）

成人に対する投与量 （非透析患者）（透析患者）	開始投与量：0.45 μg/kg SC/IV 4週1回 　期間：目標Hb＞10 g/dL；投与頻度＆期間は添付文書に従い変更可能 開始投与量：0.45 μg/kg SC/IV 週1回 　期間：目標Hb＞10 g/dL；投与頻度＆期間は添付文書に従い変更可能 警告：死亡率↑，腫瘍進行または再発，重篤な心血管障害＆血栓塞栓症を合併する可能性がある。限定分布：さらなる情報はwww.esa-apprise.com

■ 巨核球増殖因子

エルトロンボパグ（Promacta）

成人に対する投与量	**慢性ITP**：開始投与量50 mg 内服1日1回（最大75 mg） 　期間：plt＞50を維持する最小限の用量；4週間の投与で効果がなければ中止 警告：肝障害を合併することがある。化学療法による血小板減少症に対して承認されていない

ロミプロスチム（Nplate）

成人に対する投与量	**慢性ITP**：開始投与量1 μg/kg SC 週1回 　期間：plt＞50かつ＜400を維持する最小限の用量；4週間の投与で効果がなければ中止 警告：MDSと化学療法による血小板減少症に対して承認されていない

フィルグラスチム/ペグフィルグラスチム/エポエチン/ダルベポエチン/エルトロンボパグ/ロミプロスチムの添付文書

薬物の索引

薬物名	分類	ページ
アキシチニブ	低分子チロシンキナーゼ阻害薬	78
アクチノマイシンD	抗腫瘍性抗生物質	71
アザシチジン	代謝拮抗薬	60
アスパラギナーゼ	種々の薬物	88
アナストロゾール	ホルモン薬	83
アビラテロン	ホルモン薬	84
アフリベルセプト	種々の薬物	89
アルブミン結合パクリタキセル	微小管阻害薬	69
アレムツズマブ	モノクローナル抗体薬	74
イダルビシン	抗腫瘍性抗生物質	71
イピリマブ	免疫調節薬/エピジェネティック修飾薬	76
イブリツモマブ	モノクローナル抗体薬	74
イホスファミド	アルキル化剤	65
イマチニブ	低分子チロシンキナーゼ阻害薬	79
イリノテカン	トポイソメラーゼ阻害薬	72
インターフェロンα-2b	免疫調節薬/エピジェネティック修飾薬	76
インターロイキン2	免疫調節薬/エピジェネティック修飾薬	76
エキセメスタン	ホルモン薬	83
エトポシド	トポイソメラーゼ阻害薬	72
エピルビシン	抗腫瘍性抗生物質	70
エベロリムス	種々の薬物	89
エリブリン	微小管阻害薬	68
エルロチニブ	低分子チロシンキナーゼ阻害薬	79
エンザルタミド	ホルモン薬	82
オキサリプラチン	アルキル化剤	67
オファツムマブ	モノクローナル抗体薬	75
カバジタキセル	微小管阻害薬	68
カペシタビン	代謝拮抗薬	63
カルボプラチン	アルキル化剤	66
カルムスチン	アルキル化剤	66
クラドリビン	代謝拮抗薬	62
クリゾチニブ	低分子チロシンキナーゼ阻害薬	79
クロファラビン	代謝拮抗薬	62
ゲフィチニブ	低分子チロシンキナーゼ阻害薬	79
ゲムシタビン	代謝拮抗薬	60
ゴセレリン	ホルモン薬	84
サリドマイド	免疫調節薬/エピジェネティック修飾薬	77
三酸化ヒ素(ATO)	種々の薬物	88
シクロホスファミド	アルキル化剤	65
シスプラチン	アルキル化剤	66
シタラビン	代謝拮抗薬	60
スニチニブ	低分子チロシンキナーゼ阻害薬	81
セツキシマブ	モノクローナル抗体薬	74
全トランスレチノイン酸(ATRA)	種々の薬物	88
ソラフェニブ	低分子チロシンキナーゼ阻害薬	81
ダウノルビシン	抗腫瘍性抗生物質	70
ダカルバジン	アルキル化剤	67
ダサチニブ	低分子チロシンキナーゼ阻害薬	79
タモキシフェン	ホルモン薬	85
デガレリクス	ホルモン薬	85
テムシロリムス	種々の薬物	89
テモゾロミド	アルキル化剤	67
ドキソルビシン	抗腫瘍性抗生物質	70
ドセタキセル	微小管阻害薬	68
トポテカン	トポイソメラーゼ阻害薬	72
トラスツズマブ	モノクローナル抗体薬	75
ニロチニブ	低分子チロシンキナーゼ阻害薬	80
ネララビン	代謝拮抗薬	62

薬物名	分類	ページ
パクリタキセル	微小管阻害薬	69
パゾパニブ	低分子チロシンキナーゼ阻害薬	80
パニツムマブ	モノクローナル抗体薬	75
バンデタニブ	低分子チロシンキナーゼ阻害薬	81
ビカルタミド	ホルモン薬	82
ヒドロキシカルバミド	代謝拮抗薬	63
ビノレルビン	微小管阻害薬	69
ビンクリスチン	微小管阻害薬	69
ビンブラスチン	微小管阻害薬	69
ブスルファン	アルキル化剤	64
フルオロウラシル	代謝拮抗薬	63
フルタミド	ホルモン薬	83
フルダラビン	代謝拮抗薬	62
フルベストラント	ホルモン薬	84
ブレオマイシン	抗腫瘍性抗生物質	71
ブレンツキシマブ ベドチン	モノクローナル抗体薬	74
プロカルバジン	アルキル化剤	67
ペグアスパラガーゼ	種々の薬物	88
ベバシズマブ	モノクローナル抗体薬	74
ベムラフェニブ	低分子チロシンキナーゼ阻害薬	81
ペメトレキセド	代謝拮抗薬	61
ペルツズマブ	モノクローナル抗体薬	75
ベンダムスチン	アルキル化剤	64
ペントスタチン	代謝拮抗薬	62
ボスチニブ	低分子チロシンキナーゼ阻害薬	78
ポマリドミド	免疫調節薬 / エピジェネティック修飾薬	77
ボリノスタット	免疫調節薬 / エピジェネティック修飾薬	77
ボルテゾミブ	種々の薬物	89
マイトマイシン	抗腫瘍性抗生物質	71
ミトキサントロン	抗腫瘍性抗生物質	71
メトトレキサート	代謝拮抗薬	61
メルカプトプリン	代謝拮抗薬	63
メルファラン	アルキル化剤	65
ラパチニブ	低分子チロシンキナーゼ阻害薬	79
ラロキシフェン	ホルモン薬	85
リツキシマブ	モノクローナル抗体薬	75
リポソーマルドキソルビシン	抗腫瘍性抗生物質	70
リュープロリド	ホルモン薬	85
ルキソリチニブ	低分子チロシンキナーゼ阻害薬	80
レゴラフェニブ	低分子チロシンキナーゼ阻害薬	80
レトロゾール	ホルモン薬	83
レナリドミド	免疫調節薬 / エピジェネティック修飾薬	76
cabozantinib	低分子チロシンキナーゼ阻害薬	78
carfilzomib	種々の薬物	89
chlorambucil	アルキル化剤	65
decitabine	代謝拮抗薬	61
ixabepilone	微小管阻害薬	68
lomustine	アルキル化剤	66
mechlorethamine	アルキル化剤	65
nilutamide	ホルモン薬	83
ponatinib	低分子チロシンキナーゼ阻害薬	80
pralatrexate	代謝拮抗薬	61
romidepsin	免疫調節薬 / エピジェネティック修飾薬	77
teniposide	トポイソメラーゼ阻害薬	73
thioguanine	代謝拮抗薬	63
thiotepa	アルキル化剤	64
tositumomab	モノクローナル抗体薬	75

略語

5-FU	5-フルオロウラシル		AUC	血中濃度曲線下面積
6-MP	6-メルカプトプリン		AVN	無血管性壊死
			AZA	アザチオプリン
AASLD	米国肝臓病学会議			
ABC	活性化Bリンパ球		B2M	β2ミクログロブリン
ABVD	ドキソルビシン, ブレオマイシン, ビンブラスチン, ダカルバジン		BAC	細気管支肺胞上皮癌
			BBW	ブラックボックス警告
			BCC	基底細胞癌
ABW	実体重		BCLC	バルセロナクリニック肝癌
ACC	腺様嚢胞癌		BCS	乳房温存術
ACL	抗カルジオリピン抗体		BD	胆管
ACT	養子細胞治療		BEACOPP	ブレオマイシン, エトポシド, ドキソルビシン, シクロホスファミド, ビンクリスチン, プロカルバジン, プレドニゾロン
ACTH	副腎皮質刺激ホルモン			
ACV	アシクロビル			
ADA	アデノシンデアミナーゼ			
ADCC	抗体依存性細胞傷害			
ADH	抗利尿ホルモン		BEP	ブレオマイシン, エトポシド, CIS
ADSQLC	肺腺扁平上皮癌			
ADT	アンドロゲン遮断療法		BER	塩基除去修復
AFP	αフェトプロテイン		Bev	ベバシズマブ
AICARFT	5-アミノイミダゾール-4-カルボキサミドリボヌクレオチドホルミルトランスフェラーゼ		BID	1日2回
			Bili.	ビリルビン
			BM	骨髄
			BMI	ボディマス指数
AIDS	後天性免疫不全症候群		BOOP	閉塞性細気管支炎性器質化肺炎
AIHA	自己免疫性溶血性貧血		BP	血圧
AIM	ドキソルビシン, イホスファミド, メスナ		BSC	最良支持療法
			BTA	抗膀胱腫瘍抗原
AIIR	空気感染隔離室			
AIN	肛門上皮内腫瘍		CAF	シクロホスファミド/ドキソルビシン/フルオロウラシル
AIP	急性間欠性ポルフィリン症			
AITL	血管芽球性T細胞リンパ腫		Cap	カペシタビン
AJ	アシュケナージユダヤ人		CAR	キメラ型抗原受容体
AJCC	米国癌合同委員会		CAV	シクロホスファミド, アドリアマイシン (ドキソルビシン), ビンクリスチン
AKI	急性腎障害			
ALA	アミノレブリン酸			
ALCL	未分化大細胞型リンパ腫		CBC	全血球計算
ALK	未分化リンパ腫キナーゼ		CBF	コア結合因子 (core binding factor)
ALL	急性リンパ芽球性白血病			
ALT	アラニンアミノトランスフェラーゼ		CC	胆管癌
			CCND1	サイクリンD1
AML	急性骨髄性白血病		ccRCC	淡明細胞腎細胞癌
ANC	絶対好中球数		CCY	胆嚢摘出術
APC	活性化プロテインC		CDI	クロストリジウム・ディフィシル感染症
APL	急性前骨髄性白血病			
APLA	抗リン脂質抗体		CDK	サイクリン依存性キナーゼ
APR	腹会陰式直腸切断術		CEA	癌胎児性抗原
APS	抗リン脂質抗体症候群		CEP	先天性骨髄性ポルフィリン症
ARDS	急性呼吸促迫症候群		Cftx	セフトリアキソン
ASA	アスピリン		CFU	コロニー形成細胞
ASCR	自家幹細胞による救済		CgA	クロモグラニンA
ASCT	自家幹細胞移植		CHF	うっ血性心不全
ASM	進行性全身性肥満細胞症		ChIP	クロマチン免疫沈降
AST	アスパラギン酸アミノトランスフェラーゼ		CHOEP	CHOP+エトポシド
			CHOP	シクロホスファミド, ドキソルビシン, ビンクリスチン, プレドニゾロン
ATG	抗胸腺グロブリン			
ATⅢ	アンチトロンビン3			
ATLL	成人T細胞性リンパ腫/白血病		CIMP	CpGアイランドメチル化形質
ATO	三酸化ヒ素		CIN	子宮頸部上皮内腫瘍
ATRA	全トランスレチノイン酸			

CIS	シスプラチン	dNTP	デオキシヌクレオシド三リン酸
CK	サイトケラチン	DPD	ジヒドロピリミジンデヒドロゲナーゼ
CKD	慢性腎臓病		
CLIA	臨床検査改善修正法案	DS	Durie-Salmon
CLL	慢性リンパ性白血病	DTIC	ダカルバジン
CLP	リンパ系共通前駆細胞	DSB	二本鎖切断
CML	慢性骨髄性白血病	DSMB	データ安全性モニタリング委員会
CMML	慢性骨髄単球性白血病		
CMP	骨髄系共通前駆細胞 心筋症	DVT	深部静脈血栓症
CMV	サイトメガロウイルス	EBER ISH	EBV encoded small RNAの *in situ* ハイブリダイゼーション
CNS	中枢神経系		
COG	米国小児腫瘍グループ	EBRT	体外式放射線照射
COPD	慢性閉塞性肺疾患	EBUS	気管支腔内超音波断層法
CR	完全寛解	EBV	Epstein-Barrウイルス
Cr	クレアチニン	ECF	エピルビシン,シスプラチン,5-FU
CRBSI	カテーテル関連血流感染症		
CRC	大腸癌	ECX	エピルビシン,シスプラチン,カペシタビン
CrCl	クレアチニンクリアランス		
CRI	慢性腎機能障害	EF	心収縮能
CRP	C反応性蛋白	EGD	食道,胃,十二指腸内視鏡検査
CsA	シクロスポリンA	EGFR	上皮細胞増殖因子受容体
CSF	脳脊髄液	ELISA	酵素結合免疫吸着測定法
CTCL	皮膚T細胞性リンパ腫	EMT	上皮間葉転換
CTEP	米国がん治療評価プログラム	ENETS	欧州神経内分泌腫瘍学会
CTL	細胞傷害性T細胞	ENMZL	節外性濾胞辺縁帯リンパ腫
CTX	セフォタキシム	EOX	エピルビシン,オキサリプラチン,カペシタビン
CUP	原発不明癌		
CVA	脳血管障害	EPIC	術後早期腹腔内化学療法
CVAD	シクロホスファミド,ビンクリスチン,ドキソルビシン,デキサメタゾン	Epo	エリスロポエチン
		EPP	胸膜外肺全摘出術
		ER	エストロゲン受容体
CVT	シスプラチン,ビンブラスチン,テモゾロミド	ERCP	内視鏡的逆行性胆管膵管造影
		ERSPC	欧州ランダム前立腺癌検診
CXR	胸部X線	ESA	エリスロポエチン刺激薬
DAT	直接抗グロブリン試験	ESCC	硬膜外脊髄圧迫
DBP	拡張期血圧	ESFT	Ewing肉腫ファミリー腫瘍
DC	樹状細胞	ESR	赤血球沈降速度
	ドセタキセル+シクロホスファミド	ESRD	末期腎障害
		ET	本態性血小板血症
ddNTP	ジデオキシヌクレオシド三リン酸	EUS	超音波内視鏡検査
DES	ジエチルスチルベストロール 脱炭酸プロトロンビン (=PIVKA-Ⅱ)	FAMMM	家族性異型多発母斑黒色腫症候群
		FAP	家族性大腸ポリポーシス
DFS	無病生存期間	FDA	米国食品医薬品局
DHAP	デキサメタゾン,シタラビン,シスプラチン	FDG	フルオロデオキシグルコース
		FDR	偽発見率(=棄却された仮説のうち誤って棄却された真の帰無仮説の割合)
DHEA	デヒドロエピアンドロステロン		
DHFR	ジヒドロ葉酸レダクターゼ		
DHTR	遅発性溶血性輸血反応	FEV1	1秒率
DIC	播種性血管内凝固症候群	FFP	新鮮凍結血漿
DKA	糖尿病性ケトアシドーシス	FFTF	無治療失敗
DLBCL	びまん性大細胞型B細胞リンパ腫	FGFR	線維芽細胞増殖因子受容体
		FISH	蛍光*in situ*ハイブリダイゼーション
DLco	一酸化炭素肺拡散能		
DLI	ドナーリンパ球輸注	FL	濾胞性リンパ腫
DLT	用量制限毒性	FMTC	家族性甲状腺髄様癌
DM	糖尿病 皮膚筋炎	FN	偽陰性
		FNA	穿刺吸引細胞診
		FOBT	便潜血検査
DNMT	DNAメチル基転移酵素	FP	偽陽性

FQ	フルオロキノロン
FUO	不明熱
G6PD	グルコース-6-リン酸デビドロゲナーゼ
GARFT	グリシンアミドリボヌクレオチドホルミルトランスフェラーゼ
GBC	胆嚢癌
GC	ゲムシタビン，シスプラチン
GCB	胚中心B細胞
GCP	適正臨床試験実施基準
G-CSF	顆粒球コロニー刺激因子
GCT	胚細胞腫瘍
GE	胃食道
GELF	Group d'Etude des Lymphomes Folliculaires（フランスの濾胞性リンパ腫調査グループ）
GEM	ゲムシタビン
GFR	糸球体濾過量
GI	消化管
GIB	消化管出血
GIST	消化管間質腫瘍
GM1	ガングリオシドM1
GM-CSF	顆粒球マクロファージコロニー刺激因子
GnRH	性腺刺激ホルモン放出ホルモン
GOC	ケアの目標
GPA	予後の評価（Graded prognostic assessment）
GTN	妊娠性絨毛腫瘍
GVHD	移植片対宿主病
hr	時間
H2RA	H₂受容体拮抗薬
HAART	高活性抗レトロウイルス療法
HAV	A型肝炎ウイルス
Hb	ヘモグロビン
HBV	B型肝炎ウイルス
HCC	肝細胞癌
hCG	ヒト絨毛性生腺刺激ホルモン
HCL	ヘアリー細胞白血病
HCP	遺伝性コプロポルフィリン症
Hct	ヘマトクリット
HCT-CI	造血細胞移植特異的併存疾患指数
HCV	C型肝炎ウイルス
HD	血液透析 / 高用量
HDAC	ヒストン脱アセチル化酵素
HE	遺伝性楕円赤血球症
HE-4	ヒト精巣上体蛋白4
HELLP	溶血性貧血，肝機能異常，血小板減少
HELP	HELP法（HpaⅡ tiny fragment Enrichment by Ligation-mediated PCR）
HEP	肝骨髄性ポルフィリン症
HIF	低酸素誘導因子
HITT	ヘパリン起因性血小板減少症・血栓症
HIV	ヒト免疫不全ウイルス
HL	Hodgkinリンパ腫
HLA	ヒト白血球抗原
HMP	六炭糖一リン酸
HNPCC	遺伝性非ポリポーシス大腸癌
HNSCC	頭頸部扁平上皮癌
hpf	高倍率
HPP	遺伝性熱変性赤血球症
HPT	副甲状腺機能亢進症
HPV	ヒトパピローマウイルス
HR	相同組換え / ハザード比
HRT	ホルモン補充療法
HS	遺伝性球状赤血球症
HSC	造血幹細胞
HSCT	造血幹細胞移植
HSM	肝脾腫
HSR	過敏性反応
HSV	単純ヘルペスウイルス
HTLV-1	ヒトT細胞白血病ウイルス
HUS	溶血性尿毒症症候群
IABP	大動脈内バルーン・パンピング
IAP	アポトーシス阻害因子
IBD	炎症性腸疾患
IBW	理想体重
IC	インフォームドコンセント
ICE	イホスファミド，カルボプラチン，エトポシド
ICH	医薬品規制調和国際会議
ICOS	誘導性共刺激分子
ICU	集中治療室
IDC	浸潤性乳管癌
IDO	インドールアミン 2,3-ジオキシゲナーゼ
IE	イホスファミド，エトポシド
IFN	インターフェロン
IFRT	放射線区域照射
Ig	免疫グロブリン
IGCCCG	国際胚細胞癌共同研究グループ
IGF	インスリン様増殖因子
IGRT	画像誘導放射線治療
IHC	免疫組織化学
IHH	インディアンヘッジホッグ
ILC	浸潤性小葉癌
IMIG	international mesothelioma interest group
IMRT	強度変調放射線治療
INH	イソニアジド
INR	国際標準比
IPHC	腹腔内化学療法
IPI	国際予後指標
IPS	国際予後スコア
IPSS	国際予後スコアリングシステム
IR	電離放射線
irAE	免疫関連有害事象
IRB	治験審査委員会
irRC	免疫関連治療効果判定分類
ISM	無痛性全身性肥満細胞症
ISRT	組織内放射線照射
ISS	国際病期分類
IT	髄腔内

ITP	特発性血小板減少性紫斑病	MMR	ミスマッチ修復
IV	静脈内投与	MNZ	メトロニダゾール
IVB	単回の静脈内投与	MR	磁気共鳴
IVF	静脈内輸液	MRCP	MR胆管膵管撮影
IVIg	免疫グロブリン点滴静注	MRI	磁気共鳴画像法
		MRSA	メチシリン耐性黄色ブドウ球菌
KIR	キラー免疫グロブリン様受容体	MSI	マイクロサテライト不安定性
KPS	Karnofskyパフォーマンスステータス	MSKCC	スローン-ケタリング記念がんセンター
		MSSA	メチシリン感受性黄色ブドウ球菌
LA	長時間作用	MSTS	転移性軟部組織肉腫
	ループス抗凝固因子	MTC	甲状腺髄様癌
LBL	リンパ芽球性リンパ腫	MTD	最大耐用量
LC	局所制御（率）	MTHFR	メチレンテトラヒドロ葉酸レダクターゼ
LCA	白血球共通抗原		
LDH	乳酸デヒドロゲナーゼ	mTOR	哺乳類ラパマイシン標的蛋白
LDR	低線量率	MTX	メトトレキサート
LEEP	ループ式電気外科円錐切除術	MUD	HLA一致非血縁者ドナー
LFS	Li-Fraumeni症候群	MUGA	マルチゲート収集スキャン
LFT	肝機能検査	MVAC	メトトレキサート，ビンブラスチン，ドキソルビシン，シスプラチン
LGR	広範囲の遺伝子再構成		
LH	黄体形成ホルモン		
LHRH	黄体形成ホルモン放出刺激ホルモン	MZL	辺縁帯リンパ腫
LINAC	線形加速器	NASH	非アルコール性脂肪性肝炎
LMWH	低分子ヘパリン	NB-UVB	ナローバンド紫外線β波
LN	リンパ節	NCCN	全米総合がん情報ネットワーク
LOH	ヘテロ接合性の消失	NCI	米国国立癌研究所
LPL	リンパ形質細胞性リンパ腫	NEC	神経内分泌癌
LS	Lynch症候群	NER	ヌクレオチド除去修復
LVEF	左室収縮能	NET	神経内分泌腫瘍
LVI	リンパ管浸潤	NGS	次世代シークエンシング
LVSI	脈管浸潤	NHEJ	非相同末端結合
		NHL	非Hodgkinリンパ腫
MAG	ミエリン結合糖蛋白	NK	ナチュラルキラー細胞
MAHA	微小血管性溶血性貧血	NLPHL	結節性リンパ球優位型Hodgkinリンパ腫
MALT	粘膜関連リンパ組織		
MAO	モノアミン酸化酵素	NMP22	核マトリックス蛋白22
MAP	MYH関連ポリポーシス	NO	一酸化窒素
MAPK	MAPキナーゼ	NSAIDS	非ステロイド系抗炎症薬
MCL	肥満細胞性白血病	NSCLC	非小細胞肺癌
	マントル細胞リンパ腫	NSE	神経特異性エノラーゼ
MCV	平均赤血球容積	NSGCT	非セミノーマ胚細胞腫瘍
MDS	骨髄異形成症候群	NuRD	nucleosome remodeling and histone deacetylation
MDSC	骨髄由来サプレッサー細胞		
MEN	多発性内分泌腫瘍	NYHA	ニューヨーク心臓協会
MF	菌状息肉症		
	骨髄線維症	OBD	生物学的最適用量
MFH	悪性線維性組織球腫	OGCT	卵巣胚細胞腫瘍
MG	重症筋無力症	OR	オッズ比
MGMT	メチルグアニンメチル基転移酵素	ORR	客観的奏効率／全奏効率
		OS	全生存期間
MGUS	意義不明の単クローン性γグロブリン血症	OV	腫瘍崩壊ウイルス
		OX	オキサリプラチン
MHC	主要組織適合遺伝子複合体		
MI	心筋梗塞	P/D	胸膜切除術／剥皮術
MIPI	マントル細胞リンパ腫国際予後因子	PanIN	膵上皮内腫瘍
		PAP	前立腺酸性ホスファターゼ
MM	多発性骨髄腫	PARP	ポリ（ADP-リボース）ポリメラーゼ
MMA	メチルマロン酸		
MMC	マイトマイシンC		
MMF	ミコフェノール酸モフェチル	PBGD	ポルフォビリノーゲン脱アミノ

PC	酵素	RCT	ランダム化比較試験
PC	前立腺癌	RDW	赤血球容積粒度分布幅
	プラズマ細胞	RFA	ラジオ波焼灼術
PCA	主成分分析	RFS	無再発生存
PCALCL	皮膚原発未分化大細胞型リンパ腫	RI	網赤血球指数
PCI	予防的全脳照射	RMSF	ロッキー山紅斑熱
PCN	ペニシリン	ROC	受信者動作特性曲線
PCNSL	中枢神経系原発リンパ腫	ROTI	関連する臓器あるいは組織の障害
PCP	ニューモシスチス肺炎	RP2D	第Ⅱ相試験における推奨用量
PCR	ポリメラーゼ連鎖反応	RR	奏効率
PCT	晩発性皮膚ポルフィリン症		相対的リスク/リスク比
PCV	真性多血症	rrBSO	リスク低減両側卵管卵巣切除
	プロカルバジン, lomustine, ビンクリスチン	RS	再発スコア
		RSV	RSウイルス
PD	進行 (progressive disease)	RT	放射線治療
	薬力学	RTA	尿細管性アシドーシス
PDGF	血小板由来増殖因子		
PDGFR	血小板由来増殖因子受容体	SAA	血清アミロイドA
PE	肺塞栓症	SABR	=SBRT
PET	ポジトロン断層撮影法	SBP	収縮期血圧
PFS	無増悪生存期間	SBRT	体幹部定位放射線治療
P-gp	P糖蛋白	SC	皮下投与
PK	ピルビン酸キナーゼ	SCC	扁平上皮癌
	薬物動態学	SCID	重症複合免疫不全症
PLAP	胎盤型アルカリホスファターゼ	SCLC	小細胞肺癌
PLCO	前立腺, 肺, 大腸, 卵巣	SCr	血清クレアチニン
PLL	前リンパ球性白血病	SCT	幹細胞移植
PMF	原発性骨髄線維症	SD	病勢安定
PMN	多形核白血球	SDH	コハク酸デヒドロゲナーゼ
PNET	原始神経外胚葉性腫瘍	Se	感度
pNET	膵神経内分泌腫瘍	SEER	Surveillance Epidemiology and End Results (米国のがん登録システム)
PNH	発作性夜間ヘモグロビン尿症		
PNI	神経周囲浸潤		
PO	経口投与	SERD	選択的エストロゲン受容体抑制薬
polyA	ポリアデニル化		
PPI	プロトンポンプ阻害薬	SERM	選択的エストロゲン受容体調節薬
PR	部分奏効		
	プロゲステロン受容体	SFLC	血清フリーライトチェーンアッセイ
PRL	プロラクチン		
PS	パフォーマンスステータス	SIADH	抗利尿ホルモン分泌異常症
PSA	前立腺特異抗原	SIRS	全身性炎症反応症候群
PSC	原発性硬化性胆管炎	SLL	小リンパ球性リンパ腫
PSMA	前立腺特異膜抗原	SMA	上腸間膜動脈
Pt	患者	SM-AHNMD	非肥満細胞系統血液疾患を伴う全身性肥満細胞症
PT	プロトロンビン時間		
PTH	副甲状腺ホルモン	SMILE	ステロイド, メトトレキサート, イホスファミド, L-アスパラギナーゼ, エトポシド
PTHrp	副甲状腺ホルモン関連蛋白		
PTLD	移植後リンパ増殖性疾患		
PUVA	PUVA療法 (ソラレンと紫外線A波による光線療法)	SMX	スルファメトキサゾール
		SNP	一塩基多型
PV	門脈	SOS	類洞閉塞症候群
		Sp	特異度
QD	1日1回	SPEP	血清蛋白電気泳動
QoL	QOL (生活の質)	SPTCL	皮下脂肪組織炎様T細胞リンパ腫
RARS	鉄芽球性不応性貧血		
RB1	RB1遺伝子	SQCLC	扁平上皮肺癌
RBC	赤血球	SRE	骨関連事象
RCC	腎細胞癌	SRS	定位手術的照射
RCMD	複数血球系異形成を伴う不応性血球減少	SS	Sézary症候群
		SSM	くすぶり型全身性肥満細胞症
		SSRI	選択的セロトニン再取り込み阻

	害薬	TTF-1	甲状腺転写因子1
SSS	外科的病期分類	TTP	血栓性血小板減少性紫斑病
STLI	亜全リンパ節領域照射		無増悪期間
STS	軟部組織肉腫	TTR	トランスチレチン
SUV	standard uptake value	TTTF	治療成功期間
TACE	肝動脈化学塞栓術	UC	潰瘍性大腸炎
TACO	輸血関連循環過負荷		尿路上皮癌
TAE	肝動脈塞栓術	UFH	未分画ヘパリン
TAH	腹式子宮全摘術	UGT1A1	ウリジンニリン酸グルクロノシルトランスフェラーゼ1A1
TBI	全身放射線照射		
T/C	タキサン/カルボプラチン	ULN	正常上限
TCA	三環系抗うつ薬	UPEP	尿蛋白電気泳動
TCR	T細胞受容体	URI	上気道感染症
TdT	末端デオキシヌクレオチド転移酵素	UROD	ウロポルフィリノーゲン脱炭酸酵素
TEPA	テトラエチレンペンタミン	UTI	尿路感染症
TIA	一過性脳虚血発作		
TIBC	総鉄結合能	VAC	ビンクリスチン+ドキソルビシン+シクロホスファミド
TIL	腫瘍浸潤リンパ球		
TK	チロシンキナーゼ	VEGF	血管内皮細胞増殖因子
TKI	チロシンキナーゼ阻害薬	VEGFR	血管内皮細胞増殖因子受容体
TLI	全身リンパ組織放射線照射	VeIP	ビンブラスチン,イホスファミド,シスプラチン
TLR7	Toll様受容体7		
TLS	腫瘍崩壊症候群	VHL	von Hippel-Lindau
TME	直腸間膜全切除	VIDE	ビンクリスチン+イホスファミド+ドキソルビシン+エトポシド
TMP	トリメトプリム		
Tn	トロポニン		
TN	真の陰性	VOC	血管閉塞性発作
TNF	腫瘍壊死因子	VOD	静脈閉塞症
TNM	腫瘍,リンパ節,転移	VP	多様性ポルフィリン症
TP	真の陽性	VRE	バンコマイシン耐性腸球菌
TPMT	チオプリンメチル基転移酵素	VTE	静脈血栓症
TPN	完全静脈栄養	vWD	von Willebrand病
Tpo	トロンボポエチン	vWF	von Willebrand因子
TPO	甲状腺ペルオキシダーゼ	VZV	水痘帯状疱疹ウイルス
Treg	制御性T細胞		
TRUS	経直腸超音波検査	WBC	白血球(数)
TS	チミジル酸シンターゼ	WBRT	全脳照射
TSC	結節性硬化症	WHO	世界保健機関
TSEB	全身皮膚電子線照射	WM	Waldenströmマクログロブリン血症
TSEBT	全身皮膚電子線照射療法		
TSG	がん抑制遺伝子	WT	Wilms腫瘍
TSH	甲状腺刺激ホルモン		

索引

数字
- 3DCRT（三次元原体照射） 18
- 5,10-メチレンテトラヒドロ葉酸レダクターゼ 59
- 5-FU 63
- 5-アザシチジン 35, 60
- 6-MP 63
- 6-TG 63

ギリシャ文字
- αサラセミア 278
- βサラセミア 278
- βラクタム剤, モニタリング 117
- γ線 16
- δALA欠乏ポルフィリン症（ADP） 283

欧文
- ABO適合 291
- ABVD療法 220
- ADP（δALA欠乏ポルフィリン症） 283
- Adrucil 63
- AIHA（自己免疫性溶血性貧血） 276
- AIP（急性間欠性ポルフィリン症） 283
- AL（原発性アミロイドーシス） 244
- aldesleukin 76
- ALL（急性リンパ芽球性白血病/リンパ腫） 258
- AML（急性骨髄性白血病） 256
- Ann Arbor病期分類 220, 225, 226
- APL（急性前骨髄性白血病） 257
- APS（抗リン脂質抗体症候群） 281
- aPTT（活性化部分トロンボプラスチン時間） 292
- ara-C 60
- Arimidex 83
- Arranon 62
- ASCT（自家幹細胞移植） 266
- Auer小体を有する骨髄芽球 295

- Barrett食道 148
- Bartholin腺 200
- BCC（基底細胞癌） 162
- BCL-2ファミリー 32
- BCNU 66
- BEP 193
- BER 33
- Bernard-Soulier症候群 284
- Bexxar 75
- BiCNU 66
- Birt-Hogg-Dubé症候群 57
- BL（Burkittリンパ腫） 230
- Blenoxane 71
- Bosulif 78
- Bowen病 162
- B-PLL（B細胞性前リンパ球性白血病） 265
- brachytherapy 22
- BRAF阻害薬, 皮膚有害事象 300

- BRCA1/2 52
- *BRCA1/2*変異
  - 乳癌 202
  - 卵巣癌 190
- Budd-Chiari症候群 248
- Burkittリンパ腫（BL） 230
- B細胞 47
- B細胞性前リンパ球性白血病（B-PLL） 265

- cabozantinib 78
- Campath 74
- carfilzomib 89
- Carney's triad 166
- Carney-Stratakis症候群 166
- cauda equina syndrome 96
- CCNU 66
- CD4＋細胞 46
- CD8＋細胞 46
- CDK 31
- CeeNU 66
- Celiac病 154
- CEP（先天性骨髄性ポルフィリン症） 283
- Cerubidine 70
- CFU（コロニー形成細胞） 270
- Child-Pughスコアリングシステム 141
- chlorambucil 65
- CHOEP療法 233
- CHOP療法 233
- Clarkレベル 163
- CLL（慢性リンパ性白血病） 262
- Clolar 62
- CLP（リンパ系共通前駆細胞） 270
- CMF 203
- CML（慢性骨髄性白血病） 260
- CMP（骨髄系共通前駆細胞） 270
- CMV-陰性製剤 290
- CNS転移 212
- CODOX-M 231
- Cometriq 78
- conus meddullaris syndrome 96
- Cowden症候群 57
- CPT-11 72
- Crohn病 154
- CTCL（皮膚T細胞リンパ腫） 234
- CUP（原発不明癌） 216
- Curthの基準 214
- Cushing症候群 214
- CYP2C8 58
- CYP2C19 58
- CYP2D6 58
- Cytosar-U 60
- Cytoxan 65

- Dacogen 61
- da-EPOCH-R 231
- decitabine 35, 61
- DES曝露 198
- DLBCL（びまん性大細胞型B細胞リンパ腫） 228

DLT, 定義 6	Halaven 68
DNA修復, メカニズム 33	Harlequin症候群 214
DNA増幅, 発がんのメカニズム 29	HCC (肝細胞癌) 140
DNAマイクロアレイ 38	HCL (ヘアリー細胞白血病) 264
DNAメチル化分析 44	HCP (遺伝性コプロポルフィリン症) 283
dose-adjusted EPOCH 228	HEP (肝骨髄性ポルフィリン症) 283
Droxia 63	Hepatosplenic TCL 232
DSB (二本鎖切断), 放射線による 16	HER2陽性乳癌 206
DSMB (データ安全性モニタリング委員会) 15	HIPAA 14
DTIC-Dome 67	HIT (ヘパリン起因性血小板減少症) 286
Durie-Salmon (DS) 分類 239	HITT (ヘパリン起因性血小板減少症・血栓症) 281
Dutcher小体を有する多発性骨髄腫, 骨髄穿刺 298	HNPCC (遺伝性非ポリポーシス大腸癌) 54, 156
D-ダイマー 292	Hodgkinリンパ腫 220
	HPRCC (遺伝性乳頭状腎細胞癌) 57
EBRT (外照射放射線治療) 18	HPV感染
EBV感染, Burkittリンパ腫との関連 230	SCCHN 174
ECOGパフォーマンスステータス 303	肛門癌 160
EffTox 7	子宮頸癌 198
EGFR阻害薬, 皮膚有害事象 299	HPVワクチン 4
Ehlers-Danlos症候群 284	HSC (造血幹細胞) 270
Eligard 85	Hürthle細胞 180
Ellence 70	Hydrea 63
Eloxatin 67	HyperCVAD 231
EORTC QLQ-C30 306	
EPO欠乏 274	Iclusig 80
EPP (骨髄性プロトポルフィリン症) 283	IELSG予後スコア 237
ERSPC試験, 前立腺癌のスクリーニング 5	IES-R 307
ESFT (Ewing肉腫ファミリー) 168	Ifex 65
ET (本態性血小板血症) 246	IGRT (画像誘導放射線治療) 18
Eulexin 83	Immune-related Response Criteria (irRC) 305
Ewing肉腫ファミリー (ESFT) 168	IMRT (強度変調放射線治療) 18
	Intent to treat 9
FACT-G 306	IR (電離放射線) 16
FAMMM (家族性異型多発母斑黒色腫) 57	IRB (治験審査委員会) 15
FAP (家族性大腸ポリポーシス) 55, 156	ISSWM分類 243
FIGO病期分類 194	Istodax 77
Firmagon 85	ixabepilone 68
first in human試験 6	Ixempra 68
FISH (蛍光 in situ ハイブリダイゼーション) 41	
FL (濾胞性リンパ腫) 222	Jevtana 68
FLIPI 222	JX-594 50
FOLFIRI 157	
FOLFIRINOX 145	Kaposi肉腫 173
FOLFOX 154, 157, 159	Karnofskyパフォーマンスステータススケール (KPS) 303
Folotyn 61	予後予測 99
G6PD欠損 275	Knudsonの2ヒットモデル 31
GIST (消化管間質腫瘍) 166	Kyprolis 89
Glanzmann血小板無力症 284	k-平均法, 発現プロファイルの分析 39
Gleasonスコア 120	
Goldノモグラム 166	L&H細胞 220
good clinical practice (GCP) ガイドライン 14	Leukeran 65
growing teratoma症候群 192	Li-Fraumeni症候群 56, 170, 208
GTD (妊娠性絨毛性疾患) 196	LINAC 20
GVHD 269	lomustine 66
	Lugano分類 225
H. pylori 感染 224	Lupron 85
HADS 307	Lupron Depot 85
	Lynch症候群 54, 157

Lynch症候群Ⅱ型 190

Maffucci症候群 171
MALTリンパ腫 224
MammaPrint 203
MAPK経路 30
Matulane 67
MCL（マントル細胞リンパ腫） 226
MDR-1 59
MDS（骨髄異形成症候群） 254
MDS/MPN重複症候群 255
mechlorethamine 65
MELDスコア 141
MEN 186
MEN1 57
MEN2a/b 57
MGUS（意義不明の単クローン性γグロブリン血症） 238
MM（多発性骨髄腫） 238
MMR 33
MTD，定義 6
mTOR阻害薬
　口腔粘膜障害 302
　皮膚有害事象 300
MTX 61
Mustargen 65
Mutamycin 71
Myleran 64
MZL（辺縁帯リンパ腫） 224

NER 33
NET（神経内分泌腫瘍） 146
Nigroプロトコール 161
Nilandron 83
nilutamide 83
Nipent 62
NK細胞 46
Nordic MCL-2 227
NSCLC，定位放射線療法 21

OBD，定義 6
occult primary tumor 216
OGCT（卵巣胚細胞腫瘍） 192
Ollier病 171
Oncaspar 88
Oncotype DX 39, 203
Oncovex-GM-CSF 50
OR，定義 12
Osler-Weber-Rendu症候群 284

Pancoast腫瘍 132
PCNSL（中枢神経系原発リンパ腫） 236
PCT（晩発性皮膚ポルフィリン症） 283
PD，定義 6
Peutz-Jeghers症候群 57
P-gp 59
Phase Ⅰ薬物代謝酵素 58
Phase Ⅱ薬物代謝酵素 59
PHI 14
"Pick the Winner"の選択 9
PK，定義 6

Platinol 66
PLCO試験，前立腺癌のスクリーニング 5
PLL（前リンパ球性白血病） 265
PNH（発作性夜間ヘモグロビン尿症） 274
ponatinib 80
PPSv2 303
pralatrexate 61
Proleukin 76
Prostvac-VF 50
PSA 120
PSA検査，スクリーニング 5
PSA再発 122
PT（プロトロンビン時間） 292
PTCL（末梢性T細胞リンパ腫） 232
Purinethol 63
PV（真性多血症） 248
P値，定義 12

QOL，評価 306

RB1 31
R-CHOP療法 228
R-DHAP 229
RECIST 304
Reclast 87
Reed-Sternberg細胞 220
Reolysin 50
RFA，肝細胞癌の治療 141
R-Hyper CVAD 227
R-ICE 229
RNAシークエンス 38
ROC曲線 13
romidepsin 35, 77
Rothmund-Thomson症候群 170
RP2D，定義 6
RR，定義 12
RSV，管理 119

SABR 20
Sangerシークエンシング 36
SBRT（体幹部定位放射線治療） 20
SCC（扁平上皮癌） 162
SCCHN（頭頸部扁平上皮癌） 174
SELECT試験，前立腺癌の予防 5
Seq by ligation 37
Seq by synthesis 37
Sézary症候群（SS） 234
　末梢血 298
SIADH（抗利尿ホルモン分泌異常症） 93, 214
Siewert分類 148, 150
Sipuleucel T 50
skip metastasis 170
Soltamox 85
SPIKESモデル 99
SRS（定位手術的照射） 20
STS（軟部組織肉腫） 172
Sweet症候群 214

Tabloid 63
TBI（全身照射） 24
teniposide 73

Thalomid 77
thioguanine 63
thiotepa 64
TIP 193
TITE-CRM 7
TNMB病期分類 235
Toposar 72
tositumomab 75
TP53 32
T-PLL（T細胞性前リンパ球性白血病） 265
Treanda 64
Treg（制御性T細胞） 46, 51
Trexall 61
TriCRM 7
TRUS（経直腸超音波検査） 158
TSEB（全身皮膚電子線照射） 25
TSG（がん抑制遺伝子） 30
Turcot症候群 208
T細胞 46
T細胞性前リンパ球性白血病（T-PLL） 265
　末梢血 297

VAC/IE 169
VAI 169
VeIP 193
Velban 69
VePesid 72
VHL病 56
VIDE 169
VIP 193
VM-26 73
von Willebrand病（vWD） 285, 289
VP（多様性ポルフィリン症） 283
VP-11 72
VTE（静脈血栓塞栓症） 281
Vumon 73
vWD（von Willebrand病） 285, 289

Waldenströmマクログロブリン血症（WM） 242
Wnt経路 28
Wong-Baker FACES疼痛スケール 100

Xgeva 87
X線 16

Zaltrap 89
ziv-aflibercept 89
Zortress 89

和文
あ
アキシチニブ 78
亜急性期毒性，TBIによる 24
悪液質症候群，管理 104
悪性奇形腫 192
悪性胸膜中皮腫 138
悪性黒色腫 164
　カラー写真 302
アクチノマイシンD 71
アクトネル 86

アザシチジン 60
アスパラギナーゼ 88
アーゼラ 75
アデノウイルス，管理 119
アドセトリス 74
アドリアマイシン 70
アナストロゾール 83
アバスチン 74
アービタックス 74
アビラテロン 84
アフィニトール 89
アフレレーシス 290
アブラキサン 69
アポトーシス 32
アミノグリコシド 117
アミロイドーシス 244
アリムタ 61
アルケラン 65
アルブミン結合パクリタキセル 69
アルブミン製剤 290
アレディア 87
アレムツズマブ 74
アレンドロン酸 86
アロプリノール，高尿酸血症の管理 91
アロマシン 83
アンチトロンビン欠損症 280
アンドロゲン遮断療法 122

い
胃癌 150
意義不明の単クローン性γグロブリン血症（MGUS） 238
イクスタンジ 82
異常ヘモグロビン症 278
移植時期，関連する感染症 114
移植片対腫瘍効果 268
異数体 40
イダマイシン PFS 71
イダルビシン 71
遺伝子チップ 38
遺伝子発現プロファイリング 38
遺伝性血小板機能異常 288
遺伝性コプロポルフィリン症（HCP） 283
遺伝性乳頭状腎細胞癌（HPRCC） 57
遺伝性非ポリポーシス大腸癌（HNPCC） 54
遺伝性びまん性胃癌 57
遺伝性傍神経節腫 57
遺伝性網膜芽細胞腫 170
イバンドロン酸 86
イピリムマブ 76
　皮膚有害事象 301
イブリツモマブ 74
イホスファミド 65
イマチニブ 79
イリノテカン 72
医療保険の相互運用性と説明責任に関する法律 14
イレッサ 79
陰茎癌 130
陰性適中率，定義 13
陰性尤度比，定義 13

インターフェロンα-2b 76
インターロイキン2 76
インドールアミン 2,3-ジオキシゲナーゼ 51
イントロンA 76
インフルエンザ,管理 119
インライタ 78

う

ウイルス感染,移植宿主における 115
ヴォトリエント 80
ウリジンニリン酸グルクロノシルトランスフェラーゼ1A1 59

え

疫学,がんの 2
エキセメスタン 83
壊疽性膿皮症 214
エチドロン酸 86
エトポシド 72
エピジェネティクス 34
エピジェネティック検査 44
エピジェネティック薬 35
エビスタ 85
エピルビシン 70
エベロリムス 89
エポエチンα製剤,増殖因子製剤 311
エリブリン 68
エルトロンボパグ,増殖因子製剤 311
エルロチニブ 79
エンザルタミド 82
炎症,がんの病原因子 3

お

嘔吐,管理 103
横紋筋肉腫 173
オキサリプラチン 67
悪心,管理 103
オッズ比,定義 12
オピオイド治療 100
オファツムマブ 75
オリゴデンドロサイト 210
オンコビン 69

か

外陰癌 200
外照射放射線治療（EBRT） 18
外傷性溶血 277
階層クラスタリング,発現プロファイルの分析 39
外分泌性膵癌 144
化学因子,がんの病原因子 3
化学療法,放射線治療との相乗効果 17
化学療法誘発性悪心／嘔吐 103
芽球性形質細胞様樹状細胞腫瘍,骨髄穿刺 297
核型,表記 40
過去の対照,定義 8
下垂体浸潤中枢神経原発リンパ腫 184
下垂体腺腫 182
画像診断,治療効果の判定 304
画像誘導放射線治療（IGRT） 18
家族性異型多発母斑黒色腫（FAMMM） 57

家族性甲状腺髄様癌 57, 187
家族性腎癌 126
家族性大腸ポリポーシス（FAP） 55
カソデックス 82
褐色細胞腫 186, 188
活性化部分トロンボプラスチン時間（aPTT） 292
合併症
　長期の治療癌における 109
　密封小線源治療の 22
カテーテル関連血流感染症 118
カーニー三徴 166
カバジタキセル 68
カプレルサ 81
寡分割照射,利点 16
カペシタビン 63
鎌状赤血球症 279
顆粒球コロニー刺激因子,増殖因子製剤 311
カルシトニン産生傍濾胞C細胞 181
カルチノイド腫瘍 146
カルチノイド症候群 214
カルボプラチン 66
カルムスチン 66
がん
　疫学 2
　エピジェネティック変化 34
　細胞遺伝学 40
　スクリーニング 4
　生物学的特徴 28
　病原因子 3
　免疫学 46
　予防 4
がん遺伝子 30
肝外胆管癌切除 143
肝癌,定位放射線治療 21
がん幹細胞 28
肝骨髄性ポルフィリン症（HEP） 283
肝細胞癌（HCC） 140
患者数,がんの 2
患者の割り当て,第Ⅲ相試験における 9
環状鉄芽球,骨髄穿刺 296
感染,がんの病原因子 3
感染症
　移植宿主における 114
　高リスク癌患者 112
　発がんのメカニズム 29
完全静脈栄養 107
感染制御 119
肝転移,定位放射線治療 21
感度,定義 13
眼内黒色腫,密封小線源治療 23
肝内胆管癌切除 143
肝脾T細胞リンパ腫 232
カンプト 72
ガンマナイフ 20
がん抑制遺伝子（TSG） 30
緩和ケア 98

き

偽Pelger-Huët奇形 254
偽陰性,定義 13
規制,臨床試験の 14

偽性血小板減少症 286
寄生虫感染,移植宿主における 115
基底細胞癌(BCC) 162
　　カラー写真 302
基底有棘細胞癌 162
気道閉塞,緊急放射線治療 27
丘疹膿疱性皮疹,カラー写真 299
急性間欠性ポルフィリン症(AIP) 283
急性期毒性
　　TBIによる 24
　　TSEBによる 25
　　放射線治療の 17
急性巨核球性白血病,骨髄穿刺 297
急性骨髄性白血病(AML) 256
　　骨髄穿刺 296
急性骨髄単球性白血病,骨髄穿刺 296
急性前骨髄球性白血病(APL) 257
　　骨髄穿刺 296
急性単球性白血病,骨髄穿刺 296
急性リンパ芽球性白血病,骨髄穿刺 297
急性リンパ芽球性白血病/リンパ腫(ALL) 258
急速増量法 7
凝固亢進状態 280
偽陽性,定義 13
胸腺癌 136
胸腺腫 136
強度変調放射線治療(IMRT) 18
局在性前立腺癌 120
去勢抵抗性前立腺癌,治療 122
巨赤芽球性貧血 273
ギリアデル 66
緊急放射線治療 26
菌状息肉腫(MF) 234
筋層浸潤性膀胱癌 125

く

組換え修復 33
クラドリビン 62
グラム陰性菌 116
グラム陽性菌 116
クリオ製剤 290
クリゾチニブ 79
グリベック 79
クロストリジウム・ディフィシル感染症 118
クロファラビン 62

け

蛍光 in situ ハイブリダイゼーション(FISH) 41
形質細胞性白血病 238
　　末梢血 298
経直腸超音波検査(TRUS) 158
血管芽球性T細胞リンパ腫(AITL) 232
血管新生,メカニズム 33
血小板機能異常 286
血小板減少 286
血小板製剤 290
血栓 246, 248
血栓性微小血管障害 288
結腸癌 156
結腸直腸癌 156

血友病 285
ゲフィチニブ 79
ゲムシタビン 60
原発性アミロイドーシス(AL) 244
原発乳癌 202
原発不明癌(CUP) 216

こ

抗HER2療法 206
抗アンドロゲン療法 123
抗ウイルス薬 117
高カリウム血症,腫瘍崩壊症候群の管理 90
効果量,定義 8
高カルシウム血症 92
抗癌薬,皮膚有害事象のカラー写真 299
抗凝固薬 293
抗菌薬,選択 116
口腔粘膜障害,カラー写真 302
好酸球増加症候群 253
甲状腺癌 180
抗真菌薬 117
好中球減少 113
後天性魚鱗癬 215
後天性囊毛性多毛症 214
後天的血小板機能異常 288
高尿酸血症,腫瘍崩壊症候群の管理 91
抗利尿ホルモン分泌異常症(SIADH) 93, 214
高リン血症,腫瘍崩壊症候群の管理 91
抗リン脂質抗体症候群(APS) 281
呼吸器ウイルス,管理 119
呼吸困難,管理 104
黒色腫,悪性―― 164
黒色表皮腫 214
コスメゲン 71
ゴセレリン 84
骨原発肉腫 170
骨髄異形成症候群(MDS) 254
　　感染症高リスク因子 112
　　骨髄穿刺 296
骨髄芽球,Auer小体を有する 295
骨髄系共通前駆細胞(CMP) 270
骨髄生検/穿刺,方法 310
骨髄性プロトポルフィリン症(EPP) 283
骨髄線維症 250
骨髄穿刺/生検,カラー写真 295
骨髄由来サプレッサー細胞 51
骨肉腫 170
コロニー形成細胞(CFU) 270

さ

細菌感染症,移植宿主における 114
サイクリン 31
最大耐用量,定義 6
ザイティガ 84
サイトカイン,がん免疫療法での 51
再発性前立腺癌 122
サイバーナイフ 20
細胞遺伝学,がんの 40

細胞周期制御 31
細胞傷害性T細胞 46
ザーコリ 79
サバイバーシップ 108
αサラセミア 278
βサラセミア 278
サリドマイド 77
三酸化ヒ素 88
三次元原体照射（3DCRT） 18

し

ジエチルスチルベストロール曝露 198
ジェムザール 60
自家幹細胞移植（ASCT） 266
色素性疾患 215
子宮頸癌 198
　　　密封小線源治療 23
　　　予防とスクリーニング 4
子宮内膜癌 194
　　　密封小線源治療 23
シークエンシング 36
シクロホスファミド 65
止血 292
自己組織化マップ，発現プロファイルの分析 39
自己免疫性溶血性貧血（AIHA） 276
シスプラチン 66
次世代シークエンシング 36
シタラビン 60
至適用量，定義 6
ジヒドロピリミジンデヒドロゲナーゼ 58
脂肪細胞性白血病，骨髄穿刺 295
死亡数，がんの 2
ジャカビ 80
若年性ポリポーシス症候群 57
絨毛癌 196
樹状細胞 47
手掌足底発赤知覚不全症候群，カラー写真 299
主成分分析，発現プロファイルの分析 39
出血傾向 292
出血性毛細血管拡張症 284
術中放射線治療 22
腫瘍出血，緊急放射線治療 27
腫瘍随伴症候群 214
腫瘍随伴性天疱瘡 215
腫瘍性腸管閉塞 106
腫瘍微小環境 47
腫瘍崩壊ウイルス 50
腫瘍崩壊症候群 90
腫瘍マーカー，一覧 308
純赤白血病，骨髄穿刺 297
上咽頭癌 176
消化管間質腫瘍（GIST） 166
小細胞肺癌 134
照射回数，EBRTの 19
上大静脈症候群
　　　悪性腫瘍による 94
　　　緊急放射線治療 27
小腸癌 153
小児癌，密封小線源治療 23
静脈血栓塞栓症（VTE） 281

食道癌 148
　　　密封小線源治療 23
食欲不振，管理 104
真菌感染，移植宿主における 115
神経学的腫瘍随伴症候群 215
神経線維腫 57, 166, 208
神経内分泌腫瘍（NET） 146
腎細胞癌 126
真性多血症（PV） 248
真性多血症後線維化期 250
新鮮凍結血漿 290
真の陰性，定義 13
真の陽性，定義 13
腎盂尿管癌 125
新薬，申請 15
信頼区間，定義 12

す

膵癌 144
　　　定位放射線治療 21
膵神経内分泌腫瘍（pNET） 146
スクリーニング，がんの 4
スチバーガ 80
スーテント 81
スニチニブ 81
スプリセル 79

せ

生活様式因子，がんの病原因子 3
制御性T細胞（Treg） 46, 51
星細胞腫 208
精子凍結保存 111
正常骨髄穿刺，カラー写真 295
正常末梢血，塗抹標本 295
成人T細胞白血病/リンパ腫，末梢血 297
成人T細胞リンパ腫/白血病（ATLL） 232
性腺シールド 111
精巣組織保存 111
精巣内精子採取 111
ゼヴァリン 74
脊索腫 184
脊髄圧迫，悪性腫瘍による 26, 96
脊髄円錐症候群 96
脊椎転移，定位放射線治療 21
節外性NK/T細胞リンパ腫，鼻型 232
セツキシマブ 74
赤血球製剤 290
赤血球膜異常 276
セミノーマ，胚細胞癌 128
ゼルボラフ 81
ゼローダ 63
染色体再構成，発がんのメカニズム 29
全身照射（TBI） 24
全身性肥満細胞症 252
全身皮膚電子線照射（TSEB） 25
先天性骨髄性ポルフィリン症（CEP） 283
全トランスクリプトームシークエンス 38
全トランスレチノイン酸 88
譫妄，管理 105
前立腺癌
　　　局在性—— 120
　　　再発性・転移性—— 122

定位放射線治療　21
密封小線源治療　23
予防とスクリーニング　5
前立腺特異抗原（PSA）　120
線量，EBRTの　19
前リンパ球性白血病（PLL）　265

そ

爪囲炎，カラー写真　299, 300
相関，定義　12
造血幹細胞（HSC）　270
造血幹細胞移植，移植後の斑丘様皮疹　301
造血細胞，生物学的性質　270
爪甲離床症，カラー写真　300
増殖因子シグナル伝達　30
増殖因子受容体，発がん現象においての役割　30
増殖因子製剤，――による治療　311
増量BEACOPP療法　221
ゾメタ　87
ゾラデックス　84
ソラフェニブ　81
ゾリンザ　77
ゾレドロン酸　87

た

第0相試験　6
第1種の過誤（α），定義　8
第Ⅰ相試験　6
第2種の過誤（β），定義　8
第Ⅱ相試験　8
第Ⅱ相試験における推奨用量　6
第Ⅲ相試験　9
第Ⅴ因子Leiden変異　280
第Ⅺ因子欠乏　285
体幹部定位放射線治療（SBRT）　20
タイケルブ　79
胎児性横紋筋肉腫　201
大腸CT検査，大腸癌のスクリーニング　5
大腸癌，予防とスクリーニング　5
大腸内視鏡検査，大腸癌のスクリーニング　5
大便にもとづく検査，大腸癌のスクリーニング　5
ダウノルビシン　70
唾液腺腫瘍　178
ダカルバジン　67
タキサン，皮膚有害事象　300
タキソテール　68
タキソール　69
多形神経膠芽腫　208
ダサチニブ　79
タシグナ　80
脱毛，カラー写真　300, 301
タバコ，がんの病巣因子　3
多発性骨髄腫（MM）　238
　感染症高リスク因子　112
　骨髄穿刺　298
多発性内分泌腺腫症　186
ダブルヒットリンパ腫　228
多変量モデル　13

タモキシフェン　85
多様性ポルフィリン症（VP）　283
タルセバ　79
ダルベポエチン，増殖因子製剤　311
胆管癌　142
単群デザイン　8
胆嚢癌　142
淡明細胞癌，腎細胞癌　127

ち

チオプリンメチル基転移酵素　59
治験審査委員会（IRB）　15
治験責任医師　14
腟癌　201
　密封小線源治療　23
チミジル酸シンターゼ　59
虫垂癌　152
中枢神経系原発リンパ腫（PCNSL）　236
中皮腫，悪性胸膜――　138
腸症関連T細胞リンパ腫（EATL）　232
跳躍転移　170
直接修復，DNA損傷の　33
直腸癌　158
貯蔵プール病　284
治療係数，定義　6
治療効果判定，画像診断による　304
鎮痛補助薬　102

て

定位手術的照射（SRS）　20
定位放射線治療　20
低線量ヘリカルCT検査，肺癌のスクリーニング　5
低ナトリウム血症　93
デガレリクス　85
デザイン
　第Ⅰ相試験の　6
　第Ⅱ相試験の　8
　第Ⅲ相試験の　9
データ安全性モニタリング委員会（DSMB）　15
鉄欠乏性貧血　272
デノスマブ　87
テムシロリムス　89
テモゾロミド　67
テモダール　67
転移，メカニズム　33
転移再発乳癌　204
転移性前立腺癌　122
転移性乳癌，骨髄生検　298
転移性尿路上皮癌　125
転座，腫瘍学での重要な――　41
伝統的3+3　7
電離放射線（IR）　16

と

頭蓋内胚細胞腫瘍　183
統計学　12
頭頸部癌　174
　密封小線源治療　23
頭頸部扁平上皮癌（SCCHN）　174
同種移植　268

疼痛評価スケール 100
同等性試験 9
ドキシル 70
ドキソルビシン 70
ドキソルビシン療法, 皮膚有害事象 299
特異度, 定義 13
ドセタキセル 68
ドナー造血幹細胞 268
トポテカン 72
トモセラピー 20
トラスツズマブ 75
トリセノックス 88
トーリセル 89
トルコ鞍腫瘍 182
トレチノイン 88

な

内分泌性腫瘍随伴症候群, 急性管理 214
ナチュラルキラー細胞 46
ナベルビン 69
軟骨肉腫 170
軟性S状結腸鏡検査, 大腸癌のスクリーニング 5
軟部組織肉腫 (STS) 172
軟膜転移 213

に

肉腫, 密封小線源治療 23
二項検定, 定義 8
二次元照射 18
二次発癌, 放射線治療による 17
二本鎖切断 (DSB), 放射線による 16
乳癌
　BRCA1/2 52
　HER2陽性―― 206
　原発―― 202
　転移再発―― 204
　密封小線源治療 23
　予防とスクリーニング 4
乳酸アシドーシス 93
乳房外Paget病 200
ニロチニブ 80
妊娠性絨毛性疾患 (GTD) 196
妊孕性温存 110

ね

ネクサバール 81
ネララビン 62

の

脳転移 212
　緊急放射線治療 26
　定位放射線治療 21
ノバントロン 71
ノルバデックス 85

は

バイオマーカー
　探索 11
　定義と種類 10
ハイカムチン 72
肺癌
　小細胞―― 134
　非小細胞―― 132
　密封小線源治療 23
　予防とスクリーニング 5
胚細胞癌 128
肺神経内分泌腫瘍 134
肺腺癌 132
肺腺扁平上皮癌 132
肺転移, 定位放射線治療 21
肺扁平上皮癌 132
パクリタキセル 69
ハザード比, 定義 8
パージェタ 75
ハーセプチン 75
パゾパニブ 80
発がん, メカニズム 29
白血球除去, 輸血製剤の調製 290
白血病
　感染症高リスク因子 112
　急性骨髄性―― 256
　急性前骨髄性―― 257
　急性リンパ芽球性白血病/リンパ腫 258
　前リンパ球性―― 265
　ヘアリー細胞―― 264
　慢性骨髄性―― 260
　慢性リンパ性―― 262
パップスメア 198
パニツムマブ 75
馬尾症候群 96
パフォーマンス・スケール 303
パミドロン酸 87
パラインフルエンザ, 管理 119
パラガングリオーマ 186
パラプラチン 66
バリウム注腸二重造影, 大腸癌のスクリーニング 5
パルボウイルスB19, 管理 119
晩期毒性
　TBIによる 24
　放射線治療の 17
斑丘様皮疹, カラー写真 300, 301
バンコマイシン, モニタリング 117
バンデタニブ 81
晩発性皮膚ポルフィリン症 (PCT) 283

ひ

鼻咽頭癌 176
皮下脂肪組織炎様T細胞リンパ腫 (SPTCL) 234
ビカルタミド 82
非筋層浸潤性膀胱癌 124
非小細胞肺癌 132
ヒストン分析 45
非セミノーマ, 胚細胞癌 128
ビダーザ 60
非疼痛性症状管理 103
ヒトメタニューモウイルス, 管理 119
ヒドロキシカルバミド 63
ビノレルビン 69
皮膚, 腫瘍随伴症候群 214
皮膚T細胞リンパ腫 (CTCL) 234
皮膚筋炎 215

皮膚原発γ-δT細胞リンパ腫 234
皮膚原発未分化大細胞型リンパ腫（PCALCL） 234
皮膚紅痛症 246, 248
皮膚肥満細胞症 252
皮膚有害事象, カラー写真 299
肥満細胞症 252
びまん性大細胞型B細胞リンパ腫（DLBCL） 228
病原因子, がんの 3
標的毒性レベル, 定義 6
ビルハルツ住血吸虫 124
非劣性試験 9
疲労, 管理 105
ビンクリスチン 69
貧血, 産生低下による 272
ビンブラスチン 69

ふ

フィブリノーゲン 292
フェソロデックス 84
フェマーラ 83
フォサマック 86
フォローアップ, EBRTの 19
副作用, EBRTの 19
副腎皮質腫瘍 188
ブスルファン 64
ブスルフェクス 64
物理因子, がんの病原因子 3
ブラリア 87
フルオロウラシル 63
フルタミド 83
フルダラ 62
フルダラビン 62
フルベストラント 84
ブレオマイシン 71
ブレンツキシマブ ベドチン 74
プロカルバジン 67
フローサイトメトリー 42
プロテインC欠損症 280
プロテインS欠損症 280
プロトコルレビュー, 臨床試験の 15
プロトポルフィリン症 283
プロトロンビンG20210A変異 280
プロトロンビン時間（PT） 292
プロモーターメチル化変化 34
分割照射, 基本原理 16

へ

ヘアリー細胞 264
ヘアリー細胞白血病（HCL） 264
　骨髄穿刺 298
ペグアスパラガーゼ 88
ペグ化G-CSF, 増殖因子製剤 311
ベクティビックス 75
ベサノイド 88
ヘッジホッグ（HH）経路 28
ベバシズマブ 74
ヘパリン起因性血小板減少症（HIT） 286
ヘパリン起因性血小板減少症・血栓症（HITT） 281
ヘム生合成経路 282

ベムラフェニブ 81
ペメトレキセド 61
ヘモグロビンC症 278
ベルケイド 89
ペルツズマブ 75
ヘルパーT細胞 46
変異, 発がんのメカニズム 29
辺縁帯リンパ腫（MZL） 224
ベンダムスチン 64
ペントスタチン 62
便秘, 管理 104
扁平上皮癌（SCC） 162
　カラー写真 302

ほ

膀胱癌 124
放射線, 生物学的・物理学的性質 16
放射線照射製剤 290
放射線性皮膚炎, カラー写真 301
放射線増感剤 17
放射線治療, 皮膚有害事象 301
放射線防護剤 17
胞状奇胎 196
傍神経節腫 186
疱疹状皮膚炎 215
乏突起膠腫 210
保健情報の保護 14
ボスチニブ 78
発作性夜間ヘモグロビン尿症（PNH） 274
ポマリスト 77
ポマリドミド 77
ボリノスタット 35, 77
ポリミキシン, モニタリング 117
ボルテゾミブ 89
ポルフィリン症 282
ホルモン剤, 皮膚有害事象 301
本態性血小板血症（ET） 246
　骨髄生検 295
本態性血小板血症後線維化期 250
ボンビバ 86

ま

マイトマイシン 71
マクロファージ 47
正岡臨床分類 136
末梢血スメア, カラー写真 295
末梢性T細胞リンパ腫（PTCL） 232
マルチターゲット型キナーゼ阻害薬, 皮膚有害事象 299
慢性骨髄性白血病（CML） 260
　骨髄穿刺 295
慢性リンパ性白血病（CLL） 262
　骨髄穿刺 298
マントル細胞リンパ腫（MCL） 226
マンモグラフィー 202

み

密封小線源治療 22
ミトキサントロン 71
未分化大細胞型リンパ腫（ALCL） 232

め

メサドン，モルヒネからの転換 102
メチル化パターン変化 34
メチレンテトラヒドロ葉酸レダクターゼ多型 280
メトトレキサート 61
メルカプトプリン 63
メルファラン 65
免疫学的効果判定 305
免疫監視機構 47
免疫関連有害事象 49
免疫グロブリン製剤 290
免疫制御蛋白 48
免疫編集 47
免疫療法 46

も

モニタリング，抗菌薬使用における 117
モノクローナルBリンパ球増多症 262
モルヒネ，メサドンへ転換 102

や

薬物関連溶血性貧血 277
薬物動態にもとづいた用量増量法 7
ヤーボイ 76

ゆ

優越性試験 9
有害事象，EBRTの 19
輸血 290
輸血後反応 291
輸血製剤 290

よ

溶血性貧血 275
養子細胞治療 50
陽性適中率，定義 13
陽性尤度比，定義 13
用量制限毒性，定義 6
用量-毒性曲線，定義 6
用量-有効性曲線，定義 6
予防，がんの 4
予防的全脳照射，小細胞肺癌 135

ら

ライノウイルス，管理 119
ラスブリカーゼ，高尿酸血症の管理 91
ラパチニブ 79
ラロキシフェン 85
卵巣癌 190
卵巣固定術 111
卵巣組織凍結保存 111
卵巣胚細胞腫瘍（OGCT） 192
ランダム化
　第Ⅱ相試験 8
　第Ⅲ相試験 9

り

リスク軽減，*BRCA*変異キャリア 53
リスク比，定義 12
リセドロン酸 86
リツキサン 75
リツキシマブ 75
リポソーマルドキソルビシン 70
リュープロリド 85
良性脳腫瘍，定位放射線治療 21
臨床試験 6
　規制 14
リンパ系共通前駆細胞（CLP） 270
リンパ腫
　Burkitt—— 230
　Hodgkin—— 220
　感染症リスク因子 112
　急性リンパ芽球性白血病/—— 258
　中枢神経系原発—— 236
　皮膚T細胞—— 234
　びまん性大細胞型B細胞—— 228
　辺縁帯 224
　末梢性T細胞—— 232
　マントル細胞—— 226
　濾胞性—— 222
リンパ腫様丘疹症 234

る

類洞閉塞症候群 269
ルキソリチニブ 80

れ

レゴラフェニブ 80
レトロゾール 83
レナリドミド 76
レブラミド 76
連続再評価法 7

ろ

ロイスタチン 62
ログランク検定，定義 8
濾胞性リンパ腫（FL） 222
ロミプロスチム，増殖因子製剤 311

わ

ワクチン，HPV 4
ワクチン療法 50
ワルファリン拮抗 293

| がん診療ポケットレファランス | 定価：本体 4,500 円＋税 |

2016 年 5 月 27 日発行　第 1 版第 1 刷 ©

編　　者　アレクサンダー E. ドリロン
　　　　　マイケル A. ポストウ

監訳者　畠　　清彦
　　　　はたけ　きよひこ

発行者　株式会社 メディカル・サイエンス・インターナショナル
　　　　代表取締役　若松　博
　　　　東京都文京区本郷 1-28-36
　　　　郵便番号 113-0033　電話（03）5804-6050

印刷：日本制作センター／ブックデザイン：GRID CO., LTD.

ISBN 978-4-89592-859-5　C3047

本書の複製権・翻訳権・上映権・譲渡権・公衆送信権（送信可能化権を含む）は，㈱メディカル・サイエンス・インターナショナルが保有します。本書を無断で複製する行為（複写，スキャン，デジタルデータ化など）は，「私的使用のための複製」など著作権法上の限られた例外を除き禁じられています。大学，病院，診療所，企業などにおいて，業務上使用する目的（診療，研究活動を含む）で上記の行為を行うことは，その使用範囲が内部的であっても，私的使用には該当せず，違法です。また私的使用に該当する場合であっても，代行業者等の第三者に依頼して上記の行為を行うことは違法となります。

JCOPY　〈㈳出版者著作権管理機構　委託出版物〉
本書の無断複写は著作権法上での例外を除き禁じられています。
複写される場合は，そのつど事前に，㈳出版者著作権管理機構
（電話 03-3513-6969，FAX 03-3513-6979，info@jcopy.or.jp）
の許諾を得てください。

#		#	
1	総論	17	頭頸部
2	臨床試験	18	内分泌
3	放射線	19	婦人科
4	生物学	20	乳癌
5	分子診断	21	神経
6	免疫生物学	22	原発不明
7	遺伝学	23	リンパ腫
8	薬理学	24	形質細胞
9	合併症	25	骨髄増殖
10	緩和医療	26	白血病・MDS
11	サバイバーシップ	27	幹細胞移植
12	感染症	28	良性血液
13	尿路生殖器	図	カラー図
14	胸部	付	付録
15	消化管	略	略語
16	皮膚・肉腫	索	索引